統合失調症からの回復

リチャード・ワーナー 著

西野　直樹, 中井　久夫　監訳

訳
岩井圭司・柿木達也・北村　登
九鬼克俊・小林俊三・塩山晃彦
白川　治・杉林　稔・田中　究

岩崎学術出版社

Recovery from schizophrenia by Richard Warner.-2nd. ed.
©1994 by Richard Warner
Japanese translation rights arranged with Taylor & Francis Books Ltd., London
through Tuttle-Mori Agency, Inc., Tokyo

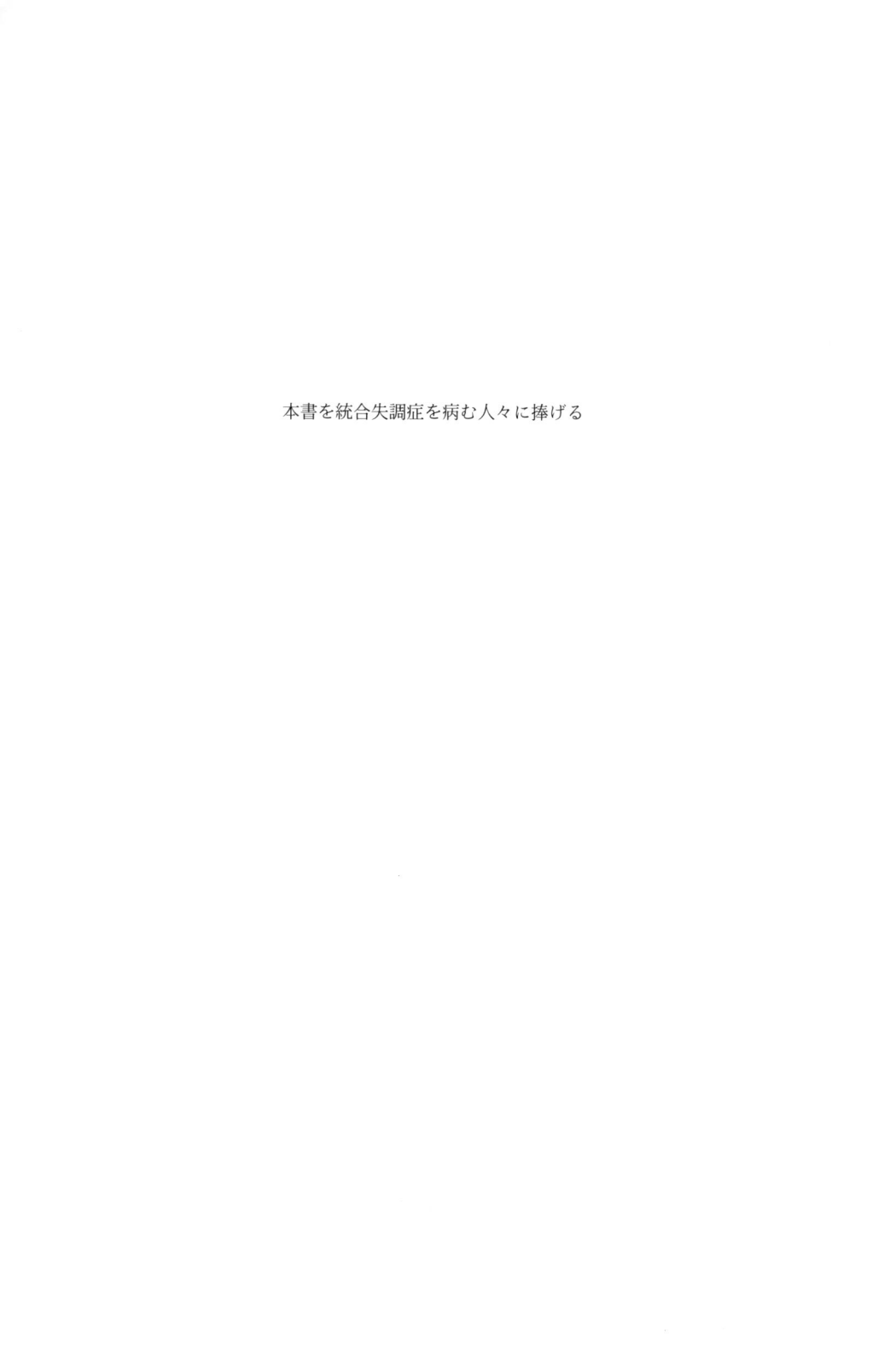

本書を統合失調症を病む人々に捧げる

序　文

　社会階級や経済状態は，統合失調症者が病気から回復するか否かに影響するだろうか。産業化は，重度の機能不全に陥る統合失調症者の数を左右しただろうか。経済発展のレベルは，どの市民階層が統合失調症になるかを決定するだろうか。こうした問いは，本書『統合失調症からの回復』の核心である。初版が賞賛を以て迎えられたのに続いて，この大幅に改訂・刷新された第2版は，近年の治療法の変革がはたして真に進歩というに値するかということを考えるうえで新しい研究や経験を引き合いに出している。

　著者は，われわれが未治療の統合失調症の経過を悲観的に考えすぎる一方で現代の治療の恩恵を過信していることを論駁する。新しい抗精神病薬の使用が増え，統合失調症治療に年々高額な資金が投じられているにもかかわらず，現代の産業化社会における統合失調症の予後は第三世界と変わらない。いわゆる地域医療の多くは，実際はまさに反治療的であり，食べ物や避難所など基本的なニーズすらままならない生活に精神病者を陥れている。

　社会が上述した方法で統合失調症者に対応するようになった理由を説明するために，精神科医であり，人類学者であり，公的精神保健システムの所長でもあるリチャード・ワーナーは，彼の主張を立証するために精神保健領域の通常の境界から一歩外に踏み出して，医学のみならず社会学，歴史，経済学から情報を引き出している。

　リチャード・ワーナー医師は，米国コロラド州ボールダー郡精神保健センター所長，コロラド大学助教授である。
「ワーナーの『統合失調症からの回復』第2版は，初版に引き続き，精神医

学がお好みのもつれっ放しの難問である統合失調症を一新するような見方を提供している。精神医学は，この難問を精神医学は独り占めしようとし，おのれの嫡出子として認知しようとしたが，その社会‐文脈上の発生をとりあげようとはしたがらなかった。ワーナーは，この改訂版でも，この'疾患'と関連させられてきた数々の神話のふくらみすぎた風船を針で突いてしぼませる作業をやめていない。」

米国メリーランド州嗜癖・被害者・精神保健事業局副所長
ローレン・モシャー

謝　辞

　本書に述べた発想の一部が長大な論文の初出した出し際に，何人かの方々から批判と激励をいただいた。論文に目を通して意見を寄せてくれたのは，ジョン・ストロース，ジョン・ウイング，ローレン・モシャー，ソロモン・ゴールドバーグ，ルイス・ウォルバーグ，バーナード・ブルーム，マックスウェル・ジョーンズの諸氏であり，彼らの助言に負うところが大きい。

　また，この研究を私と討論し，本書の一部を論評してくれた方々のご好意に感謝したい。以下に掲げるコロラド大学のいろいろな学部の同僚から貴重な批評をいただいた。ロバート・フリードマン，トーマス・マイヤー，エドワード・グリーンバーグ，ギャリー・キガー，ポール・シャンクマンである。ボールダー郡精神保健センターの仲間であるフィービ・ノートンとルース・アーノルドにはいろいろな部分に有益なコメントをいただいた。ジュリアン・レフとアンドルー・スカルは本書の各節にわたって注意深く目を通し，役に立つ示唆をくださった。

　私は，ローレン・モシャー，ジュリアン・レフ，ポール・ポーラック，ロバート・フリードマンとの討論を通して大きな収穫を得た。ロバート・フリードマンは，本書第2版第9章の統合失調症の発症に関する理論の展開に貢献してくれた。第10章の地域社会における精神障害者の経済水準の向上についての議論の多くは，ポール・ポーラックとの協同作業の賜物である。

　司書のマリリン・ロスマンには，並々ならぬ労力と技能を尽して本書に引用した膨大な資料の収集に力を貸してくれたことを特筆したい。妻ルーシー・ワーナーには，たゆまぬ支援，鋭い批判，巧みな編集に対して格別に礼を述べたい。原稿の調整に見事な仕事をしてくれたベティ・グリーブとアイリーン・マーコネットにも感謝している。

　次に掲げる図は，出版社または著者の許可を得て複製した。図1.3は，

Gottesman, I. I., Schizophrenia Genesis: The Origins of Madness, New York: W.H. Freeman, 1991, p.96,c 1991 Irving I. Gottesman. から複製。図2.1は，Brenner, M. H., "Fetal, infant and maternal mortality during periods of economic instability," International Journal of Health Services,3: 145-59, 1973, p. 153,c 1973 Baywood Publishing, Farmingdale, New York. から複製。図5.1は，Bockoven, J. S., Moral Treatment in Community Mental Health, New York: Springer, 1972, p.56,c1972 J. Sanbourne Bockoven.から複製。図 9.1 は，Barker, D. J. P., "Rise and fall of Western disease", Nature, 338:371-2,1989, p.371,c1989 Macmillan Magazines Limited, London.から複製した。

第3章と第6章におけるデータは，Warner, R., "The influence of economic factors on outcome in schizophrenia," Psychiatry and Social Science, 1 : 79-106, 1981, © 1981 Universitetsforlaget, Oslo. に既発表' 第4章末の研究，Warner, R., "The effect of the labor market on mental hospital and prison use: an international comparison," Administration in Mental Health, 10:239-58, 1983, c1983 Human Sciences Press, New York. に既発表，第7章は，Warner, R., "Recov-ery of schizophrenia in the Third World," Psychiatry, 46: 197-212, 1983,c 1983 William Alanson White Psychiatric Foundation, Washington, D. C. に基本的に同じかたちで既発表。

はじめに

　私たちがどのような暮しをしているかとか，私たちの国の経済発展のレベルとかは，私たちが統合失調症に罹るか否かに影響するだろうか。社会階級または経済状態は，統合失調症者が病気から回復するか否かに影響するだろうか。産業化は，不治の重症の機能不全に陥る統合失調症者，すなわち，家族から永久に離別し，地域社会に財政負担をかけ，空虚と荒廃に至る統合失調症者の数を左右してきただろうか。この問いこそ本書の核心である。

　私の元来の意図は，抗精神病薬の治療導入以前の統合失調症の自然経過がどのようであったかを明らかにしようというものであったが，この単純な目標は，精神医学が大幅に承認している統合失調症についての現下の思いこみは不正確であることを分からせてくれた。私たちは，治療を受けていない統合失調症の予後に悲観的でありすぎ，現代の治療の有益性を過信しているのではないだろうか。本書のなかで明らかになることだが，抗精神病薬は統合失調症の長期予後をさほど改善していないことがわかった。精神病院の開放化も精神病者の地域医療も抗精神病薬だけでは可能ではなかった。統合失調症治療に年々巨額な資金が投じられているにもかかわらず，現代産業化社会の統合失調症の予後は第三世界と変わっていない。

　さらに，われわれが行っている統合失調症治療の改革のすべてが必ずしも進歩とは言えない。有効性が証明されたモラルマネージメントという治療法は，19世紀半ばに葬られたものが100年後に類似の形態で蘇ったにすぎない。現代のいわゆる地域医療の多くは，実際には到底治療と言える代物でなく，精神病者は，食べ物や避難所など基本的なニーズすらままならない薄汚くて貧弱な生活に追いやられている。どうしてこのような脱線や考え違いが起こったのだろうか，何が統合失調症の経過と現象形態を形づくったのか，何が精神医学のイデオロギーと統合失調症者に対する社会の反応を形づくったのか，

こうしたことを理解するためには精神医学の外に踏み出す必要がある。私たちは，社会学者，人類学者，歴史家の領域に飛び込んでいかねばならない。また，疫学者，社会心理学者，経済学者および政治学者の領域に入らざるを得ない。

理論についての覚え書き

私が本書を通して用いている唯物論的接近法は，ふつう精神医学の問題には適用されていない。この接近法の基本的前提は，ヒトの思考や行動を理解するためには，人類の生存と生産過程の物質的条件から考えることが不可欠ということである。唯物論者は，世界観と社会の変化の発生源は技術の変化であると主張する。価値，ものの見方および思想は，政治経済や家政（たとえば，家族の様式，社会階層，政治組織など）によって形づくられうる。こうした社会の様相もまた，往々にして生産と生殖の力，衣食住と産児制限の技術および労働条件に合わせて形成される[1]。

唯物論的研究戦略によれば，たとえば，精神障害者に対する社会の見方が生産過程における精神病者の有用性（労働生産性）が低いことを一部反映しており，また，精神医学の思想が経済条件に影響されており，さらに，統合失調症の経過が社会階層，性役割，労働力学に影響されており，統合失調症の発病率の変動が様々な生存および生産様式をもつ様々な階級や階級の状況の違いを反映しているという仮説を立てることができる。もちろん，このような仮説はこの仮説に代わる別の説明と比較検証されなければならない。これこそ本書の目論むところである。

私は，物質的条件が単純な決定論的な意味で統合失調症を"つくり出した"というつもりはない。むしろ物質的条件が統合失調症の経過と転帰を規定しまた，他の諸因子と相俟って統合失調症の発症に影響していると言いたいのである。精神医学のイデオロギーは，もちろん経済によって一切が規定されるわけではないが，経済によってかなり顕著に影響されうる。唯物論は，技術，環境および生産に関連する諸力のほかにも様々な要因が作用する余地を視野に入れている。似通った環境条件にいる人がすべて統合失調症を発症するとは限らない。誰が統合失調症に罹るかは生物学的要因が決め手である。

近親結婚は，より統合失調症に罹患しやすい遺伝的素因をもった集団をつくり出しうるのではないか。個々人の心理学的特性も無視できない。周囲の人々に対する精神病者または前精神病状態にある人の行動や反応が，本人の統合失調症を結実させたり増悪させたりするストレスを時としてつくり出すこともあるだろう。しかしながら，唯物論をとる研究者は，多数の個体を調べるならば物質的条件が重要であると予測するであろう。統合失調症の分布や経過を規定するのは，単に生物学的，遺伝学的，心理学的要因だけではない。私たちは，家族力動を越えた社会的要因や社会経済的状況に関心の目を拡げなくてはならない。なぜある人は統合失調症に罹り，なぜ統合失調症者の一部は回復しないのかについてもっとも包括的な理解を得ることができるのは，以上これらありとあらゆる要因のすべてとわれわれの生活の経済的，技術的，環境的因子との関連においてである。

各章のトピックス

第1章および第2章で，後に続く分析のための背景を確立する。第1章は，統合失調症の発症を促進し，その経過を形づくる因子として何がわかっているかを概説する。統合失調症についての事実やこの障害の特徴について知らない読者も，十分に学習して残りの章を理解できるように配慮する。第2章は，精神および身体の健康がどのようにして経済，社会階級および労働条件によって左右されるかを詳細に論じている。

第3章から第5章は，統合失調症に対する政治経済のインパクトに注目する。第3章は，20世紀に入ってからの統合失調症の予後研究を解析し，統合失調症の長期予後の変化が景気変動と連関しているか否か見極めようとする。第4章では，政治，経済および労働市場の諸力がどの程度戦後の脱施設化政策を形づくったかを検証する。第5章では，18世紀および19世紀の精神病者の入院施設の展開や治療哲学の形成に果たした政治，経済および労働市場の諸力の役割について述べる。

第6章では，経済と統合失調症の予後との連関について考えられる理由に注目する。第7章では，統合失調症が第三世界では先進国と比較して悪性でない理由を説明してみよう。第8章では，西洋社会における統合失調症者の

窮状および精神病者の社会的役割と隔離のあり方がいかに統合失調症の経過を形づくっているかを検証する。第9章では，統合失調症の経過から発病に主題を移して，経済成長，社会成層および分娩時の合併症が統合失調症の発病に影響する理由を分析する。

　最後に，治療に関連する問題を取り扱う。第10章では，抗精神病薬の限界および低用量治療や抗精神病薬を用いない治療の立場を評価する。統合失調症のマネジメントにおける労働，経済的機会，消費者(コンシューマー)の関与，地域社会の支援の重要性については，最終の2つの章で取りあげる。

目　次

序　文　i
謝　辞　iii
はじめに　v

第Ⅰ部　背　景
第1章　統合失調症とは何か　3
第2章　健康・病気・経済　35

第Ⅱ部　統合失調症の社会経済学
第3章　統合失調症からの回復　67
第4章　脱施設化　87
第5章　狂気と産業革命　110
第6章　労働，貧困，統合失調症　145
第7章　第三世界の統合失調症　170
第8章　西洋社会の統合失調症者　200
第9章　統合失調症の発現率　225

第Ⅲ部　治　療
第10章　抗精神病薬：使用，乱用，非使用　253
第11章　働くこと　289
第12章　統合失調症にかんする差別の廃止　314

参考文献その他　347
解　題　403
人名索引　413
事項索引　419

第Ⅰ部　背　景

第1章 統合失調症とは何か

　統合失調症は，大きく社会経済（political economy）によって形づくられた疾患である。本章の要点は，この主張を裏づけることにある。まず最初に，社会経済とは何か，統合失調症とは何か，そして統合失調症はいかにして形づくられるかについて明らかにしなければならない。

社会経済とは何か

　あらゆる社会集団は，その集団を取り巻く環境を切り拓き，集団の保有する技術テクノロジーや環境が支えきれるサイズに集団の人口を合わせながら生き延びてきた。クング・ブッシュマンは，数少ない水たまりのそばで小グループに分かれて野営しながら，木の実，漿果（しょうか），根菜，メロンを求めて広野を探索し，乾燥したカラハリ砂漠で暮らしている[1]。産業化社会は，食物，燃料，天然資源を得るために精巧な技術テクノロジーを駆使して大地や海を集中的に搾取し，濃密な人口を支えている。しかし，どのように複雑な社会でも，生産と生殖の基本的な機構を制御する社会構造，つまり，社会の生産的メンバーと非生産的メンバーの関係を支配し，人口サイズを調節し，労働力とエネルギーの分配を決定する社会構造を必ずもっている。これら諸々の機能は，**経済**という一語で要約してよいであろう。社会構造が一次的に家族の役割や関係に影響を与えるものとみなされる場合，これを**家政**（domestic economy）と呼び，より大きな政治的集団（氏族，団，階級，階層，国家）を念頭に置く場合，**社会経済**と呼ぶ[2]。

　以下に，狩猟と採集，自給農業と産業資本主義など社会の生産様式の違いが，統合失調症の発症と経過にどのような影響を及ぼしたのかを検証してみよう。産業革命は，精神障害と精神障害者にどのようなインパクトを与えた

のだろうか。政治経済的諸力の結果である雇用形態，第三世界における栄養状態と出産，失業，階級や階層といった社会的層構造，景気循環，貧困，福祉および家族構成の多様性は統合失調症にどのような影響を与えたのだろうか。

統合失調症とは何か

　統合失調症は単一の疾患か疾患群かである。精神科医トーマス・サス（Thomas Szasz）ならきっと，違う精神疾患の概念はすべて科学的に無価値で社会的に有害な捏造だと反論するだろう[3]。実際，精神科医によって疾患とされている状態の多くは，非医学的形態の平均からの偏りと考えるほうがより論理的かもしれない。たとえば，ニコチン依存，服装倒錯（女装・男装），児童の行為障害，「精神障害の診断と統計の手引き，第3版改訂版」（DSM-Ⅲ-R）に掲げる全ての精神障害などである[4]。それでもなお，統合失調症は確固とした1つの疾患と位置づけようと思えばどのような診断基準をも満足する。統合失調症は，本人の意思と無関係に発症し，一般的に社会不適応を来す状態となり，患者の社会的役割機能を低下させ，かなりはっきりとした輪郭をもつ特徴的な病像によって統合失調症と同定される。かなりの幅はあるが，発症年齢や予想される経過は特定可能である。研究者たちは，統合失調症の病像を示す人の脳の解剖学的・生理学的・生化学的異常を特定しようとしている。統合失調症の発症脆弱性はある程度遺伝すると考えられている。統合失調症は，本質的には類似した形で，地球上のあらゆる社会で普遍的に同定可能であり，有病率は驚くほど同じである。統合失調症は1つの疾患とみてよい，同時に患者を取り巻く環境の影響を強く受ける疾患であることも明らかになるであろう。

　統合失調症は**精神病**（psychosis）である。つまり，統合失調症は重篤な精神障害で，患者の現実検討能力，感情表出，思考過程，判断力，意思疎通は影響を蒙って，患者の社会的役割機能が深刻に障害されるほどに至る。幻覚と妄想はこの精神病に共通する徴候である。

　統合失調症は**機能性**精神病である。つまり，機能障害の原因を脳の特定の

器質的異常に完全には求めることができない障害である。精神疾患の大脳病理についての知識が増えるに従って，機能性か器質性かの区別はますます意味のないものになってきている。しかし，機能性か器質性かの区分は，ある種の精神疾患を初老期痴呆（ハンチントン病など），薬物惹起性精神病（アンフェタミン精神病など），振戦せん妄（アルコール離脱に随伴する症状）から鑑別するのに役立っている。

　二大機能性精神病は統合失調症と躁うつ病（双極性気分障害）である。両疾患の鑑別診断はしばしば困難で，地域と時代が異なれば，精神科医の境界設定も異なることは後で述べる。しかし，本質的に躁うつ病はエピソードを繰り返す疾患で，その精神病症状は，高揚気分と精神運動興奮を呈する躁病エピソードと，絶望，罪業感，自己評価の低下を伴ううつ病エピソードが交替で現る重度の気分変動に関連している。

　一方，統合失調症は，エピソードの様相をみせることもあるが，躁うつ病が規則的に循環するパターンを示すのと異なって，不規則な間隔で再発する傾向を示すか，または揺らぎながら持続する経過をたどる。さらに，統合失調症は時として抑うつ気分，高揚気分または精神運動興奮を伴うが，多くはこのような気分変動がなく，感情はむしろ鈍麻し，自然な表出を欠き，状況にそぐわないものとなる。驚くほど不合理な思考も統合失調症ではしばしばみられる。幻聴体験は躁うつ病でも統合失調症でも起こりうるが，統合失調症の幻聴は，患者の思考や行動に「ああだこうだ」とコメントしてくる内容か，または互いに議論している内容が多い。妄想も躁うつ病，統合失調症の双方で起こりうるが，統合失調症の妄想は，外力によって操られているとか，考えていることが周囲に知れ渡っているとか，考えが邪魔されているといった異常な意味を患者に与える。躁うつ病も統合失調症も，青年期後期または成人初期に発症することがもっとも多い。

　共通する病像はあるものの統合失調症の諸型は，まったく似ても似つかない症状を呈することもある。たとえば，ある統合失調症患者は，ある種の状況下では妄想的で敵意をむき出しにするが，生活の多くの場面では良好な判断力を示し十分な役割機能を果たしている。またある患者は，行動や外見が奇異で，身体疾患の妄想に囚われており，消極的で引きこもった生活を送っ

ている。実際，症状の患者間の差異があまりにも大きいので，多くの精神科医は，統合失調症の背景にある神経生理学的・生化学的機序が解明された暁には，統合失調症は一つひとつは異なるが互いに関連する状態であって生化学的な相互作用という最終的な共通経路を経て一連の相似た結果を来すものとしてまとめられるだろうと考えている。統合失調症をこのような状態の集まりとして考えることは，実は最初期の統合失調症概念にすでに現れていた。この群雲のような状態がなぜ第1に統合されたのかを理解するためには，この概念の発達史に目を向けなければならない。

エミール・クレペリン

統合失調症概念は，ドイツの精神科医エミール・クレペリン（Emil Kraepelin）によって定式化された。彼は19世紀後期の精神病院の入院患者を多年に渡って研究し，成人初期に発症し最初は多彩な病像をみせるある種の精神障害が，最終的には同じ人格の荒廃状態へ進行することを観察した。この状態の中核であると彼が考えた精神機能，感情反応および人格統合の進行性の崩壊を強調するために，クレペリンはこの状態を人生の早期に起こる痴呆という意味で早発性痴呆（dementia praecox）と名づけた。1887年，専門家たちの反論を浴びながらも，彼はそれまで別個のものと考えられていた3つの状態は，実は早発性痴呆という1つの疾患単位の亜型であるという立場をとった。この3つの状態とは，(1)目的のない，解体した，支離滅裂な行動で特徴づけられる破瓜病，(2)ある時は拒絶的で無動または昏迷状態を呈し，またある時は興奮し支離滅裂な行動をとる緊張病，(3)被害妄想や誇大妄想が前景を占める妄想型痴呆（dementia paranoides）である。

早発性痴呆を定義するに際して，クレペリンは早発性痴呆がいかに他の精神障害や精神遅滞と違うのかを示すのに腐心した。脳実質梅毒（進行麻痺）と異なり早発性痴呆の原因は特定できなかったし，心因性精神病と比べて，早発性痴呆はストレスに対する急性の反応とは思われなかった。さらに，早発性痴呆は進行性の荒廃する経過を辿り，高揚気分とメランコリーの狭間を揺れ動くといった明確な気分変動がない点で躁うつ病とは鑑別できた。

クレペリンの早発性痴呆に関する記述は，いくつかの例外はあるものの，現代の統合失調症概念に大きく貢献し続けている。彼が同定した統合失調症に特徴的な病像のいくつかを表1.1に示す。クレペリンの観察事項の中で現代ではもう関連がないと思われる箇所は，緊張型統合失調症の随伴症状の記載，すなわち，従命自動症（automatic obedience），常同運動，蝋屈症，反響言語および反響動作である（表1.1）。クレペリンの早発性痴呆に関する論文には，奇異でねじ曲がった姿勢でじっと坐っていたり立っていたり，そのままのポーズをカメラマンに撮影された緊張病患者たちの写真が載っている。クレペリンの患者たちが周囲の人々の言語や動作をまるで反響のように不随意的に繰り返したり，同じ場所に何日も立っていたり，跪いていたりすることは珍しいことではなかった[5]。このような病像をもつ患者は第二次世界大戦後も旧式の精神病院の病棟でみられたけれども，現在の産業化社会では極めて稀になっている。しかし，緊張型統合失調症は第三世界では依然として統合失調症のよくある病型の1つである。

　社会精神医学者のジュリアン・レフ（Julian Leff）の主張するところでは，ヒステリーの身体症状が不安の身体的転換なのと同じく，緊張病症状は被影響妄想，象徴思考，病的不安の身体的表現である。彼のいうところによれば人々が情動を身体症状としてではなく言語や心理学的用語で表現する能力を発達させるにつれて，西側世界ではヒステリーも緊張病症状も減少してきた[6]。19世紀から20世紀への変わり目の精神病院の苛酷で退行的な環境条件が，患者の依存的な立場や不毛なあり方の身体的表現として，持続する緊張病症状を誘発し悪化させたことも事実であろう。

　まさにこれらの精神病院環境が，クレペリンが早発性痴呆概念の中心にすえた人格荒廃の経過をもたらしたのはさらに大いにありうることである。治療的虚無主義，在院期間の長期化や精神病院の壁の内側における強圧的な管理，さらに19世紀末の大不況による貧困と失業，これらが合わさって早発性痴呆からの回復の確立を低下させたということである。第3章でわかるように，クレペリン以降の精神科医のほとんどは，当時描かれたと同じようには統合失調症の経過を悪性と考えていない。しかし，クレペリンの分類が世界中で採用されたために，その分だけ統合失調症の経過は不可避に進行性で治

表1.1 エミール・クレペリンにより同定された早発性痴呆の特徴

特　徴	記　述
幻　覚：	
幻聴	幻聴の内容は，最初，通常は単純な騒音で，耳の中でさらさら，ぶんぶん，りんりんと音がすることである。やがて，それが人の声が聴こえてくる体験となる。その声は囁きにすぎないこともある（7頁参照）。その声が言ってくるのは，たいてい不愉快で悩ませる内容である（9頁参照）。声の多くは，患者の思考や行動に関してコメントしてくる（10頁参照）。患者自身の考えが**声に出して語られているように体験されること**は早発性痴呆に極めて特異的である（12頁参照）。
幻視	あらゆるものが歪み間違って見える（14頁参照）。存在しない人物が現れる（14頁照）。
妄　想：	
パラノイア	患者は，誰かに特別な視線で見られている，あざ笑われている，物笑いにされている，密かに調査されている，迫害されている，空気を毒されている，などと気づく（27頁参照）。
罪業感	患者は，罪深い生活を送ったせいで心身の健康を害したと思い込む（27頁参照）。
誇大妄想	本当は現在の自分よりましな存在，高貴の生まれ，発明家，偉大な歌手，望むことは何でもできるなどと考える。
影響観念	早発性痴呆に特徴的な症状で，**自己の考えが影響されている**と感じる（12頁参照）。
思考転移	患者は，時々他人の考えていることが分かるという（13頁参照）。
関係念慮	無関係な言葉，偶然の顔つき，他人のひそひそ話が，患者に猜疑心を惹起するようになる（31頁参照）。
思考障害：	
思考の貧困	常にまず**精神活動**の低下があり，一定の思考の貧困を伴う（19頁参照）。
連合弛緩	患者は，思考過程を論理的に秩序づける能力を顕著に失う……特定の考えとの自明で密接な連合がなくなる（19頁参照）。
支離滅裂	この障害のために，夢の中で考えているようで患者の連想はしばしば呆れるほど理解できない……滅裂思考の基礎をなしている（20頁参照）。
思考途絶	思考が突然途絶し，一連の考えの流れに中断が生じて苦しい（22頁参照）。
感情（感情表出）：	
鈍麻	かつての情緒的関係への奇異な無関心，親戚や友人に対する親しみの情の喪失……"悲しみも喜びもない"（33頁参照）。
不適切	本疾患の最も特徴的な症状のひとつは，頻繁に，理由もなく，突然笑い出すことである（33頁参照）。
不安定	突然の変動で**急激な暴力行為**に発展することもある（35頁参照）。

言語：	
異常な流れ	片言になったり，言葉を割愛したり，口ごもったり，突然喋らなくなったり……答えるのに苦労して言葉を絞り出したりする（56頁参照）。興奮している状態では，驚くほど会話が氾濫することもある（56頁参照）。
言語新生	ところどころに本来の正しい単語の痕跡をとどめる音を残しながら，まったく無意味な音節の寄せ集めとなることもある（68頁参照）。
自閉：	早発性痴呆の患者は多かれ少なかれその心に手が届かない……彼らは自分自身を外的世界から閉め出してしまう（49頁参照）。
昏迷：	すべての外界の影響から自分自身を閉め出してこれは硬くて打破できない（50頁参照）。
拒絶：	あらゆる干渉に強固に抵抗する（47頁参照）。
意欲減退：	患者は仕事や活動に対するあらゆる自発性を失う（37頁参照）。
自動的服従：	
蝋屈現象	大変不快であるだろうに，与えられた姿勢を取り続ける（38頁参照）。
反響言語	話しかけた相手の言葉を不随意的におうむ返しに繰り返す（39頁参照）。
反響動作	目の前でなされた動作を模倣する（39頁参照）。
衒奇症：	余計な装飾性がつけ加わって患者の動作は不自然で，気取った，癖のある動きになる（45頁参照）。
常同症：	同一の姿勢を続けたり，同一の動作や活動を繰り返す（43頁参照）。
知的能力の低下	：患者は，注意散漫，不注意，疲弊，鈍感となり……考えがまとまらなくなり，忍耐力を失う（23頁参照）。
判断力の低下	：患者の判断能力は例外なく著しく障害される（25頁参照）。
人格の荒廃	：患者の思考，感情，行動は，健常者に内的な自由を与えている人格の統合を失う（53頁参照）。

出典：クレペリン，E.，『早発性痴呆とパラフレニア』，エジンバラ，リビングストン，1919年

療不能という印象が広がった。反対の証拠はたくさんあるにもかかわらず，程度の差はあるがこの見方——治療なしでは見通しは絶望的であるという見方——は今日でも支配的である。

オイゲン・ブロイラー

エミール・クレペリンの早発性痴呆患者でも12％は多かれ少なかれ完全寛解した。たしかに少数だが，予後不良という中心的な診断基準をはたしてそうかと疑わせるには十分な数である。スイスは20世紀初頭には今より繁栄し

ており順風満帆な時代に，オイゲン・ブロイラー（Eugen Bleuler）は有名なブルクヘルツリ病院の進取的治療の雰囲気の中での統合失調症の予後のより楽観的な見方を示した。彼の助手を勤めていたカール・ユング（Karl Jung）の精神分析理論に触発されて，ブロイラーはこの疾病状態に新しい統一概念を提唱し，これに新しい疾患名を与えた。ブロイラーによれば，本疾患とは予後不良という特徴によって診断できるのではなく，特定の心理学的現象，つまり，患者の思考観念間の連想の連続性の欠如と，感情表出の幅の狭さと感情相応性の欠如であった。ブロイラーが基本障害と考えた他の症状は，感情の両価性（ambivalence）[訳注]――と自閉（autism）（内的世界に没頭するあまり現実から切り放されてしまうこと）がある。ブロイラーは，患者の思考と知覚の断片化に注目して，統合失調症（schizophrenia）――分裂する（統合を失う）(schizo-) 精神（phren）――という名称を考案した。ブロイラーは，精神病像のふつうの一部分である幻覚・妄想はより基本的な障害の単なる二次的症状であると考えた[7]。

1911年刊行のブロイラーのモノグラフ『早発性痴呆すなわち統合失調症群』には，クレペリンのいう進行性の人格荒廃の経過を示さず，しばしば高い水準の機能を回復した多くの症例がある。

［症例1］
農村出身の17歳の女性が2年間緊張病状態を呈した後，付き添い看護婦となった。2年間の勤務から解放された後，助産婦になった。結婚したが，夫は彼女に手を焼いた。たとえば，夫が働きながら，歌を歌うことを赦そうとしなかった。彼女は根拠のない愛憎の思いがともに強かった。38歳時，再発。軽い緊張病状態が6カ月前後続いた。以降，入院することもなく8年間仕事を続けているが，助産婦としてではない[8]。

［症例2］
医師。29歳時，神経衰弱に罹患。31歳時，腸チフス罹患後に緊張病状態を呈した。47歳時，みかけ上「治癒」。開業を再開し，結婚。過去2年間は経過良好[9]。

訳注）同一の対象に対して正反対の感情を同時にもつこと。

ブロイラーの印象は，彼の統合失調症患者のなかで少しの後遺症も残さず完全に回復する患者は仮にあったとしても非常に少ない，というものであった。しかし，高度の改善はよくあることであった。彼の受け持ち患者の実に60％は，最初の統合失調症エピソードから十分に回復して仕事に復帰したり自分の収入で生活していた[10]。このような「社会的寛解」は，クレペリンの患者の12％の回復率と必ずしも直接的には比較できない。ブロイラーの患者よりもいっそう完全な症状的回復の証拠を示していたかもしれないのである。しかし，ブロイラーの患者の疾病経過は，ミュンヘンのクレペリンの病院の入院患者の経過よりもずっと良性であったのは疑いない。だからこそブロイラーは次のように主張できたわけだ。

　　統合失調症の治療は，医師にとってもっともうれしい気持ちになれるものに属する。精神病の自然治癒過程の結果を自分自身の治療的介入のせいにしない医師ならばであるが……[11]。

　このような統合失調症の自然経過に関する楽観的な見方は，現代の精神医学にはなかなかみつからないものであろう。

ブロイラーの治療法
　ブロイラーの患者の転帰はなぜそんなに優れていたのだろうか。彼が統合失調症の診断を拡大した結果，より軽症の患者を含めていたためかもしれない。しかし，ブロイラーが治療の価値を大変控えめに考えていたこと，そして彼のマネジメント方式が患者の回復の機会を最大限に増やしたこともまたありそうなことである。1900年代に始まる彼の治療法の記載を読んでいると，半世紀後，第二次大戦後の北欧の社会精神医学革命（第4章参照）において導入された治療法のモデル，あるいはその半世紀前にモラルトリートメント時代の終焉とともに廃棄されたヒューマン・ケアの原則（第5章参照）とまるで瓜ふたつである。
　たとえば，施設内ケアは最小限にすべきだとされた。「統合失調症患者は普段慣れ親しんでいる環境の中で治療するのが望ましい」とブロイラーは主

張していた。「患者はただ単に統合失調症だという理由だけで入院させるべきでない。明確な入院適応がある場合に限る」。さらに，「退院が早期になればなるほど予後もよいということを確立された原則と考えなさい」[12]。患者が家族の許に帰れないならば，「赤の他人である家族のケアを受ければしばしば適切な代替となりうる」[13]。この積極的地域社会リハビリテーションを押し進めるうえで，ブロイラーは当時のスイスが貧困からの脱却と低い失業率を達成していたことに助けられたと言えよう。いずれにせよ，ブロイラーの退院方式はクレペリンと比べてずっとリベラルであった。

適切な職業への復帰は患者の健康に欠かせないとブロイラーは確信していた。「怠けることはコンプレックスの人格支配を助長する。規則正しい仕事は正常な思考を維持する」と彼は主張している[14]。しかし，彼はこうも力説する，「百パーセントの達成率は期待し難く，叱責が避けられないとなれば患者が仕事に見出している喜び全体が大いに脅かされる」[15]。ブロイラーはこのほか多くのストレスが患者の回復を脅かすことを認識していた。たとえば，仕事で過大な責任を負うこと，家族のもめごと，挫折感などである。

精神病院の中では，患者の生活環境の質にきめ細かい注意が払われなければならない。「良好な環境は不快で騒々しい環境と比べて，見違えるような良い影響を患者に与える」[16]。機械的拘束具の使用は制限されていた。患者の自己信頼は支持され，作業療法が不可欠と考えられた。「すべての精神病院は，すべての患者にいつ何時でも仕事を提供できる組織編成をするべきである。」[17] 仕事のない日曜日は患者にとって「一般的に嫌な日である」から十分な娯楽の機会を提供できるように特別な配慮が必要である[18]。

ブロイラーは統合失調症の予後はしばしば良好であることを示したのだが，クレペリンの悲観的な見方の方が広まっていた。なぜこうなってしまったのだろうか。おそらく第1の理由は，その後，患者管理も経済状態もたいていの地域での精神障害者の地域社会への受け入れも年とともに非常に劣化したため，統合失調症の予後はブロイラーの経験よりもクレペリンの経験に近いようにみえたのだろう（この可能性については後章で具体的に検討する予定である）。非治療の統合失調症にかんする現代の悲観論の第2の理由は，1950年代半ばに抗精神病薬が導入され，それに続いて事実上世界的に精神病治療

に抗精神病薬が用いられたことが，それまでの統合失調症の自然経過の知見を隠蔽してしまったからであろう．最後の理由は，最近の診断基準の改革が，統合失調症という用語の使用を回復しない症例に限定しようとして，クレペリンの手本に従う傾向があるからである．

診　断

　何が統合失調症で何が統合失調症でないかについては，決して衆目の一致をみるほどに明らかではない．統合失調症の経過をより具体的に研究できるようになるためには，その前にまず統合失調症の境界を定義する各種の方式を検証することが必要だろう．
　北欧の精神科医は予後不良というクレペリンの強調点に固執するあまり，統合失調症の狭い定義を採用する傾向があった．彼らは1937年にガブリエル・ラングフェルト（G. Langfeldt）が作製した路線に従った．ラングフェルトは，潜伏性に発症し荒廃した経過をたどる「過程」群／すなわち「中核」群の統合失調症患者を一方に置き，精神病状態を呈する以前（病前）の社会的活動が良好で，急性に発症し予後良好の「反応性」統合失調症者とをもう一方に置いて両者を区別した．将来の見通しの明るい反応性精神病患者は北欧の精神医学用語では「真性」統合失調症患者と区別して，「統合失調症様精神病」schizophreniform psychoses）に罹患しているというレッテルを貼られた[19]．イギリスではこの方式は一般には採用されず，アメリカでも最近まではほとんど用いられなかった．
　ロシア，特にモスクワの精神科医も統合失調症の分類を作製してゆく際に，経過を強調した．しかし，この場合は結果的に広い定義となった．モスクワ学派の精神科医は，急性発症で正常への寛解を繰り返す「周期型」統合失調症，急性エピソードの回数を重ねるごとに社会的機能低下をみる「階段型」統合失調症，そして進行性の荒廃過程をたどる「低滞型」統合失調症という用語をつくり出した．周期型統合失調症患者の中には，西洋ではおそらく躁うつ病と診断されるであろう患者がいるはずである．非同調的意見の持ち主や社会規範に従わない人が病的としたソビエト社会では，統合失調症の診断

に際して社会適応性を強調するあまり余所(よそ)の国であれば単にエクセントリック(風変わりな人)や偶像破壊者とされるだろう人に統合失調症というラベルを貼るに至った[20]。

1970年代半ばまでのアメリカでも,統合失調症の診断方式は非常に広く,欧州では躁うつ病か非精神病状態とみなされるであろう多くの患者に統合失調症のレッテルを貼るに至った。この診断は統合失調症の経過を重視せず,統合失調症に基本的と考えられるある種の精神内力動に重視した——精神分析理論の影響を受けて——結果である。アメリカ精神医学もロシア精神医学同様,統合失調症概念を拡張し,明白な精神病像を持たない患者までも含めてしまった。アメリカでは,こうした患者は「潜在性」統合失調症または「偽神経症性」統合失調症というレッテルを貼られた。

1960年代にニューヨークとロンドンの精神科医の診断方式を比較する研究プロジェクトがあり,その結果標準化された(イギリスの診断基準に準拠した)診断方法が採用された。大西洋の両側の2つの都市の入院患者数百人になされた診断を比較すると,アメリカの精神科医は,研究チームの標準化した診断方法と比べて,統合失調症はおよそ2倍多く,精神病性うつ状態は4倍多く,躁病は10倍少なく診断する傾向があることが分かった。ロンドンの精神病院に勤務する精神科医の診断は,当然のことながら,イギリスの診断的アプローチを採用したプロジェクト・チームの精神科医の診断に非常に近かった[21]。つまり,当時,アメリカの精神科医はイギリスならば躁うつ病と診断されたであろう患者に統合失調症とラベルをつけていた。

問題は統合失調症と躁うつ病に多くの共通症状があることであった。急性エピソードの間に両疾患を鑑別するのは容易ではない。しばしば鑑別点はその疾患の既往歴になってしまう。躁うつ病患者の病歴をみれば,(本疾患の極早期でないかぎり)正常機能の相間期を挟んでうつなり躁なりの先行エピソードが明らかになるはずである。しかし,1950年から1970年代半ばにかけてのアメリカ精神科医は,統合失調症の診断に当たって経過にほとんど留意せず,替わりに「統合失調症的」と想定した症状と欠陥の存否を重視した。その結果,欧州に比べて統合失調症を広く診断する方式になったわけである。

統合失調症の国際パイロット研究の所見を踏まえれば,統合失調症診断と

いう問題をさらに広い多文化的視野でみることができよう。この世界保健機関（WHO）の大規模プロジェクトは，世界中の統合失調症の診断（ここで問題にしている）と統合失調症の経過と転帰という2つの問題に焦点をしぼったものである。後者についての所見は本書で後程とりあげることとする。（コンピューター・プログラムに組み込んだ）標準化したイギリスの診断方式を用いて，このプロジェクトは，コロンビア，チェコスロバキア，デンマーク，インド，ナイジェリア，台湾，イギリス，アメリカ，ソ連という先進国と開発途上国の都市9つにセンターを置き入院中の精神病患者の症状を評価した。

　世界保健機関プロジェクトがその他の病院精神科医による診断と一元化した研究法による診断を比較したところ，精神病一般，特に統合失調症の診断は欧州と第三世界でかなり類似していることが分かった。重大な乖離はロシアとアメリカ両国の診断方式であった。モスクワとワシントン特別区の精神科医によって統合失調症とラベルを貼られた患者の大部分は，この研究法の定義に合致しなかったし，世界の他の国々では必ずや躁うつ病か神経症と診断されたであろう[22]。

　アメリカの精神科医の診断方式は，1970年代後期に至って突然根本的な変化を起こして，これまでとはうって変って躁うつ病と統合失調症の鑑別診断に非常に留意するようになった。こうした変革の動きの誘因となったのは明らかに炭酸リチウムのアメリカ精神医学への導入であった。この薬物は単純な塩類にすぎないが，多くの患者の躁うつ病のコントロールに優れて効果的であり，それまで最も通常に用いられていた別の範疇の薬物，すなわち抗精神病薬と比べて飲み心地が良く，危険性の低い薬物である。しかし，炭酸リチウムは一般に統合失調症患者に恩恵を与える薬物ではない。

　躁うつ病に対するリチウム塩の有効性を明らかにする研究はオーストラリア[23]では早くも1949年に，北欧三国[24]では1954年に発表されていたし，1960年代のうちに欧州やその他の国で汎用されていた。この事実にもかかわらず，炭酸リチウムは1970年代半ばになるまでアメリカではめったに用いられなかった。この10年以上の遅れは，主に1940年代にアメリカでの心臓病患者に対する塩化リチウムの使用によって偶発的な中毒が発生し，それが懸念されたた

めであるとされている。1970年にアメリカの食品・医薬品局（FDA）が躁病の治療に使用を許可するまで，炭酸リチウムは販売停止となっていた[25]。

しかし，アメリカで炭酸リチウムの発売が遅れた理由は，大手製薬会社の冷淡さによると指摘する人もあった。炭酸リチウムはあまりにも単純な物質で特許の対象にならないし，（精神科の医薬品ではよくやることだが）リチウムから特許の取れる誘導体を開発することもできない。したがって，炭酸リチウムはアスピリンより安い値段でしか売れない。製薬会社の利潤は他の医薬品より格段に少ないものとなる（このことを如実に物語ることだが，アメリカのたいていの精神科医は，特許権のついた抗精神病薬や抗うつ薬を発売している製薬会社の営業部員の訪問を毎月数回は受けているが，炭酸リチウムを扱う営業部員の訪問は1，2年に1回もない）。

アメリカへの炭酸リチウムの導入の遅れの理由はともかく，この薬物が登場して数年内に精神障害に対するアメリカの分類システムが大幅に修正された。しかし，この修正は，躁うつ病を除外する目的で統合失調症の診断基準を厳しくするという以上の意味があった。統合失調症概念は一挙に狭められて，最も予後不良の患者しか含まないものとなった。1980年，アメリカ精神医学会編「精神疾患の診断と統計の手引き──第3版」（DSM-Ⅲ）の発刊を機に，アメリカの精神医学は世界中でもっとも広い統合失調症概念から最も狭い統合失調症概念に転じた北欧三国のシステムに類似した診断方式である。たとえば，罹病期間が6カ月以下の精神病患者には最早統合失調症というラベルは貼れなくなった。こうして，患者がいくつかの統合失調症様エピソードを経験しているがそれぞれの持続期間が6カ月を切る場合も，明確な生活機能の荒廃を示さない場合も統合失調症と考えられないこととなる。統合失調症の診断基準を満たさないが，他の面で統合失調症にみえる患者は短期反応性精神病，統合失調症様障害あるいは非定型精神病と診断されることとなった。躁うつ病と統合失調症に跨る病像を呈しながらどちらにも確定診断できない患者は，以前であれば分裂感情障害と診断され統合失調症の範疇に入れられたが，統合失調症の範疇から除外されることとなった[26]。

統合失調症の診断の地理的，時代的な変異から多くの実践上の示唆が湧き出ている。特に，統合失調症の有病率や経過に関する議論はすべてどの診断

方式が用いられたかを明確にして初めて意味がある。総人口中で，狭く定義された統合失調症の症例1人につき，統合失調症の広い定義に合致する症例は約4人存在する[27]。回復する患者を除外するように意図的に診断概念が作られている地域では，予後は悪くなるであろう。本書では，特記しない限り，統合失調症という用語は中道的定義を指す，北欧三国や現代のアメリカの方式のように除外的でもなければ，ロシアや以前のアメリカの診断システムのように広義のものでもない。本書で用いる統合失調症の定義の骨子は，イギリス精神医学が用いている定義であり，世界保健機関のパイロット研究が示すように世界でもっともよく用いている定義である。この定義は，躁うつ病を明確に区別しつつ，短期の精神病あるいは予後良好な精神病を除外しないものである。ただし，明確な精神病症状を示さない患者は除外する。

統合失調症の経過と転帰

　統合失調症の転帰の徹底的な分析は第3章で試みるが，とりあえずここでは統合失調症の経過にみられる多様性を知っておいていただくことが必要である。スイスの精神科医ルツ・チオンピ（Luc Ciompi）は老年期に至るまでの統合失調症の経過の分析を提示した。これは役に立つ。1960年代後期にチオンピは，ローザンヌ大学精神科病棟にいろいろな時点で入院した65歳以上の統合失調症患者289名の既往の経過を辿った。患者の大部分の病歴は35年以上に溯り，50年以上になる者も少なくなかった。これは文献上最長の追跡研究に属する。チオンピは彼の診断基準を詳細に記述しているが，それはエミール・クレペリンやオイゲン・ブロイラーと同じで，特に狭すぎず広すぎずというものである。

　図1.1は，チオンピの論文から採った確実な情報のある228名の統合失調症の発症，経過および転帰のグラフ表示である。チオンピによれば，統合失調症の発症は，急性（最初の症状出現から症状完成に至るまで6カ月以内）か，逆に潜行性であり，両者はおよそ同数の症例である。同じく，統合失調症の経過は挿話的か持続的であり，これもほぼ同数である。転帰も中等度から重度の機能低下と軽度あるいは完全な寛解であり，これもほぼ同数である。完全寛解は4分の1以上の患者にみられた[28]。統合失調症の転帰は時代と地域

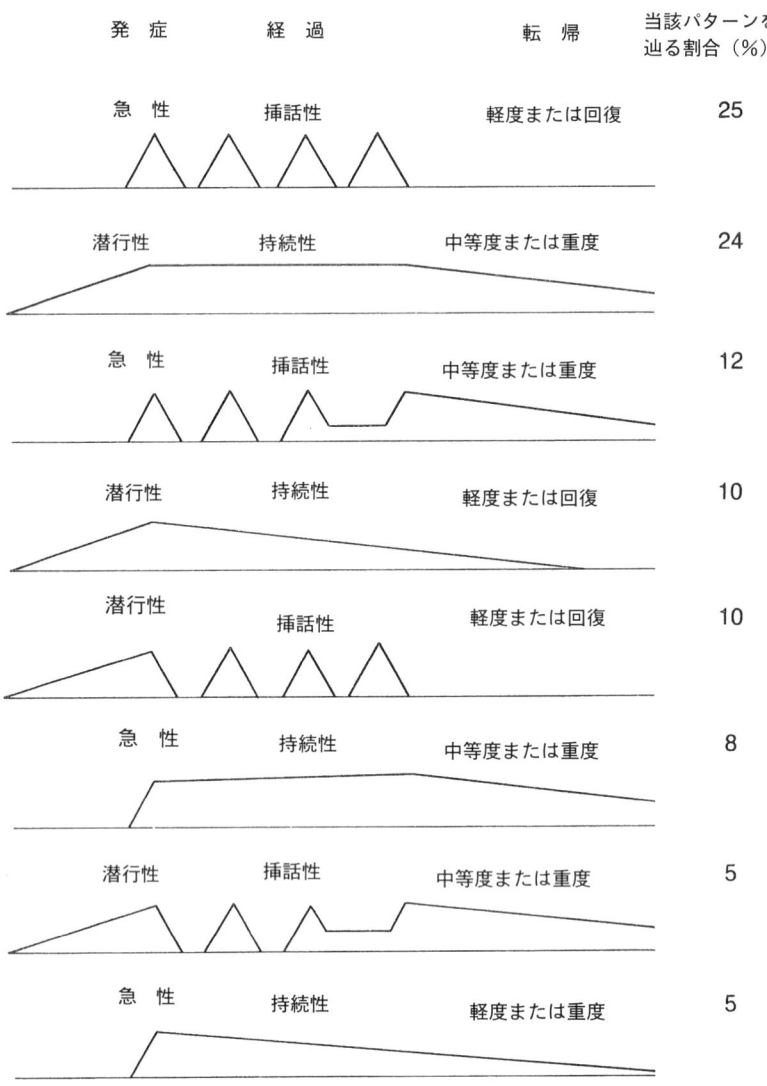

図1.1 228人の統合失調症者の長期経過
出典:Ciompi, L. "Catamnestic long-term study on the course of life and aging of schizophrenics," Schizophrenia Bulletin, 6:606–18, 1980.

ごとに異なっている。これらの結果は，ブロイラーの結果と同様に，平均的な転帰と比較していささか良好であるが，第6章でみるように，20世紀を通じて他国を凌駕していたスイスの経済状況によるところが大きいと思われる。ともあれ，これらの結果から，統合失調症の経過は患者の個人差がかなり大きいこと，治療方法とは無関係に統合失調症の転帰がしばしば好ましいことが少なくないことが分かる。

　どのような患者が良性の経過と良好な転帰をたどるのか，すなわち予後良好な統合失調症であることを予測し，彼らを予後不良な統合失調症患者と区別する特徴を突きとめようとする試みがなされてきた（この区別は，既述したラングフェルト博士の過程統合失調症と反応性統合失調症の区別に似ている）。この研究結果は第10章で詳しく議論するつもりであるから，ここでは簡単に，予後良好な統合失調症患者は発病前の社会的，性的，職業的生活機能が高水準にあったとだけ述べておこう。急性発症や晩期発症といったこともまた予後良好に繋がる特徴像である。

統合失調症の罹病率

　疫学的調査によれば，統合失調症の罹病率は，ある地域社会の成人人口1,000人あたり1人という低率から成人人口60人あたり1人という高い率までの幅がある。この大きな幅は，1つにはすでにみたように診断の差によるものであり，1つには世界の相異なる地域に住む統合失調症者の回復率や死亡率の差によるものである。統合失調症発症の真の頻度にも幅があってもよさそうであるが，最近の世界保健機関（WHO）の多国研究によるとその可能性はなさそうである。WHOの研究によれば，狭く定義した統合失調症の新規発生率（発病率）は地理的にかけ離れた10カ国間で驚くほど一致していた[29]。第9章では統合失調症の発病率と有病率の差異と統合失調症の頻度に及ぼす環境の影響を詳細に検討する予定である。第9章で分析する諸研究によると，多くの工業国では統合失調症の有病率は成人200人あたりほぼ1人らしい。

　統合失調症はあらゆる文化圏でみられる。患者の幻覚と妄想の内容は社会集団ごとで異なる。たとえば，ガーナ北部の村落民の妄想はその地方の物神

崇拝と関係しているが，ガーナ南部の都市アクラの住民の間では電気やラジオによる影響観念が増加する[30]。とはいえ，統合失調症の形態と基本特徴は世界中どこでも同様であるのはWHOのパイロット研究が示すとおりである。

統合失調症の成因（何が統合失調症を引き起こすのか）

　結核は細菌感染によって起こる。しかしながら，結核が蔓延していた20世紀初頭，人口の大部分が結核菌に感染していたが，臨床的に認められる結核を発病した者は比較的少数であった。何がこの少数の，しかも初期感染から何年も経ってから明瞭になる結核症状の原因であろうか。有効な薬物療法が導入されるよりもはるかに以前から，貧困な社会条件が結核の罹病性を増大させること，食と住居の改善は結核による死亡率を引き下げることが知られていた。鉱夫に対する炭塵の刺激作用，女性における妊娠および二次疾患の衰弱作用はすべて結核に対する個体の抵抗力を弱めるだろう。それでは，いったい結核の原因は何だろうか。結核菌か。人口過密か。低栄養か。下層階級の生活のストレスか。それとも個人の発症脆弱性を高めるその他の環境・職業・体質因子のいずれかであるか。どの因子も関係ありと考えられるわけで，結核の有病率の低下は，化学療法によって直接結核菌を攻撃することと同程度に，社会的原因のいずれかの除去や，ワクチン接種による集団の抵抗力強化と関連している。

　統合失調症にも同じ原則が当てはまる。統合失調症の発病に決定的な特定の器質的障害や感染性病原体を確実に知っているわけではない（もちろん，この分野では多くの理論が提唱され，知識も飛躍的に増大している）。しかし，統合失調症の罹病性を高め，発症を誘発するいくつかの因子は分かっている。これらの因子が統合失調症の発病や経過にどのように影響するかを理解するためには，アメリカの精神科医のジョン・ストロース（John Strauss）とウィリアム・カーペンター（William Carpenter）が提唱した相互作用モデルを用いることが必要となる。

　彼ら[31]が提出した概念図を改作したものを図1.2に示す。相互作用モデルは相異なる説明法が個人の発達のそれぞれの段階において重要となることを

許容するモデルである。遺伝的素因，子宮内障害および出生時外傷は，それぞれが新生児の統合失調症発症素質の形成に一役買っているであろう。統合失調症に対する脆弱性は，児童期の発達期における，たとえば頭部障害あるいは常軌を逸した家族間コミュニケーション様式によって，理論的には高まるであろう。

　以後の人生において統合失調症を発症するか否かは脆弱性およびその後の様々なストレスへの曝露次第である。発症の引金を引く結実ストレスは幻覚惹起薬物乱用などの生物学的ストレスであってもよく，社会心理的ストレスであってもよい。後者には（就職，出立，喪失などの）生活事件，（家庭での非難や侵襲などの）人的環境の影響，（目的意識や帰属感の喪失などの）実存的憂慮がある。

　いったん精神病エピソードが始まると，上記のストレスや新たなストレスが，脆弱性とともに統合失調症のその後の経過や転帰を規定する。レッテルや社会的刻印は，患者の社会集団への再統合や社会的役割への復帰に影響すると同じぐらい個人の自己価値感に影響を与える。非難，拒絶，制約，拘束あるいは怠惰は，統合失調症から回復する個人の力を殺いでしまうことがありうる。

　以上に述べた精神病の脆弱性の原因と結実因子のあるものは他のものよりもその力がよりはっきりと証明された。2，3の重要な因子は，以下のページにおいて概観することにしよう。

遺　伝

　統合失調症の発症に遺伝が重要であるとしたら，統合失調症者の親族は他者に比べて統合失調症発症のより大きなリスクを負うことになるが，事実はそのとおりである。また，統合失調症者に遺伝的に近い親族ほどそのリスクはますます大きくなることが予想される。疫学者のアービング・ゴッテスマン（Irving Gottesman）は，1920年から1987年の間に欧州で行われた40の研究資料を引用して，統合失調症発端者と様々な関係にある人が統合失調症を発症する平均的な生涯リスクの比較研究を編纂した。彼によると（図1.3），遺伝的構成が近ければ近いほど，リスクは大きくなるという。厳密な意味で

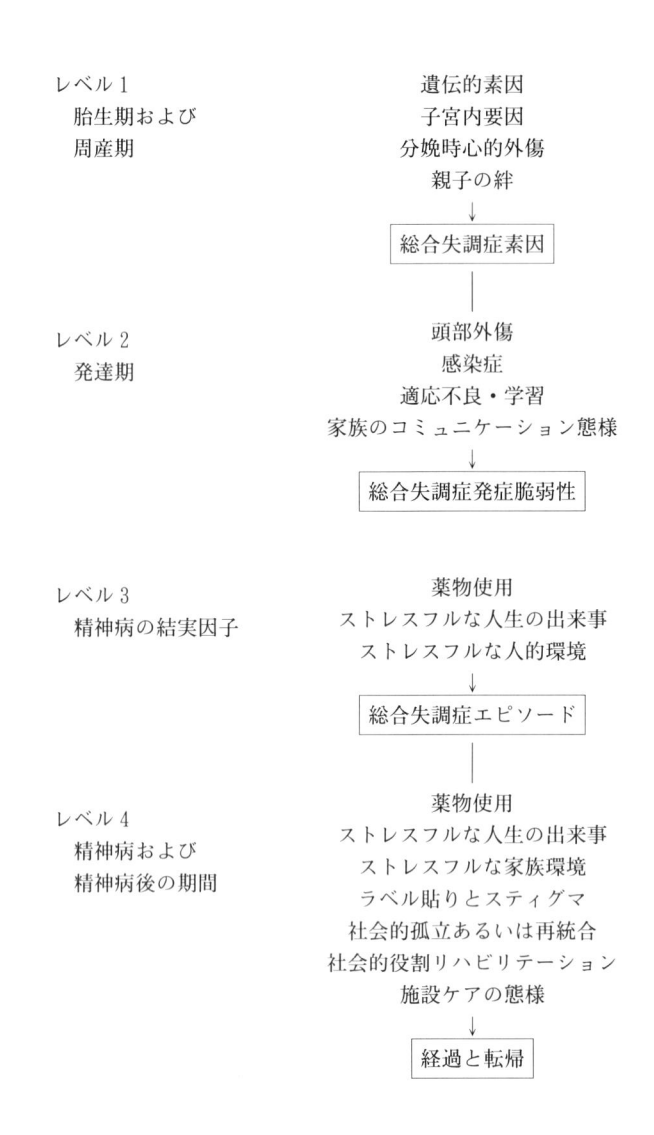

レベル1	遺伝的素因
胎生期および	子宮内要因
周産期	分娩時心的外傷
	親子の絆
	↓
	総合失調症素因

レベル2	頭部外傷
発達期	感染症
	適応不良・学習
	家族のコミュニケーション態様
	↓
	総合失調症発症脆弱性

レベル3	薬物使用
精神病の結実因子	ストレスフルな人生の出来事
	ストレスフルな人的環境
	↓
	総合失調症エピソード

レベル4	薬物使用
精神病および	ストレスフルな人生の出来事
精神病後の期間	ストレスフルな家族環境
	ラベル貼りとスティグマ
	社会的孤立あるいは再統合
	社会的役割リハビリテーション
	施設ケアの態様
	↓
	経過と転帰

図1.2 統合失調症の発症,経過および転帰に影響することあるべき要因の相互作用モデル

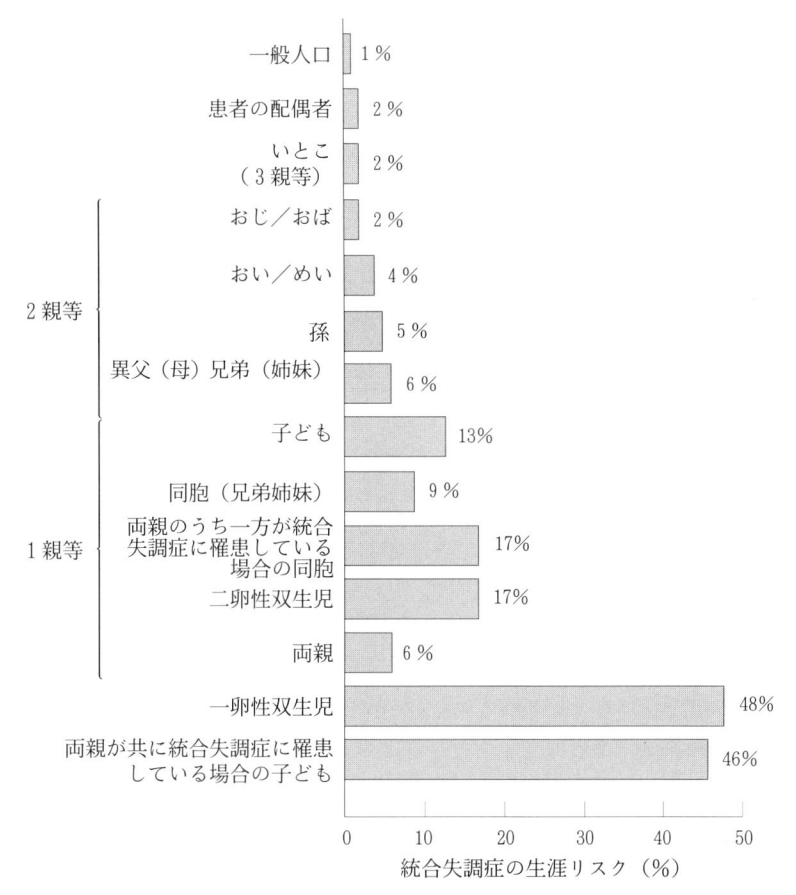

```
                一般人口  |1%
              患者の配偶者 |2%
                  いとこ  |2%
                 (3親等)

          ┌    おじ／おば |2%
          │    おい／めい  |4%
    2親等 ─┤       孫    |5%
          │ 異父（母）兄弟（姉妹）|6%
          └

          ┌    子ども     |13%
          │  同胞（兄弟姉妹）|9%
          │ 両親のうち一方が統合
    1親等 ─┤ 失調症に罹患している |17%
          │   場合の同胞
          │   二卵性双生児 |17%
          │     両親      |6%
          └

              一卵性双生児  |48%
         両親が共に統合失調症に罹患|46%
           している場合の子ども
```

図1.3 1920年から1987年の間に欧州で実施された家族研究および双生児研究から編纂された，統合失調症者の親族が統合失調症を発症する平均生涯リスク
出典：『統合失調症の発症：狂気の起源』（96頁，ニューヨーク，W・H・フリーマン社1991年 I. I. ゴッテスマン著）より，版権所有者のゴッテスマンの許可を得て複製。

同じ遺伝的構成を有する一卵性双生児の片方が統合失調症である場合にもう一方が統合失調症を発症するリスクは最も高く，ほとんど50％に及ぶ。共に統合失調症に罹患している両親から生まれた子どももほぼ同じリスクを負う。このリスクは，一卵性でない同胞（兄弟姉妹）など，一親等，二親等，三親

等の順により小さくなり,一般人口ではおよそ１％となっている[32]。

養子研究によると,発端者の親族における統合失調症発症のリスクの増大は,環境より遺伝に関連することを示している。すなわち,統合失調症者の子どもが生涯に統合失調症を発症するリスクは,彼らが統合失調症を罹患している生みの親に育てられようが,健康な養親に育てられようが同じであるということだ。同様に,健康な養親に育てられた統合失調症者の家族歴を検討すると,生物学的な親族の間で有病率が増加するが,養子縁組による親族の間では一般人口と変わらないことが分かった[33]。

統合失調症の発症には遺伝的因子が重要であると思われるが,これだけではすべての発症様式を説明するのに十分ではない。すでに指摘したように,一卵性双生児はまさしく遺伝的構成が同一であるのに,片方が統合失調症を発症した場合にもう一方が統合失調症を発症するリスクは50％に過ぎない。遺伝的因子は,統合失調症発症脆弱性を規定するが,環境因子(胎生期の出来事を含む)もまた統合失調症が顕在化するか否かに重要な役割を担っていると結論してもよかろう。さらに,統合失調症者の３分の２近くが統合失調症の家族歴がなく[34],したがって,すべての統合失調症者が遺伝的脆弱性を有しているということは疑しい。

双生児研究は統合失調症発症脆弱性の遺伝に関してさらなる情報を明らかにしている[35]。すなわち,一卵性双生児の片方が重症で人格荒廃の経過をみせる統合失調症に罹患している場合ではもう一方にも事実上統合失調症の徴候が認められるのだが,片方が軽症の場合にはもう一方が統合失調症を発症する確率はおよそ25％まで低下する[36]。このような事実は,遺伝的脆弱性が統合失調症の発症にも経過にも影響することを示している。さらに,統合失調症者の一卵性双生児は,統合失調症を発症することはなくとも,アルコール症,神経症,人格障害など他の精神障害を発症するリスクが増大する[37]。おそらく,遺伝するのは必ずしも統合失調症発症脆弱性とは限らず,基本的な生化学的,機能的障害であって環境ストレスの影響下に様々な様式で発現するのであろう。それでは,一体,遺伝するのはどのような欠陥であるのか。

脳化学

情動や思考過程は脳の神経細胞系の複雑な相互作用によって制御されている。個々の神経細胞（ニューロン）は，他のニューロンとの接点であるシナプスにおいて化学伝達物質を遊離することにより作用を及ぼしている。統合失調症症状の発現を説明する生化学的理論は，これらの化学的神経伝達物質のうちのいくつかの活動の異常に焦点を当てている。

統合失調症の中心的な生化学的理論すなわちドーパミン仮説は，統合失調症の基礎的な異常がドーパミンを伝達物質とする神経系の相対的な過活動であることを示唆している。したがって，ドーパミンの代謝回転の急激な亢進を来たす急性ストレスは，脆弱性を有する個人に精神病エピソードを発現させる結実因子となりうるのである[38]。しかしながら，ドーパミン機能の異常は，まだ明らかにされていない脳の他の異常の結果である可能性がある。たとえば，最近，γアミノ酪酸（GABA）ニューロンの機能異常が，ドーパミンニューロンの機能変化の原因であるとする考えが注目されている[39]。ドーパミン仮説は第10章において詳述する予定である。

インドールアミン類，神経ペプチド，アミノ酸など他の神経化学物質に関する研究もあるが，これまでに明確な証拠を提出していない[40]。われわれの研究方法は，脳の神経系の複雑な相互作用を解明するには余りにも粗雑すぎることによるものかもしれない。結局われわれの理解は，統合失調症の神経化学的機能異常には脳の様々な部位における様々な神経伝達物質が関与しているという事実ということにつきる。

脳の構造

統合失調症には生化学的な差異が存在するというのは，脳の中には怒りや，不安やスペイン語学習に対する生化学的相関物がきっと存在することが確かなのと同じくらいには確かである。ある種の器質性脳障害のように，統合失調症者の脳には解剖学的な差異が存在するという結論は確実ではなく，その種の脳の形態異常を示す証拠はなかなか集まらなかった。何十年に及ぶ統合失調症者の剖検脳研究は，統合失調症に特異的な神経解剖学的変化について何一つ合意を得ることができなかった。しかしながら，近年，進歩した研究

方法を用いて大脳辺縁系として知られる脳部位に統合失調症に特異的な障害があることが示唆されている。数人の研究者は，統合失調症患者に非統合失調症者に存在しない神経変性による変化を同定していた[41]。これらの所見は，神経化学的研究が統合失調症の機能的異常の責任病巣であると認めたのと同一の脳部位（大脳辺縁系）に神経解剖学的異常の証拠を見出したという点で注目できる。この脳部位における神経終末と神経路のネットワークは情動の制御とストレスに対する個人の反応に中心的役割を果たしていると考えられている。

　統合失調症における脳の解剖学的変化を支持する重要な証拠はＣＴスキャンにより提供されている。頭部ＣＴスキャンを用いた50以上の研究から，統合失調症患者の一部には軽度の脳萎縮が存在することが分かった[42]が，脳室の拡大や脳裂の開大などのこの変化は，脳変性疾患やいくつかの別の精神疾患でも生じてもおかしくない[43]。

　統合失調症におけるこの脳萎縮の原因は不明である。この異常は初発例，急性例および慢性例に等しく認められることから，治療の影響とは考えがたい[44]。脳萎縮は統合失調症が神経変性疾患であることを意味しない。なぜなら，脳萎縮は非進行性で，統合失調症に特異的でなく，またすべての症例に存在するわけではないからである[45]。このような変化は統合失調症患者の約４分の１にみられるが，明白には脳室拡大のある患者群と，脳室のサイズが正常な患者群があるわけではない。すなわち，頭部ＣＴスキャンで検出された変化は，正常から大きな拡大に至るまで一定の勾配をもって連続的に分布する[46]。最も蓋然性の高い説明は，一部の統合失調症者にみられる脳萎縮は統合失調症発症脆弱性を増大する幼少期の非特異的脳損傷の指標であるということである。たとえば，そのような脳損傷は，胎生期の薬物作用や感染症，出産時外傷のような打撃によるものでありうる。

　遺伝と幼少期脳損傷はともに統合失調症のリスクファクターであり，両者が加重して危険性を倍加させている可能性が少なくない。一卵性双生児研究によると，片方が統合失調症で，もう一方がそうでない場合，統合失調症に罹患した方は出生時に産科的事故の既往のある確率が高く[47]，頭部ＣＴスキャンなどの画像診断で脳損傷が証明されることが多い[48]。

頭部CTスキャンの変化は，統合失調症の特定の臨床亜型に限られるものではないが，このような脳損傷の徴候を有する統合失調症患者はいくつかの特徴的な病像を示す。脳萎縮のある統合失調症患者は，より重度の感情鈍麻，引きこもり，観念貧困といった統合失調症の陰性症状を示し，反面，幻覚，妄想といった陽性症状はあまり目立たない。また，発病前の青少年期を通して社会的活動に乏しく，何らかの神経学的障害の徴候を呈することが多く，薬物治療への反応性が弱くて，予後不良のことが多いとされている[49]。

ウイルス感染

　統合失調症の一部に幼少期脳損傷が存在するという事実は，子宮内の胎児の損傷の可能性を考えさせる。子宮内胎児脳損傷のリスクは，母親が妊娠中にウイルス感染症に罹患すれば増大する。統合失調症においてこの損傷の可能性に関心が高まったのは，統合失調症者には冬の終りから春にかけて生まれた者が他の季節より多いという事実が判明したことによる[50]。すなわち，この季節に生まれた統合失調症者の比率は，他の季節に生まれた者の比率より約10%高い[51]。母親の感染を含め，この疫学的事実を説明する種々の根拠が提出された[52]。胎児脳損傷はウイルスが引き起こしたかもしれないがウイルス感染症の治療に母親が服用した薬物によるものかもしれない[53]。デンマーク，アメリカ，フィンランド，イギリスといった離れた国々の研究が，冬から春にかけて出生した統合失調症者の比率は，インフルエンザ，麻疹，水痘のようなウイルス感染症の流行後に増加する[54]。ウイルス感染症流行との関連を立証できなかった研究のほうが少数派である[55]。最近のイギリスの報告によると，妊娠第3カ月から7カ月の間の母親のインフルエンザ罹患は，その子どもが成人して統合失調症を発症するリスクの増大と関連しているという[56]。

　最近イタリアのミラノから発表された別の研究では，12月から4月の間に生まれた統合失調症者には脳室拡大が多く認められるという。さらに，このような脳の異常は，家族歴に統合失調症者がいる者よりも家族歴に統合失調症者がいない冬季生まれの統合失調症者に多いという[57]。以上の事実は，遺伝あるいは早期脳損傷（この場合は子宮内の胎児への作用）が統合失調症発

症の1つのリスク要因であるかもしれないことを示唆するものである。

脳機能

こうしてみると，統合失調症発症脆弱性には多くの生物学的要因がありそうである。それがどのようにして異常な脳機能となって発現するかについても研究されている。コロラドの研究者は大脳辺縁系の機能異常を見ている。彼らは，聴覚や視覚刺激への応答について，一般人口，統合失調症者および統合失調症者の親族の間にみられる差異を測定した。刺激（誘発電位）に応答する脳波活動を多数の誘導をコンピュータ処理により平均化する方法が用いられた。この研究によると，ほとんどの統合失調症者および統合失調症者と近い血縁にある親族の半分は環境刺激に対する応答に異常なパターンがみられるという。知覚情報（視覚，聴覚，嗅覚，触覚）に過剰に反応し，無関連な情報を消去する能力が限られているようにみえる[58]。

現在起こっていることに集中することはわれわれが有能であるためにぜひ必要である。ある時点では環境の単一側面に注目し，絶えず降り注いでくる知覚刺激を遮断することができなければならない。刺激を弁別し注意を集中する能力は，統合失調症に罹りやすい人では障害されている可能性がある。このような「知覚の関門」の障害は大脳辺縁系の機能異常によるものかもしれない。過剰なストレスに曝された個人は圧倒され，過覚醒になるはずである。孤立した内的世界に引きこもる行動は，雑多で些細な刺激への過覚醒に対抗する有効な操作かもしれない[59]。

統合失調症者の一親等の半数が統合失調症者自身と共通の神経心理学的異常を有するという知識は，統合失調症という障害が単一の優性遺伝子によって世代間伝達されることを示唆している。しかしながら，このような欠陥を有する者のうち，なぜある者だけが統合失調症を発症するのかという疑問が残る。核磁気共鳴画像（MRI）という頭部画像診断を用いたコロラド・チームの最近の研究によって，統合失調症者の大脳辺縁系の一部である海馬のサイズが，同じ知覚関門の異常を有する健常な同胞と比較して小さいことが明らかにされた。この脳部位への幼少期の損傷と，遺伝的な知覚関門の異常とが相俟って，統合失調症を発症させるという考えも可能である[60]。

この研究の新しく興味深いポイントは，統合失調症における知覚関門の異常が脳のニコチン受容体とその制御遺伝子に関連しているという発見である。知覚関門の異常は高用量のニコチンによって一過性に改善する。この事実は，ある統合失調症者はたばこを自己投薬に用いている可能性を思い起こさせるとともに，なぜ統合失調症者の喫煙は一般人口と比較してシガレットのヘビースモーカーが一般人口の2倍もあるかを説明するものかもしれない[61]。

放射性同位元素標識物質を用いた研究者は，注意と努力を要する課題を遂行する際に，一般健常者の前頭葉の脳血流量は増加するのに，統合失調症者では増加しないことを証明した。統合失調症者は必要に応じて前頭葉の特定領域すなわち前頭前野にスイッチを入れることができず，ひょっとするとこのことで統合失調症における引きこもり，感情鈍麻および思考困難が説明できるかもしれない[62]。前頭葉皮質と大脳辺縁系は連関している。すなわち，片方の異常はもう一方に影響を与えるわけだが，統合失調症においてどちらが一次的に障害されているかは明らかでない[63]。

一歩一歩，遺伝形式，生化学的・解剖学的異常と統合失調症の症状との間の連関が固められつつある。われわれは，どのようにして幼少期の生物学的要因，発達および環境ストレスが個々人の生理学的応答のパターンと結びついて統合失調症エピソードの幕を切って落とすかを理解し始めたといってよさそうである。

家　族

「私の自己の核心において，私は家族の一部である」とD.H.ローレンス（D.H. Lawrence）は最後の作品にこう書いている[64]。ジクムント・フロイト以来の精神科医は，家族がパーソナリティの発達および精神障害の発症に重要な鍵を握っていると考えるようになった。反精神医学の旗手であるデイヴィッド・クーパー（David Cooper）は西欧社会の家族生活を個人の自律を押し潰す帝国主義の一形式と考えている[65]。このような考えから，家族を統合失調症をつくることのできる力動的な力として注目したのは当然予想されたことであった。

1948年，精神分析医のフリーダ・フロム=ライヒマン（Frieda Fromm-

Reichmann）は，ある種の母親は距離を置いた冷淡な養育によって子どもの統合失調症を育てあげると主張した[66]。また，両親の分裂と家族内での力の不均衡が統合失調症の発症に重要だと指摘した者もいた[67]。人類学者のグレゴリー・ベートソン（Gregory Bateson）一派によって提唱された二重拘束説（double-bind theory）は，統合失調症の発症が子どもが自分からは逃れられない親からの矛盾した指示によって促進されるとした[68]。実存主義の精神分析医の R. D. レイン（R.D. Laing）とアーロン・エスタートン（Aaron Esterton）は，混乱したコミュニケーション・パターンに子どもが困惑することによって統合失調症がつくりあげられるという同様の公式を提出した[69]。

広く公衆に認められたものの，これらの理論は十分に検証されることはほとんどないままであった。最近の研究では，統合失調症者の家族には非統合失調症者の家族にはみられないコミュニケーション・パターンの異常があるという[70]。その後の研究[71]では確認できなかったこの所見はずっと論争の的となってきた[72]。さらに，統合失調症者の家族について言われている偏ったパターンが精神病の家族の心理学的異常の**原因**なのか**結果**なのかという問いは，この領域のいかなる研究も納得のいく答えを出していない。

たとえば，フィンランドの養子研究によると，統合失調症の母親から生まれた子どもが統合失調症を発症するのは，障害されていると判定された家族のもとに養子に出されて養育された場合の方が健常な家族のもとで養育された場合と比較して高率であるという。このことは統合失調症は遺伝因子と家族環境との相互作用の結果であることを示唆しており，養家における障害のほうが高いといっても，少なくとも一部は，障害を持つ統合失調症児あるいは前統合失調症児を養育した結果だということもありそうである[73]。

統合失調症発症脆弱性を高める養育上のストレスがあるとしても，その特質もあり方も確証されたわけではない。1つだけ確実に言えることは，西側社会の統合失調症者の数百万と言わずとも数万数十万の家族が，そのような理論が広く受け入れられている結果，恥辱，罪悪感，刻印（スティグマ）に苦しんできた。家族は彼らの子どもの人格が歪み，子どもの向上心が病気によって打ち砕かれるのを目撃するだけでも大変なのに，自分が直接間接に統

合失調症の原因となったことを責められているように感じてきた。家族は，その行動が予測不能で心配の種となり，その情動反応がありがたくない人間と一緒に暮らす重荷を背負い込むことが少なくなかろうが，それだけでなく，往々にして家族を譴責し不信を抱く治療者からも共感も支持も得られない。統合失調症者とその親族に向けた社会の反応自体が家族間の相互作用を歪んだものにすることも十分ありうることだ。

家庭内および非家庭内ストレス

同じ家族研究をするなら統合失調症発症脆弱性をつくる人格形成期の影響の，すでに発症した現在の家庭内ストレスが疾患の経過に影響を及ぼす研究を行う方が，ずっと鮮明な像が浮かび上がってくる。いくつかの国や文化圏からの研究によると，口うるさく反論を許さない親族（姻族を含む）と同居する統合失調症者は，敵対的でなく土足で心に踏み込んでこない親族の許に暮らす統合失調症者と比較して再発率が高い[74]。さらに，あまり口うるさく言わず干渉しない親族は統合失調症者治療にプラスの効果を及ぼし，患者の過剰な覚醒水準を下げることになるという[75]。同じ意味合いで，両親を愛情深くいろいろなことを押しつけない親とみている統合失調症者は，両親と接触がある場合に再発率が低く，接触がないと再発しやすい[76]。家庭内のストレスが低いことが統合失調症者の再発率に及ぼす好ましい効果は，抗精神病薬による治療効果と同じほど強いと思われる[77]。

批判的で過干渉な親族は，西側社会生活の日常基準に照らして仮にも異常であるとは言えないが，一緒に暮らすことが難しい人格属性のある患者をもつ家族が批判と侵襲が強くなるようだ[78]。統合失調症者がうまくやっている家族は，格段に控え目で許容的態度をとることで家族内に統合失調症者がいることに適応しているようだ[79]。開発途上国では様相を異にする。インドのチャンディガルで行われた研究によると，この第三世界の都市に住む統合失調症者の親族は，西側世界でよくあるような強烈な批判や過干渉をめったにすることはないという[80]。精神が障害されている家族の成員に対する西側世界流の対応は，核家族化によってもたらされた情動的孤立の産物か，あるいは精神病者に高い達成度を期待する結果であろう。大家族の減少は産業化に

負うところが大きく，またわれわれの高度技術社会では教育や職業の達成水準が高い。以上のような家族の力動を介して，経済が統合失調症の経過に影響を与えていても不思議ではない。

統合失調症者の生活における他のかたちのストレスも精神病の再発の契機となり，統合失調症の経過に影響を与えることは明らかである。ロンドンで行われた研究によると，ある統合失調症患者群の46％は，再発に遡ること3週間以内に明らかに統合失調症によるものといえないストレスフルな人生の出来事（stressful life event）を経験しているという。一般人口の性や年齢をマッチさせた対照群では，わずか12％しかそのようなストレスを経験していないという。特記すべき人生の出来事としては，役割の変化（卒業），生活環境の変化，何らかの病気その他の失望や危機などがあげられる。個々人の行動や疾患と無関係とはいえない人生の出来事（たとえば失業など）を含めると，一般人口が5分の1以下なのと比べて，統合失調症者のおよそ3分の2がそのようなストレスを経験していると報告されている[81]。

WHO9カ国研究[82]を含む後続の研究[83]は，特に先行する2～3週間内のストレスが統合失調症エピソードの契機となりやすいことを確認した。また，重いストレスほど激症統合失調症症状を誘発することが示された[84]。重大な人生の出来事のストレスは，投薬を受けている患者で，その再発の結実因子となりやすい[85]。投薬を受けていない患者は軽いストレスでも再発しやすいこと，すなわち抗精神病薬は，重大なストレスには無効だが，患者のストレスに対する反応の閾値を上げる利点があるように思われる。

個人の発達[86]過程（図1.2，レベル1およびレベル2）でストレスが統合失調症発症脆弱性を生み出すか否かについては不明であるが，多種多様なストレスがすでに脆弱性を備えている人に精神病を誘発し，顕在性の統合失調症の経過を形成する（図1.2，レベル3およびレベル4）のに一定の役割を果たしていることは明らかである。脆弱性をもつ個人およびすでに統合失調症を発症している個人に影響を及ぼすこの後半の段階において，われわれはまた社会経済の諸力の際立った効果を認めるのである。生活のストレスフルな事柄の多くは家族の敵意や最近の生活の変化といった概念ではカバーしきれない。たとえば，われわれは皆他者から尊重されることを必要とする。人生

に価値や意味を見出したり，自分自身の種族や共同体への帰属感をもつことはどこでも同じ日常生活の関心事である。このような関心事から発生する諸問題は通常統合失調症者の生活に現れる。（本書で論じることだがこの諸問題は社会の政治的経済的諸次元によって発生し増悪する。

　次章では，これまであまり強調されてこなかった統合失調症の発症と慢性化における社会経済の重要性を示そうと思う。特に，社会経済は精神保健の政策や立法（法制）を決定するのみならず，精神障害に対する一般大衆の反応を鋳型にはめ，精神医学のイデオロギーを形成しさえする。社会経済的要因は精神病者の社会的位置，社会的役割および社会的統合，すなわち精神病者の人生に対する価値や意味の発見および共同体への帰属感に影響を及ぼす。社会におけるすべての事柄の成り行きが政治的・経済的諸力によって形成されるように，統合失調症の経過もまた然りである。

要　約

- 当初早発性痴呆と呼ばれた統合失調症は，ある共通する特質をもつが，いくつかの明らかに異なる型を有する機能精神病である。
- 早発性痴呆を定義するに当たって，エミール・クレペリンは予後不良を中心的な特質と考えた。
- オイゲン・ブロイラーは，統合失調症の大半の予後が良好であることを見出したが，クレペリンの最初の悲観論の方が広く受け入れられた。
- ブロイラーの指摘した統合失調症の予後良好は，彼の開明的な治療態度の賜物であったとしても不思議ではない。
- 北欧諸国の精神科医は，統合失調症に狭い診断基準を採用し，予後不良を強調した。
- ロシアの精神科医は広い統合失調症概念を用い，どうみても精神病と考えられない患者までも統合失調症に含めてしまった。
- アメリカの精神科医は，1980年に統合失調症の診断基準を広義から狭義に切り替えた。
- 統合失調症の経過は実に多種多様であり，半数の予後は軽症である。

- 統合失調症の罹病率は診断基準の違いにより様々であるが，産業化世界では成人人口200人あたりおよそ1人である。
- 統合失調症は世界中普遍的に発生しているらしい。
- 複数の社会的・生物学的要因が互いに絡み合って統合失調症発症脆弱性を形成し，精神病エピソードを誘発し，統合失調症の経過を決定する。
- 遺伝的素因は統合失調症発症脆弱性に寄与しているが，それだけが統合失調症の発症の責任因子ではない。
- ドーパミン神経系の過活動は統合失調症の生化学的欠陥の1つであるらしい。
- 統合失調症者の一部は軽度の脳萎縮を伴うようである。
- 統合失調症の機能的欠陥は重要な環境刺激と重要でない環境刺激とを区別できないことにあるらしい。
- 家族間の意思疎通様式が統合失調症の発症脆弱性を形成するという理論はまだ検証されていない。
- 一方，家族内ストレスも統合失調症の再発の誘因になるという強い証拠がある。
- 社会経済とは家族よりも大規模な共同体における労働，エネルギー，生産および再生産を規定する社会構造のことである。
- 政治的・経済的要因は統合失調症の経過に影響を及ぼすという意味で重要であるという主張がある。

第2章　健康・病気・経済

　経済的な要因がどのくらいわれわれの出生と死亡に影響を与え，われわれの健康に力を及ぼし，われわれの行動や同一性を形成し，われわれの精神健康を左右するのだろうか。われわれはこの設問に対して2つの方法によって答えを見出したい。それは，社会階級間の違いを研究することと，経済変動が人間に与える影響を計算することである。

社会階級と病気と死

　産業社会において低階級層に生きる人間の寿命は短い。このことは19世紀の統計学者には明白なことであったが，今日まで真実であることは変らない。1842年のイギリスのいくつかの商工業の中心地における各階級の平均寿命は以下のように推定されている。

	郷紳（ジェントリー）	商　人	労働者
ベスナルグリーン	45	26	16
リーズ	44	27	19
リバプール	35	22	15
マンチェスター	38	20	17

　裕福な階級は労働者階級の2倍以上の寿命を享受していた[1]。この著しい較差は幼児死亡率の高さと，貧困や低栄養や過密と関連する結核，肺炎，感染症による成人の死亡が原因であった[2]。

　階級による寿命の違いは現代の産業社会でも存続している。イギリス戸籍庁の数字によると，死亡率には明らかに社会階級による較差がある。イギリスの労働者階級は，どの年齢で比較しても死亡率が高い。成人の死亡率の較差は，悪性腫瘍から心疾患に至るまでの広範囲の死因にわたって明らかであ

る。事故や呼吸器疾患や感染症が死因である場合，低階級層の死亡率は，最高の社会階級と比較して3倍から5倍に急上昇する[3]。

西欧世界全体を見ても，社会階級と平均余命との関係はほぼ同様である。19世紀のアメリカでは，イギリスと同じく，最高位の階級と最低層の階級との平均死亡年齢の比率はおよそ2：1であった。1940年代ころには階級間の較差は1.4：1あるいは1.3：1に近づいたが，ここ数十年はそれ以上の近づきは見せていない[4]。この較差は中年層に最も顕著であり，ストレス関連死因が目立つ。たとえば，心臓発作による突然死は教育程度の低い人間の方が起こしやすいという研究がいくつもある。貧困あるいは貧困に近い環境での生活ストレスによるものとする研究者もある[5]。

有病率も死亡率と同様のパターンをたどる。イギリスの45歳から64歳の非熟練労働者は，同じ年代の有資格労働者と比較して4倍の急性疾患の有病日数が報告されており，慢性疾患では2倍である[6]。アメリカでは，全疾患が貧困層の方に多い。アメリカの45歳から64歳のすべての低所得層の41％が何らかのかたちで生活が制限されるような慢性疾患をもっている。それに対して高所得層では14％にすぎない[7]。多くの研究によると，高血圧症と社会階級の低さとは密接な関係があり[8]，フロリダ州全体の疾病の危険因子の調査では，社会的経済的地位が精神身体疾患の罹病率に最も強力に影響している社会的因子であることが見出された[9]。

低栄養や劣悪な住宅事情といった物的要因が低階級層の発病率や死亡率の高さに影響していることは確かだが，環境ストレスもまた重要である。移住，失業，転職，離婚，別離——これらはすべて貧困層のほうが多い[10]。イーストヨークのトロント郡の調査では低学歴低収入の住民の方が3倍から5倍の身体的・情緒的困難の症状が認められた。これらの症状の存在もまた，近い過去に起こったストレスフルな人生の出来事，特に降格や失職に直面したことと関連があることがわかった[11]。コネティカット州ニューヘヴンとニューヨーク市マンハッタンで行われた2つの研究も同様の結果を示している。つまり，労働者階級の人間の心理的困難は，上流階級と比べてかなり高いレベルにあるという事実である。このような心理的困難のレベルの違いは，トロントの場合と同様に，労働者階級の方が，不快な人生の出来事の数が多いこ

とが理由だとされた。それらの人生の不快な出来事のうち，個人的行為とは無関係なものだけを数えても，（ニューヨーク市での研究では）同じ結果が得られた。このことは，まさにストレスこそが，症状の幕を切って落とすのであり，またストレスフルな出来事を起こすのは心理的障害でないことを示唆している[12]。

シカゴ郊外居住者の飲酒習慣についての大規模な調査でも，社会階級の上下とストレスと症状とが関連している証拠が提出されている。低所得層やより大きな経済的負担を背負っている居住者は不安症状を示しやすい。また，低所得階級の成員は，低い自己評価と，事態に対処する自己の能力が限られたものであるという感覚とをもちやすい。高度の不安，低い自己評価，自己による支配統御の限界統感という3つの要因が共働して，苦悩を柔らげるためにアルコールを用いる傾向が増大することが見出された[13]。このように階級的地位は性格や問題への対処方法や感情症状やアルコール使用を形づくり，間接的に身体的健康に影響を与えるのであろう。

社会階級と精神疾患

低層労働者階級はより大きなストレス下にあり，身体的不健康と情緒的苦痛の増加がある程度そのためであることは明白である。統合失調症や他の精神障害が低階級層に多いこともまた明らかである。大恐慌期の社会学者ロバート・ファリス（Robert Faris）とウォーレン・ダンハム（Warren Dunham）は，治療歴のある統合失調症者がシカゴのスラム街に最も高率に存在することを見出した。治療歴のある統合失調症は，中心地域での成人1,000人中7人以上という有病率から，最も裕福な地域の成人1,000人中2.5人以下という有病率まで分布が傾斜していた[14]。この先駆的な研究が公表されて以来，多くの疫学的研究によって，精神障害，とりわけ統合失調症は，多くのアメリカや欧州の都市の社会経済的に低い階級が居住する地域に集中して高率に認められることが確認されてきた。それらの都市とは，イリノイ州のペオリア，ミズリー州のカンザスシティ，ウィスコンシン州のミルウォーキー，ネブラスカ州のオマハ[15]，マサチューセッツ州のウースター[16]，ニューヨーク州の

ロチェスター[17]，メリーランド州のボルティモア[18]，ノルウェーのオスロ[19]，イギリスのブリストルである[20]。

　社会学者のロバート・クラーク（Robert Clark）は，1940年代に，低地位・低賃金の職業をもつシカゴ居住者には高地位の労働者よりも高率に治療歴のある統合失調症者が存在することを示した[21]。この観察もまた多くの研究によって確認された。1950年代のコネティカット州ニューヘヴンにおけるオーガスト・ホリンシェッド（August Hollingshead）とフレデリック・レドリック（Frederick Redlich）の研究は，社会経済的に低い階級ほど治療歴のある統合失調症の有病率が高いという傾斜的分布を明らかにした。最低階級のこの疾患の有病率は最高階級の11倍であった[22]。レオ・スロール（Leo Srole）らが行った，ニューヨーク市マンハッタンの商業地区と住宅地区の中間地区の地域調査によると，精神障害（治療歴のないものも含む）は，高い階級よりも低い階級の方に多く，また同じ社会経済レベルにとどまり続けている人間の方が，高いレベルに移動している人間よりも有病率が高いことがわかった[23]。ドロシー・レイトン（Dorothea Leighton）らも，ノヴァスコシア州のスターリング郡における包括的な調査によって，精神障害は社会の最下層に最も多いことを見出した[24]。社会精神医学者エルヌルフ・エゼゴール（Örnulv Ödegard）は，ノルウェーのすべての精神病院における統合失調症の初回入院は，平凡な漁師や農家などの地位の低い労働者で最も多く，会社のオーナーや経営者などの地位の高い職業人ではその3分の1の数であることを示した[25]。ロンドンでは，リリー・スタイン（Lilli Stein）が，精神障害（とりわけ統合失調症）の発病率と有病率には社会階級による傾斜（最下層が最高率）が存在することを示した[26]。これらの資料を通覧して，疫学者ウィリアム・イートン（William Eaton）は，母集団を3つの社会階級に分割するなら，統合失調症の比率は，最低階級と最高階級とで一般的に3対1になるだろうと推論している[27]。

社会流動か社会ストレスか

　統合失調症の社会階級による傾斜的分布についての合理的で一般的な説明

として次のものがある。つまり，この病気になりやすい危険因子を多くもった人間は，その能力が最低限で前精神病的なレベルであるために低い地位の職業と低所得の地域に流入するからだという説明である。これは社会流動（落ち込み）仮説として知られている。別の説明として，労働市場のストレスや胎児の発達・出生における合併症に対する階級の影響とそれを含めた低階級層の生活のストレスが統合失調症を発病する危険因子を増加させるというものもある。さらに，低い階級の方が統合失調症の遺伝素因が高いという理論的可能性もある。ところが第三世界の統合失調症の有病率（第9章）を見れば，階級（そしてカースト）と統合失調症との関係が逆転していることがわかる。発展途上国において統合失調症になる危険が高いのは高い階級の高学歴の人間である。産業が発展するにつれてこの逆傾斜は西洋型に転換し，固定化する。この現象は社会流動仮説や遺伝仮説による説明に対して明らかに反論し，社会経済的原因と産科的原因の社会的に決定される部分を考えるように促すものである。

　産業の発展に伴う統合失調症の発病率の変動は，栄養状態や産科的合併症や新生児の生存率が階級によって異なる（第9章参照）ことに原因があるのかもしれない。近代産業世界では社会流動と階級に関連した産科的要因との両方が統合失調症の階級傾斜を作り出すのかもしれない。これら2つの説は相互排除的ではないのである。社会流動説を支持する研究は1963年にイギリスで行われ，男性の統合失調症が社会経済の最下層に顕著であるが，その父親や他の男性家族は一般人口とほぼ同様の疾患分布を示すことを明らかにしている[28]。同様の結果はアメリカからも報告されている[29]。しかし社会学者のメルヴィン・コーン（Melvin Kohn）はこの問題について公表された調査を概観して，この命題はまだ決定的に証明されていないと反論する。多くの研究は矛盾した結果を報告している。コーン博士は次のように結論している。

　　統合失調症と階級との関係についての十分な説明を与える社会流動説と対立する重要な証拠がある。すなわち，低い階級の家族は過剰な数の統合失調症者を生み出していることはまずまちがいない[30]。

しかし，統合失調症が低階級層での生活に関連する要因によって部分的にでも誘発されるかもしれないという見方は，精神医学者の主流には十分には受け入れられていない。精神医学者ロバート・キャンクロー（Robert Cancro）は，アメリカの『精神医学総合教科書』のなかでそのような結論は「時期尚早」であると主張している。しかし彼は，まだ「きっぱりと却下」はできないとも認めている[31]。この教科書のなかで，精神医学者ハーバート・ワイナー（Herbert Weiner）は，「社会階級と統合失調症との関係は単純（な因果関係）ではない」と主張している[32]。これらの慎重派の意見によって社会的因果関係が担う役割は日常精神医学的実践のなかで実状よりも格段に低く評価されている。

社会階級と統合失調症についての知見が精神医学に大した衝撃を与えてこなかったのはなぜだろうか。アメリカの精神科医ジョン・ストロースとウィリアム・カーペンターは次のように示唆している。

> このような無視は，……多数の統合失調症患者が低い階級に属し失業者であるにもかかわらず，影響力のある調査や臨床的記述と医学教育内容が，ほとんど上流中流階級向きに限られた患者と施設を対象としているという事実を反映しているのだろう[33]。

階級に関連する要因が統合失調症の発症を誘発すると認めることは，社会流動もまた重要であることを否定することではない。実際，初回の明白な精神病的破綻の前の数年間を社会的機能としては下限ぎりぎりのレベルで過ごした統合失調症患者を診ることはごくふつうである。このような場合，下方移動はやむを得ないことではあるが，このこと自体がさらなるストレスの源となっている。

統合失調症者の社会移動に関する研究には興味深い観察があげられている。統合失調症患者でその父親の職業的地位よりも低いレベルに下らない人も多いが，一般人口の職業レベルが向上して父親の職業レベルが立ち遅れてしまったということもある[34]。一般人口と比較すれば，統合失調症者は低くなったのである。だから，正確には，社会**流動**が起こっているのではなく，社会的

停滞(現状にとどまること)が起こっているのである。このことはあまり意欲的でも野心的でもない人間の集団を観察すれば当然そうだろうと思われる。場合によっては,このことはさほど弱点にはならないだろう。しかし,同じレベルにとどまることが地位を失うことにつながる近代産業社会においては,統合失調症の前段階にある人間は,より意欲的な人間と比較して不利であり,非産業世界ならば経験しないはずの大きな重圧の下にあるだろう。

　統合失調症の場合のような社会階級と精神障害との結びつきは,もっぱら証明された結論であるのは無視できない。このような結びつきは大都市で最も強く,小都市になるに従って弱くなり,田舎では最も弱い。メリーランド州ハーガースタウンという小さな町では統合失調症の有病率は社会階級とは関連がなかった[35]。ドロシー・レイトンらは,ノヴァスコシア(カナダ)の田舎には精神障害の社会階級による傾斜があることを発見しているがスウェーデンの田舎では存在しなかったという[36]。イギリスでは2つの研究がある。1つはロンドンの女性と外ヘブリディーズ諸島(スコットランド北西のイギリス領の列島)ノースウイストの小作農業・漁業地域の女性とを比較したもので,もう1つは,ロンドンの女性とワイト島(イングランド南岸沖の島)の田舎に住む女性とを比較したものであるが[37],精神障害の有病率は都会では階級によって大きく影響を受けるが田舎ではまったく影響を受けないことがわかった。サムス島というデンマークの田舎の島では,精神障害全体は低い社会階級に多く認められたが,精神病の有病率に限れば階級とは無関係であった[38]。

　たいていの田舎の地域では統合失調症の社会階級による傾斜的分布が認められないということには2通りの説明がありうる。1つは,統合失調症者は田舎から都市へ移住し,都会の低い階級に入っているのだろうという考え方である。この説明は社会流動説の変形である。もう1つは,田舎の労働者階級の生活環境の方が,都会の低い階級にいるよりも統合失調症発症脆弱性を作りにくいだろうという考え方である。景気循環の効果を考慮に入れるならば,経済変動が精神障害に与える影響もまた,社会階級による影響と同様に,田舎と都会とでは相違があることがすぐにわかる。経済変動による影響の＜田舎―都会＞較差は社会流動によっては説明できないし,もしその較差が

42 第Ⅰ部 背 景

どちらの場合にも共通する要因の結果であるとするなら（その可能性はある），経済変動と階級関連ストレスによる影響力が，都市と田舎とではどのように異なって作用するのかを探求しなければならない。

とすれば，この視点から景気循環が健康と病気と死亡率に与える影響を調べ始めるのに好都合だろう。

景気循環

景気は様々なリズムで上昇し下降する。産業革命以来，資本主義の発展は，産業停滞と高い失業率を指標とする地球規模の大きな不況によって数十年ごとに中断されながら，長期にわたって成長してきた。新たに産業化された国が参入すればいずれも先進社会の景気変動と同期させられる。イギリスの19世紀は"飢餓の40年代"のあとにヴィクトリア大景気（1850～73）が来た。欧州と北アメリカの産業経済は全て19世紀後半（1873～96）の長期大恐慌の打撃を受け，1920年代と1930年代にも不況に巻き込まれた[39]。このようなパターンを見ると，われわれが再び1990年代の地球規模の長期的な景気後退と格闘していることも驚くに当らない。様々な大きさの短期の景気変動が長期の景気循環の波の上に重なる。たとえば第二次世界大戦以降，10年間で2回の景気循環が同定されている。

長期短期双方の景気循環は，さらに短期の経済変動も含めて，その社会に及ぼす影響が研究されてきた。研究者は，病気，死亡率，結婚・離婚・犯罪などの社会事象と経済的な指標との相互関係を探してきた。

たとえば1893年には早くも，離婚が不況期には少なく好況期には多くなることが分かっていた[40]。（この現象は今日でもあてはまる。雇用，特に女性の雇用の拡大に伴う個人の経済的自立度の上昇によるものであろう。）1901年までには他の研究者によって貿易繁栄期に結婚率が増加することが見出された[41]。

経済変動が与える影響についてのさらに詳しい社会研究が1920年代に行われた。統計学者ウィリアム・オグバーン（William Ogburn）とドロシー・トーマス（Dorothy Thomas）は，好況が高い結婚率，離婚率，出生率，

乳児死亡率，一般死亡率をもたらすことを見出した。不況期に増加するのが認められたのは自殺数と（おそらく）有罪判決数だけであった[42]。数年後，ドロシー・トーマスはこれらの知見（離婚と犯罪を除く）を再確認し，さらに経済変動に左右される社会現象について調査を拡げた。彼女は，ビールと蒸留酒の消費量と飲酒による拘留とアルコール関連の死亡とがすべて好況の時期に増加すると記述している。社会現象が景気後退と明白に直結しているものは自殺だけであった[43]。

　景気循環についての最近の研究は進歩した統計学的な手法を用い，好況やそれに続く不況の影響のみに注目するのではなく，あらゆる変化がストレスになりうるという理由から，**あらゆる**経済変動の影響に注目してきた。

　研究者たちは，1971年から1973年の16カ月間の1週ごとに，カンザスシティの人口を標本にして調査し，市民の生活上の最近の出来事についての情報を収集し，彼らの気分とストレス徴候を評価した。続いてラルフ・カタラーノ（Ralph Catalano）とデイヴィッド・ドゥーリー（David Dooley）はこれらの調査結果と地域内の経済変動との相関関係を調べた。それによると，地域内の失業率と経済変動（上昇あるいは下降）とは両方とも，調査者への回答報告によれば，人生の出来事の数とストレスによる身体的精神的徴候とに関連することが分かった。抑うつ気分の報告の増加と最も密接に関連するのは失業率であった。気分とストレス徴候の変化は時には同時的だが普通は1～3カ月遅れで経済変動に追随することが報告されている[44]。低所得者は中流階級の市民と比べて経済変動に対してより大きな反応を示した。貧困層は貯蓄などの経済的資源が極少であるため，景気後退が短期間でも直ちにこたえるのだと，カタラーノとドゥーリーは理由づけている……また景気が回復すれば，新しい場所と新しい同僚と新しい仕事に適応するために度外れて大きな心理的代償を支払わなければならないのも低所得者層であろう[45]。

田舎—都会の較差

　カタラーノとドゥーリーらは，カンザスシティの大都市から，小さな町のメリーランド州ハーガースタウンとこの町を取り囲むワシントン郡の片田舎

へと注意を移した。ハーガースタウンは初期の研究が社会階級と精神障害とが何ら関連しないことを示した町だったことを思い出していただきたい。2つの調査がなされた時点の町の人口は約36,000人であった。1971年から1974年の32カ月間，この町と田舎の住民を調査し，カンザスシティでの研究と同じ情報を収集した。しかし，ハーガースタウンとその郡の調査からはカンザスシティでみられたような経済変動とストレスと病理症状との間の関連は全く認められなかった[46]。この町と田舎の住民は社会階級と経済変動による心理的な打撃から保護されているように見えた。それはなぜなのか。

　この違いは経済的なストレスの違いによるものではなかった。ハーガースタウンの地方経済は大都市よりも不安定であった。むしろ田舎町の住民は低いレベルのストレスが出発点だという事実の結果ではないかと彼らの報告にはある。ハーガースタウン地区の回答者の，人生の出来事やストレス徴候の報告数はカンザスシティの住民よりも少なく，これらの変数のばらつきも少なかった。さらに，田舎町居住者はより多くの社会的支援を享受し，それがストレスを緩和していたのかもしれない。ハーガースタウンの住民は大都市の住民よりも隣人や友情や結婚に満足し，結婚や雇用以外にも多くの社会的役割をもっていた[47]。たとえばアマチュア野球のコーチやボランティアの消防団員であることが解雇や降格による打撃を小さくしていたのかもしれない。

　別の報告は，田舎の住民は地域の支援によって経済変動の及ぼす健康危機から守られているのではないかとしている。スーザン・ゴア（Susan Gore）は，工場閉鎖時に工場労働者が受ける打撃を，田舎と都会という2つの地域で比較して，田舎の労働者は都会の労働者と比べてより多くの社会的援助を受けていることを見出した。妻や親戚や友人を支持的でないと評点した失業者は強度の心理的問題と不健康の徴候をもっていた。彼らは解雇されたことをより強く自責し，より強く経済的に落ちぶれたと感じていた。支持されていないと感じる人々は自己評価の基準を人一倍仕事に求めるために，解雇されたときにはいっそう価値観を失いやすいというのがゴアの主張である[48]。

好況か不況か

　景気循環についての初期の研究が好況を自殺を除くほとんどの社会病理を生むものとして位置づけていることを見た。カタラーノとドゥーリーによるカンザスシティでの短期間の経済変動についての分析は，経済変動の絶対値（上昇と下降）がストレスとストレス関連症状の原因となることと，失業と抑うつ気分とが関連することを指摘している。しかし，ニュースメディアが経済の効果についての研究を引き合いに出す時にいつもわれわれが耳にするのはいつも不況と失業による有害な衝撃のことばかりであり，好況のことは一瞥もされないのはなぜだろうか。

　景気後退を多彩な社会問題に結びつける研究でよく引用されるものはアメリカの統計学者ハーヴィー・ブレナー（Harvey Brenner）の仕事である。複雑な統計学的手法を組み合わせて，ブレナー博士は好況の期間に問題が増加するのは，実はそれに先行する景気後退に対する遅延反応であるという仮説を立ててこれを追求した。アメリカ議会が1976年に「経済政策の社会的費用」についての報告をブレナーに求めた時，彼は，失業が健康と犯罪に重大な衝撃を与えることを指摘する200ページ以上の文書を提出した[49]。失業が持続的に1％増加すれば，以下のような効果を及ぼすことをブレナーは主張した。

社会現象	増加率（％）
自殺	4.1
州立精神病院への入院	3.4
州刑務所への収容	4.0
殺人	5.7
肝硬変による死亡率	1.9
心血管・腎疾患による死亡率	1.9
全体的な死亡率	1.9

　これらの数字は広く引用され受け入れられてきた。しかし，これらの数字を額面通り受け取ってよいものであろうか。この問題の難点は，ブレナーが失業による最初のストレスと続発する社会病理との間の仮定的な遅延（時間差）に頼りすぎている点にある。たとえば脳卒中と景気後退との関連は6年

から9年の遅延があり，心血管・腎疾患は3年から6年の遅延を伴うとブレナーは主張する[50]。調査された景気循環の期間がたった3年から5年であるときに，このような長期間の遅延を云々することは理解し難い。飲酒による逮捕が景気後退後2年遅れて最大となるという見解も然りである[51]。ブレナーの諸研究の1つについて，「マイナス1年の遅延を含めることは信頼性を乏しくする」と疫学者スタニスラフ・カズル(Stanislav Kasl)は主張し，「一方向にのみ因果性と解釈しようとする調査者の一人相撲は誹謗され嘲笑されるべきものである」という[52]。

　ブレナーの遅延概念の使用にまつわる問題は，単に，多数の的外れで説明不可能な関連が提唱されているだけではなく（遅延的な関連の一部はよい説明がつけば理にかなったものとされるかもしれない），最適の遅延期間が事後的に情報を洗いざらい調べて決定されていることにある。もし遅延効果が予測できるのなら，遅延期間がどれくらいかを前もって予言できるはずである。そうすれば仮説が明確に検証されるだろう。しかし，ブレナーはそれをせず，遅延関係にはパターンも整合性もほとんどみられない。

　不況と好況のどちらが深刻な問題をもたらすのかということは本当に重要なのだろうか？　政策や政治理論に興味をもつ人なら誰でも，そのとおりだと答えるだろう。それは，ラジカル派とリベラル派との議論の核心である。マルクス主義者にとっては資本主義こそが病因である。なぜなら景気循環は，市場のために商品を生産し，その結果，過剰生産の危機を招くという不可避の結果にいたる，資本主義経済システム固有の要素だからである[53]。リベラル派の経済学者は経済循環を産業経済の不幸な特色ではあるがコントロール可能なものとみなす[54]。彼らは，経済を刺激し，失業という醜い顔から眼を背ける財政・金融政策を好む。持続的な経済成長は実現可能であり，人間の労苦を最小限にとどめるためにも必要であると見なされる。マルクス主義者は，好況を特徴づけるような，商品の生産と消費の急増とそれに伴う労働力の動員を必ずしも好ましいとは考えない。かといってアメリカ議会のリベラル派の最右翼でも，経済回復の有害な社会的効果についての報告を要求するとは想像できない。

　たとえば，議会がジョセフ・アイヤー（Joseph Eyer）を喚問することは

絶対にないだろう。ブレナーとは違って，急進的な社会分析家であるアイヤーは社会病理や死亡率を好況の直接的結果と見なしている。アメリカの自殺や殺人による死亡率で，失業によって直接変化を受けるのは2%以下であると彼は主張する。冠動脈疾患やアルコール性肝硬変や穿孔性胃十二指腸潰瘍などのストレスに関連した原因によるものを含む全体的な死亡率は，好況の期間上昇する。アイヤーは好況時の死亡率の増加の一部は食生活の変化やアルコール消費や喫煙量などの変化によるとしているが，最も重要な原因は社会ストレスであると考えている。好況時のストレスのなかで，彼が特定したものは結婚率や離婚率の上昇というような社会的人間関係の諸変化と，移住の増加による地域社会の分断と，過剰労働や疎外的な生産工程や労働争議などの労働関連要因である。これらのストレスと病理現象の出現との時差は，生活上の出来事による衝撃についての研究によれば，ブレナーが示唆するような数年単位ではなく，仮にその衝撃が即時でないとしても，せいぜい数日，数週，数ヵ月という単位であるとアイヤーは主張する[55]。

　産業化が労働市場への参入可能な年齢の若年成人の死亡率の増加をもたらすという観察に基づいて，アイヤーは，賃金労働の発展をわれわれの社会の疾病産出的ストレスの中心的要因と見なす。さらに，現代の労働条件の有害な衝撃性は，不況の時期にアメリカの労働市場に参入した労働者のコーホート（統計的因子を共有する集団）よりも好況の時期に参入した労働者のコーホートの方が格段に死亡率が高いことに見出せるにちがいないと彼は主張する[56]。

　この種のコーホート分析は2つ以上の解釈を可能にするであろう。それは経済学者アルフレッド・バン（Alfred Bunn）によるオーストラリアにおける心疾患による死亡率の研究からも明らかである。バンは冠動脈疾患の疫学的な増加の原因を大恐慌の時期にまでさかのぼって考える。オーストラリアに生まれた市民で生まれた年によって10年ごとに連続的に区切られた各人口集団（コーホート）は皆1930年代に著しい死亡率の増加を経験した。このリスクの増大は，これらのコーホートの中で生き残った者たちの生涯を通じて持続する。1968年以降，心疾患による死亡率は下降するが，これは大恐慌の時期に就労年齢であった人口のほとんどが死亡してしまったことによるも

ので，それ以外には適切な説明がつかない，とバンは主張し，また失業や経済的ストレスによる即時的あるいは遅延的影響が心疾患による死亡率に及んでいると示唆する。なぜなら，最近の景気後退の時期である1960年代前期と1970年代後期には，大恐慌によって疫学的に先行している死亡率の推移に加えてそれらによる小さな死亡率の増加の波が加わるからである。バンはブレナーと同様，高い年間失業率と冠状動脈疾患による死亡率の変動との間に関連を認めているのである[57]。

バンは，高い死亡率は低い失業率と好況とに高い関連性があるというアイヤーの異議申し立てには同意しないが，双方の議論を支持する証拠はある。どちらの見解が正しいかどうかにかかわらず，両研究者とも，本書の後半で重要になってくるであろう原理に同意している。その原理とは，人生早期の環境は，後に不健康を促進するような環境刺激への個人の反応の仕方を準備する，というものである。たとえば，アイヤーは，好況時に労働力として参入することは経済的なストレスの影響に対する個人の感受性が高まるとし，バーンは，大恐慌の時期に働くことは心疾患のリスクを持続的に増加させるとしている。第9章で統合失調症の発生を促進させる要因について議論する際に，この原理は再登場するであろう。その際には，もし女性の栄養状態が，経済変化や移住や階級関連要因に影響を受けてその後の人生で変化するなら，彼女たちの産科的合併症のリスクは増加するだろうし，そうすると子どもが統合失調症になるリスクも高まるだろうことが示唆される。

好況と不況のどちらが人間の健康にとってより有害なのだろう。これまでのところ好況も不況も危険因子とされてきた。乳幼児死亡率を検討することは，この疑問をさらに追求し，繁栄が本当に望まざる結果を導くのかどうかを見きわめる機会となる。

乳幼児死亡率

好況と不況のどちらが病理発成的に働くかという問題についてもっと詳しく示し，統計的な手法としての時差を中心的に使ってよいかどうかの疑問に答えるには，乳幼児死亡率を見るのがいちばんである。すでに見たように，

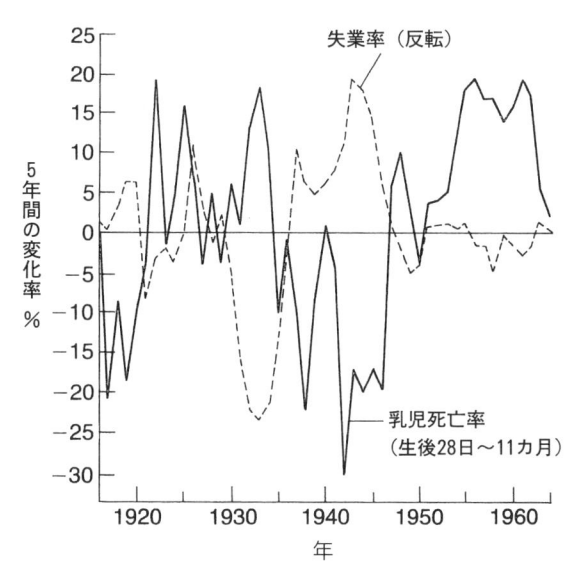

図2.1 アメリカでの失業率（反転—低失業率が上）と乳児死亡率（対：出産1,000人）。乳児死亡率は4年の時差の影響を示すために4年前方に移動させている。

景気循環についての初期の研究では，好況時に乳幼児の死亡が増加することが認められた。しかし，予想どおり，ブレナーがこの関連を調べたときには，乳幼児死亡率の増加は数年の時差を隔てて先行した景気後退への反応であることが見出された。たとえば，生後1カ月から1歳の乳児死亡率は3年から5年の時差を以て失業と関連して増加すると言われている[58]。この点を示しているのが，図2.1であり，この図はブレナーの論文からの引用である。この図によると，新生児を除く乳児死亡率の5年間の変化率が半世紀の間，1年ごとにプロットされている。ブレナーはこの乳児死亡率のグラフを4年分前に進めて彼の統計的分析から明らかになった時差に一致させ，この乳児死亡率の時差込みのグラフと失業率の反転グラフとの間の鏡像的な関係を示した（そうすれば，失業率と時差込みの乳幼児死亡率とは同期して上下する）。

しかし，この分析には問題がある。第1に，ブレナーの時差を除去して新生児を除く乳児死亡率のグラフをそのスタート時点に，つまり4年分後ろに

50 第Ⅰ部 背　景

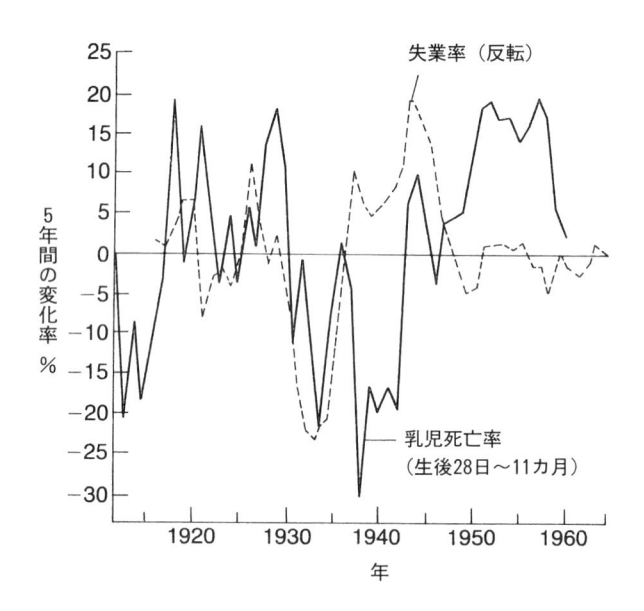

図2.2　アメリカでの失業率と乳児死亡率（対：出産1,000人）の5年間の変化率。
　　　　乳児死亡率の移動はしていない。

戻せば（図2.2），死亡率のグラフと反転された失業率のグラフとはかなりの一致が認められる。言い換えれば，新生児を除く乳児死亡率は失業率が**低下**すれば上昇するように見えるということである。このような逆転した相関が統計的に有意かどうかについてもせめて注目してもらいたいことをこの図は示しているが，ブレナーはそうしていない。

　第2に，新生児を除く乳児死亡率の4年間の時差についての論理的な説明がなされていない。この年齢層（生後1カ月から1年）の死亡は当座の環境に関連することが通例であり，消化管・呼吸器疾患や感染症や事故などの原因によるものである。ほとんどの場合，経済変動後の1カ月以内の時差なら予想できるだろう。母親の妊娠出産を通じて経済的影響が働くことによって乳児死亡の危険性が高まるという仮説を立てたにしても，そのような場合の時差は最大でも2年以内だろう。4年の時差には何ら合理的意味がない。

　最後に，高い乳幼児死亡率と好況との直接的関連を想定できるアプリオリ

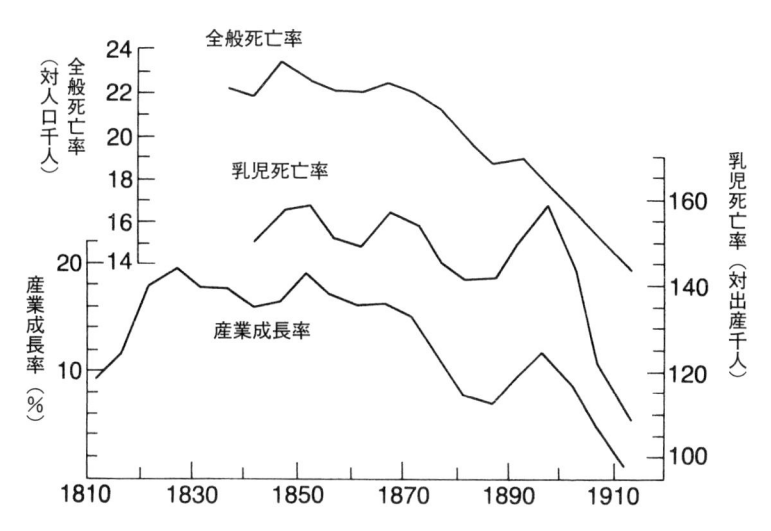

図2.3 イングランドとウェールズの全般死亡率と乳児死亡率と1810年から1920年のイギリスの産業成長率（5年平均）。

の有力な根拠がある。ヴィクトリア大景気の研究者たちはイギリスの乳幼児死亡率が商業危機の期間，低下することに十分気づいていた[59]。図2.3は当時の報告者たちが正しかったことを示している。つまり，乳幼児死亡率は19世紀の後半を通じて産業の成長率とともに上昇したり下降したりしていたのである。

この効果の理由は母親たちの雇用にあるとされ，この考えは，当時の慈善家や医師たちによって支持された。ヴィクトリア期のイギリスの産業地域では大勢の若い既婚女性たちが夜明けから日暮れまであるいはもっと長時間，工場で雇用されていた。女性工場労働者たちは出産後2週間以内で仕事に戻り，乳幼児たちは，しばしば老人の子守り役か7歳くらいの少女たちに世話をまかされていた。無経験な子守りが面倒をみている乳幼児に致命的な事故が起こることはまれでなかった。阿片チンキや他に入手しやすいモルヒネ製剤が，扱いにくい赤ん坊を静かにさせるためにふんだんに使用されていた。早期離乳は当たり前だったし，乳幼児は水で薄められしばしば汚染したミルクを毎度のことのように与えられていた。消化管感染症による死亡が主流で

あった[60]。

　医師たちは，女性の多くが工場で雇用されている地域で乳幼児死亡率が最高率であると指摘した。ランカシャー州の紡績工場周辺では死亡率がとりわけ高く，スタッフォードシャー州の厚生局は1880年に以下の表を提出した[61]。

地　　域	乳幼児死亡率
多くの女性が雇用されている地域	195
女性があまり雇用されていない地域	166
事実上女性が1人も雇用されていない地域	152

　乳幼児死亡率が好況時に上昇する可能性があることにはもう1つ根拠があり，それは特に本書の主題に関連するものである。貧困のなかで養育される女性たちは幼少期に十分な栄養を与えられず，その結果，低身長となり，骨盤腔が小さくなり，くる病（ビタミンD欠乏）によって産道が変形しやすい。好況時，彼女たちの栄養状態は改善され，妊娠期には胎児は通常よりも大きく発達するはずだ。その結果，分娩はより困難となり，産科的合併症に起因する脳障害や乳幼児死亡率は上昇するはずだ。第9章において，この問題を再び取り上げることとしよう。そこでは，産科的合併症と乳児の脳障害の危険性，さらに後続する統合失調症の発症の危険性が，産業化が進展する別箇の期間には別箇各々の階級において増加することをとりあげることになるだろう。その結果は，統合失調症の発病率のパターンの奇妙な変化となるだろう。

労働のストレスと疎外

　好況と不況とどちらが健康に有害な影響を与えるかを議論する際に興味を引くものの1つには，健康を害する2つのもの，つまり，労働のストレスと失業のストレスの重要性を対比して評価する試みがある。労働環境と病気と死亡との直接の関連は，労働災害と職業病についての統計上明らかである。イギリスでは2,000人の労働者が労働中にこうむった傷害によって毎年死亡し，さらに1,000人が職業病によって死亡し，100万人が職業病を原因とする病気のままである，という見解もある[62]。家事に従事している女性たちが高

い外傷率を有し，家庭内での事故の結果，イギリスで毎年数千人が死亡していることはあまり知られていない[63]。評価は容易でないにしても，やはり精神障害やストレス関連疾患の発生には職場のストレスが重要である。

心臓発作についての研究のなかに，労働のストレスの危険性についての証拠を見出すことができるだろう。心理的ストレスと重大な生活上の変化とは，心筋梗塞と突然の心臓死の危険性を上昇させる[64]。

健康なカナダ人男性についての30年間の追跡調査では，心臓性の突然死は週の仕事開始日に多発することが分かった。そのような突然死の35％は発作前は健康体であって，死の75％が月曜日の労働中に起こっていた。研究者たちは，「週末の休息の後に職業上のストレスや活動や汚染区域へ再動員されること」が結実因子となりうると指摘する[65]。アメリカの研究でも同様に，冠状動脈疾患による死亡率が他の曜日に比べて月曜日が高いことが明らかにされた[66]。

同一のストレス源を指摘するものとして，ある研究が，若年男性の心臓発作の危険性は，他の標準的な危険因子に比べて，過剰労働によって最も高まることを示した[67]。他のいくつかの研究では，時間超過や過剰な労働負荷は血清コレステロール値の変化や不整脈や心筋梗塞の頻度の上昇と相関することを示した[68]。たとえば，アメリカの税理士たちは，4月15日の納税期限に近づくと血液の粘稠性と血清コレステロール値が変化する。これは，心臓発作や脳卒中の危険を高めるものである[69]。スウェーデンの全国的なチェーン企業で雇用されている人全てのなかで，心臓発作罹患群と，対照群として条件を一致させた健常者との比較研究によると，心臓発作に見舞われた労働者たちは，発病前により多くのストレスとなる生活上の出来事を経験していたが，特にストレスとなる出来事は，すべて仕事に関連するものだった。ストレスとなる出来事には，労働のスケジュールや条件を大幅に変更されることや，仕事の責任をより多く負うことや，上司とのトラブルを抱えることもある[70]。同じ研究グループがスウェーデンの建築労働者の労働組合員を調査したところ，検討したたくさんの項目のなかで，仕事上の責任の増大のみがこの集団における心臓発作の危険増加を予測することがわかった[71]。

重要な研究の1つは，冠状動脈疾患の危険因子についてのマサチューセッ

ッ州フラミンガム (Framingham) の研究で, それによれば仕事関連ストレスと狭心症や他の心疾患症状の出現との関連は認められなかった。しかし, この所見は, 研究対象となった全ての心疾患患者が比較的慢性心疾患に罹患して心臓発作を運よく生き延びた人間であったということによるかもしれない。つまり, 突然死した患者は自動的に除外されていたのである[72]。結局のところ, 労働のストレスは心臓発作の重要な結実因子であるとする証拠のほうが有用である。

カール・マルクスの理論のなかで最も広く受け入れられているものの1つに疎外の概念がある。実際, この概念は非常によく受け入れられていて, 1972年の合衆国議会上院が労働者の間で目に見えて広がっている労働への不満と生産力低下の脅威に関心を示し, 職場での疎外についての研究を委託したくらいである[73]。流れ作業の労働者は自分が製造している車を意図的に傷つけるほどに非常にうんざりして飽き飽きしているという一般的なイメージが示すところを, 疎外というマルクスの理論はこの現象をよく説明するがそれだけではない。マルクスは労働者と創造過程との疎隔, 労働者と労働によって得られる生産物との疎隔, そして本質的な人間性や人間存在そのものからの疎外を描き出した。この状態は商品生産と賃金労働と分業の結果として避けられないものであり, 労働を商品に転換した結果であるとマルクスは主張した[74]。

労働者階級の人間の経験に照らせば, マルクスの言わんとすることの実例は無数にある。自動車工の多くは自分が製作している自動車を憎んでいる。バーバラ・ガーソン (Barbara Garson) の作品に登場するジェネラルモータース社の若い男性労働者は, ひょっとしたら自分が製作の一部を担当したかもしれない彼女の車を蹴りつけて「何のためにこの糞みたいなものを買うのか」と詰問している[75]。労働過程は嘲笑されるべきものと見なされているのだろう。ローズタウンの労働者の1人は「ペンキ棚にいろいろなものがあってな」と言っている。「カラーホースをクリップで留めて, 古いペンキを流し去って, それから吹き付ける。留めて, 流して, 吹き付けて, 考える。留めて, 流して, 吹き付けて, あくびする。留めて, 流して, 吹きつけて, ……鼻がひんまがるわい!」[76] この倦怠は人間性を奪う。ある原稿タイピストは

「自分は自分が機械でないことを忘れている」[77]という。ある鉄鋼労働者は次のように隙間なく監督されていることのもたらす圧迫感を訴える。「私は監視つきで5分間働くくらいなら，1日に8時間，監視者なしで働くほうがいい。」[78]。職位の違いは同僚を疎外する。「この，ナンセンスな『イエス・サー』はいったい何なんだ」と同じ鉄鋼労働者が自分の職長に向かって叫ぶ。「私は働くためにここに来た。おべっかを使うためにここに来たんじゃない」[79]。

その上，問題は職場上のことだけではない。リリアン・ブレスラウ・ルビン（Lillian Breslow Rubin）は次のように書いている。

> 低地位で，低賃金，どんづまりの退屈にあふれたおきまりの仕事で疎外された労働としかいえない仕事につくことを多くの女性たちが喜んでいるという事実以上に，主婦労働の殺人的な退屈さを証明するものはおそらくないだろう。家事はこれらの女性たちよりも教育程度が低い男性たちが卑しい仕事とすることが多いものである[80]。

家事労働を押しつけようとすることは家族の人間関係を歪めるだろう。労働者階級の夫は怒りを込めて次のように主張する。

> 妻というものは，ナンバーツーであることを学ばなければならない。そういうものなんだ。そのことをちゃんとおぼえてもらわないと。彼女は家にとどまり，家族の面倒をみるんだ，妻なら誰しもそうするように[81]。

労働者の疎外はどこまで広がるのか。多くの産業化された国の労働者の大多数は世論調査のときには仕事について満足していると答える。これらの多数派は地位の高い仕事をする人間や高齢者の集団に多い。しかし，他の仕事の方がいいと思うかという質問に対しては約60％ものアメリカの労働者がイエスと答えている[82]。アーサー・コーンホーザー（Arthur Kornhauser）は，「産業労働者の精神保健」という研究のなかで，基本的に不満足な労働について満足であると表現することを，労働者側の適応反応であると見なしている。これは「彼らの矮小化された願望と弱体化された主体性」の結果で

あり，「目標を落として，比較的空虚で生半可に有意義な人生に向けて限定的に努力しようとすること」の結果であると見なしている[83]。それゆえ，疎外の広がりについては測定が困難である。この研究を批評してマリー・ジャホダ（Marie Jahoda）とハロルド・ラッシュ（Harold Rush）は次のように結論できるのみであるとしている。

> どれくらい大規模かはわからないが，とにかく，雇用関係において，降格され，挫折し，不幸で，精神的に不健康な人間の社会階級が存在する。彼らの勤労意欲は生産性と同様に低く，彼らは家族のために建設的な環境を与えることができず，雇用状況に積極的に参加できないことが彼らのすべての人生経験を色づけている[84]。

疎外された労働の心理学的影響を評価できるだろうか。アーサー・コーンホーザーは，デトロイトの工場労働者についての研究で，労働者の精神的健康と仕事の熟練要求性とのあいだに明瞭な相関関係があることを認めた。不全感，不安，抑うつ，敵意などは，もっともおきまりで反復的な仕事をしている労働者に多かった。これらの症状は，労働者の雇用以前の性格に関連するものではなく，仕事そのものによるものであることをコーンホーザーは示した[85]。労働の独立性の制限と精神的健康度の低さとが関連していることを示す研究もいくつかある。市民の広範囲にわたる職業を代表するアメリカ人男性についての大規模な調査によると，仕事が単純で監督者がすぐ傍にいることは，労働者の仕事の満足度の低さ，自己評価の低さ，不安の増大と関連することが認められた[86]。ノルウェーのオスロ在住の成人についての最近の研究でも同じ所見である。仕事上の監督者がすぐ傍にいることの度合いは様々な精神症状と相関することが認められたが，この関連は社会的・人口統計学的要因を無視しては説明できないものであった[87]。

スタニスラフ・カズルは，文献を広く渉猟して，次のように結論している。すなわち，われわれがすでに見たように，仕事の満足度が労働環境の実質をよく反映したものではないとしても，精神的健康度と仕事の満足度との相関はそれほど強力だというわけではない。カズルは，その最も明らかな証拠として，最もきまりきった熟練を要しない工場労働に従事している者たちにお

ける精神障害の高い有病率をあげている[88]。一部の労働者にとっては失業が心理的ダメージを与えるとはわれわれは必ずしも考えるべきではない,最も疎外された職業に就く人間にとっては失業は一種の歓迎すべき解放であるのかもしれないのである。

失　業

大多数の研究は失業が重大な悪影響を及ぼすことを指摘しているが,ある環境下にいる一部の労働者にとっては失業は苦痛ではなく,良い経験ですらあるだろうとも指摘されている。工場閉鎖によって一時解雇されたブルーカラーたちは,解職・解雇・再雇用までの2年間にわたってスタニスラフ・カズルとシドニー・カブ(Sidney Cobb)らの研究者によって追跡されたが,その間,心理的な問題やストレス関連問題はほとんど持続していなかった。この研究での労働者たちは,ストレスに対して最初は短期間の反応(抑うつ,不安の高まりや血圧上昇)を示すことが多かった。これらは解雇を予測した時期に最も著しかった。彼らは解雇によってはほとんど悪影響を受けなかった,なぜなら彼らの多くは単調な仕事が有意義であり重要であるという考えを放棄していたからだ,とカズルは示唆する[89]。

ラムゼー・リーム(Ramsay Liem)とポーラ・レイマン(Paula Rayman)は,カズルとカブのサンプルである労働者が陥った解雇状況が深刻なものではなかったので彼らの知見は説得力に欠けると反論する。リームは,失業した夫を抱える,ブルーカラーとホワイトカラー両方の家族についての彼自身の研究の中で,夫と妻の両方に精神症状が有意に増加し家族負荷の上昇の徴候も有意に増加することを認めた。精神症状は失業が続くにつれて増加し,再雇用後は減少した。このサンプルでは失業に対する反応がカズルとカブの研究よりも重大であったが,それは,失業期間が非常に長く,地域経済が深刻な打撃を受け,厳しい就職難に至っていたからである。さらにカズルとカブの研究対象となったような工場閉鎖の場合は自責の念にさほど悩まされないタイプの失業を作り出したであろう[90]。

これらの所見に対するリームの解釈は社会学者クレイグ・リトル(Craig

Little)によってなされた中流階級失業者の研究によって生み出された。この対象中の男性の半分近くは,失業に対して多少とも肯定的な反応を示した。このような傾向は,再雇用について楽観的である人,失業状態が長く続いたことがない人,より良い経済状況の人ほど強かった。しかし,カズルの指摘は,次のことからも支持される。つまり,最も肯定的な反応を示したのは,それまでの仕事に対する満足度が低い者たちであったのである[91]。

どのような事情のもとで失業が生じたかは失業者の反応に影響を与える。この点を考慮すれば,失業によって普通は紛れもなく危険な結果をもたらすことが再認識されるかもしれない。失業による打撃についての証拠は大恐慌時代を通じて蓄積された。100以上の報告を収集した後,1938年に,2人の研究者がこの問題について概観し,失業は情緒不安定,抑うつ,絶望感,不信感,家庭問題,活動性低下と無気力をもたらしうることを見出した[92]。さらに洗練された現代の研究によると,失業者に対する高いレベルの財政支援を導入しても失業の衝撃を和らげたようには見えないことが確認されている。

ポーラ・レイマンとバリー・ブルーストーン(Barry Bluestone)はアメリカの航空機産業における失業の研究から,失業はアルコール依存症や高血圧や喫煙の増加,不安の増大といった極度の緊張がもたらす深刻な症候と関連していることを見出した[93]。アパラチアでの工場閉鎖はうつ病や他の疾患を余剰人員として一時解雇された被雇用者にもたらした[94]。イギリスのある研究では,若い被雇用者たちのなかに全般的な症候が増加したことを示している[95]。定職に数年ついた後に一時解雇されたアメリカの年配の労働者たちは,対照群と比べて疾病率が高く,無力感と自発性の喪失という反応を示した[96]。

1980年代の後半と1990年代の前半に失業が広がるにつれて,世界中から新たな報告がなされた。フィンランドの工場労働者についての調査によれば失業と精神的不健康とには強い関連がある[97]。ドイツの家具工場の従事者で失業した者たちはそれが1年続けば,精神的な不健康は8倍になったと報告された[98]。スコットランドの義務教育終了者で解雇された者たちは,知性面,感情面,行動面での悪化が認められた。一方,仕事や訓練を続けている者たちは改善または安定していた[99]。最近の一連のイギリスの研究によると,失

業者は抑うつ的で不安が強く,自己評価が低く,自信に乏しいことが示されている。なかでも,中年層と,中産階級の人間と,失業率の低い地域に住む人間と,強い労働倫理をもつ人間とが最も失業の影響を受けている[100]。ミシガン州での研究によると,失業は家計の逼迫と,生活上のストレスに対する脆弱性の増大によって,うつと不安と身体的不健康をもたらしうるとされる[101]。スウェーデンの研究は,ストレスに対する脆弱性の増大には生理学的な基礎があること,つまり,失業は個人の免疫システムの変化と,副腎皮質ホルモンの急激な上昇に関連することを示した[102]。

　仕事上のストレスと失業の両方が危険因子として働くことを指摘する研究もいくつかある。前述のスウェーデンの建設業の労働組合員の調査は,仕事がないことと仕事に満足できないことは,共に,事故率の上昇と関連し,失業と転職は神経症になる危険率の上昇と関連することを見出した[103]。トロント住民に対する調査では,失業と,降格とは不健康への主要な危険因子であった[104]。現代の労働のダイナミックスは,就業中の労働者にも失業中の労働者にも不健康に作用する可能性がある,と控えめに総括しておこう。

自　殺

　自殺のパターンの分析によって,労働のダイナミックス,特に失業の破壊的な作用がさらに明白になった。自殺率は景気後退の時期にピークに達するものであり,今世紀を通じてずっとそうであったことはすべての権威者が認めている[105]。失業率は自殺率の変動,特に男性の自殺率[106]と高齢就労者の自殺率[107]の変動を明確に予言している。アルバート・ピアス(Albert Pierce)は,自殺統計値は景気が上昇しても下降しても増加する[108]と主張したが,後に自らの研究を追試して,絶対的な経済変動よりも失業の方がより重要な影響を及ぼすことを見出した[109]。フランスの社会学者エミール・デュルケーム(Emile Durkheim)の「幸運な急変は……経済恐慌と同様に自殺に影響を及ぼす[110]」という見解はまだ支持されていない。しかし労働は自殺を予防するという彼の主張はデータによって支持されているように思われる。

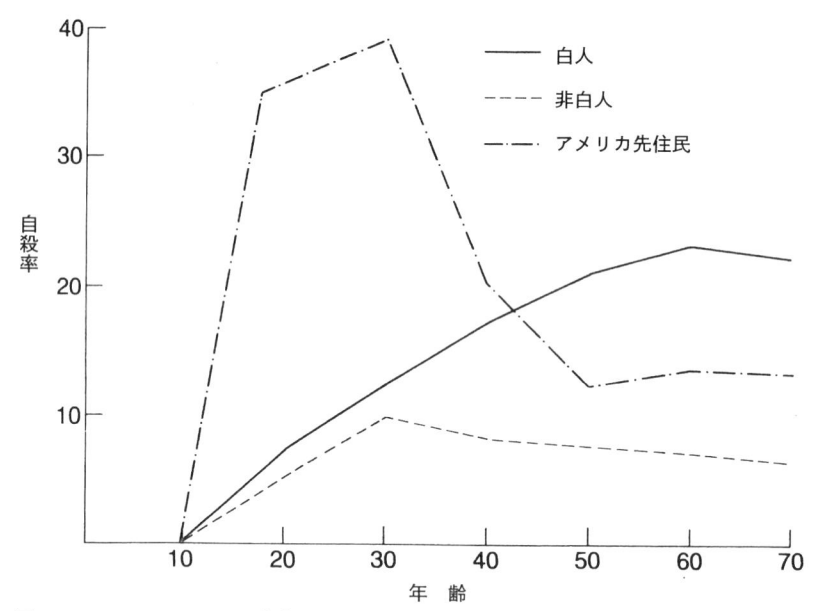

図2.4 アメリカにおける白人・アメリカ先住民・白人以外の各々の年齢別自殺率。
(人口10万対。1969年と1971年の平均)

　産業社会の至るところで，自殺は高齢者に多く[111]，就労者よりも同年齢の退職者の方が多い[112]。年齢とともに自殺率が上昇するというパターンは白人アメリカ人についてはあてはまるが，黒人の場合や特にアメリカ先住民の場合は，若い時期に失業を経験することが非常に多く，彼らの自殺率は若年成人の年齢でピークを示す（図2.4）。最も自殺率の高い先住民政府指定保留地区は，失業，アルコール依存症，伝統的な家族形態の崩壊という問題が最も厳しい地区でもある[113]。自殺は，雇用がほとんど保証されていない地域に住む低収入・低地位職業の人間に多い[114]。経済的ストレスはこれらの所見の多くを説明することができるだろうし，社会的に承認された有用な役割を果たせないということは自殺の促進因子として重要だろう（中産階級の白人にとっては，この問題は人生後半の問題である）。最近の事態は，賃金労働の拡大に伴う変化に対する反応であるという考えが，香港での自殺研究によって支持されている。産業化以前の中国では若年成人の自殺率が高かっ

たが，産業の発展によって，近代都市に住む高齢者に，威信の失墜と役割変化と自殺数の急峻な上昇がもたらされたのであった[115]。

個々の自殺者のおかれていた情況から，失職，労働問題，経済上の困難の全てが危機的なストレスとなることが示唆される。諸研究によると，一般的に，自殺者の4分の1から3分の1，あるいはそれ以上が失業中であった。これは一般人口や対照群よりも有意に高率である[116]。たとえば，デンマークでの煉瓦職人と大工職人についての大規模な研究によると，事故死，自殺死をあわせて，暴力的な死をとげた労働者の背景に失業があることが示されている[117]。さらに，頻回の転職，仕事への不満，下層への移動というパターンが自殺者の生活史にしばしば認められる[118]。情緒的な問題と労働問題のどちらが先であろうか。精神科患者で，自殺した患者としなかった患者とで各々の失業率を調べることで，この疑問に答えようと試みた対照研究が2つあった。どちらの研究でも，男性で失業と自殺との関連が認められた[119]。多くの場合，失業と不安定な就労状況が，心身の不健康の結果であることは明らかである[120]。しかし，単純な一方向性の関係だけを想定してはならない。目標達成能力が阻害され，仕事上の役割を失うことは自己評価を損ない，絶望感と抑うつ気分を助長するだろう。労働者にとってのこの関係における職場の中心的役割は，自殺は心臓性突然死と同じく月曜日に最も多く，曜日が進むごとに頻度が下がる，ということが繰り返し観察されることによって明らかである[121]。

労働市場と経済はわれわれの生活のパターンと自己像と感情に対して直接的で決定的な影響力をもつことははっきりしている。だからこそ，経済が一連の精神疾患の発症に影響を与え，精神病院の入院率に影響を与えることが十分予想できる。

精神病院への入院

精神病院への入院に経済が及ぼす影響を評価する最初の包括的な試みは，ハーヴィー・ブレナーの『精神疾患と経済』（1973年）であった[122]。初期の研究者は比較的短期間に入院の変動を調査し，大恐慌の期間の入院率の上昇

が失業率の上昇と一致することを指摘する者もいた[123]。しかし，ブレナーの仕事はさらに先をいっており，今でもこの問題についての最も重要な研究である。

ブレナーは19世紀中頃から1960年代後半までのニューヨーク州立精神病院への入院を分析し，経済活動の指標や雇用との相関関係を探索した。1910年以降は，データには公立病院と民間病院の両方への入院が含まれており，1910年以前には一州立精神病院への入院について調査されている。景気の下降局面では，入院率は規則的に上昇していた。この関係は特に機能性精神病の患者において際立っていた。統合失調症患者にとってはこの関係は小児期から60歳前後に至るまで強力であり，初回入院においても再入院においても同様の関係が認められた。経済変動の影響は多かれ少なかれ即時的であるように思われた。この相関関係は時間差なしで生じるが1年ずらしてみると（理論上許容範囲内）この関係はよりはっきりする。

ある患者群では，入院率と景気との関係は逆転することが分かった。老人性の脳疾患をもつ高齢の患者は好況のときに入院が増加する。遅発性の退行期精神病（involutional psychosis）の女性患者も同様である[124]。

ブレナーの精神病院入院についての研究は，厳重な検討をくぐり抜け，論争のなかをほとんど無傷で生き延びた。統計学者ジェイムズ・マーシャル（James Marshall）とドナ・ファンチ（Donna Funch）は，ブレナーの統計学的手法の曖昧さと病院の収容能力の変化を考慮に入れていないこととを批判し，これらの技術的な点を考慮に入れて，二人がブレナーの研究の追試を行ったところ，基本的にはブレナーの結果どおりであった。景気は労働年齢の男女の入院率とはよく相関したが，若年者と高齢者に関しては，病院の収容能力のほうが，入院率のよりよい指標であることが示された[125]。

景気後退と精神病院入院との関係についてのブレナーの原理はその後も多数の研究によって確認されてきた。オンタリオの州立精神病院での1960年から1977年の間の入院は，経済不況の間，非常な高まりを見せ，好況時にはその逆であった[126]。ミズーリーの州立精神保健医療施設への1971年から1979年の再入院は失業率と関連があった[127]。コロラド州デンバーの精神保健センターの1970年代の入院もまた失業率と関連していた[128]。

どうしてこうなるのだろうか。ブレナーは3つの理論について検討した。第1に，一家が大きな経済的ストレスに晒されることによって，家族に頼って生きている精神障害者に対する家族の許容度が低下するだろうということが考えられる。しかし，この考えはデータによって支持されない。最も依存的である若年者と老人は不況時にではなく好況時に入院が増加するからである。実際，好況期に移住が増加することと，潜在的なケア提供者にとって家庭以外での雇用機会が増大することとが，精神障害者を家庭から締め出す強力な要因であるかのようにみえる。

第2の可能性は，家計上の窮乏によって，病院を私設救貧院と見なして逃げ込もうとすることである。しかし，これも統計の裏づけはない。経済的に困窮していない患者も，困窮患者と同じく不況期には同様の入院率の上昇を示す。経済的な支援手段が少なく，経済的負担の強い不況期に，コストのかかる個人病院への入院もまた増加しているのである[129]。

最後に，次のように説明できまいか，つまり，経済的ストレスと失業によって精神疾患の症状の増加がもたらされると。本章で引用した研究の多くは，経済が直接的にこのような精神症状の変化を導くだろうという意見を支持している。ではなぜ精神病院入院数の増加は好況の時ではなく不況期に見られるのだろうか。おそらくそれは，重症の精神疾患になりやすい人間は，仕事でもかつかつの役割しか果たせず，景気が後退したときにまっさきに一時解雇されやすいからであろう。景気後退期に精神病院入院数が増加するのはまさに就労年齢の男女であり，この事実は上記の考えに一致する。別の研究によれば，失業した患者と，仕事に関連した困難を抱える患者の入院は実際，景気後退期に増加している[130]。全体的に見て，精神疾患の発病は景気の後退の度に，そして雇用需要の低下に伴って増加するという見解には強力な根拠がある。

身体疾患と，統合失調症を含む精神疾患は，低階級層に多く，その発生は景気によって変動する。経済発展と経済的ストレスと労働条件と失業は，心身の不健康と絶望と狂気とに深くかかわっている。次章では，景気と労働市場がどの程度統合失調症の経過を規定し，統合失調症が良性あるいは悪性の状態として現れるかにどの程度影響するかについて検討を加えよう。

要　約

- 有病率と死亡率は労働者階級で高い。
- ストレスの高い生活上の出来事は低階級層のほうが多く，ストレス関連の身体的精神的疾患を惹起しやすい。
- 統合失調症は産業世界では低階級層に集中し，第三世界では上級のカーストや階級に集中する。このパターンは社会因説によってのみ説明が可能である。
- 社会因と社会流動は，共に産業都市における統合失調症の社会階級による傾斜的分布の原因として働く。
- 大都市においては景気の循環は人間の生活変化の増大と心理的苦痛の徴候とに関連する。
- 地方（田舎）の住民は社会経済的に低いレベルにあることと景気の変動とが，身体的精神的健康に及ぼす悪影響から守られているように思える。
- 景気循環についての初期の研究によると，自殺を除くほとんどの社会病理は好況で増加する（自殺は不況期に増加する）。
- 社会病理を失業の増大に結びつけようとする研究は遅延効果という考えを過度に強調して関連づけるという過ちを犯しやすい。
- 乳幼児死亡率は好況中に増加する。
- 労働と失業の両方のストレスが重大な健康の危機を作り出す。
- 労働問題と経済ストレスと失業は自殺の誘因として重要である。
- 就労世代の精神病院への入院は不況期に増加するが，おそらく経済ストレスと労働市場ストレスによるものだろう。

第Ⅱ部　統合失調症の社会経済学

第 3 章　統合失調症からの回復

　精神科領域で，統合失調症からの回復ほど長期間にわたって頻繁に調査研究されたトピックスは，ほかにない。エミール・クレペリンが，進行性に悪化する経過に焦点を当ててこの疾患を早発性痴呆と名づけて以来，西洋の精神科医たちは自分の患者の回復率をほかの治療者の患者回復率と比較することに興味をもち続けてきた。欧米で今世紀に報告された統合失調症の長期転帰研究は100を数え，様々な治療法による短期間の効果に関する研究は数千数万にも及ぶ。しかし，あまたの研究にも関わらず統合失調症の長期転帰については，なお不明な点が多い。

　多くの研究から統合失調症の回復率は以前よりも改善しているという印象が得られる。この楽観的な結論は，いつも公平であったとは限らない。転帰の改善は，しばしば新しい治療法，たとえばインスリン昏睡療法や電気けいれん療法（ＥＣＴ），精神外科[1]，あるいはもっと最近では精神科地域医療や抗精神病薬[2]のおかげであると主張されてきた。アメリカの精神科医ハインツ・レーマン（Heinz Lehmann）は，1981年に著した主要な教科書の中で，近代的な精神科治療のおかげで統合失調症の展望は改善した，という一般的な見解を支持している。レーマンによると，統合失調症から回復する可能性は今世紀の初頭に比べると4～5倍にのぼるという。彼はこの変化を，「治療の継続を心がけ，適切な薬物維持療法を続けた」おかげだとしている[3]。レーマンは，1930年代以降に行われた10件の統合失調症の追跡調査研究を表にしているが，これを見ると彼の主張が正当で，回復率も改善しているように見える。

　悲観的な結論を出している研究者たちもたくさんいる[4]。ジョンズ・ホプキンス（Johns Hopkins）大学の精神科教授ジョセフ・スティーヴンス（Joseph Stephens）は，古くは第一次世界大戦の頃に入院した患者に関し

てのデータを含む38件の長期追跡研究をまとめた。彼の総説では，回復率の改善も，薬物療法の長期的な有益性も認められない[5]。スイスの精神科医マンフレート・ブロイラー（Manfred Bleuler）（「統合失調症」という言葉を作り出したオイゲン・ブロイラーの息子）の考え方は，特に興味深い。

> 私は人生の大半を，主に重症統合失調症者の世話をする病院で暮らしてきた。そしてほんの赤ん坊の頃から子ども時代が終わるまで，深く病んだ統合失調症者とも家族同様に生活してきた[6]（病院の敷地内に自宅があったから：訳注）。

患者の経過についての数十年間にわたる観察の結果，1968年にマンフレート・ブロイラーは，悪化する者と回復する者との割合にはほとんど変化が見られないという結論に至った。

> 残念ながら，長期的に見れば重症の慢性状態にいたる経過はたしかに存在するし，近代的な治療によっても生涯にわたって全面的に回復する機会が増加したかどうかには大いに疑問が残る[7]。

マンフレート・ブロイラーが見出した進歩は，今世紀はじめには一般的であった入院患者に対する誤った取り扱いと治療の怠慢が減ったおかげで，慢性統合失調症患者の悪化の程度がましになったこと，ただ1つだけである。ブロイラー博士は治療の成果には感心しなかったけれども，統合失調症の自然経過についてそれほど悲観的ではない。ブロイラー博士は次のようにしたためている。

> 数世代にわたる精神科医たちにとって，統合失調症はその過程が終了するまで患者が長生きすれば完全な悪化にいたる過程精神病であったが……今日私は，真実は正反対であると確信している[8]。

ブロイラー博士は，慢性患者のなかには晩年において悪化するのではなく，むしろ改善する者が多数あり，第二次世界大戦前にも統合失調症患者の25〜

35％が急性精神病状態をただ一度経験しただけで回復していたことを見いだした。

以下の2つの見解のうち，どちらが正しいのだろうか。統合失調症は悲劇的な遺伝性疾患で，近代的な精神科治療によってようやく救援の手が差しのべられるようになったのだろうか，あるいは，どんな治療をしても長期的には影響を及ぼさないほど，かなり自然回復率が高いものなのだろうか。大多数の精神科医がはじめの見解を受け入れることは疑いなかろう。ほこりにまみれた精神医学雑誌を引っぱり出して，今世紀初頭にさかのぼり，統合失調症からの回復に関しての報告を丹念に調べれば，この問題を解くヒントが見つかるかもしれない。この題材を経済状況の主要な変化を反映する期間で区切って吟味すれば，今世紀における経済的変化がどれほど統合失調症者の予後に影響を与えたのかというもう1つの疑問を多少とも解明できるかもしれない。

追跡調査研究

統合失調症者の長期追跡調査研究はたくさんあるのだが，あいにくそれらの結果を比較するには問題がある。第1章で述べたように，どの患者に統合失調症というラベルを貼るかという基準が国や時代や個々の精神科医によって異なっている。追跡調査を受けた患者は男性の場合もあるし女性の場合もあり，青年の場合もあるし成人の場合もある，初発の場合もあるし慢性期の場合もあり，あるいは研究者が選択した何か別の基準で選別されている場合もある。こういった要因のどれもが精神病状態の経過に影響を与える可能性がある。追跡期間も1年であったり，10年であったり，死ぬまでであったりと実に様々である。もしも統合失調症が進行性の疾患であれば，結果が追跡期間によって影響を受け，これらの追跡調査研究が厳密な比較に耐えることができないのは明白である。何らかの有用な情報を引きだしたければ，多数の追跡研究を集めてグループに分ければ研究ごとの違いは相殺されると仮定せねばならない。転帰に有意差があれば，その差は各グループ間の診断の違いによるものなのか，それとも患者の特徴の違い，あるいは追跡調査の方法

の違いによるものなのか突き止める必要があろう。

回復の指標

　これらの研究の重要な変数の1つは，精神科医が追跡調査期間中の患者の状態をはかる指標として何を選ぶかである。研究者たちが，症状が依然として残存するかどうかに最も強い関心を示すこともあれば，幻覚妄想といった精神病症状，不安などの神経症症状，引きこもりや風変わりな習癖などの人格の障害に注目することもある。回復と見なされる患者の割合は，回復の程度をいかに厳格に定義するかによって左右されるだろう。もしも社会的機能という観点から転帰を判断するなら，以下にあげる一連の特徴をいくつか組み合わせることになろう。労働能力，基本的な生活能力，他者に苦痛を与えるような異常行動，犯罪行為，友人の数，あるいは性的機能。社会的機能の指標は，標準化がきわめて困難である。まだしも曖昧でない指標として，追跡調査の時点で患者が入院しているかどうかがあげられる。しかし，次に述べるように，これも必ずしも社会的機能の信頼できる指標というわけではない。

　情報の収集にあたり，追跡結果に一貫性をもたせるため，今世紀初頭から使われてきた用語についてはすでに定着した定義に従った。

　完　全　回　復：精神病症状の消失と，病前の機能レベルへの復帰
　社会的回復：経済面および居住面で独立し，社会的混乱もほとんど認めない。言い換えれば，ちゃんと働いて自分自身の生活費を稼ぎ，他人に頼らないで身辺処理や家事をこなしている。この用語は指標のなかで最もあいまいである。定義の中で重要な部分は就労しているかどうかであるから，社会的回復と失業率の相関を議論するのは同語反復の危険をおかすこととなる。
　入　　　院：追跡調査時点で精神病院に入院中。

　長時間をかけた文献検索で発見された，上述のカテゴリーのうちの少なくとも1つについて言及している欧州および北アメリカの追跡研究をすべて表

3.1に示した。入院時に選択した患者サンプルを追跡調査した研究だけを表に掲げている。退院時に選択されたコーホート（統計因子を共有する集団）には入院中や，入院中に死亡した患者が含まれないからである。改版にあたり表を最新のものに改めたが，完璧なものでないのは明らかである。ドイツ語の文献に関してだけは，網羅すべき研究の大半を含んでいると思う。これまでにない徹底的な調査で85件の研究が浮かび上がった。そしてきわめて重要なことは，これらの研究を総括すれば，今世紀初頭から10年ごとの入院患者の回復率について非常に多くの情報が得られることである[9]。

各期間における回復率は簡単な方法で計算できる。すなわち，ある期間中にそれぞれの回復レベルに到達した全ての患者数を加算して，その期間中に追跡した全患者のうちでどれくらいの割合を占めるかを計算すればよい。細かな話になるが，追跡期間中に死亡し，しかも死亡したときの病気の状態について何の情報もない場合，その患者は分析のなかに含まれているか除外されたかわからない。今回の調査では，こういった患者は追跡患者総数には含めたが，もちろん回復者のなかには算入しなかった。このために，病院での死亡率がかなり高かった今世紀はじめの何十年間では回復率が低めに計算されやすく，この期間における統合失調症の転帰が良好であったという仮説を検証することがいっそう困難となる。

分析の期間

それぞれの研究は，患者が入院した日の中央値に従ってある期間に割り当てた。いくつかの患者群はある期間中は入院中であり別の期間中には追跡調査の対象になっているが，これは止むを得ない。あるグループを早い方の期間に割り入れるには，早期の病状の方が最終的な転帰を決定するのに重要であるという仮定を置くことになる。しかしながら，この限界があるので，回復率の傾向性はかなりの長期間にわたって分析したものであるべきである。

選択された分析の期間は次のとおりである。
1881～1900年：19世紀末における大不況（イギリスでは1873～96年）がこの期間中ほとんど持続し，工業国では大規模な失業が起こった。精神病院は

第II部 統合失調症の社会経済学

表3.1　85件の統合失調症転帰研究における回復率と入院率

発表者	国	入院時期	入院時期の中央値	追跡年数	研究開始時の患者数	死亡または脱落者数
Kraepelin (1919)	ドイツ	1880年代後期	1880年代後期	最高29または死亡まで	約65	―
Kraepelin (1919)	ドイツ	1880年代後期	1880年代後期	最高29または死亡まで	約45	―
Kraepelin (1919)	ドイツ	1880年代後期	1880年代後期	最高29または死亡まで	約97	―
Evensen (1904)	ノルウェー	1888-1897	1892	5-15	182	29
1881-1900				小計		
E. Bleuler (1950)	スイス	1898-1905	1901	3-10	515	0
Stearns (1912)	アメリカ	1901-1905	1903	?	395	75
Rosanoff (1914)	アメリカ	1907-1908	1907	5	169	23
Mayer-Gross (1932)	ドイツ	1912-1913	1912	16-17	328	125
Bond (1921)	アメリカ	1914	1914	5	47	3
Murdoch (1933)	イングランド	1900-1931	1915	1-31	75	11
Muller (1951)	スイス	1917-1918	1917	5-30	100	1
Rennie (1939)	アメリカ	1913-1923	1918	1-26または死亡まで	500	―
Strecker & Willey(1927)	アメリカ	1920以前	1920以前	5以上	186	0
Lemke (1935)	ドイツ	1918-1923	1920	15	255	24
Freyhan (1955)	ドイツ	1920	1920	13	100	11
Otto-Martiensen(1921)	ドイツ	1921以前	1921以前	?	527	98
1901-1920				小計		
Jönsson & Jönsson(1992)	スウェーデン	1925	1925	30または死亡まで	77	7
Langfeldt (1939)	ノルウェー	1926-1929	1927	7-10	100	0
Braatoy (1936)	ノルウェー	1926-1929	1927	6-7	208	15
Bond & Braceland(1937)	アメリカ	1927-1928	1927	5	116	10
Norton (1961)	イングランド	1928-1930	1929	2	207	―
Wooton et al.(1935)	イングランド	1928-1931	1929	2-5	104	―
Fromenty (1937)	フランス	1920年代半ば―1930年代半ば	1930	最高15または死亡まで	271	―
Cheney & Drewry(1938)	アメリカ	1926-1935	1930	1-12	500	50
Hunt et al. (1938)	アメリカ	1927-1934	1930	3.5-10.5	677	69
Rupp & Fletcher(1940)	アメリカ	1929-1934	1931	4.5-10	641	89
Horwitz & Kleiman(1936)	アメリカ	1930-1933	1931	1-3	193	8
Gerloff (1936)	ドイツ	1925-1939	1932	7-11	382	52
Malamud & Render(1939)	アメリカ	1929-1936	1933	2-9	344	21
Mülleu (1951)	スイス	1933	1933	5-18または死亡まで	100	5
Stalker (1939)	スコットランド	1932-1937	1934	1-6	133	0
Froeshaug & Ytrehus(1963)	ノルウェー	1933-1935	1934	6-8	95	3
Briner(1939)	ドイツ	1933-1936	1934	2-5	267	37
Romano & Ebaugh(1938)	アメリカ	1933-1936	1934	1-4	600	46
Guttman et al. (1939)	イングランド	1934-1935	1934	3-4	188	7
Norton(1961)	イングランド	1934-1936	1935	2	224	―
Beck (1968)	カナダ	1930-1942	1936	25-35	84	0
Carter (1942)	イングランド	1935-1937	1936	3	47	―
Tsuang et al.(1979)	アメリカ	1934-1944	1939	30-40または死亡まで	200	―

第 3 章 統合失調症からの回復 73

完全回復			社会的回復			入院			病期または病型	治療
追跡者数(死亡を含む)	完全回復者数	%	追跡者数(死亡を含む)	社会的回復者の数	%	追跡者数(死亡を含む)	追跡時点での入院者数	%		
約65	約12	8							破瓜型	
約45	0	0							妄想型	
約97	約13	13							緊張病型	
			182	27	15				男性 初回入院	
207	25	12	182	27	15					
			515	307	60				初回入院	早期退院
315	16	5				315	202	64		
						169	99	59	初回入院	
294	89	30	294	103	35	294	56	19		
47	1	2	47	9	19	47	31	66	女性 期間は混在	
75	12	16							犯罪者	
			100	28	28	100	33	33	初回入院	
456	112	25	456	166	36	456	254	56	期間は混在	
186	38	20								
			126	43	34	126	35	27	男性	
						100	65	65	期間は混在	電気けいれん療法, インシュリン昏睡, 精神外科, 精神療法
			312	105	34	312	66	21		
1373	268	20	1850	761	41	1919	841	44		
77	0	0							初回入院	
100	17	17	100	21	21	100	46	46	急性発症	
208	40	19	208	62	30	208	97	47	初回入院	
113	12	11							期間は混在	特定の治療法なし
						207	122	59	女性 期間は混在	
95	18	19				95	64	67	期間は混在	強力な鎮静
271	41	15								固定膿瘍または sulfoidol
452	51	11	452	112	25	452	197	44	期間は混在	特定の治療法なし
604	82	14							初回入院	
608	40	7	608	133	22	608	343	56	初回入院	
170	9	5				170	89	52		放射線温熱療法 二酸化炭素・酸素治療 精神療法
			341	113	33					
309	53	17	309	94	30	309	155	50	期間は混在	精神療法あるいは社会的再適応
			100	38	38	100	28	28	初回入院	
129	15	12	129	26	20	129	91	71	初回入院	「通常の」治療法
			87	16	18	87	32	37	初回入院	
			245	111	45	245	64	26	早期	持続睡眠あるいは早期退院
442	1	0	442	152	34	442	247	56	期間は混在	
184	42	23	184	67	36	184	77	42	早期	根治療法はせず
						224	141	63	女性 期間は混在	
84	6	7	84	11	13	84	54	64	初回入院	インシュリン昏睡はせず 電気けいれん療法または精神療法
47	10	21	47	14	30				青年期症例	特定の治療法なし
186	38	20	186	65	35	186	33	18	期間は混在	

74 第Ⅱ部 統合失調症の社会経済学

研究	国	期間	年	追跡年数	N	
Coryell et al. (1986)	アメリカ	1934-1945	1939	40または死亡まで	93	—
Errera (1957)	アメリカ	1932-1948	1940	8-24	59	2
Johanson (1958)	スウェーデン	1938-1942	1940	10-18	100	16
Freyhan (1955)	アメリカ	1940	1940	13	100	4
1921-1940				小計		
Hastirgs (1958)	アメリカ	1938-1944	1941	6-12	251	9
M. Bleuler (1978)	スイス	1942-1943	1942	20-23または死亡まで	208	—
Masterson (1956)	アメリカ	1936-1950	1943	5-19	83	—
Holmboe & Astrup (1957)	ノルウェー	1938-1950	1944	6-18	255	0
Astrup et al. (1963)	ノルウェー	1938-1950	1944	5-22	721	32
Eitinger et al. (1958)	ノルウェー	1940-1949	1944	5-15	154	—
Harris et al. (1956)	イングランド	1945-1968	1946	5	126	2
Vaillant & Funkenstein (1966)	アメリカ	1948-1950	1949	2-14または死亡まで	72	—
Leiberman et al. (1957)	イングランド	1948-1950	1949	3	156	2
Norton (1961)	イングランド	1949-1950	1949	2	145	—
Niskanen & Achtoé (1971)	フィンランド	1950	1950	5	100	4
Huber et al. (1975)	ドイツ	1945-1959	1952	22	502	—
Kelly & Sargant (1965)	イングランド	1950-1955	1952	2	39	2
Stephens (1970)	アメリカ	1948-1958	1953	5-16	472	17
Norton (1961)	イングランド	1953	1953	2	129	—
Ackner & Oldham (1962)	イングランド	ほぼ1954	1954	3	66	—
Astrup & Noreik (1966)	ノルウェー	1951-1957	1954	5-12または死亡まで	273	—
1941-1955				小計		
Brown et al. (1966)	イングランド	1956	1956	5	111	3
Brown et al. (1966)	イングランド	1956	1956	5	228	6
Froeshaug & Ytrehus (1963)	ノルウェー	1953-1959	1956	3-8	103	5
*Wirt & Simon (1959)	アメリカ	ほぼ1956	1956	1	80	0
Henisz (1966)	ポーランド	1956	1956	7	249	22
Mandelbrote & Folkard (1961)	イングランド	1956-1958	1957	2-4	288	8
Kelly & Sargant (1965)	イングランド	1956-1958	1957	2	39	0
Norton (1961)	イングランド	1957	1957	2	189	—
Cole et al. (1963)	アメリカ	1957-1959	1958	3	110	0
Hoenig & Hamilton (1966)	イングランド	1958-1960	1959	4	62	0
Kelly & Sargant (1965)	イングランド	1958-1961	1959	2	45	0
Holmboe al. (1968)	ノルウェー	1958-1961	1959	5-7	169	0
Engelhardt et al. (1982)	アメリカ	1958-1962	1960	15	670	24
Niskanen & Achte (1971)	フィンランド	1960	1960	5	100	5
Leyberg (1965)	イングランド	1960	1960	3	81	0
Holmboe et al. (1968)	ノルウェー	1959-1962	1960	5-8	42	0
Levenstein et al. (1966)	アメリカ	1959-1961	1960	2	77	1
Vaillant et al. (1964)	アメリカ	1961-1962	1961	1-2	103	0

第 3 章　統合失調症からの回復　75

87	27	31	87	42	48			「分裂病様」短期	
			54	14	26	54	13	24	15歳から21歳まで
98	1	1	98	8	8			男性初回入院	無治療かロボトミー
						100	42	42	
4264	503	12	3761	1099	29	3984	1935	49	
247	68	28	247	103	42			期間は混在	「近代的」治療はせず
208	30	14	208	64	31	208	93	45	期間は混在
83	15	18	83	27	33			青年期症例	
255	97	38	255	147	58	255	89	35	初回入院急性発症	電気けいれん療法, インシュリン昏睡, 精神外科
696	131	19	696	248	36	555	118	21	急性の症例をのぞく	電気けいれん療法, インシュリン昏睡, 精神外科
154	18	12							電気けいれん療法, インシュリン昏睡, ロボトミー
125	37	30	125	61	49	125	42	34	期間は混在	インシュリン昏睡
			70	19	26	70	17	23	期間は混在	電気けいれん療法 インシュリン昏睡
154	49	32	154	85	55	154	44	29	初回入院早期	電気けいれん療法 インシュリン昏睡
						145	53	37	女性期間は混在	
100	30	30	100	59	59	100	22	22	初回入院	
502	111	22	502	281	56	502	67	13		
39	14	36	39	18	46	39	12	31	選ばれた初回入院	インシュリン昏睡
383	97	25				129	26	20	女性期間は混在	
66	27	41	66	38	58	66	14	21	早期	インシュリンとバルビツレイトによる昏睡
273	16	6	273	92	34				初回入院	電気けいれん療法, インシュリン昏睡, ロボトミー, 向精神薬
3285	740	23	2818	1242	44	2348	597	25		
88	32	36	97	53	55	88	11	12	初回入院	フェノチアジン
173	32	18	205	79	39	173	47	27	以前の入院	フェノチアジン
97	23	24	97	35	36	97	17	18	女性初回入院	
79	7	9	79	29	37	79	20	25	初回入院	クロルプロマジン, レセルピン, 電気けいれん療法, インシュリン昏睡および精神療法
230	30	13	230	73	32				早期	クロルプロマジン, 電気けいれん療法, インシュリン昏睡
			230	96	42	288	51	18	期間は混在	
39	12	31	39	24	61	39	2	5	選ばれた男性	フェノチアジン
						189	19	10	女性期間は混在	
			108	47	43				期間は混在	
62	17	27	53	20	38	62	6	10	期間は混在	抗精神病薬, 電気けいれん療法および精神療法
44	14	32	44	32	73	44	3	7	選ばれた	フェノチアジン
169	12	7	169	35	21				初回入院	
						670	75	11	期間は混在	外来治療
100	29	29	100	68	68	100	14	14	期間は混在	抗精神病薬
81	18	26	81	26	32	81	14	17	期間は混在	入院および地域医療
42	6	14	42	15	36				初回入院	
77	9	12	77	30	34				選ばれた	抗精神病薬および精神療法
100	25	25	100	64	64	100	13	13	期間は混在	フェノチアジンおよび精神療法

76 第II部 統合失調症の社会経済学

著者	国	期間	年			
Kelly & Sargant (1965)	イングランド	1960-1963	1961	2	48	0
Hall et al. (1966)	アメリカ	1961-1962	1961	1	188	0
Bland et al. (1978)	カナダ	1963	1963	11-12	92	0
Bland & Orn (1978)	カナダ	1963	1963	14	45	2
Niskanen & Achte (1971)	フィンランド	1965	1965	5	100	6
Salokangas (1983)	フィンランド	1965-1967	1966	7.5	100	8
Helgason (1990)	アイスランド	1966-1967	1966	20-21	107	23
Cottman & Mezey (1976)	イングランド	1964-1968	1966	4-9	56	1
Marneros et al. (1992)	ドイツ	1967以前	1967以前	25	148	—
WHO (1979)	デンマーク	1968-1969	1968	2	48	—
WHO (1979)	イングランド	1968-1969	1968	2	57	—
WHO (1979)	アメリカ	1968-1969	1968	2	38	—
WHO (1979)	チェコスロバキア	1968-1969	1968	2	53	—
Prudo & Blum (1987)	イングランド	1968-1969	1968	5	100	6
Salokanqas (1983)	フィンランド	1969	1969	8	75	5
Stone (1966)	アメリカ	1963-1976	1969	10-20	約140	—
Harrow et al. (1978)	アメリカ	1970以後	1970以後	2-3	79	4
Munk-Jorgensen & Mortensen (1992)	デンマーク	1972	1972			
Möller et al. (1982)	ドイツ	1972-1974	1973	5-6	103	7
Johnstone et al. (1979)	イングランド	1978以前	1978以前	1	45	1
Marengo et al. (1991)	アメリカ	ほぼ1977	ほぼ1977	8	111	—
Biehl et al. (1986)	ドイツ	1978	1978	5	70	3
Jablensky et al. (1991)	デンマーク	1978-1980	1979	2	80	—
Jablensky et al. (1991)	アイルランド	1978-1980	1979	2	57	—
Jablensky et al. (1991)	アメリカ (ハワイ)	1978-1980	1979	2	29	—
Jablensky et al. (1991)	アメリカ (ロチェスター)	1978-1980	1979	2	31	—
Jablensky et al. (1991)	ソビエト連邦	1978-1980	1979	2	164	—
Jablensky et al. (1991)	日本	1978-1980	1979	2	70	—
Jablensky et al. (1991)	イギリス	1978-1980	1979	2	86	—
Jablensky et al. (1991)	チェコスロバキア	1978-1980	1979	2	87	—
Breier et al. (1991)	アメリカ	1976-1984	1980	2-12	74	4
Shepherd et al. (1989)	イングランド	1983以前	1983以前	5年以上	121	9
Scottish Schizophrenia Research Group	スコットランド	1986以前	1986以前	5	49	1
1956-現在					小計	

* 入院の年が不明:フェノチアジンが使用されたので、この区分に含めた

48	24	48	48	32	67	48	4	8	選ばれた期間は混在	フェノチアジンおよび精神療法
88	c38	20	188	72	38				急性期初回入院	抗精神病薬および電気けいれん療法
88	29	33	88	61	69				初回入院	抗精神病薬および電気けいれん療法
43	7	16	43	27	63	43	2	5	初回入院	抗精神病薬
00	21	21	100	64	64	100	10	10	初回入院	抗精神病薬
00	25	25	100	64	64				初回入院	
07	3	3	107	27	25				初回発症	入院および/または地域医療
42	22	52	42	34	81	42	2	5	初回入院	フェノチアジンと地域ケア
48	28	19	148	61	41	148	36	24		
48	5	10							期間は混在	
57	20	35							期間は混在	
38	8	21							期間は混在	
53	14	26							期間は混在	
88	17	19	71	42	59	100	13	13	期間は混在	
75	16	21	75	38	51				初回入院	入院および地域医療
72	0	0	72	7	10	72	11	15	期間は混在	探査的精神療法
79	13	16	79	33	42	79	14	18	急性および慢性	フェノチアジンと精神療法
53	10	19	53	10	19	53	8	15	初回入院	
85	16	19	85	42	49				期間は混在	神経遮断薬と社会療法
			43	15	35				急性	入院および地域医療
			74	38	51				期間は混在	入院および地域医療
						70	3	4	初回発症	入院および地域医療
80	22	27							初回発症	入院および/または地域医療
57	21	37							初回発症	入院および/または地域医療
29	7	24							初回発症	入院および/または地域医療
31	12	39							初回発症	入院および/または地域医療
64	30	18							初回発症	入院および/または地域医療
70	20	29							初回発症	入院および/または地域医療
86	52	60							初回発症	入院および/または地域医療
87	58	67							初回発症	入院および/または地域医療
62	3	5	62	26	42	62	11	18	慢性	
116	17	15	116	51	44				期間混在	入院および地域医療
40	7	17	43	8	19				初回入院	抗精神病薬および電気けいれん療法
715	831	22	3388	1478	44	2827	406	14		

過密状態で，ことにドイツでは治療は荒療たるもので強制的であった[10]。悲観主義独特の雰囲気が精神医学に広くいきわたった。クレペリンの患者たちはこの時期に入院した。この期間についてはもう1つだけしか利用可能な研究がなかったので，これらの結果は統計的にきちんとした分析の対象にしなかった。

　1901～20年：この期間は雇用率が改善したことが特徴的で，第一次世界大戦を含んでいる。より積極的な精神科治療法が確立された。そしてアメリカでは精神衛生（保健）運動が発展した。

　1921～40年：経済的には深刻な不況の時期である。不況は欧州でアメリカよりも数年早く始まり，失業率が工業化された世界の労働力のほぼ4分の1にまで達した。電気けいれん療法，インスリン昏睡，精神外科が精神病の治療に導入された。

　1941～55年：この期間には第二次世界大戦があり，とりわけ北ヨーロッパでは戦後の完全雇用が顕著であった。戦後には，精神科治療における社会革命が北欧で起こり，精神病患者に対するリハビリテーションを目指す努力が増大した。

　1956年以降：雇用率の低下とスタグフレーション[訳注]がたいていの工業国の経済状態の特徴となっている。この期間の最初に抗精神病薬が導入されて広範に使用されるようになった。1960年代半ばから，アメリカで地域精神保健センターが設立され始めた。改版にあたり最近の研究を付け加えたので，この期間は他の期間よりも長期間に及ぶ。しかし，この期間を2つに分割するほど目新しい研究は見られない。

結　果

　分析の結果を図3.1に示す。それぞれの期間のアメリカとイギリスの平均失業率も比較のために書き加えた（逆転させている）[11]。1901年以前に入院した患者に関する2つの研究の結果は，信頼性に乏しく単に一般的な傾向を

　訳注）経済活動が停滞しているにもかかわらず，インフレが進む現象。

第3章 統合失調症からの回復　79

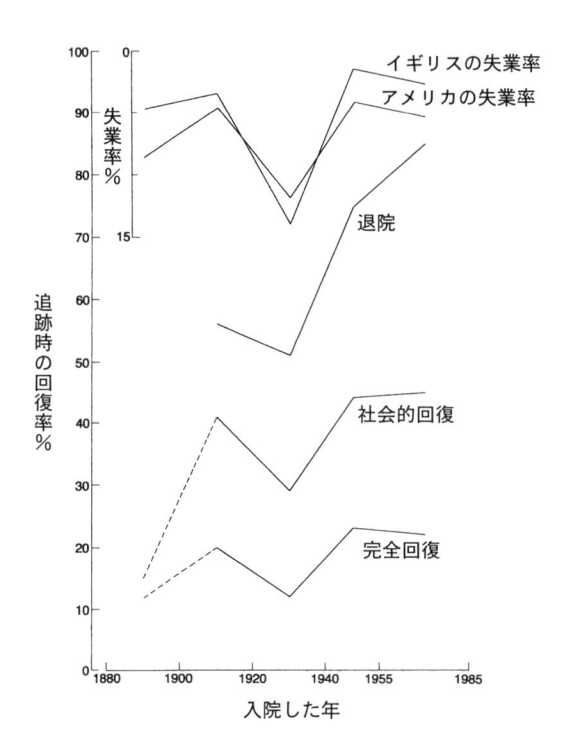

図3.1　85件の研究において反映された欧州と北アメリカの統合失調症からの回復率，およびアメリカとイギリスの失業率（逆転させている）

示すにすぎないことを強調するために点線で描いた。

　現れた図は，一般に精神医学において信じられている事態と矛盾する。まず第1に，「現在の統合失調症からの回復率は，今世紀初頭の20年間のそれと比較して特別優れているわけではない」。1955年の直前に抗精神病薬が出現したが，長期的な転帰にはほとんど影響を及ぼしていない。完全回復率はほぼ20〜25％にとどまり，統合失調症者の40〜45％が追跡調査の時点で社会的に回復している。

　第2番目に，「経済状態は統合失調症の転帰と連合しているようである」。1920年代と1930年代の大恐慌の期間に一致して，完全回復率は12％に半減し，社会的回復率は30％以下に低下した。分散分析によるとこれらの変化は，偶

表3.2 分裂病の回復率と20世紀の4つの時期におけるアメリカとイギリスの平均失業率との相関

入院時期	完全回復 %	社会的回復 %	アメリカ失業率	イギリス失業率 %
1901-20	20	41	4.7	3.5
1921-40	12	29	11.9	14.0
1941-55	23	44	4.1	1.5
1956-85	22	44	5.9	4.0

ピアソンの相関係数				
	アメリカ失業率		イギリス失業率	
	r	∝	r	∝
完全回復	0.95	0.02	0.98	0.01
社会的回復	0.95	0.02	0.97	0.01

然に起こったとするにはあまりに大きな変化であることがわかる。19世紀末に起こった大不況の時代に入院した患者についてのわずかな情報からも、同様に回復率が低くなる傾向がうかがえる。回復率と、アメリカおよびイギリスの平均失業率の1900年以降の変化との間には統計学的な相関関係が見られる（表3.2参照）が、たった4つの期間を比較しただけなので、あまりに多くの意味づけを与えるべきではない。症状の完全回復が失業率とともに変動することがもっと重要である。社会的回復は経済状態によって不規則に変化するだろうが、それは単に、経済状態それ自体が患者の雇用率に影響を及ぼすからである。さて回復率におけるこうした変動から、今世紀中に統合失調症の転帰がいかに変化したかという議論の多岐にわたる意見を説明することができる。現代の回復率を1930年代の大恐慌下での回復率、あるいは1880年代に入院した患者を対象としたクレペリンの数字と比較すれば、現代の転帰の方が良好であるように思われる。反対に、不況と不況の間の20年間の回復統計を勘定にいれれば、最近の結果の方が優れているわけではない。

　最後に、**統合失調症者は抗精神病薬が使用される前に、脱施設化という衝撃を経験した**ことが明らかである。特にアメリカで一般に耳にする、抗精神病薬が統合失調症者の地域での治療を可能にしたという主張には異議がある。追跡調査時点で退院している統合失調症者の割合は1940年以前の約50ないし

55％から戦争直後の70％以上に大幅に増加した。抗精神病薬が導入されてから，退院患者の割合は増加し続け86％に達した。地域での医療を目指す傾向については以下の点が注目にあたいする。1955年以前でも戦後には病院を利用することが少なくなったことが，統合失調症者の回復率の改善と関連していたけれども，薬物療法の到来以降，脱施設化は患者の症状や社会的機能については何の改善ももたらしていない。

　精神医学における一般的な見解にも関わらず，抗精神病薬が精神病院を空っぽにすることにも，統合失調症回復率が現代の水準に到達するためにも決定的な要因であったという証拠はない。脱施設化運動の他の原因を第4章で述べる予定である。そして，統合失調症からの回復における変動について，第5・6・7・8章で，政治的・経済的・社会的に説明する。第10章で，抗精神病薬の成績が芳しくない理由を議論する。主張したいことは，精神科治療が統合失調症に大きな衝撃を与えたのではなくて，むしろ病気の経過と精神医学そのものの発展が政治経済によって左右されるということである。

　しかしながら，この分析を進める前に，統合失調症の転帰研究調査から得られた知見の正確さを疑う理由があるかどうかを検討すべきである。

診断の違い

　ある国と別の国，あるいはある時期と別の時期で統合失調症の診断における差異が，これらの結果を導き出すことがあるだろうか。実際，たとえばスカンジナビアの精神科医の統合失調症概念は狭く，短期間の精神病は除外し，しかも予後の不良性を強調する。他方，アメリカの精神科医は1970年代まで広い統合失調症概念を採用していたので，アメリカの統合失調症概念はヨーロッパの精神科医が躁うつ病と呼ぶような病気や，他のどこでも精神病と考えられないような状態をも含んでいた（第1章参照）。もしも大恐慌の期間中の転帰研究の標本の割合として（幅の狭い）スカンジナビアの研究が多く含まれ，アメリカの研究が少なければ，診断の違いによってこの期間の回復率が低いことが説明できるかも知れない。

　しかしながら，表3.3に示すように，この仮定は当てはまらない。実際の

表3.3 85件の統合失調症の転帰研究におけるアメリカ，スカンジナビア，イギリスの回復率。各地域の調査対象がそれぞれの期間に全体のなかで占める割合も示す。地域別の回復率はこの期間に基づいている。

	1901-20		1921-40		1941-55		1956-85	
	回復率 %	全グループ中の割合 %	回復率 %	全グループ中の割合 %	回復率 %	全グループ中の割合 %	回復率 %	全グループ中の割合 %
アメリカ								
完全回復	17	73	11	70	25	22	16	20
社会的回復	35	27	29	57	37	14	41	25
スカンジナビア								
完全回復	—	0	12	12	20	45	18	26
社会的回復	—	0	22	13	41	47	42	25
イギリス								
完全回復	16	5	19	11	33	12	29	26
社会的回復	—	0	30	10	53	14	46	33

ところは，今回の調査ではスカンジナビアの研究は1941-55年の期間に最も多く行われており，しかもこの期間の全般的な転帰は最良である；そしてアメリカの研究は，転帰が悪い大恐慌時代に最もたくさん行われている。理論的には，診断の幅の偏りは転帰の変化を最小にすることはあっても増幅することはない。

かりに3つの地域——イギリス，アメリカ，スカンジナビア——の研究を図3.2に示すように別々に配置すれば，実際の回復率はスカンジナビアの方が悪くて，イギリスの方が優れていることがわかる。もしもイギリスの研究が1941-55年にたくさんあれば，その時期の転帰が良好であった説明がつくだろう。しかしこれも事実ではない。イギリスの研究の大部分は最近年に行われている——この違いは，抗精神病薬療法に有利なように結果を偏らせているに違いない。実際には，1921年以前にはスカンジナビアの研究は一例もなく，このことが今世紀初めの転帰結果を良いほうに押し上げたのだろうが，理論的にはこの偏りは同時期になされたイギリスの研究が少数であったことによって相殺されたに違いない。

しかしながら，図3.2から導き出せる最も重要な結論は，いくつかの些細な例外はあるものの，世界の3つの地域すべてで不況の時期には転帰が不良

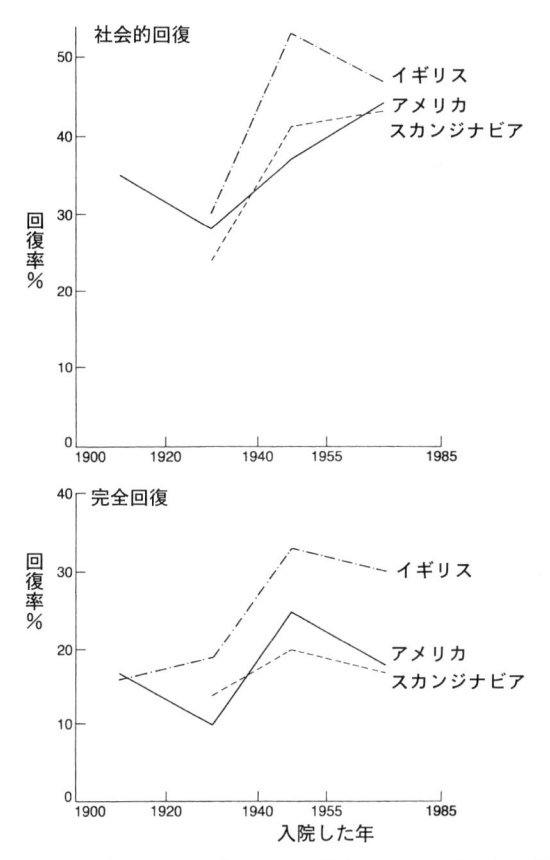

図3.2 イギリス，アメリカ，スカンジナビアの研究によって示される統合失調症の回復率

で，好況の時期に転帰が良好であるという全般的なパターンが見られることである。1921年以前にはイギリスの研究がたった1つあるだけでスカンジナビアの報告はないので，このパターンはその時期のイギリスとスカンジナビアには当てはめられない。しかし，経済の変動に連動して変化が生じることと，抗精神病薬の出現で予後が改善したわけでないことは明らかである。第二次世界大戦直後，アメリカではヨーロッパの国々ほどの社会的回復率の改

善が見られなかった。おそらくこれはアメリカよりも北欧で，戦後の社会精神医学の革命が数年早く起こったことを反映している。

そして，国によって診断が異なるからといって観察結果を説明できるわけではなかろう。この所見は時を経て診断規準が変化したために起こったのだろうか？　1つの重要な歴史的変化は，1911年に紹介されたオイゲン・ブロイラーの統合失調症概念であった。これは，この疾患の主要な特色として悪化が避けられないことを強調したクレペリンの主張から離反しようとしたものであった。オイゲン・ブロイラー自身の患者に対して形式分析をやってみれば，われわれの転帰研究調査を通じて，クレペリンの主張によってもたらされた偏りを避けることができるだろう。

もう1つの重要な歴史的要因は，アメリカの統合失調症診断が変化したことである。アメリカの統合失調症概念の拡張は1950年――この年にアメリカでの躁うつ病の発生率が下降するようである――以降に最も明白になったのかも知れない[12]。アメリカの精神科医は1970年代半ば，炭酸リチウムが躁うつ病にとって有効な治療方法として導入されてから，再び躁うつ病と統合失調症を厳然と区別し始めた。1980年に短期「統合失調症様」精神病を統合失調症から除外するスカンジナビアの慣習を採用して，アメリカの統合失調症診断はさらに狭くなった[13]。こうした一連の展開によって，1950年から1970年代後半の間になされたアメリカの研究では実際以上に転帰が良好と報告され，回復率の変動について誤った印象が与えられるのかも知れない。この懸念はもっともであるが，以下に掲げる点に注目すれば，本調査結果に影響を及ぼす決定的な要因ではなさそうである：

- 1920年以降，アメリカの結果はヨーロッパの結果と同じパターンに従って変動している。
- イギリスの診断方法が狭いにも関わらず，イギリスの転帰の方がアメリカの転帰よりも良好である。
- 1950年以降には，アメリカの研究は本調査結果にとってあまり重要性をもたない。

表3.4 統合失調症の85件の転帰研究のなかで「初回入院」「早期」「急性」あるいは「選ばれた」ものとして明示された，予後が良好と期待される患者の回復率。これらの予後が良好と期待される患者が全体の中で占める割合も示した。

	1901-20		1921-40		1941-55		1956-85	
	回復率%	全グループ中の割合%	回復率%	全グループ中の割合%	回復率%	全グループ中の割合%	回復率%	全グループ中の割合%
完全回復	—	0	12	51	26	39	24	68
社会的回復	54	33	28	51	49	31	44	58

患者の選別

　もしも大恐慌の時代に研究されたコーホート群に，慢性で予後が不良と予想される患者の比率が高ければ，この時代の転帰が不良である説明がつく。しかし，こういう問題はなかったようだ。実際，良好な予後が期待できる特徴を持った患者についての研究は1921年から1940年にかけて，そのすぐ前後の期間よりもたくさんなされている。予後が良好と期待される患者とは，「初回入院」「早期」「急性」あるいは「選別された」患者と考えられている（表3.4参照）。

　1956年以降の研究では，予後良好な特徴をもった患者がなおいっそう多い。したがって，抗精神病薬が導入されてからの回復率が楽観的に過ぎる評価をされることもうなずけよう。患者の選別によるいかなる偏りも，「予後が良好と期待される」患者の実際の回復率を全体の回復率と比較してみれば，あまり重要でないように思われる。図3.3に見られるように，実際の差異はそれほど大きなものではない。しかし，興味深いことに，経済的に好況の時期にだけ潜在的に好ましい特徴をもった患者の方が高い回復率を示すようである。

　この統合失調症の転帰調査から得られた知見――特に今世紀初頭についての――を解釈するには注意深くあらねばならないが，結果は調査資料の制約によって決して無効化されない。事実，発見された偏りとみなされうるものの大部分は，いい気持ちにさせてくれる知見を飾り立ててくれるのではなくむしろそれに冷水をかけるようなものではあるまいか。

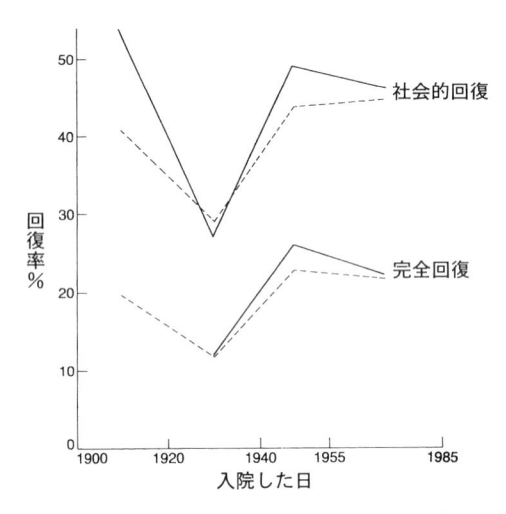

図3.3 85件の統合失調症の転帰研究のなかで,「初回入院」「早期」「急性」あるいは「選ばれた」ものとして明示される良好な予後が期待できる患者の回復率(実線)。比較のために全患者群の回復率を付け加える(破線)

要 約

今世紀はじめからのヨーロッパと北アメリカで行われた統合失調症の転帰についての85の追跡調査を分析した結果,以下のことが明らかになった。
- 抗精神病薬の導入以降に入院した患者の回復率は,第二次世界大戦後あるいは今世紀はじめの20年間に入院した患者と比べて良好なわけではない。
- 1920年代と1930年代の大恐慌の間,回復率は有意に低かった。
- 大恐慌の時期を除いて,完全回復は統合失調症者のおおよそ20〜25%,社会的回復は40〜45%であった。
- 追跡調査時にも入院中であった患者の割合は今世紀を通して劇的に低下しており,減少の大部分は抗精神病薬の出現前に起こった。
- この知見は,診断の変動や患者の選別による見せかけのものではなさそうである。

第4章　脱施設化

　抗精神病薬の出現より**前に**，追跡調査時点での統合失調症の入院患者の割合が劇的に減った，という前章で到達した知見は何によるものだろうか。1950年代半ばに導入されたこれらの薬剤が，精神病患者に対する効果的な治療と地域ケアを可能にすることによって精神病の治療に新しい夜明けをもたらしたと広く信じられていて，最初の抗精神病薬であるクロルプロマジンは病院と地域における治療に「治療革命」を引き起こしたと，ジョン・デイヴィス（John Davis）は『精神医学総合教科書 Comprehensive Textbook of Psychiatry』の中で述べている。

　彼は続けてこう書いている。

> 変化は統合失調症の入院患者の大量退院という形で現れた。この新薬が導入されるまでは入院患者の数は着実に増え続けていたのだから，なおさら注目すべきことである。こういった精神病患者の予後の変化は，これらの薬の有効性を示す根拠のうちで最も信頼するに値するものである[1]。

　デイヴィス博士は，今世紀のアメリカの州立・郡立精神病院の入院患者数の増減をグラフで図示した。彼のグラフは本質的に図4.1の破線と同様で，1950年代中頃のグラフの頂点にクロルプロマジンが広く使われ始めたことを示す，「ＣＰＺ」の文字と矢印が付け加えられていた。抗精神病薬が脱施設化を可能にしたという説は近代精神科医療の「自明の理」であった。しかし，それはどの程度正しいのだろうか。

　「ちょっと考えただけでもこの問題に関連する数字は，精神病院入院患者の**絶対数**ではなくて，**全人口に対する割合である**」ということがわかる。精神病院入院患者の割合のグラフは図4.1に実線で示してあるが，絶対数とは

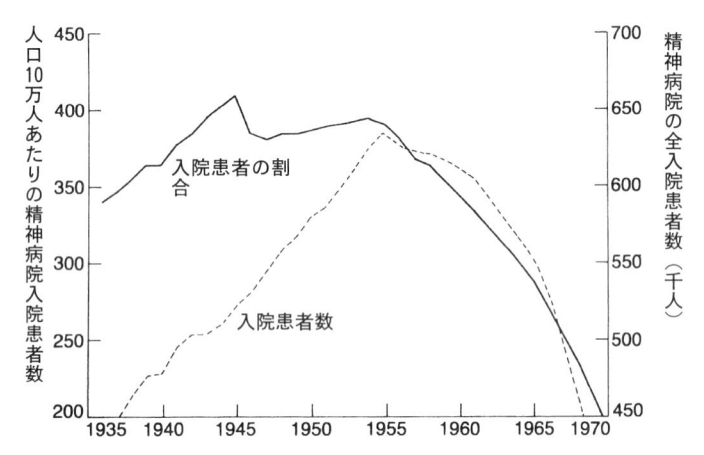

図4.1 アメリカの連邦，州，郡，私立病院の入院患者。引用文献：U. S. Bureau of the Census, Historical Statistics of the United States: Colonial Times to 1970, Part 1, Washington, D.C., 1975, p. 84.

異なった様相を呈している。精神病院入院患者絶対数は1955年にピークを迎えている一方で，入院患者の割合は1945年にピークに達し，以後再び同程度にまで増えることはなかったのである。抗精神病薬の導入以来，精神病院の入院患者数は著しく減ってきているけれども，終戦直後の10年間に精神病院の使用法を変える何か他の出来事が起こっていたのは明らかである。

抗精神病薬の影響

一部の精神科医，特に第二次世界大戦前後に北欧で臨床をしていた精神科医は，1954年に登場した抗精神病薬は，多くの精神病院の退院率に，ほとんど影響を及ぼさなかったことに気づいていた。

エルヌルフ・エゼゴールは，抗精神病薬の登場前後にノルウェーの精神病院に初回入院した全ての患者数を調査した[2]。彼は，抗精神病薬導入以前の1948年から1952年に入院した患者と比較して，1955年から1959年に入院した患者は退院率がわずかに増加していたのを見出した。しかし，1930年代後半に入院した患者と比べると，1948年から1952年に入院した患者ははるかに高

い退院率を示していたのに気づいた。機能性精神病患者の退院率は次のとおりである。

入院日（年）	再入院しなかった退院患者の割合（％）
1936—40	52
1948—52	63
1955—59	67

イギリスでは，アラン・ノートン（Alan Norton）がケント州のベクスリー病院で同じパターンを見つけた[3]。薬物療法が導入された1953年から1957年の間に退院率は若干改善されていたが，次の表の女性の統合失調症患者の実態が示すように，第二次世界大戦終結までによりいっそう劇的な改善傾向が進んでいた。

入院日（年）	2年間以上入院している患者の割合（％）
1928-30	59
1934-36	63
1949-50	37
1953	20
1957	10

マイケル・シェパード（Michael Shepherd）と彼の同僚は，バッキンガム州ストーンにあるセント・ジョン病院で1954年から1957年までの退院率を調べた結果，薬物療法が導入された1954年以降，有意な変化は見られなかったと結論づけている[4]。彼らが示した統合失調症の正味の退院率（入院している患者数の平均に対する退院件数の割合）は次のとおりである。

年	正味の退院率（％）
1954	18.4
1955	19.5
1956	15.4
1957	18.8

ノッティンガム州のマッパーリー病院では入院患者数は1948年には早くも減り始めていた。同年1,310人だった入院患者数は1956年には1,060人となり，抗精神病薬が実用化されてからも同じペースで減り続けた[5]。

同じような例はアメリカではこれほど見られない。マサチューセッツ州の精神病院群の入院患者数は，クロルプロマジン使用開始前の1954年にはすで

に減りつつあった[6]。そして、ヴァーモント州立病院では統合失調症の退院率は1948年以降着実に増加していた[7]。カリフォルニア州立病院で初回入院の白人女性統合失調症患者に限れば、退院率が1951年から1954年（薬物療法が導入された年）の間に増加していることをレオン・エプスタイン（Leon Epstein）は見つけている。さらに、1956年および1957年に初めて入院した統合失調症患者では、薬物療法を受けた患者は薬物療法を受けなかった患者よりも退院率が低かった。この一群の患者全体（薬物療法を受けた患者と受けなかった患者を合わせた患者全体）の退院率はやはり増え続けた[8]。アーウィン・リン（Erwin Linn）は同じ現象がワシントン特別区のセント・エリザベス病院でも起きていることを示した。この病院では1953年から1956年の間に機能性精神病の退院率は増えたにもかかわらず、薬物療法を受けた患者の方が受けなかった患者よりも退院率が低かった[9]（もっとも、予後の最も悪い患者のみが薬物療法を受けたとすると、理論的にはこういった結果が起こりうる）。これらの結果を総括的に見ると、純粋な薬理学的な効果以外の何か他の力がアメリカの脱施設化には作用していたように思われる。

これらの研究よりも、ヘンリー・ブリル（Henry Brill）とロバート・パットン（Robert Patton）が示したニューヨーク州立精神病院群における数値の方がはるかに有力であった。州立病院の入院患者数は1955年まで毎年2,000人前後増え続けてきたことに彼らは気づいた。1955年には30,000例が新しい薬物療法を受け、翌年には年間入院患者の概数は次に示すように増加から減少へと転じた。

年	入院患者の減少数
1956	500
1957	500
1958	1,200
1959	2,000

彼らは次のように結論づけた。「急激な入院患者数の減少は本質的に新しい薬物の導入による」。なぜならば「他にこの統計上の変化を説明できるものがない」[10]から。しかし、彼らは薬物療法と患者の退院の間に直接の因果関係を示すことができなかった。にもかかわらず、社会学者のアンドルー・スカル（Andrew Scull）の指摘や[11]、この章のはじめに掲載したデイヴィ

スの見解のように,彼らの仕事はあたかも因果関係が証明できたかのようにしばしば受け取られてきた。ニューヨークでの経験は,アメリカ全体でみられたパターンに近かったので,アメリカのほとんどの精神科医や精神衛生の専門家の間では,抗精神病薬の使用と,精神病患者の地域医療の発展や脱施設化の出現に伴う急激な変化とは,いまや切っても切れない関係になっているものと考えられている。しかし,北欧の資料は抗精神病薬が登場する以前に退院率が増加し,入院期間が短縮し,精神病患者の地域ケアが行われるようになったことを明確に示している。

戦後,精神病患者の治療に起こったこれらの変化の原因が新薬でないとしたら,何が原因なのだろうか。

社会精神医学革命

抗精神病薬が実用化されないうちに,北欧のいたるところで精神病患者の治療に革命が起きた。この革命はアメリカでは本格的軌道に乗るまでは,ほとんど気づかれていなかった。実際,アメリカの精神医学会の主流派は今日にいたるまで欧州における社会精神医学革命の意義を見過ごし,薬物療法の重要性のほうばかりを強調し続けている。ジョン・デイヴィスが述べているように,クロルプロマジンの登場は,

> 積極的な治療に力を入れる環境を作りだし,その結果,環境療法,精神療法,集団療法,作業療法といった他の治療法が積極的に適用されるようになった。疾患の妨害的・破壊的側面を薬物療法で効果的に抑えることによって,こういった社会療法を広範に適用することが可能になった。[12]

アメリカから眺めると,これらの出来事の連合関係は事実であるようにみえる。しかし,北欧の証拠からすると,社会療法が精神病患者の社会復帰に与えた影響は,抗精神病薬に先行し,抗精神病薬に匹敵するものであることは明白で,「薬物療法によって可能になった」とはとんでもないことになる。

ロンドン近郊にあるネザン病院のイギリス精神科医たちは,1945年から

1948年の間に入院した患者は，それ以前の10年間に入院した患者のケアに比べて「重症患者のケアの様式がおおむね著しく改良された」ことに注目した。彼らは，

> 開放病棟が大幅に増えたこと，患者がより大きな自由を享受できたこと，拘束と拘束衣が廃止されたこと，隔離，攻撃性，失禁が減少したことから明らかなようにより良い方向への変化を経験した[13]。

イギリスの精神科医たちは，これらの改善は身体療法（インスリン昏睡療法，電気けいれん療法）の導入や，病院の基本方針，地域共同体の態度の変化と関係があると考えた。

1949年スコットランドのメルローズにあるディングルトン病院で，ジョージ・ベル（George Bell）博士は全病棟の扉を解錠した。数十年前にも，他の病院の院長たち（たとえば，1881年にレンジー精神病院のラザフォード（Rutherford），1935年にオックスフォードのリトルモア病院の サクスバイ・グッド Saxtby Good）も同様の試みをしたが，いつも世間の圧力により再び扉に施錠せざるをえなかった。しかし，ベルの成功は，その後の数年間にわたり西洋の精神科医療を席捲した解錠運動（Open Door Movement）の魁となった。マパリー病院は1953年に解錠し，サウスロンドンのワーリンガムパーク病院はその少し後に解錠した。イギリスでは1940年代から1950年代にかけて精神病患者のためのデイホスピタルが広い範囲で使われるようになり，オランダのアムステルダムでは自宅で精神疾患を治療するための包括的なプログラムが開発された。薬物療法が確立された1958年を待たずして，ニューヨークの聖ローレンス病院は全開放となった[14]。

欧州の病院では別の変化が起こっていた。1946年初めにイギリスの精神科医は新しい入院生活のあり方を開発した。トム・メイン（Tom Main）博士によって「治療共同体（therapeutic communities）」と名づけられたこのグループでは，治療者と患者が共同して病院の環境を作り上げた。伝統的な病棟の権威は打ち砕かれ，患者は病院社会の自治に参加し，スタッフと患者の役割はあいまいで，忌憚なく話し合うことに高い価値がおかれていた。最

初はこの種の治療状況は精神病患者には適用されなかった。トム・メインはバーミンガムのノースフィールド病院で元軍人の戦争神経疾患者と協働して治療共同体を作り上げた。治療共同体の概念を先頭に立って進めていたマクスウェル・ジョーンズ（Maxwell Jones）はまず失業中の浮浪者と，その後 サウスロンドンのヘンダーソン病院で人格障害の患者と協働して治療共同体を作り上げた[15]。やがて，治療共同体の概念は精神病患者の病棟に持ち込まれた。オックスフォードのリトルモア病院では1960年代を通して3つの治療単位（高齢者，脳損傷患者，一般成人精神病患者）に治療共同体がおかれた。ヘンダーソン病院でマクスウェル・ジョーンズと共に働いていたベン・ポムリン（Ben Pomryn）博士によって急進的な理念に基づいたプログラムが確立された。不死鳥ユニット（Phoenix Unit）と名づけられた一般成人精神病患者のための治療単位では，スタッフと60人ほどの急性と慢性の精神病患者（全部で70人以上になる）が共同体会議に毎日参加し，そこで病棟の方針を決め，新入院を検討し，患者の家族と面接し，薬物療法，電気けいれん療法を含む治療法を決め，退院を許可した。マクスウェル・ジョーンズは同じような変革をディングルトン病院に導入して世界各地からスタッフと見学者を引き寄せるような革新的なモデルに改良した。

　病院の新しい活動と治療上の楽観主義は，早期退院，リハビリテーション，地域社会での治療とうまくかみあった。長期入院患者は社会的能力を伸ばし，監督者つきのホステル（hostel）に移り，家族のもとに帰ったり，自分たちの家を用意して仲間と家族同様に住んだりした。精神科医と看護師は病棟を離れて患者に会いに家や診療所へ行ったり，家庭医や地域の精神保健相談員の相談にのったりした。保護作業所（sheltered workhouse）は特にオランダと1960年以降のイギリスで成功し，産業市場で競争力のある商品を産み出していた。他方，アメリカでは産業療法は大きく出遅れていた[16]。

　クロルプロマジンの導入以前にいくつかの地域でこのような急進的な変化が起きていたので，多くの病院で薬物療法はほとんど効果を現さなかったのだ。ノルウェーの17の精神病院のうち，それまで退院率の低かったところが抗精神病薬の導入によって最も恩恵を受け，すでに退院率が高く社会療法が進んでいたところでは抗精神病薬が使われるようになっても，それ以上退院

表4.1 ノルウェー全精神病院における再入院のなかった退院患者数(対入院100)

病院番号	1949—53年	1955— 9 年	変化率(%)
1	75.7	71.6	−5.4
2	67.1	65.5	−2.4
3	66.5	62.3	−6.3
4	60.2	57.6	−4.3
5	58.4	44.9	−23.1
6	57.0	49.8	−12.6
7	56.6	59.6	+5.3
8	54.4	49.0	−9.9
9	53.8	63.9	+18.8
10	53.6	53.6	0
11	52.0	51.2	−1.5
12	51.1	51.4	+0.6
13	49.1	65.4	+33.2
14	48.7	50.4	+3.5
15	46.7	46.5	−0.4
16	44.4	51.4	+15.8
17	34.2	41.4	+21.0

出典:Ödegard, Ö. "Pattern of discharge from Norwegian psychiatric hospitals before and after the introduction of the psycharge drugs," American Journal of Psychiatry, 120:772-8, 1964.

患者の数は増えず,地域社会で生活する状態を保った,とエゼゴール教授は立証した(表4.1)。エゼゴール教授は次のように結論づけている。社会環境療法が十分に発達していない病院では「薬はまことに神の恩恵であった」が,

(社会環境療法という)特典を与えられた病院では,薬は単にある1つの治療法が同じ効き目をもつ別の治療法と置き換えられたということにすぎなかった[17]。

同様に,サリー州ケインヒル病院の精神科医 N. H. ラソッド(Rathod)博士は,治療的な環境を作りだすことに細心の注意を払っている病棟では新しい「向精神薬」の効果は極めて限られたものであった,と報告している[18]。

それゆえ,抗精神病薬は不適切な環境の下で暮らしている精神病患者には効果的だが,快適な生活が送れるように整えられた環境に住んでいる患者にはあまり効果がないといえる。これは重要なことで,本書でも後述すること

になるだろう。このことは，抗精神病薬が使われるようになってから臨床をはじめた精神医療の専門家にはなかなか納得できないことである。そして，アメリカの脱施設化の過程は特殊だったので，アメリカの精神医学ではほとんど認識されることのない点である。実際には，薬物療法は適切な心理社会的ケアの安価な代用としてあまりにも頻繁に使われすぎている。抗精神病薬の有害な副作用と，地域の貧困にあえぐ多数の精神病患者の社会的窮状に対する関心が高まるにつれて，このことは重要な論点となってきている。

アメリカにおける脱施設化

社会療法が一般的になっていた北欧の施設に比べて，1955年の時点で時代遅れの施設を多く抱えていたアメリカでは，抗精神病薬は革命的な影響を与えた。その後の脱施設化の過程も北欧とは違っていた。1965年以降アメリカでは地域精神保健センター（community mental health center）のネットワークが展開していたにもかかわらず，慢性と重症の精神病患者の福祉はほとんど無視されていた。アメリカの精神病院を退院したこのような患者のかなりの部分は，ただ単に別の範疇の施設，すなわちナーシングホームに移されただけだった。

多くの患者にとって施設を移されることは不利益なことであった。一般的にナーシングホームのスタッフの給料は低く，彼らは精神保健の訓練を受けておらず，病棟はたいてい施錠されており，定員以上の患者がいた。環境は大概お粗末で，たいていはレクリエーションのための魅力的な場所がなく，心理社会的治療法や活動計画はないかあっても不十分なものであった。通常そこで施された唯一の治療は薬剤だけであった。抗精神病薬の登場により，ひどく不適当な環境におかれている患者の場合でさえも，多彩な精神症状が容易にコントロールされるようになったので，夥しい数の精神病患者がナーシングホームに移されて安上がりなケアに切り替えられた。このようにして，アメリカの州立，郡立の精神病院の入院患者数は1963年の504,604人から1969年の369,929人にまで減ったにもかかわらず，ナーシングホームでは精神病患者の数は大幅に増えたので，実際には精神疾患のために施設に入って

いる患者数の合計は1963年より1969年の方が増えてしまった。精神病院とナーシングホームの入院患者数の合計は，1963年の726,325人から1969年の796,712人に増えた。患者の大部分は高齢者であったが，若年成人患者も多数，ナーシングホームに移された。州立，郡立の精神病院に入院している65歳以下の患者数は1963年から1969年の間に100,000人近く減ったが，同じ期間にナーシングホームの65歳以下の精神病患者数は25,000人以上増えている[19]。エレン・バサク（Ellen Bassuk）とサミュエル・ガーソン（Samuel Gerson）は次のように指摘している。

> 大部分のナーシングホームは治療的とはいえないにしても，少なくとも我慢できる程度の生活環境を備えていた。十分な金銭をもたず，就職できる見込みのまったくない退院患者の一人暮らしの方がさらに悪い状況だっただろう。彼らの多くは，人の密集した，危険で，汚く，孤立した，中心市街地の低水準の住宅に流れていった。彼らはしばしば一緒に集まって都市の一画に新しい種類のゲットーを造って，そこで破廉恥な家主たちのカモになっていた[20]。

地域のなかで孤立し怯えながら生活している退院患者の悲惨な状況を，新聞記事が次のように報道した。

ワシントン特別区では100人の退院患者が治療的な社会復帰プログラムを受けることなしに生活している。カリフォルニアのアグニュー州立病院を退院した200人の患者はサンホゼのボーディングホーム（boarding homes）に住んでいるが医療を受けていない。ニューヨークのロングビーチで貸部屋やホテルに住んでいる300人から1,000人の患者には監督者がいない。

1970年にカリフォルニアのサンマテオ郡で行われた調査では，退院患者の32％がボーディングホームやケアホーム（care home）に住んでいた[21]。これらの「地域のなかの小さな病棟」は一般に汚らしく，家具がなく，泥棒がはびこる貧しい市街地中心部にあった。ロサンジェルスのボーディングホームやケアホームに住む調査対象となった大勢の慢性精神病患者の3分の1は，調査前1年間に強盗にあったり，暴行を受けたり，あるいはその両方にみまわれたりしていた[22]。こういったホームには1軒につき50人以上の退院患者

第4章　脱施設化　97

が住んでいるのだが，数百人の患者でもつめこむことになるかもしれない[23]。こういった患者たちはしばしば投薬以外の精神科治療を受けておらず，仕事や価値のある社会活動に就いていない。カリフォルニアの精神科医であるセオドア・ヴァン・パッテン（Theodore Van Putten）とジェイムズ・スパー（James Spar）は典型的なボーディングホーム住まいの患者の1日を次のようにレポートしている。

　1日のうち8.46時間を寝て過ごす。睡眠時間は主に彼を寝室に入れまいとする管理人の持続的な努力によって制限されている。1.46時間を食卓で過ごしている。残りの時間は事実上孤独に過ごしている。うつろな目でテレビを見たり（好きなテレビ番組がある人はほとんどおらず，大部分はこの質問にとまどった），あてもなく近所をブラブラ歩き回って，時々立ち止まっては芝生や公園のベンチの上でうたた寝したりしている[24]。

　精神病が再発した患者は入院しても短期の薬物療法しか受けられないということなので，再び退院して不適当な環境に住んだり浮浪者になったりするのは無理もないことだと思われる。こういったことが繰り返されるので，彼らは「回転ドア患者」として知られている。1970年代の初めのアメリカの精神病院を退院した患者の約半数は退院後1年以内に再入院していた[25]。公立の精神病院の病床数はだんだん減らされてきているので，急性期の精神病患者が再入院するのはしだいに難しくなってきている。たとえば1981年，コロラド州デンバーにある州立病院のフォートローガン精神保健センターでは入院待ちリストに載っている成人患者の数は100人を超えていた。この病院の退院のペースは1週間に1人か2人だったので，入院待ちリストの最後のほうに載っている患者は入院するのに2年から4年も待たされるありさまだった。
　全国的な病床数の不足と早期退院方針の広がりの結果，多くの精神病患者は不法侵入（公共の建物の廊下で寝ていたこと），居酒屋の主人に対する詐欺（食い逃げ）など金銭を持たない宿無し生活と関連した罪で告発され終着駅は刑務所である。アメリカの地方刑務所にいる14,700人の服役者のうち6

～8％ほどが精神病者である[26]。同じように，1969年に実施した連邦政府の囚人の大掛かりな調査では8％が精神病であると診断された[27]。

これが，アメリカ全土の「脱施設化」された精神障害者の実態である。前章で述べたように統合失調症患者の全般的な社会的能力の改善は抗精神病薬の導入のおかげではない，これは別段驚くべきことではない。しかし，北欧では社会精神医学革命の早い時期から精神病患者の生活の姿は変わってきているのだ。

精神医療の沈滞

イギリスでは「住所不定」の入院患者の数は，1964年には1959年の3倍に増加していた。1966年までにイギリスで野宿をしている3万人の男女のうち10％は精神疾患の犠牲者であると考えられた[28]。1970年代の初期には貧民のためのキャンバーウェル収容センター（サウスロンドンのヴィクトリア救貧院の後身）の長期滞在者の20％以上は精神障害者であるとみなされていた[29]。この時期，イギリスでは統合失調症に罹患している刑務所在監者の割合（医療刑務所ではなくて）はアメリカに比べて低かったにもかかわらず，病院や刑務所や少年院に収監された精神病罹患犯罪者の数が増えていることに対する関心が高まりつつあった[30]。

1970年の社会福祉事業法では，地域精神医療の多くの分野が地方自治体の保健関係者（local health authorities）の管轄から社会福祉事業局（Social Service Departments）の管轄へと移された。多くの専門家はこれは失敗であったと感じている。1976年には，ホステルやグループホームは必要と勧告された最低限数の43％しか建てられず，昼間施設（day facility）も同様に少なかった。いくつかの地域では何一つ施設はつくられなかった。1970年代の終りにソルフォードに住む190人の統合失調症患者の社会的状況の調査では，30％がスラム街に暮らしており，16％は栄養不良であり，34％はほとんど一日中まったく何もせずに過ごしていた[31]。1976年のある日ロンドンのキャムデン自治区の精神科病棟とデイホスピタルにいた100人以上の精神病患者のうち，半分は入所前に独り暮らしをしていたことがわかり，約3分の1は

一時的に空き家や安宿や収容センターに宿泊したり道端で寝たりしており，3分の2は無職で，しかも大概1年以上にわたってまったく職についておらず，入院患者の3分の1以上には面会に来てくれる人がいなかった。明らかにこれらの患者の多くは地域社会との有意義な繋がりがなかった。彼らの明白な社会的能力の悪化にも関わらず，キャムデン自治区内の入院患者でホステルやグループホームのような支持的な環境に退院していったのはたったの6％にすぎなかった[32]。こういった「社会復帰」は，1950年代のイギリスの進歩的な地域精神科医の念頭にあったものとは異なっていた。

　イギリスでは精神病院の状況も劣悪なものだった。1976年から1982年にかけて実施された政府の調査には，多くの郡で，定員超過，職員不足，患者に対する管理的な姿勢が精神病院に蔓延していたことが記されている。残酷な行為を受けた事例や放置された事例が記録されている[33]。

　なぜイギリスでは脱施設化がうまくいかなくなったのか？　アメリカで脱施設化がとりたてて心地よいものではなかったのはなぜなのか？　あるいは，別の問い方をすれば，北欧では終戦直後の数年間に活発な社会・地域精神医療の黄金期があったのに，アメリカではそれがなかったのはなぜなのだろうか？

施設外扶助（院外扶助）

　社会学者のアンドルー・スカルは彼の著書『脱牢獄化（Decarceration）』のなかで，「イギリスやアメリカでは脱施設化運動を推し進める戦後の福祉計画の動機は貧民や障害者を施設の外で施設よりもっと安上がりに暮らさせようということであった」と述べている[34]。ヴィクトリア朝時代に，（訳注：救貧院に収容されなかった者に与えられた）「院外扶助（outdoor relief）」として知られたこの支援形態は，19世紀中頃に極端に縮小された。20世紀の工業国では大恐慌のせいで，貧民のためのより全面的な扶助を求める圧力が高まった。第二次世界大戦後の5年間にアメリカとイギリスでは，完全かつ永久的な障害を受けた人々の社会保険計画が制定された[35]。スカルの分析は熟考する価値がある。エゼゴールはノルウェーで同様の観察をしている。

病気のために障害を負った人のために新しく改良された年金制度が1960年に導入された。この制度は精神障害者も含んでいた。この制度により，多くの精神障害者が退院できるようになった。「未治療患者」の退院率が1960年以降になってはじめて大幅に増えたのは主に年金制度のためである[36]。

アンドルー・スカルが主張しているように，アメリカがナーシングホームを使うようになったのも明らかに健康保険制度のためである。州政府は州立精神病院の患者の治療費を負担する義務があるが，民間のナーシングホームで提供されたケアの費用はメディケード（Medicaid）（低所得者用）やメディケア（Medicare）（高齢者用）に請求される。こういった保険費用の大部分は連邦政府が支払っているので，1965年にこれらの制度ができてすぐに州議会議員は，精神病患者を民間部門のケアに移すことによって州の予算を削減することができることに気がついた。

障害年金制度や健康保険機構を参照しても，脱施設化の初期にまつわる疑問の全てに答えることはできない。たとえば，障害年金の支払いに着目すれば，ノルウェーで地域ケアの開始が遅かったことや，イギリスやアメリカではノルウェーより早くほぼ同時に地域ケアが始まったことを予測できたかもしれない。しかしなぜ戦後，社会精神医学革命がアメリカではなく北欧で起こったのか，そして，なぜその後イギリスでは停滞したのかを理解するためには，他の政治的な要因を調べなくてはならない。

政治と施設

大ざっぱに言えば，脱施設化を進める上では4つの政治的動機がありうる。
- 経費節減
- 施設入居者の福祉，自由，人権への人道主義的な関心の方が彼らが地域社会に対する責任を果たせるかどうかという懸念よりも重いこと。
- 建物に新たな目的を与える必要性
- 入居者に新たな目的を与える必要性

どの項目が戦後の精神医療における脱施設化にはあてはまるのだろうか。

経費削減は，すでに述べたように，精神病院を空にするにあたって陰の要因として明らかに重要な役割を果たしたが，これによって国家間の脱施設化過程の違いを説明することはできない。

人道主義的な関心は，施設の使用法を変えるにあたって通常使われる言辞の1つであるが，このような変化の動機としては決して十分とはいえないだろう。精神病患者の福祉という大義名分は，19世紀には多数の狂人（insane）を施設に収容し，第二次世界大戦後は逆に施設から出そうとするために唱えられて支持を受けた。しかしながら，19世紀の後半から20世紀の前半にかけて脱施設化擁護者の人道的な関心は，入院治療の爆発的な広がりを十分に阻止することはできなかった。なぜ彼らの目論みは第二次世界大戦後，急に効果を発揮するようになったのか。さらに，人道主義的な配慮で行われたというのであれば，大多数の精神病者を適切なケアや治療が受けられないままに，貧しい状態で，地域の劣悪な環境に住まわせているという，最近広くみられる実態をうまく説明することはできない。反対に，治療哲学は二次的な現象で，むしろ施設の新しい使用目的に合わせて形成されたという理由のほうがありそうなことである。

古い施設を新しい目的に転用することは，歴史上しばしば行われてきたことである。17世紀のフランスの癩病院は矯正院となり[37]，19世紀のイギリスの監獄は狂人収容所に変わり，ヴィクトリア期の救貧院（work house）は20世紀に総合病院や貧民収容センターになっていた[38]。しかし，施設を差し迫った新しい目的に使うために，第二次世界大戦後，精神病患者が精神病院から退院させられたことを示すしるしはなにもない。多くの古い精神科病棟は閉鎖されて空家のまま放っておかれていた。おそらく，古いヴィクトリア期の救貧院を使える状態に置くための公費の支出を避ける必要性のほうが緊急性が高いと考えたのだろう。

そして，なにが脱施設化を進める動機となったかを理解するためには，**施設入居者に対する価値観の変化**に目を向けなくてはならない。

労働をめぐる力関係

戦後イギリスの労働力不足は大変ひどかったので，1947年1月号の「タイムズ」は50万人の外国人労働者を選別してイギリスに移民させるべきだと主張し，経済学者ライオネル・ロビンズ（Lionel Robbins）は，この国が「無力な状態や経済的な混乱に陥る」ことを避けるには10万人の外国人を炭坑労働者として採用しなくてはならないと警告している。政府は非生産的な「やくざや怠け者」に対する攻撃を開始し，「デイリーメール」紙はロンドン警視庁が「さぼり屋を駆り集めるのに手を貸せば」150万人の労働者を労働力に加えることができるだろうと主張した。この年の9月までに内閣は，くじを販売している女性を労働力を渇望している織物工業に強制的に転職させるためにサッカー賭博を禁止するかどうかを議論していた[39]。

平和時におけるこのような規模の持続的な労働力の不足は，イギリスや同じような現象を経験した他の北欧の国々では，雇用統計が始まって以来，そしておそらくは産業革命が始まって以来見られなかったことである。最近の西洋社会の標準からすると並外れて大きな労働力需要が，精神病の効果的なリハビリテーションを進める主な刺激になったと考えるのは妥当なことと思われる。現代の研究者はこの意見を確証している。イギリスの社会精神医学者のデイヴィッド・クラーク（David Clark）はヨーロッパでの開放処遇運動と脱施設化を促進した主な要因は，

　（精神障害者を含む）障害者を自宅で支援する福祉制度の発展と，障害者の労働需要を生む（少なくとも北欧での）完全雇用の発達[40]。

であると認めている。

同様に，ノルウェーのエゼゴール教授は次のように述べている。

　先の大戦以来，ある程度の雇用超過が続いており，このため，最低限すれすれの労働能力しか持たず，社会適応の疑わしい患者でさえ病院から退院して独立生活を

営むようにできることとなった[41]。

　抗精神病薬の導入前に精神病院入院患者が減り始めたアメリカの数少ない地域の1つであるマサチューセッツ州では，旺盛な労働力需要の増加に伴って病院の利用が減ったことが観察された[42]。

　多数の精神病患者にリハビリテーションを施すことの戦略的な重要性は軽く見られてはならない。イギリスでは，大恐慌から1950年代の間に，仕事についている統合失調症患者の割合は20％も増えたらしい。これは，前の章で述べたイギリスの統合失調症患者の社会復帰率の変化から概算したものである。戦後，ロンドンで広範囲に行われた調査では，人口10,000人につき34人が統合失調症であったので[43]，概算すると統合失調症患者のリハビリテーションによって，30,000人の労働者がイギリスの労働力に加わったことになる。

　他の多くの報告も，障害者のリハビリテーションに払われる努力の大きさは労働力の需要の大きさと密接に関係していることを確認している。1942年から1943年にかけてサンフランシスコの湾岸地区でヘラー委員会（The Heller Committee）が行った永久的な障害を負った労働者の調査では，戦時中は失業中の障害者は事実上1人もいなかったことが明らかにされている[44]。イギリスとアメリカの研究によると，大恐慌時代には40％だった精神遅滞の就職率は，第二次世界大戦中および戦後には80～90％に増加していた[45]。職業機能回復訓練活動はまた，共産主義崩壊以前の東欧諸国の完全雇用制度のもとで飛躍的に発展した[46]。

　それゆえ，労働力学で脱施設化運動の多くの側面が説明できるかもしれない。抗精神病薬の導入以前，戦後の北欧においては完全雇用制度が刺激となって，かろうじて就職可能な精神病患者のリハビリテーションが求められ，入院治療がより治療的なものに発展し，早期退院主義が広がることになった。完全雇用が一般に発展しなかったアメリカでは，環境療法や地域医療は遅れたが，障害者年金制度の導入によって，患者は就職のあてがなくても退院できるようになり，抗精神病薬の出現によってストレスの多い不適切な環境でも症状をコントロールできるようになった。こういった変化によって，特にアメリカにおいては，患者を社会に溶け込んだ生産的で価値のあるメンバー

表4.2 北欧と北アメリカの失業率

	高 失 業 率							低 失 業 率			
ベルギー	デンマーク	ドイツ	イタリア	カナダ	アメリカ	フランス	オランダ	ノルウェー	スウェーデン	スイス	イギリス
1950	6.3	4.1	7.2	8.7	3.6	5.2	1.4	2.0	2.7	1.7	0.5	2.5
1951	5.7	4.5	6.4	9.2	2.4	3.2	1.3	2.4	3.6	1.6	0.2	2.2
1952	6.8	5.9	6.1	9.8	2.9	2.9	1.3	3.5	2.4	1.7	0.3	2.9
1953	6.8	4.4	5.5	10.2	2.9	2.8	1.6	2.5	3.3	1.9	0.3	2.6
1954	6.2	3.8	5.2	8.7	4.5	5.3	1.6	1.8	2.2	1.8	0.2	2.3
1955	4.7	4.7	3.8	7.5	4.3	4.2	1.5	1.3	2.5	1.8	0.1	2.1

出典：ノルウェーを除くすべての失業率は，Maddison, A., Economic Growth in the West, New York : twentieth century fund, 1964年, 220頁, から引用し, 比較できるように調整済みである。ノルウェーの失業率だけは未調整で, これは, Mitchell, B. R., European Historical Statistics 1759, 1970, 縮刷版, ニューヨーク, コロンビア大学出版, 1978年, 68頁から引用した。

にしようとする本格的な取り組みをせずに，ただ金のかからない場所に移住させる，というように地域社会の運営のスタイルが変わった。イギリスにおいて1960年代の終り頃から急激に失業率が上がったことから，その後のイギリスの精神科リハビリテーションの沈滞がうまく説明できるかもしれない。

国際比較

マクスウェル・ジョーンズ[47]によれば，戦後に社会精神医療の改革を行った国々はイギリス，オランダ，ノルウェーそしてスイスである。表4.2にこれらの国々と北アメリカと欧州の他のいくつかの国における戦後の失業率を示した[48]。この表では失業率は合理的に比較できるように修正してある。上にあげた4つの国はこの時期に精神医療が進んだのだが，いずれも失業率の低い国のなかに入っている。

アメリカやイタリアのようにリハビリテーション運動が遅れていた国は失業率が高かった。イタリアでは社会的・政治的風土に様々な変化を引き起こした好景気は1960年代に始まったが，それ以前は開放処遇主義や脱施設化運動は精神病院には起きなかった[49]。イタリアの精神科医フランコ・バサーリア（Franco Basaglia）は，1961年以降失業率が戦後の水準に下がるととも

表4.3 人口1万人あたりの精神科病床数、5年間の平均年間失業率、出産1千件あたりの乳児死亡率、65歳以上の人口比率、1979年の国民1人あたりの国民総生産（米ドル換算）。

	1965年					1974年			
	精神科病床数	平均年間失業率 (%) 1961―5[b]	乳児死亡率	高齢者人口比率 (%)	国民総生産	精神科病床数	平均年間失業率 (%) 1970―4[b]	乳児死亡率	高齢者人口比率 (%)	国民総生産
西欧工業国										
日本	13.3	1.3	18.5	6.4	3,633	18.4	1.3	10.8	8.0	7,425
西ドイツ	17.7	0.5	23.9	12.0	7,908	17.5	1.0	21.1	14.0	10,681
フランス	20.5	1.5	21.9	12.2	6,304	―	2.8	14.7	13.0	9,508
イタリア	22.4	2.9	35.6	9.9	3,568	20.9	3.2	22.6	12.0	5,243
オーストラリア	27.1	2.1	18.5	8.4	5,801	20.7	2.2	16.1	9.0	7,874
イギリス	28.5[a]	2.6	19.0[a]	12.3	5,348	31.9[a]	3.3	16.3[a]	14.0	6,529
アメリカ	31.1	5.7	24.7	9.5	7,873	14.2	5.4	16.7	11.0	9,577
スウェーデン	35.4	1.5	13.3	12.8	9,374	40.5	2.3	9.2	15.0	11,835
カナダ	35.9	5.4	23.6	7.6	6,070	21.8	5.8	15.0	8.0	8,497
計画経済国										
ハンガリー	2.4	―	38.8	10.2	2,335	―	―	34.3	13.0	3,039
ルーマニア	3.1	―	44.1	7.6	1,824	7.0	―	35.0	9.0	2,804
ブルガリア	4.2	―	30.8	8.5	1,866	―	―	25.5	11.0	2,645
ソ連	9.9	―	27.6	7.3	3,354	―	―	27.7	9.0	4,913
チェコスロバキア	11.7	―	25.5	9.9	3,567	11.3	―	20.4	12.0	4,692
東ドイツ	18.2	―	24.8	14.6	3,412	18.9	―	15.9	16.0	4,558
ポーランド	―	―	41.7	7.0	2,042	12.1	―	23.7	10.0	3,069

引用文献：精神科病床数（ソ連を除く）と乳児死亡率：World Health Organization, World Health Statistics Annuals, 1964 to 1977, vols. I, III, Geneva: 1967-77; ソ連の精神科病床数 (1962年)：Field, M. G. and Aronson, J., "Soviet community mental health services and work therapy," Community Mental health Journal, 1.81-90, 1965; 失業率：Sorrentino, C., "Unemplyyment in international perspective," in B. Showler and A. Sinfield (eds.), The Workless State, Oxford: Martin Robertson, 1980; 老年人口：World Bank, World Tables, 2nd edn., Baltimore: Johns Hopkins University Press, 1980; 国民総生産：CIA National Foreign Assessment Center, Handbook of Economic Statistics 1980, Washington, D.C.: U.S. Government Printing Office, 1980.

注：a　イングランドとウェールズの状況　b　失業率は比較できるようにアメリカ方式にそろえている。

に，徹底的な改革をゴリツィア（Gorizia）とトリエステ（Trieste）の精神病院に導入した。続いて，国家的な精神科医療の改革が法律180で具体化され（イタリア共産党と右翼の両方に支持されて発効した），精神病院の入院者数を劇的に減らした。改革は，労働力の不足が最も顕著であった北部イタリアの工業地帯で最大の成果をあげた[50]。

精神病院の実質的な病床数は国によって異なっている。たとえば，1974年にはスウェーデンでは国民250人に1床の精神科病床があったが，ポーランドでは800人以上に1床の病床しか提供されていなかった。いくつかの経済的・政治的要因が精神病院の運用に影響を与えており，労働需要が脱施設化を促進するうえで重要であったならば，失業率が精神病院の利用に影響を与える要因の1つだということになる。事実，1960年代半ばには失業率の高い工業国ほどより多くの精神科病床を保有する傾向があった（表4.3参照）。1965年に統計的比較が可能であった9つの西欧工業国に重回帰分析を行ったところ，各国の5年間の平均失業率が，精神科病床の供給数の分散（variance）の40％を説明できることが明らかになった（表4.4参照）[51]。この関係は，他のいくつかの経済的，人口統計学的な変数の影響を受けなかった。国民1人あたりの国民総生産（ＧＮＰ），乳児死亡率（その国の健康と福祉の水準の指標），人口に占める高齢者の比率を考慮にいれると，失業率によって精神科病床数の分散の47％が説明できるという結果がでた。しかし，その後の10年間にこの精神病院の利用と失業率との関係は消失する。表4.4に示すように，1974年には，乳児死亡率と65歳以上の人口に占める割合によって，供給される精神科病床数の分散の71％が説明でき，失業率はわずか1％を説明できるにすぎなくなった。

1965年における失業率と精神病院の病床数の相関関係は，この時点までは，就労の可能性があるかどうかが病院の退院率を決定していた可能性を示唆している。1960年代以降は，オーストラリア，カナダ，アメリカでは雇用状況が改善されることなしに精神病院の入院患者数が減り続けたので，この関係は消失した。他の国では，精神病院の入院患者数は増えるか，あまり変化のないままであった。この違いは障害者福祉や薬物療法によって，雇用の可能性とは関係なく精神病患者を地域社会で暮らせるようにするという，この選

表4.4 種々の社会的指標により説明される西欧工業国9カ国の精神病床供給数の分散

		寄与率(%)	累積寄与率(%)
1965	（N＝9） 失業率 国民総生産 乳児死亡率 高齢者比率	40 25 5 6	40 64＊ 70 75
1965	失業率を最終段階で入力したもの(N＝9)国民総生産 乳児死亡率 高齢者比率 失業率	26 0 3 47＊	26 26 28 75
1968	（N＝9） 国民総生産 失業率 乳児死亡率 高齢者比率	39 24 9 3	39 63＊ 72 75
1971	（N＝9） 国民総生産 失業率 乳児死亡率 高齢者比率	37 10 10 8	37 47 57 65
1974	（N＝8） 高齢者比率 乳児死亡率 国民総生産 失業率	34 36 8 1	34 71＊ 79 80

＊有意水準 P＜0.05（両側検定）
注）分散分析は段階的重回帰分析法によった。

択肢をそれぞれの国がどの程度採用したかによって生じたのであろう。加えて，アメリカでは1965年にメディケードが出現したことで，患者をナーシングホームに移して精神病院の病床を大幅に減らすことになった。もはや，精神病院が過剰な入院患者の集団を管理し維持することは必要不可欠なことではなくなった。精神病院の利用はかなりの程度まで社会政策に左右されることとなった。いまや，精神病の入院治療の適用範囲は，2つの要因に強く影響されているように思われる。1つは，いかなる質の健康と福祉をいかに広く供給するか（乳児死亡率がその指標である）に関する国政の関 与(コミットメント)という

要因である。もう1つは，全人口に占める高齢者の割合である。抗精神病薬は老人性器質性精神病にはほとんど役に立たないからである。

　脱施設化は，ある状況では精神病患者の地域ケアとリハビリテーションを進める努力の現れであり，他の状況では正反対に貧困層の福祉に対する責任の放棄である。貧民への健康と福祉の供給が十分発達していないアメリカでは，利用できる精神病院の病床数が少ないということは，貧しい精神病患者に適切な精神科治療を施すことを拒否していることの現れである。一方スウェーデンでは，老人人口の増加に見合った適切な健康と福祉を提供するという政治声明の結果，精神病院の利用はかなり増えている。他のスカンジナビア諸国もそれぞれスウェーデンのように，包括的な健康・福祉サービスと，低い乳児死亡率と，十分な精神病院の病床数を維持している。これら4カ国のうちデンマークとノルウェーは，労働力が最も不足していた1970年代半ばまで，精神病院の利用率は比較的低く押さえられ，高度に発達した地域医療プログラムが維持されていた[52]。

　表4.3から明らかなように，東欧諸国で精神病院の病床数が最小限に抑えられたのは，1970年代の労働力不足のためだけではなく，一般的に医療サービスが不十分で（乳児死亡率が高いことがその証拠である），全人口に占める老人の比率が低かったことも原因であった。それでもなお，この時期にこれらの国，特にソ連とポーランドにおいて，労働力が不足していたために，作業療法に非常な重点がおかれ，地域社会におけるリハビリテーションに集中的な努力がはらわれ，地域社会と職場により多くの精神病患者が受け入れられ，高齢者が働き続けた[53]。

　それゆえ，完全雇用はもはや精神病院の入院患者数を決める主な要因ではないであろうが，地域医療の性格とリハビリテーションの適切性に重大な影響を与える可能性がある。人口過剰の高いところでは，精神障害者のために設けられた治療環境は，少しも回復の助けにならないものとなりがちである。かろうじて働ける労働者に対しても労働需要のあるところでは，地域医療計画は最も高度に発達し，最も人道的な病院環境が整っている。私たちは，これらの要因が統合失調症の経過にどの程度影響を及ぼすかをこれからみることにしよう。

要　約

- アメリカの一般人口に占める精神病院の入院患者の割合は，抗精神病薬の導入以前に減りつつあった。
- 北欧においては，病院や地域における精神医療の革命的な変化は，抗精神病薬の導入に先行していた。
- 進歩的な病院の退院率は，特に北欧においては，抗精神病薬の到来によって増えたわけではなかった。
- アメリカでは新しい社会・地域精神医療技法の導入が遅れていたために，地域医療には薬物療法が不可欠であるとの印象が生まれた。
- アメリカの脱施設化は，薬物療法に大きく依存しており，多くの精神病患者を金のかからない不適当な環境におくこととなった。
- 精神病の地域ケアはイギリスでは1960年代以後停滞した。
- 脱施設化を進める主な政治的，経済的要因は，経費の削減と，北欧における戦後の労働需要であった。
- 1965年の西欧工業各国においては，精神科病床数はそれぞれの国の失業率と相関していた。
- その10年後，精神病院の病床数の決定要因は，労働市場の影響が弱まり，国の健康・福祉政策の影響が強くなっているようである。

第5章　狂気と産業革命

　18世紀の終りの10年，精神障害者の人道的な治療方法が欧州に拡大した。それはほんの数年のうちに文明国のあらゆるところで採用されたが，約半世紀後には消えてなくなってしまった。この人道的治療法は精神医学に携わる人々のなかで，まず誇りにする人はいない施設内治療という制限的な形態にとって代わられ，20世紀後半まで存続した。多くの精神科医はモラルトリートメント（初期にはこう呼ばれていた）と第二次世界大戦後の社会精神医学革命の共通する特徴について論評してきた。この2つの動きは本当に似ているのだろうか。仮にそうだとしたら，これらは類似した政治的経済的状況に刺激されて起こりえたのだろうか？　もしそうでないとすれば，モラルトリートメントはなぜそのようなかたちで登場することになったのだろうか？　道徳的管理の採用は精神疾患の格段の回復率向上という要請を伴っていた。この要請は妥当なものだったのだろうか？　もし妥当なものだったとすると，なぜこの方法は捨て去られたのだろうか。また，科学的発見の過程を通して常により高度な技術革新がもたらされるとしてきた従来の医学史観に，このエピソードはどのような光を投げかけたのだろうか？

ヨーク療養所（The York Retreat）

　この家はヨークから1マイル離れた肥沃で晴れやかな田園地域の中央にある。牢獄という発想はまったくそこにはなく，むしろ大農場の発想である。そして壁に囲まれた大きな庭に取り囲まれている。遮断棒はなく窓に格子もない[1]。

　1798年にスイスからの訪問者によってヨーク療養所は，このように叙述されている。「療養所（retreat）」という語は重要である。「病院（hospital）」

でもなく「収容所（asylum）」でもなく，「破損した帆船が，修繕や安全の手段を求めて寄る静かな港」[2]である。この家で育った精神的な病へのケアの様式は，1793年にビセートル（Bicêtre）で入院患者から鎖を断ち切ったピネルの行動と同様に革命的であることがわかった。

　ピネルの事業のように，ヨーク療養所は，当時の狂気の治療の非人間性に対抗した運動だった。ヨーク療養所は放置されたか不適切な治療を受けてヨーク精神病院で亡くなったハナ・ミルズ（Hannah Mills）をしのんで，彼女がメンバーだったフレンド協会（俗称クェーカー）（the Society of Friends）によって1792年に設立され，1796年に開所された。30人の患者用で，まずはクエーカー教徒のために供された。治療費用は週に8〜15シリングの範囲であった。追加費用を払えば個人が使用人を雇うというサービスも提供された。この施設が貧民のためのものではないのは明らかだった。

　60歳のコーヒー・紅茶の商人である，ウィリアム・テューク（William Tuke）の指示の下，ピネルの方法のような，医療によらないケアの方式がつくられ，モラルトリートメントと呼ばれるようになった。荒々しい治療や虐待によって挑発するようなことさえしなければ，たいていの精神錯乱者は正気を取り戻せると信じて，テューク家の人々は外的な拘束の使用に代わるものとして患者自身の自己制御(セルフコントロール)の実行の修練を奨励した。不適切な行動に対しての罰は廃止され，そこに集う人々の期待に従う者にはささやかな特典が授与された。鎖は使用されることなく，拘束衣もまれに，患者が自分自身や他の住人を傷つけないようにする場合に使用されるだけだった。鉄のサッシは木製に見えるようにされた。患者らは一番上等の衣服を着ること，すべての日常的な社会活動――お茶会，読書，習字，裁縫や園芸などに参加することが当然と見なされた。仕事は患者の自制と自尊心の育成に不可欠なものとみなされた。薬物は滅多に使用されず，運動と温浴，「肉とパン，うまい黒ビール」という豊かな食事が患者を安静にさせ，彼らの良眠を確保するのにもっとも役立つと考えられた」[3]。

モラルトリートメント以前

ヨーク療養所におけるモラルトリートメントの質の革新性は、当時の伝統的なケアと対峙させると明らかになってくる。療養所の開設後数年にわたって行われた調査によって、ハナ・ミルズが亡くなった、療養所の近くのヨーク精神病院での虐待が明らかになった。「むち打ちや棒叩き」は茶飯事であり、患者には「虫がたかり不潔」[4]だった。1814年ここを訪れたスイス人は、半ば隠された扉の向こうに、一連の独房群を発見するのである。

> まったく恐ろしく不潔な状況だった。壁は糞便で塗りこめられていた。各独房に1つだけある空気孔は糞便で塞がっていた。

階上で彼は1つの部屋を見つける。

> 3.6メートル×2.35メートル（12フィート×7フィート10インチ）の部屋、そこには13人の女性がいると看守が言った。彼女らはその朝、先の独房から出てきたのだと。……私は気分が悪くなり、それ以上その部屋に居られなかった。そして嘔吐した。[5]

チャールズ・ディケンズ（Charles Dickens）は当時の精神病院のケアの特徴を次のように記述している。

> 外部の人間に対しては威圧的で、内部の人間に対しては過激なほどに薬漬けにする、これが狂気の特効薬である。鎖での拘束、麦わら、不潔な隔離、暗黒、飢餓。ヤラッパ（根を乾かした生薬で下剤）、クロウメモドキのシロップ（樹皮が薬用）、酒石酸アンチモン（催吐剤）、吐根（トコンの根で、吐剤・下剤用）が来る日も来る日も大量に患者に投与されていた。回転台にのせてぐるぐる回転させ、体罰を与え、さるぐつわをはめられ、「持続中毒」となっていた。精神科医（mad-doctors）に処方されることほどむちゃくちゃで途方もなく残酷なことはない。

第 5 章 狂気と産業革命

これらの診療が悪意によって実施されたものだと私たちが考えないように，彼はこう続ける。

> 他の観点から見れば，これらの医者たちは謹厳な人たちで，性格は温厚であり，十分大きなポケット蓋と大きな袖カバーのついた上着をつけ，その裾からある種のまじめさと権威的な雰囲気をのぞかせる。その大きなボタンと金の杖頭のステッキ，整髪料，ひだ飾り——彼らは博愛的な人々であった[6]。

明らかな虐待は別にして——精神科医ウィリアム・パリー＝ジョーンズ (William Parry-Jones) はこれは歴史家らによる誇張であると主張している[7]——ディケンズの指摘はよく取り上げられる。しかし，18世紀の精神科医が道徳的に堕落していたと考えることはできない。鎖で繋ぐことやむち打ちは必ずしも悪意から意図されたのではない。ジョージ三世でさえ狂気の発作の時には鎖に繋がれ，打ち据えられ，飢えさせられ，威嚇され，脅迫された[8]。精神障害者の管理手法は，彼らが獣のようにみられていたため，動物の調教師の手法であった。パリのビセートル，ロンドンのベツレム (Bethlem) 病院では，入院患者は，動物園の動物のように，料金を取って公開されていた[9]。狂人は冷たく湿ったところに裸で放置された。彼らは自然力に対する超人的な耐久力をもつと信じられていたからである[10]。アンドルー・スカルもフランスの心理学者のミシェル・フーコー (Michel Foucault) も強調しているが，ともにモラルトリートメントの導入には，狂人の状態を再定義することも加わっているのだ。それは獣性ではなく，多少とも人間的理性による再定義である[11]。つまり狂人は気むずかしい子どもとなった。療養所の来訪者名簿にスイス人医師は次のように書いている。

> モラルトリートメントでは，狂人は完全に理性を奪われ，恐れ，希望，愛情，名誉の影響が及ばない人とは見なされない。むしろ彼らはエネルギーが溢れすぎて，それを危ないことに使おうとする子どもたちと見なされているように思われる[12]。

この再定義にモラルトリートメントの革新力があったのである。

モラルトリートメントの起源

　興味深いことに，この基本的に新しいアプローチは，ピネルとテュークによって同時に導入されただけではなく，患者のケアについて類似の人道的な方法がこれらとは別に独立して欧州の別の地域で同時期に芽生えている。フローレンスでは，新たに開院したボニファチオ病院（Hospital Bonifacio）の担当医師ヴィセンツォ・キアルジ（Vicenzo Chiarugi）が，1789年，患者のケアについての規則を定めている。この規則では腕力を使うこと，時折の拘束衣使用の他は身体拘束することを排していた。彼はこう記している。「狂気にある人々を人として尊重することは優れて道徳的な職務であり医学的な義務である」。[13]

　同様にサヴォイ地方（フランスとイタリアの間にある独立した公国）のシャンベリーの施設の担当医師，ジョゼフ・ダカン（Joseph Daquin）は，1791年，精神障害者への人道的なケアを説いた論文を出している[14]。また同時期にパリの医師で哲学者のジョルジュ・カバニス（Georges Cabanis）は，彼はまたピネルをビセートルに指名した人であるが，精神障害者治療法の改良を提案している[15]。またマンチェスター精神病院（Manchester Lunatic Hospital）のジョン・フェリア（John Ferriar）医師は，瀉血や（火傷させることによる）水疱形成，下剤をかけること[16]など当時の標準的な医学的な治療法の代わりに，1795年（ヨーク療養所開院の前年である），治療の基本的な目標は「自己規制の習慣を作り出すこと」であって，それは強制によるのではなく，「希望と理解，……ささやかな好意を有効に使うこと，信頼感を示すこと，明確な業績に基づく栄誉を与えること」によって作られるべきだという意見を表明している[17]。

　これら個々独立した改革には，その地域ごとに理由がある。たとえば精神医学史家のジョージ・モーラ（George Mora）は，精神病者を解放したピネルと当時のフランスの医師たちにはフランス革命（1789-99年）の自由と平等の精神が反映していた，と指摘している。またキアルジの過激な改革はペーテル・レオポルド大公（the Grand Duke Peter Leopold）（1747-92

年）の革新的な政治経済的な法規則改革の産物であった。またヨーク療養所の哲学も当時のイギリスの中産階級市民の家族理想に基づいている[18]。しかし，これらの個々の影響力だけでは欧州の異なったところで5年の間に生じた，同時性とともに独立性をもつ同じ概念の起源を説明できない。

　この現象を「精神医学の歴史における**時代精神**（Zeitgeist）の顕著な一例」[19]とよんだところで原因について何の説明にもならない。これを人間の尊厳，価値，自由に対する18世紀の啓蒙思潮の理想の反映であると見なせば統一的な概念を与えることになるが，それでもなお別のより広い観念形態の枠内にある１つの概念に当てはまるだけにすぎない。しかし，この啓蒙思潮の政治経済的な土台を研究してみれば，なぜモラルトリートメントがこの時ここで生じたのかを理解するところに立てるだろう。英国の歴史家のエリック・ホブズボーム（Eric Hobsbawm）はこれを理性の時代（the Age of Reason）の哲学ということばで述べようとしている。

> 　ディドロとダランベール(Diderot and d'Alembert)の百科全書は単に進歩的な社会経済思想の全書（必携）ではなく，科学技術の進歩の全書（必携）でもあった。人間の知識，合理性，富，文明，自然支配の進歩という18世紀に浸透していた確信すなわち「啓蒙」（開化）の力は実際に，生産と貿易に，明白な進歩があって，この二つと経済と科学の理性化とは必ず関連していると思い込まれていた[20]。

　古い社会的・政治的秩序への革命が起き，啓蒙思潮は生産を資本主義的に転換する中心思想となった。アメリカ革命（1776-83年）はここではしばらく措くとして，18世紀啓蒙思潮哲学と，それに関連した政治経済的，科学技術的変化のそれぞれの頂点が（ホブズボームが言及するところでは）「二つの革命」[21]なのである。つまり1789年のフランス革命と同時代に起こったイギリスの産業革命を指している（ホブズボームはイギリス経済が「浮揚」[22]した1780年代から始まるとしている）。

> 　（啓蒙思潮）イデオロギーの２つのセンターがまたフランスとイギリスの２つの革命のセンターでもあったのは注目される（とホブズボームは書いている）。……非宗教的な，合理主義的，進歩的な個人主義が「啓蒙された」思想を支配していた。

人々を束縛している足枷から個人を解放することがその主な目標であった。すべての人々の自由，平等，それに続く博愛がそのスローガンであった[23]。

こうして，啓蒙思潮はフランス革命にスローガンを，欲望一本槍の資本家に個人主義を，そしてモラルトリートメントの改革者には哲学的な根拠を与えたのである。フランスやイギリス以外でも，人間的な治療法の発祥地はまた啓蒙思潮と進歩的政治の中心でもあった。文化的にはフランスに連っているサヴォイは，フランス革命のすぐ前に啓蒙的な農地解放を行った[24]。フローレンスのキアルジは，18世紀に最も有名だった改革派の王子の1人で啓蒙思潮に強く影響を受けていたトスカナのレオポルド大公の影響下にあった。さらに，もう1つの啓蒙された国民であり，革命後急速に工業化しつつあったアメリカは非常に貪欲にモラルトリートメントを取り入れた。

こうしてモラルトリートメントによる精神病者の「足枷からの解放」は，西欧社会に衝撃を与えた2大革命の構成要素だったのである。このことはフランス革命の真っ最中，ビセートルとサルペトリエールの精神病者から鎖を断ち切るピネルのイメージのなかに最も強く表されている。産業革命と精神病者管理の新しい方法論との本質的な関係をも，同様に説明することができる。この過程を理解するために重要となるのは労働力の展開において起こった変化である。

賃金労働の発展

1780年，2つの革命の前夜，フランスとイギリスはヨーロッパにおける経済大国であった。貿易総量はほぼ等しかった。フランスの海外貿易は60年間で4倍に増大し，いくつかの地域における植民地体制はイギリスのそれよりも強固であった[25]。ヨーロッパの諸国と同様，両国とも驚異的な人口の増大を経験していた。1750年からの半世紀にフランスの人口は22%，2,200万から2,700万人に，イギリスの人口は60%，1,000万から1,600万人に増大した[26]。この両国のどちらも，農村の貧民の状況は過酷で，悪化の一方だった。フランスの農民のほとんどが土地を持たず，十分な蓄えもなく，封建的な小作料，

十分の一税，租税，それにインフレによって圧迫されていた[27]。イギリスでは18世紀の土地の囲い込みで小百姓は生計の道を絶たれ，わずかな不定期報酬しか得られない農業賃金労働に従事する人々が増大した。その結果，多くの赤貧を生み，貧民救済の申請が増加した。イギリスでは1760年から1801年の間に貧民救済税——名を「プァー・レート」という——が3倍以上になり，陸海軍を除く英国政府全体の経費とほぼ等しくなった[28]。

イギリスの歴史家のT.S.アシュトン（T.S.Ashton）の主張によれば，産業革命の開始を阻害したのは変化に対する社会の抵抗であり，適応力のある熟練労働者の欠如であった[29]。しかし，人口が増えるにつれて，土地を持たない貧民群がふくれあがり，乞食，浮浪者，失業者の列が増え，成人や子どもの労働が工業賃金労働に転換されるようになって，産業革命は可能となったのである。

　　　（アシュトンはこう記す）産業革命の功績の少なからぬところは，大群の無産者を経済体制のなかに引き入れただけではなく，多くの不正規兵を有能な産業の軍隊の成員に変えたということなのである。いささか連隊化が行き過ぎであったが——[30]。

これとは対照的に，フランスでは革命がいくぶんかは農民たちの状況を改善したので，「土地をもたない自由労働者は単に少しずつしか都市に流入せず」「資本主義的転換は這うほどゆっくりであった」[31]。

イギリスでは「不正規兵」のなかに「連隊に編入」できない人たちがいた。そして，そのなかに精神病者がいた。仕事を望まない，あるいはできない者たちをどう処遇するべきか。貧民救済費の削減に励むなかで，産業革命初期の政策担当者らは，「おおぜいの怠惰な人々を自分の勤勉によって自分で食うようにさせる」ことを強制する欲求に取りつかれていた。貧民救済費の申請者に「救貧院での監禁と労働に従うこと」[32]を課したのはそのような施策の1つであった。けれどもイングランドとウェールズの救貧院に監禁されていた精神病や精神的に欠陥のある人々の数は相当な数にのぼり，1789年ごろには4000〜5000人にのぼったとキャサリーン・ジョーンズ（Kathleen

Jones）は見積もっている[33]。より多くの人々が放浪罪で牢獄か感化院（矯正施設）に監禁され，残りが院外扶助を受けていた[34]。病院も精神病院もほとんどなかった。ロンドンのベツレム精神病院は12世紀からあったが，あとはマンチェスター精神病院とロンドンの聖ルーク精神病院の2つの病院が1750年代の自発的な公募寄付金によって開設されただけであった。しかし多くの地域では，作業所や牢獄では扱いかねる精神病者は，公的費用で，私立の精神障害者保護収容所（madhouse）に移送されていた。こうした私立の施設の数は年々増え，18世紀の終りには30～40の許可を得た施設が存在した[35]。ヨーク療養所もそれらの1つであった。

精神病院運動

救貧法適用の精神病者のケアに対する公的責任は避けられないものであり，実際これは新たな賃金労働力を形成する際の基本的要件になってきた（アンドルー・スカルは彼の著書，『狂気の博物館』[36]のなかでこの問題についてこう指摘している）。雇用できる者と雇用できない者とを分けることは貧民救済の合理化のために不可欠であった。労働できる肉体をもつ者は怠惰に過ごさせるべきではないし，無能力な者はおとなしくさせなければならない。民間の施設にいる救貧法適用精神病者のケアにかかる費用を減らそうと努力して，英国州立精神病院法（the British County Asylum Act）が1808年に制定され，精神病者のための公的な専門病院の設立が推奨された。最初の州立精神病院が開設されたのは，貧困がひどく，自給農家が減少していた農村地域であった[37]。

　ヨーロッパ全域で，モラルトリートメントは精神病者への新たな特別施設の成長と密接に結びついていた。ヨーク療養所は増えつつあった民間の精神障害者保護収容所の1つであった。そして，その方法論は，限られた範囲とはいえ新たな公的精神病院に受け継がれた。ピネルが足枷を断ち切ったわずか1年後にビセートルはすでに精神病者専門の中心施設となっていた。同じ年，サルペトリエールがこの目的のための施設に転換された。かつて，そこに監禁されていた貧民群は「労働力の希薄な地域に分散させる目的で」革命

政府によって解放された[38]。この後，犯罪者は精神病者とは別の施設に収容された[39]。キアルジの人道的治療法はフローレンスに新たに建てられた精神病者のための病院に導入された。さらにアメリカでは，精神病者のための病院開設の最初のうねりが広がり始めると，モラルトリートメントは新任の現場管理者が学び，自分たちの施設に確立しようと目論む患者管理のスタイルとなった。

リハビリテーションと施設症

その治療的側面とリハビリテーションが強調されるところが，モラルトリートメントの呼び物の1つであった。患者が治癒，退院して自活すると，彼らは公的財源の消耗者でなくなる。たとえば，ヘレフォードシャー（Herefordshire）の私的病院であったホイッチャーチ精神病院（Whitchurch Asylum）の経営者は，この点を宣伝ビラに書き立てている。彼の施設に入院した患者はほんの数日で回復すると主張し，地域の州立病院での治療に数カ月から数年かかることと比較して，この民間許可施設での治療費用は公的精神病院の費用よりもはるかに少なくすむと見積もっている[40]。またスカルが指摘したように，重労働や自己修練における道徳的管理が強調されたのは，新たな産業労働力の形成において要求された姿勢の反映であった[41]。

モラルトリートメントにおいては社会復帰が強調されたにもかかわらず，精神病院治療の増加は急速だった。賃金労働の発展と大量の安価な労働力の供給の存在は，これまでかろうじて暮らしを立てていた精神病者にとって相当な不利益となった。自耕自給の小自作農として働く分には生産的であったはずの人々でさえ雇用対象でなくなった。労働の流動性，長時間労働，貧困が，働けない成員を家庭で支えていくことを困難にしていった[42]。

19世紀半ばに院外扶助費が厳しく抑制されるとその分，精神病院や救貧院に対する支出が増加した[43]。イングランドとウェールズが公式に精神障害（insane）と確認した人口の割合は（救貧院や地域社会にいた病者，精神病院の収容者を含む），モラルトリートメント時代と州立病院設置時代をとおして劇的に増えていった。1807年の公式な数値では人口1万対2.3人，モラ

ルトリートメントが消退していった1870年には公式には1万人あたり24.3人であった。この増加のほとんどは救貧法の適用を受けた精神病者であった（少なくとも有効な数字が出され始めた1844年以降は）。民間施設の患者の数は驚くほど少数にとどまっており，19世紀を通して一定していた[44]。

精神障害者の認知数と監禁数の増加は明らかであったが，実際に産業革命は精神障害者の発生を大幅に増加させたのだろうか？　この問題に関して当時の意見は割れていたが，多数意見増加は実際でなく見かけだけであるというものであった。第9章で見ることになるが，実際，精神病，とりわけ統合失調症は19世紀にしだいに増えてきたという可能性が高い。

貧困者のためのモラルトリートメント

モラルトリートメントという治療法の唱道者と，20世紀の社会精神医学の先駆者たちとは，その治療論がよく似ていた（表5.1）。そしてまた彼らの運動が果たした政治的役割もよく似ていた。第二次世界大戦後の社会精神医学革命が脱施設化を正当化したのに対して，モラルトリートメントは19世紀の施設ケアを正当化させた。双方ともに，治療イデオロギーは，最初は人道的なところから発して，患者の利益に向けられ，やがて微妙に歪められ，ついには患者の利益に必ずしもならない政治的な目的に使われるようになった。第二次世界大戦後，患者を人並みの生活状況に復帰させたり，共同体のなかで有益な役割につかせたりする努力がなされたが，この努力は変質して費用削減のために大量の患者を街路やナーシングホームに放り出す結果となった。逆に，1813年に出版されたサミュエル・テューク（Samuel Tuke）の『ヨーク療養所を語る（the Description of the Retreat）』は，改革派に精神病院は治療的たりうるとの信念を植えつけ，州立精神病院体制の拡充を急がせたが，モラルトリートメントが公的精神病院の救貧法に基づく患者に提供される段となると，ヨーク療養所の中流階級の患者らに対して展開されたモラルトリートメントとはほとんど似ても似つかぬものとなった。

療養所では，30人の患者に7人のスタッフがあたった。その上，個人的な付添い人が敷地内に住んでいた。州立病院では30人の患者に1人の看守とい

第5章　狂気と産業革命　121

表5.1　モラルトリートメントと第二次世界大戦後の社会精神医学革命との対照

モラルトリートメント	第二次世界大戦後の社会精神医学革命
非‐拘束	非‐拘束
非‐監禁	開放処遇
自制の強調	治療共同体
特典‐非罰	正の強化
小規模治療環境	小規模施設
家庭に類似した環境	味気なくない病棟
温浴と豊かな食事	患者の快適さの改善
作業療法	職業的リハビリテーション
患者は人間である	患者は尊重されるべきである
患者は子どもと見なされる	患者は成人と見なされる
社会活動	社会的再訓練
薬物はほとんど用いられない	薬物療法が重視される
早期退院	早期退院
地域共同体参加	地域共同体参加
施設拡張正当化	施設縮小正当化
費用削減の思惑	費用削減の思惑

う割合が一般的に受け入れられていた[45]。初期の精神病院は混み合っていて，訓練を受けていない無資格看守が配置されていた。治癒率を改善するという管理者の公約に反して，地域の当局は世間並の標準的なケアに対する支払いも嫌がった。その結果，多くの患者は藁の上に寝ており，機械的な拘束が日常的に行われ，患者が仕事をしたり社会的な気晴らしを楽しんだりする機会は制限されていた[46]。また，高い年間死亡率，たとえばランカスターやヨークシャー州ウエスト・レディングの精神病院では，入所者のそれぞれ17%と18%が低栄養と不衛生の結果亡くなっていると，ヨーク療養所の医師ジョン・サーナム（John Thurnam）は論じている。ノーフォーク州立病院（19%）やブリストルの救貧法適用者の聖ピーター病院（St. Peter Hospital）（20%）の死亡率はさらに高く，適切な医学的なケアが欠如している結果であり，「運動のための適切な広さの土地と患者の雇用機会の不足」の結果であった[47]。

1840年代半ばまでに機械的拘束を廃止したのは17の州立病院の内5カ所のみであった。そのなかで真っ先に廃止したのは，ロバート・ガーディナー・ヒル（Robert Gardiner Hill）の指導下にあったリンカーン精神病院

(Lincoln Asylum) とジョン・コノリー (John Conolly) が管理者であったミドルセックス州ハンウェル (Hanwell) の大規模な新病院だった。当時モラルトリートメントが制限付でなければ受け入れられなかったことは，ヒルが世論の反対を浴びて職を辞さなければならなかった事実でも明らかである。またコノリーも患者のための基礎教育とスタッフの職業的訓練という革新的な2つの考えに対する支出について州立政府の委員会を説得することができなかった。院外扶助の制限と州立病院体制の拡大によって，続く10年間に事態は逆転した。1850年代半ばまでにほとんど全ての州立精神病院は機械的拘束を廃止し，モラルトリートメントのいくつかの面を採用した[48]。職員構成も，少なくともいくつかの精神病院では改善された。1846年，ランカスターの精神病院の「静穏 (tranquil)」病棟では25人の患者に1人の職員，混乱した病棟では反抗的患者15人に1人の職員だった[49]。社会政策を法制化していくなかでのモラルトリートメントの位置付けをここに示そう。法制化とは，すなわち「救貧法委員会」の方針にしたがって救貧者を分類区分し，特別な施設で救貧者扶助を行い，院外扶助は中断するということである。この施策は実行され，施設規模の拡大と徐々なる予算削減とによってまもなく患者1人あたりのコストが削減されていった。機械的拘束と隔離監禁が戻り，1860年代の終りまでには公的な精神病院のモラルトリートメントは単なる見かけだおしに戻ってしまった[50]。

ウィリアム・パリー＝ジョーンズは，19世紀の私立の精神障害者保護収容所を記述した著書，『狂気商売 (Trade in Lunacy)』で，公的な扶助を受けている貧困者と，私費患者に対する処遇の差を強調している。彼は次のように指摘している。

> マッドハウスにおける病者の虐待とは，劣悪で，しばしばぞっとするような物理的条件下のベッドの下に監禁されることであり，証拠は十分である。特に19世紀前半の救貧法適用者病棟にあてはまることであった[51]。

また，と彼は述べる。

可能な限り救貧法適用者への支出をできるだけ低く抑さえ続けさせてきた要因にはいろいろあるが、いずれも非拘束体制の導入を遅らせ、精神病者の単なる保護拘禁の継続を許すことにも働いたのである[52]。

機械的拘束は私費患者だけを受け入れている認可収容所ではまれにしか見られなかったが、救貧法適用者を扱う建物では無制限に使われていた[53]。経営者の幾人かは拘禁は「尊敬すべき階級」(respectable class) 出身の患者には用いるべきではないと思っていた。なぜならば「彼らの感情は身分の低い階級出身者のものよりも鋭敏であるから」[54]であった。もっとも、非拘束的治療にはより熟練したスタッフが必要で費用がかかるという事実も一般的に認められていた[55]。救貧法の施設では1人の看守が10から15人の患者を看ていたが、いっぽう富裕層のための保護収容所では1人か2人の患者に対して1人の付添い人（召使）という割合だった[56]。イギリスにおけるモラルトリートメントが一般に貧困層のものではなかったことはもちろんである。これまで見てきたように、1850年代から1860年代にかけて、精神病院体制が拡大していく最中にほんの数年間、州立精神病院の救貧法適用者へモラルトリートメント形式があてはめられたが、しかしそれ以外では、この人道的治療とは支払いに困らない人々のものだったのである。

治癒率

出身階級による偏りのあった治療の質が精神病の予後に影響を与えただろうか？　この問題に答えを出そうとする際に、当時公表されていた治癒率を使用することにはきわめて慎重であらねばならない。ある精神障害者保護収容所の管理者が「治癒」あるいは「回復退院」という話し方をしたとしても、別の管理者なら「軽快 (relieved)」あるいは「改善」という言い方をするかもしれない。また、ある施設に入院した患者は、若年で、機能性精神病の経過の初期の人が多かったのかもしれない。一方、州立精神病院に入院していた人の多くは救貧院から転院してきた慢性の患者か、痴呆を伴う老人が多かった。これらの事に留意すると、ジョン・サーナム (John Thurnam)

表5.2 イギリス精神医療施設における回復率と死亡率——1845年以前の私費患者施設と救貧法適用患者施設の比較

入院者における回復率（%）	入院者における回復率（%）	収容人員あたりの死亡率（%）
州立精神病院		
私費および救貧法適応患者を受け入れているところ		
（6施設，1812-44年）	146.87	10.46
救貧法適応患者のみを受け入れているところ		
（9施設，1812-44年）	36.95	13.88
ロンドンの認可収容所		
基本的には私費患者のみを受け入れているところ		
（27施設，1839-43年）	30.87	6.80
基本的には救貧法適応患者のみを受け入れているところ		
（3施設，1838-43年）	23.74	18.10
郊外の認可収容所		
基本的には私費患者のみを受け入れているところ		
（41施設，1839-43年）	43.50	6.57
基本的には救貧法適応患者のみを受け入れているところ		
（44施設，1839-43）	41.50	10.56

参考：サーナム・J　Observations and Essays on the Stastics of Insanity, London : Simpkin, Marshall, 1845 の図12による。

が1845年に出版した統計（表5.2）が最も役に立つ。この数値を見れば，救貧法適用者を受け入れていた施設では一貫して低い回復率と高い死亡率が報告されていることがわかる。サーナム博士によれば，この結果はすべてが入院時の患者の状態の差によるものではなく，患者管理の違いによるものもあるという[57]。

施設の規模もまた重要な要因である。私費患者を受け入れていた精神病院や認可収容所は程良く小規模であった。救貧法適用者のためのロンドンの認可収容所は平均400人の患者を収容していた。一方，私費患者のためのそれは平均23人の定員であった[58]。たぶんこうした理由で，1,000床を有するイギリスではずば抜けて最大規模のミドルセックス州ハンウェルの救貧法適用者のための模範的精神病院でも，モラルトリートメントや非拘束に力を入れ

ていたにもかかわらず，回復率は平均以下の水準にあった。ダニエル・ハック・テューク（Daniel Hack Tuke）の示した数字では，開院して最初の45年間のハンウェルの入院者の回復率は25％から32％を上下している[59]。急速に規模を拡大し，イギリスで2番目に大きいものとなったランカスター精神病院では，1840年代初期のより先進的な治療法の導入によって死亡率を低下させたものの，退院率や治癒率を改善させることはできなかった。実際，回復率は，モラルトリートメント導入後に低下していったのである[60]。大規模な，費用対効果比の高い精神病院を建て，患者のケアにかかる費用を制限しようとした社会政策は，貧しい精神病者の社会復帰の可能性を減じる結果となった。1850年代から60年代にかけての精神病院体制の拡大期間中になされた公的精神病院の改革は治癒率を改善するような結果にはならなかった。一方，収容者あたりの職員の多い，小規模の民間施設は，富裕な患者の回復可能性を高めたのも当然だった。

19世紀イギリスにおける労働力

労働力市場の19世紀のイギリス精神医学の方針や実践への影響とはどんなものだったのであろうか。これまで見てきたように，いつの時代にも，公式の精神医学がとりたてて社会復帰を重視することはなかった。19世紀を通してずっと続いた非常に高い失業率から見れば，この事実は理解しうるものである。イギリス産業革命初期の数十年間，労働者階級の生活状況は悪化したのか改善したのかについての歴史社会学者の間に持ち上がっていた論争は有名である[61]。1つの事実について，議論の余地はほとんどない。（もっとも，この問題についての資料は散逸してしまった）すなわち，1850年まで失業はありふれていたという事実である。放浪者は劇的に増え続け，1840年代には人口の10％が救貧法適用者であり，景気循環による周期的失業率はときに途方もない高さに達した。1826年と1841年から42年にかけての不況期には，イングランド北部および中部地方のように不況に直撃された工業地域では，失業率約75％というのも異常ではなかったのである[62]。当時の観察者の，ヘンリー・メイヒュー（Henry Mayhew）は19世紀初期のロンドン市民につい

て次のように書いている。

> ほとんど全ての職業において，……労働者が過剰となっている……。商業全般において，完全雇用は労働力の3分の1であり，3分の1は部分雇用であり，残り3分の1が1年間を通じて失業している計算になる[63]。

1850年以降，雇用の機会は増えてきたが[64]，ヴィクトリア大景気（the Great Victorian Boom）（1850〜73年）時代を通じて失業率は依然かなりなもので，それに続く大恐慌時代（1873〜96年）よりもひょっとしたら幾分ましかという程度だった[65]。州立精神病院におけるモラルトリートメントの全盛期が1850年代と1860年代の好況期に生じたということは，（施設の改善にともなって院外扶助の締め付けがますます厳しくなった程度ということはあるが）取り立てていうほどのことではなかろう[66]。当時が労働力不足だったかどうかは明確な証拠がなく，また社会復帰のための精力的な努力がなされていたかどうか，施設からの退院率が上昇したかどうかについても明確な証拠はない。重要なのは次のことである。すなわち，工業化が始まって以来，イギリス精神医学における唯一の明確に社会復帰運動と精神病院改善運動が生じたのは19世紀と20世紀の2つの世紀において唯一回明らかに労働力不足であった時期すなわち第二次世界大戦直後の時期だけだったということである。

19世紀アメリカの労働史は本質的にイギリスとは異なる。アメリカではどのように精神医学に影響を与えたのだろうか。

工業化するアメリカ

19世紀の前半をつうじて，工業化し発展しつつあったアメリカでは労働力が不足していた[67]。歴史家ダニエル・ブアスティン（Daniel Boorstin）は次のように記している。

> 19世紀中期のイギリス人はアメリカをみて，アメリカの労働者が職から職へと，

新しい職を求めて国中を気楽に転々とすることを賛嘆した。そして失業の恐怖を一般論的にもっていないことに驚き呆れた[68]。

この結果，アメリカの実質賃金は欧州よりも高かった[69]。1824年ニューヨーク州議会イエーツ（Yates）委員会の委員たちの報告は次のようである。

> この国では，3日間働けばたやすく1週間分の必要なものを満たすとみられるが，欧州では1週間働いて工場労働者と農民家族の生計を維持するのにかつかつ足りるのが実状である[70]。

欧州の標準からみての貧困状態は極端にまれであった。あったとしても，たいていは沿海の都市で新たにやってきた移民が集まっていたからである。1820年代にはフィラデルフィアの人口の1％以下，ニューヨーク州全人口の2％以下が貧困者であった[71]。南北戦争以前のほとんどの期間は，失業率が低いままにとどまっていて，問題となったのは1850年以降である[72]。人口が増加し，1873年，1884年，1893年に起こった後期ヴィクトリア朝不況が高失業率と貧困をもたらしたのである[73]。19世紀初期の程度の平時の労働力不足は以来アメリカでは南北戦争が終った後絶えて見られない。

19世紀初期に，労働力供給の強い要請に応えてアメリカ精神医学はその力点を社会復帰においただろうか？　たしかに当時（公的資金によって）最初に法人化された精神病院ではモラルトリートメントが積極的に採用された。これらのニューイングランドの病院の設立者らはテュークやピネルの実例と著作に強く影響を受けており，開院当初から彼らの治療法を採用した。たとえば，ペンシルヴァニア州フランクフォードのフレンズ精神病院（1817年）(the Friend's Asylum, Frankford, Pennsylvania)，ニューヨーク州ブルーミングデール精神病院（1821年）(Bloomingdale Asylum, New York)，マサチューセッツ州ボストンのマックリーン病院（1818年）(McLean Hospital, Boston, Massachusetts)，そしてコネチカット州ハートフォード療養所（1824年）(the Retreat at Hart Ford, Connecticut) である。フィラデルフィアの独立ペンシルヴァニア病院は本院とは別に1841年に精神科分院が設置さ

れたもので，先進医療のモデルとされた。これらの病院の多くはクエーカー教徒が設立したものだが，テューク家のヨーク療養所と同じく，基本的には私費患者の治療を意図したものだった。けれども，ハートフォード療養所やブルーミングデール精神病院のように公的助成金の見返りとして相当数の貧困患者を受け入れるところもあった。最も優れたイギリスの私立精神科施設と同程度に，職員の数は相当に多く，ペンシルヴァニア病院では6人の患者に1人の職員，別のいくつかの施設では2人の患者に1人の職員が配置されていた。拘束法が使われることはきわめてまれで，いささか軍隊式に過ぎる嫌いはあったが十分な社会活動や職業訓練のスケジュールが収容者全員に課せられた。これらの先進的な施設の成功と社会一般の好評は，精神病者のための公立病院の発達を促進する主な影響力となった[74]。

アメリカの公立病院

アメリカの精神医学におけるこの時代についての議論は，モラルトリートメントが一般的には貧困者に適用されなかったとか，あるいはモラルトリートメントは公立病院の入院患者の実状でなく病院管理者のもっともらしい偽善的弁舌（大言壮語）のなかに存在していたという結論に達することが少なくなかった[75]。しかし，公立病院の開院からの初期数十年間の運営の研究に限るならば，この観点は多少とも見直さなければならないのではないか。ジョージ・モーラは『精神医学総合教科書』にこのように書いている。

> 最も早期につくられた州立施設は，1824年開院のケンタッキー州レキシントンのイースタン州立病院（the Eastern State Hospital at Lexington, Kentucky），1825年開院のニューヨーク市のマンハッタン州立病院（the Manhattan State Hospital），1828年開院のヴァージニア州スタントンのウェスタン州立病院（the Western State Hospital in Staunton,Virginia），1828年開院のサウスカロライナ州コロンビアのサウスカロライナ州立病院（the South Carolina State Hospital in Columbia, South Carolina）である。民間あるいは法人立の病院ではモラルトリートメントが採用されていたが，それとは正反対にこれらの州立の施設は相当に管理本位であった[76]。

モーラ博士によって選ばれたこの4カ所の病院のうち，2カ所は「非常に管理本位」だと言ってまちがいないだろう。ケンタッキー州レキシントンの州立病院の業績は決して誉められたものではなかった。歴史家のデイヴィッド・ロスマン（David Rothman）は，「この病院は」1845年前後には「管理的な施設になり下っていった」と考えいる[77]。ジェラルド・グラブ（Gerald Grob）が，「アメリカの精神医療施設（Mental Institute in America）」という総説であげた数字を見ると，このことがすでに1840年からあてはまることが示唆される（表5.3）。しかし，この病院でさえ初期には高い理想をもち，たとえば管理者は拘束は使わないと力説していたのである[78]。モーラはマンハッタン州立病院を例にあげているが，これはほんとうは1839年に開院したブラックウェルズ・アイランド（Blackwell's Island）のニューヨーク市立精神病院のことであろう。後に見るように，この病院も，明らかに管理的であったがそれにはこの病院の特殊事情があったのである。しかし，ウェスタン・ヴァージニア州立病院では（ノーマン・デイン Norman Dain のヴァージニア州立精神病院群の研究によれば）ある熱心な若い院長がモラルトリートメントを1836年に導入し，病院の質の向上に努めたので，白人の，上流階級の私費患者を引きつけるようになり，それが入院患者の3分の1にのぼった[79]。1842年にこの病院を訪れた社会改革者らは優れた施設として認め，次のように報告している。

> 雇用もレクリエーションも余興も指導も影響力も多種多様である。興奮した人をなだめ，悲観した人に活力を与え，迷える人を導き，不道徳を阻み，倒れた人を起き上らせ，精神病者を回復させるのに適した場所である。拘束はごくまれである[80]。

2つのヴァージニア州立病院のそれぞれの治療法は報告によると同等で，3人の患者に1人の職員（奴隷の看護人を含む）という例外的高水準の職員数の恩恵をこうむっていた[81]。モーラが最後にあげた例の，サウスカロライナ州立病院は管理ということからまったくほど遠い病院で，患者の入退院（回転率）の多い病院であった。ジェラルド・グラブのあげた数字から，（記録が利用できるようになった）1845年から1865年までに（単に改善したとい

表5.3 入院数に対する「回復して」退院した患者の割合―1845年以前に開院したアメリカの精神病院の特定年における[a]

	1820	1825	1830	1835	1840	1845	1850	1855	1860	1865	1870	1875
法人および個人病院												
ハートフォード療養所　コネチカット州	—	23	55	50	60	43	47	43	41	37	33	40
マックリーン病院　マサチューセッツ州	22	36	41	54	48	62	45	46	32	43	42	19
ブルーミングデール精神病院　ニューヨーク州	—	46	43	42	53	44	51	49	33	43	39	30
フレンズ精神病院　ペンシルヴァニア州	—	[b]	44	22	46	52	52	40	40	28	42	32
ペンシルヴァニア州立病院　ペンシルヴァニア州	20	—	—	—	—	45	51	57	46	44	36	42
州立および市立病院（北部）												
メーン精神病院	—	—	—	—	28	39	60	32	46	33	37	36
ボストン精神病院　マサチューセッツ州	—	—	—	—	7	24	51	29	41	25	26	30
ウォスター州立病院　マサチューセッツ州	—	—	—	46	51	42	52	55	60	48	41	25
ニューハンプシャー精神病院	—	—	—	—	—	42	44	53	45	39	28	44
ニューヨーク市立精神病院　ブラックウェル島	—	—	—	—	[b]	[b]	[b]	[b]	[b]	[b]	27	31
ユティカ州立精神病院　ニューヨーク州	—	—	—	—	—	46	47	47	31	32	32	31
セントラル・オハイオ精神病院	—	—	—	—	52	29	51	63	49	41	—	—
ヴァーモント精神病院	—	—	—	—	45	29	53	48	41	38	29	25
州立病院（南部）												
ケンタッキー東部精神病院	—	44	—	—	8	37	34	35	46	44	28	60
メリーランド州立病院	—	—	—	9	38	44	35	37	50	65	83	16
テネシー州立病院	—	—	—	—	—	[b]	34	46	47	[b]	41	44
南カリフォルニア精神病院	—	—	—	—	—	57	50	31	54	70	29	29
ヴァージニア東部精神病院	—	[b]	[b]	[b]	[b]	[b]	[b]	[b]	[b]	[b]	—	46
ヴァージニア西部精神病院	—	[b]	[b]	[b]	[b]	[b]	[b]	[b]	[b]	[b]	44	40

出典：G・N・I・グロブ（Grob, G.N.I.）『アメリカの精神医療施設』（Mental Institutions in America. New York: Free Press, 1973, P374-393）のデータより算出した数値である。

注：a これらの数値は単年度の統計から算出したものであるが、概算であって不正確であり、長期の統計に基づくものよりも変動しやすい。
b 病院は開院していたが数字の得られなかったものである。

うのではなく）ほんとうに回復して退院した患者の数は（表5.3に示すように）年間入院者数の常に約50％前後で，全入院患者数の20％であったと算定することができる[82]。1845年までに開院していた14カ所前後のアメリカ公立病院を調査して，イギリスの州立精神病院では，1840年代の半ばまでは職員数不足でその3分の1以下しか非拘束的管理が成立していなかったことを思い合わせると，当時のアメリカの貧困な精神病者のほうが幸福だったといってよさそうである。劣悪な条件の精神病院はニューヨーク市や工業化されていない南部地域のいくつかの施設である。先進的で人道的な治療はヴァージニア州の2つの州立病院に加えて，マサチューセッツ州のウースター州立病院（Worcester State Hospital）で行われており，またニューヨーク州北部のウティカ州立病院，ブラトルバラのヴァーモント精神病院でも行われていた。メーン精神病院（the Maine Insane Asylum）は，卓越した精神科医でモラルトリートメントの擁護者であったアイザック・レイ（Issac Ray）の手中にあった[83]。ウースター州立病院を例とすれば公正を欠かないであろうが，ここの職員数は，当時のイギリス精神病院の標準からみて——1830年代から1840年代では12人か15人の患者に1人の職員——極上であった[84]。

サーナムが精神病院のケアの質を比較するのに最もよい基準としてあげた死亡率は，1840年代のイギリスの州立病院に比較してアメリカの州立病院は相当に低かった（表5.4）。この差異はイギリスの病院のほうが高齢の患者を入院させているからなどではない。イギリスとアメリカの精神病院の入院患者における年齢分布は大体同じである[85]。急性期の患者の死亡率は高い傾向があるから，理論的には低死亡率はよりアメリカの病院には慢性期の患者の入院率が高かった結果だという考えもあろうが，アメリカの施設の低死亡率はアメリカの貧困な精神病者の環境がよりよいのを反映していたと考えてもよさそうである。

一般に，アメリカの公立精神病院は私立の施設を見習おうとしたが，同一水準に達することまではできなかったというのがデイヴィッド・ロスマンの感触である。すなわち，

表5.4 イギリスおよびアメリカの救貧法適用精神病院における収容者における死亡率

イギリス州立精神病院		アメリカ州立および市立病院		
年間平均死亡率(%) 1939-44		年間平均死亡率(%) 1840		1845
救貧法適用者のみの受入病院		北部		
ベッドフォード	10.5	メーン	10.4	8.7
ドーセット	12.2	ボストン	6.2	5.8
ケント	10.7	ウァスター	6.6	7.6
ランカスター	13.2	ニューハンプシャー	_	7.9
ミドルセックス	9.1	ユティカ	_	7.9
ノーフォーク	19.1	セントラル・オハイオ	10.7	10.8
サフォーク	10.8	ヴァーモント	7.4	7.6
ヨーク	13.6			
私費患者および救貧法適用者の受入病院		南部		
チェスター	11.8	メリーランド	10.0	9.3
コーンウォール	7.7	南カリフォルニア	_	8.4
グロースター	10.7	ヴァージニア東部	_	9.4
ライチェスター	11.3			
ノッティンガム	9.2			
スタッフォード	13.7			

出典：イギリスの精神病院：サーナム・J　Observations and Essays on the Stastics of Insanity, 表13。アメリカの精神病院：G・N・I・グロブ(Grob,G.N.I.)「アメリカの精神医療施設(Mental Institutions in America, New York: Free Press, 1973, P374-393)」のデータより算出した。"

　失敗も抜けたところもあったが，しかし精神病院の開院後数年以内には大きなものはなかった。1830年代，40年代にほとんどの精神病院は鞭や鎖の使用を停止し，監禁をやめた。……病院はそれだけにとどまらず，人間性をもって思慮深く患者を遇した[86]。

　チャールズ・ディケンズは，『アメリカ・ノート（American Notes)』で1842年の新世界で見聞したことの多くには批判的であるにもかかわらず，貧困者のためのボストン精神病院には好意的な印象をもち，その訪問記に数ページをあてている。彼が特に感銘を受けたのは，患者が尊厳を保って処遇されていること，身体拘束がないこと，危険性のある道具の使用制限がないこと，作業や社会活動（慈善裁縫会，舞踏会，馬車乗りなどを含む）の提供，病院

の日々の生活に管理者とその妻が親密に関わっていることであった。

　このシステムの大きな特徴は，明らかに，そうした不幸な人々にさえも，礼容と自己尊敬を繰り返し教え励ましていることである[87]。

ボストン精神病院は，ディケンズの報告以外には，当時の水準からして特に先進的な病院として周知されていたわけではなかった。ディケンズは私立病院であったハートフォード療養所が「感嘆すべき運営」[88]を行っているとしたが一方，開院間もないブラックウェル・アイランドのニューヨーク市立精神病院を酷評している。

　他ではとてもよい印象をもった健全な体制があったのにここではまったく認められなかった。全てはだらだらして，締まりがなく，狂院（madhouse）の空気が漂っていた[89]。

ディケンズが最後に訪れたアメリカの精神病院の沈滞ぶりと同じものを数年後にロンドンの聖ルカ病院で見ることになるのである[90]が，ニューヨーク市立精神病院の悲惨な状況は何のせいなのか，多分こうだろうと書いている。

　ニューヨークは商業の一大中心地であり，何でもある娯楽地であって，アメリカだけではなく世界中のあらゆるところからの，大量の貧民を養わなければならないという点でここの労働は特別に苦しい[91]。

200マイルあまり北方のウティカにあったニューヨーク州立病院は，市立病院が経験していた外国生まれの貧民の過剰収容問題を免れており[92]，模範的な州立病院として知られるようになった。アメリカの沿岸地域のように貧民や失業者が現れ始めた地域に限って，遅れた状況の病院があったが，ごく稀であった。

社会復帰（リハビリテーション）

　公立施設の環境は一般に人道的というだけではなく，真に社会復帰（リハビリテーション）促進的であった。マサチューセッツ州のウースター，ニューヨーク州のウティカ，ヴァーモント州のブラトルバラの各州立病院では作業療法を非常に重視していた[93]。イースタン・ヴァージニア精神病院では患者は仮退院して町に仕事を探しにいったり，「精神病者の日常生活を，一般的に健全な心をもった人々の生活と本質的にかわりがないようにするべき」[94]とされており，幾人かの患者らは家族とともに下宿暮らしをしていた。ウティカをはじめいくつかの病院では，イングランドのコノリーが資金が得られなくてできなかった治療方法——患者教室——を採用した。音楽や演劇を含む様々な科目があった。多くの病院には患者用の図書室があった。これに加えて，教師や牧師，その他の訪問者が病院で行う日々の事業への参加を促すことで，共同体とのつながりが最大限に強化された[95]。

　社会復帰（リハビリテーション）に力を入れることは高い退院率に関連している。表5.3でみられるように，各年の公立精神病院から「回復して（recovered）」退院する患者の割合は民間病院のそれに匹敵する（もちろん病院の管理者ごとにこの「回復recovered」という語に異なる意味をもたせているであろうが，公立病院の医師たちが特に甘かったという証拠はない）。まさに立派な退院率は，以前に述べたようにサウスカロライナ精神病院，それにウースターやウティカのような世に聞こえた病院ばかりではなく，ニューハンプシャー精神病院，セントラル・オハイオ精神病院，ヴァーモント精神病院でも見出されるのである。1850年代を通してこれらの病院での回復率は少なくとも（サーナムのあげた数字によれば）イギリスの最優秀の州立病院とほぼ等しかった。サーナムの統計から引用した表5.5は，アメリカの法人（私立）病院と（最も優れた州立病院と定評の）ウースター精神病院の回復率が，すべて1840年代半ばのイギリスの施設の治癒率の平均を凌いでいることを示している。しかし，このような直接的な比較は患者集団の総回復率や回復の評価尺度に差がありうるという点からいって，非常に粗雑というしか

表5.5 1845年以前のイギリスおよびアメリカの精神医療施設における回復率と死亡率

				入院者における回復率（%）	収容人員あたりの死亡率（%）
イギリス					
個人および慈善団体による精神病院				40.94	8.93
（8病院の平均，1766-1843）					
大都市圏の許可施設				25.65	14.68
（30施設の平均，1839-43）					
州政府の許可施設				42.24	9.85
（85施設の平均，1838-43）					
州立精神病院				40.25	12.79
（15病院の平均，1812-44）					
アメリカ					
法人病院					
ブルーミングデール精神病院	ニューヨーク州	1821-41		46.18	10.32
フレンズ精神病院	ペンシルヴァニア州	1817-42		44.38	10.64
ハートフォード療養所	コネチカット州	1824-43		56.29	—
マックリーン病院	マサチューセッツ州	1818-43		44.95	11.07
（4法人病院の平均）				47.41	10.65
州立病院					
ウースター州立病院	マサチューセッツ州	1833-43		44.56	6.76

参考：サーナム（Thurnam）"Observations and Essays on the Stastics of Insanity", の図12による

ないというのが印象である。たとえば，もし，慢性精神病患者の多くが特に黒人が州立病院に入院することなく，牢獄や救貧院で衰弱していったならば，アメリカの治癒率はさらに高くなったかもしれない。しかし，こうしたことがイギリスよりもアメリカで多く起こったという証拠はない。これまでみてきたように，アメリカの施設における低死亡率は，アメリカの病院の慢性患者入院数が適正だったことを示唆するものである。アメリカの施設の高い退院率は，患者治療の結果の実際の差よりも早期退院政策の反映である部分があるかもしれないが，この数字は当時のアメリカ精神医学が重視していた社会復帰を目的とした治療の正確な反映であるといえるのではあるまいか。

万能治療教団 (THE "CULT OF CURABILITY")

アメリカの精神病院の治療や治癒率はイギリスに比べて優れているという印象が当時の観察者にはあった。ディケンズと同様、イギリス人の訪問者であったバジル・ホール大尉のアメリカの印象は一般的に歯に衣を着せぬものであった。しかし、彼の訪米記では、1827年に彼が見たハートフォード療養所の患者の治療管理についてすっかり感銘を受け舞い上がっており、この病院の高い回復率とイギリスの現状とを対照的だとしている。その前年に、ハートフォード療養所に入院した「新鮮 (recent)」ケース、28例中25例 (89.2%) が回復しているのに、同様のタイプのイギリスでの「最も古く、優秀な2つの施設では」「新鮮」（急性期）ケースのたった25.5%が治癒したにすぎないと彼は報告している[96]。ホールの主張は大西洋の両岸の関心を相当に集め、出版物に広く引用された。まもなく、アメリカの他の病院管理者が類似の成功率を報告した。ウースター州立病院のサミュエル・ウッドワード (Samuel Woodward) は1833年から1840年の病院開設の初期には「新鮮」（急性期）ケースの回復率は82～91%だったと主張した。イースタン・ヴァージニア精神病院の管理者のジョン・ガルト (John Galt) は、1842年の報告で、急性期の患者の92%、新規入院全体では53%が回復しているとした。また、同時期に、オハイオ州立精神病院の管理者のウィリアム・オール (William Awl) は「初発」発症のケースの80～100%、4年余の調査期間に10年未満の入院のケースの回復率は48%と報告している[97]。法人立や公立の精神病院長も、狂気からの回復は常例であり、治らないことが例外的だと主張した。ウティカ州立病院のアマリア・ブリガム (Amariah Brigham) は次のようにいっている。「狂気に関する事実で、狂気はその初期段階であればほぼ確実に治療できるという事実ほど確かなことはないと思われる」[98]。

こうした主張を、アメリカ式大言壮語であるとかこの新共和国の企業家の典型的な向こう見ずだと切り捨てさることは簡単である。実際、彼らの主張は誇張が多く、部分的には、州議員に病院治療への投資価値を印象づけたいという動機によるものである。ドロシー・ディックス (Dorothea Dix) は、

アメリカにあまねく公的精神病院を設立しようとする運動に大成功を治めたが，現代治療の成果を述べたこれらのレポートを利用している。アメリカ精神医学のこの一時期は後に「万能治療教団」[99]と蔑まれて呼ばれた。明らかに統計は効果をよくみせるように改竄されていたらしい。ガルトの92％という回復率は13人の入院患者という小サンプルに基づいていた。多くのレポートもそうであった。「新鮮」ケースや「回復した（recovery）」の定義内容も操作された。たとえば再発した患者が，再入院しその後退院すると，もう一度「回復した」ケースとして数えられた[100]。こうした統計上の欠陥にも関わらず，当時の治癒率が際立ってよかった可能性は否定できない。19世紀の前半を通じてアメリカの公立および民間精神病院に入院した急性期患者の回復率は，それに続く数十年間のアメリカ，また当時のイギリスよりも疑いなく高率である。当時のレポートから次の2つの点が明らかになっている。治療可能性の強調は主にアメリカの現象であり，それは民間施設にも公的な精神医学界にも広く浸透していった。イギリスでも，ジョージ・バロウズ（George Burrows）は1820年，自分の精神病者収容所に入所した「新鮮」ケースの同様の高い回復率を報告している[101]。他の民間施設の経営者も同様の報告を行った。しかし，当時のイギリスの公立病院では万能的な楽観主義はアメリカと同程度には発達しなかった。

　実際にアメリカの病院管理者の熱狂は，明らかに優れた回復率の観察に基づいている。表5.6を見れば1842年以前のいくつかのイギリスとアメリカの病院に入院した急性期と慢性期患者との治癒率を別個に比較することができる。アメリカの急性期患者の回復率は格段にイギリスのものよりも優れている。「新鮮」ケースについての数字は入院全体の数字よりも比較しやすいと仮定してよかろう。入院患者全体のなかの慢性精神病，痴呆，てんかん，精神遅滞の患者の数は不明瞭であって，全体の回復率を左右するのはこちらの数である。表5.6で見られるように，全回復率は急性期疾患の治癒率と無関係である。急性精神疾患の原因に有意の差があれば回復率の差の原因であってもおかしくない。たとえば，アメリカの精神病院入院者の多くはアルコール関連の精神病か振戦せん妄で，これは早期に回復するか死亡するかのどちらかであるとサーナムは論じている[102]。もしこの意見が正しいとすると，

表5.6 罹患期間別, 英米の入院患者あたりの「回復して (recoverd)」退院した患者の割合

			12カ月以内	12カ月以上	全平均
イギリス					
個人病院					
ヨーク療養所		1796–1843	61.87	18.88	46.94
私費患者および救貧法適用者のための精神病院					
ベツレム病院		1827–39	52.38	12.50	50.96
ダンディー精神病院		1820–40	59.06	13.71	42.36
リンカーン精神病院			50.95	9.62	40.10
聖ルカ病院		1751–1834	39.71	—	—
救貧法適用者のみの州立精神病院					
メイドストーン精神病院	ケント州		49.26	4.84	20.68
ウェイクフィールド精神病院	ヨークシャー州		53.74	11.50	44.18
アメリカ					
法人病院					
ブルーミングデール精神病院	ニューヨーク州	1882–41[a]	74.85	11.57	47.19
フレンズ精神病院	フランクフォード・ペンシルヴァニア州	1817–38[b]	58.23	25.20	45.11
州立病院					
ウースター州立病院	マサチューセッツ州	1833–40	82.78	14.40	42.30
セントラル・オハイオ精神病院		1838–42	79.53	20.20[c]	47.70[d]

参考:サーナム (Thurnam) "Observations and Essays on the Stastics of Insanity", の図12による。
注: (a) 私費患者のみ, (b) 私費患者と救貧法適用患者, (c) 罹患期間1〜10年, (d) 罹患期間10年以上。

アメリカの精神病院ではより高い死亡率が見込めるはずである (が, 実際には低く), 男性患者の回復率が高いと予想される (はずであるが, ブルーミンデールではその通りであるがウースターでは違う[103])。疾病の原因が何であっても, 19世紀の初期のアメリカでは急性精神疾患は明らかによりよい経過と予後とがみられたのである。これには説明が必要である。

隠 蔽

自分の治療法が他の者の治療法ほど有効でないと思っている医者はまずい

ないし，業績が徐々に下降線をたどっていると思う医者はいっそういない。こう言えば，のちのアメリカの精神科医たちが，モラルトリートメント時代の高い治療成果の主張に論駁しようとするその懸命さと嘲笑的気分を理解してもらえるかもしれない。彼らはモラルトリートメント時代の報告のなかの誤りを探すことに懸命で，そのなかの真実を裏づけるのには熱心ではなかった。こうした批評家のなかで最も精力的で影響力のあったのはプリニー・アール（Pliny Earle）で，1876年に出版された彼の著書『狂気の治療可能性（The Curability of Insanity）』は，「治療可能性の神話」の仮面を決定的にはぐものとしてしばしば引用される[104]。アール博士は，ウースター州立病院の開設最初期にサミュエル・ウッドワードが示した優れた回復率は統計のごまかしによって極端に誇張されていると強く主張した。同一患者が再発するたびに「回復者」ものとして数えられており，回復率を入院者数ではなく退院者数を基に算出しているという事実を彼は重視した。彼の結論は，19世紀の終りの彼自身の施設での回復率と一致して，狂気というものは過去に考えられてきたよりもはるかに回復しにくいものであるというものだった。

しかし，精神医学の歴史を書き直そうとするプリニー・アールの試みはそれ自体が隠蔽工作であることが明らかになった。サンボーン・ボッコーヴン（Sanbourne Bockoven）博士は，アール博士の挙げた数字を再分析して，またサミュエル・ウッドワードの患者の新たな資料を発見して[105]，アールも統計変造を行っていたと結論した。たとえば，アール博士は，（再発して）回復するごとに「回復した」ものとして数えることを烈しく批判し以来あらゆる批評に取り上げられてきたけれども，これがウースター州立病院の全般的な回復率にはほとんど影響しない——差違は0.25％以下である——ことを知っていたのである。また彼はサミュエル・ウッドワード院長時代の退院患者の広範囲な追跡調査研究の存在も知っていた。この研究は後にウースター州立病院の管理者となるジョン・パーク博士（Dr.John Park）によるもので，その予後は病院開設初期数十年がとりわけ優れていた。パークはよく考えてこの研究の刊行を控えた。

アールのいわんとすることについて，パークは，「回復（recovery）」の基準をウッドワードでなく自分の基準を用いて，1833年の病院開設以来の入退

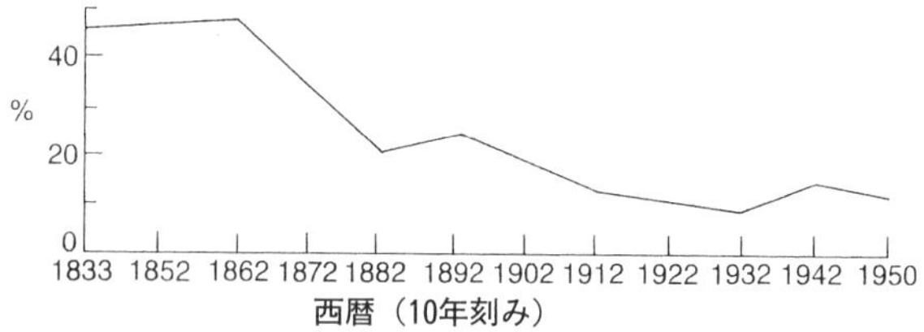

図5.1 ウースター州立病院から「回復して」退院した人々の入院数に対する割合
注：「地域精神保健におけるモラルトリートメント」の著者からの許可を得て引用。
(Bockoven, J. S., Moral Treatment in Community Mental Health, New York:1972, p.56, 1972, J.Sanbourne Bockoven)

院の遡及的な再調査を行った。(現代のデータもあって1950年まで続いているが) その調査結果は図5.1 (ボッコーヴンの著書より引用) に示すとおりである，それはウースター州立病院から回復して退院した人々の入院患者数に対する割合の変化を示すものである。パークは，初期の回復率は人為的に膨らまされていると指摘することにかけてはアール同様に容赦ないが，しかしウッドワードの数字を2～3％しか下げることはできなかった。図5.1でわかるように，モラルトリートメント時代には，全般的な回復率は45％だったが，ヴィクトリア大不況時代に20％，1930年代には10％に低下したのである。

デイヴィッド・ロスマンはボッコーヴンの仕事を2つの点で批判している。まず第1に，ウッドワード博士の患者の訂正回復率は「1830年代と1840年代については博士の報告よりも相当に低い」と論じている。しかしここでロスマンは「新鮮」(急性期の) ケースに要求されていた回復率 (80％以上あった) と全退院患者の回復率 (45％) とを混同する誤りを犯している。2番目に，ロスマンはボッコーヴンが「原記録で『回復』が意味しているものが何かを問題にしようとしていない」と非難している[106]。しかし，ここでもロスマンは正しくない。ボッコーヴンは1847年までに「回復して」病院をあとにしたウッドワードの患者のすべての，退院後36～60年を追跡したパーク博士の研究結果を示してウッドワードにとっての患者の「回復」の意味を明らかにしている。対象患者は1173人だが，そのうち984人の状態の情報を集め

ている。このプロジェクトは大がかりだが成功したけれども，パーク博士は完成までに10年を要している。それによれば追跡調査された患者の58%が退院後ずっとあるいは調査時点まで再発しなかった。これは驚くべきである。ことに対象の 8 %が再発したが，調査時点では順調になっていた。ボッコーヴン博士はモラルトリートメント時代について次のように結論している。

> （中枢神経系の器質的変化によるものも含めて）一般的に精神病の自然経過というものをみれば，患者の多くは精神病院を退院することができ，残りの少数，たぶん20～30%だけが精神病院で亡くなることになる。もちろん，機能性精神病だけを対象にした場合には予後はさらに良い[107]。

アイザック・レイもプリニー・アールと同時代人で，ほぼ等しい才能と経歴をもった精神科医で1879年という時期にアールの見解に反論していた。レイ博士は，初期の統計数字は最近（1870年代）の回復率の数字以上に偏っていないこと，実際にその後回復者数が減少していったのだと主張した。回復率の低下は多数の患者にモラルトリートメントが適切十分に試行しなかったことによると彼は考えた。ところが，その後の精神医学史家は一般にレイを無視し，プリニー・アールのむしろ自己弁護的見解を正確なものとして繰り返し取り上げてきた[108]。その結果，歴史家は重要な情報を埋もれさせた。すなわち，19世紀初期にアメリカの病院に入院した機能性精神病患者の経過は続く100年間の患者の経過に比べて良好であったという事実の情報である。

モラルトリートメントの終焉

19世紀前半のアメリカでの労働力不足は精神病者に対する社会復帰努力を刺激し，精神病の回復率を上昇させたということがありうる。しかしこの意見は，19世紀の後半にモラルトリートメントが終焉したことについてのオーソドックスな説明の反対である。高い治療可能性の約束が破られ，立法議員が施設予算の削減を要求したというのではなく，マンパワーの需要の減少のために精力的な治療プログラムに資金を供給しようとさせる力が弱まり，治

癒率の低下を引き起こしたのであろう。また，施設状況の悪化をもたらしたのは，慢性患者の増加と病院規模の拡大と過密入院によるのだけではない。慢性患者の増加をもたらしたのは社会復帰努力の低下によるものである。外国からの貧民――「下劣な習慣」をもったアイルランドの「田舎者」――が精神病院を埋め，精神科医と中流階級患者の感性を逆なでにした。アイザック・レイは彼らは治療不能なのではない，彼らは「肉体労働以外のことは念頭にないではないか」と言っている[109]。彼らは病院外に仕事がなく，病院内にも作業療法がなくなっているから溜まっているのである[110]（入院患者の作業は病院外の失業者と競合するようになり，失業者は患者に仕事があることなど許されないと言い出した）。もし，資金の削減と，慢性患者と貧民による過密とが問題なのであれば，「新鮮」ケースを選び，貧民を除外した裕福な民間病院――すなわちペンシルヴァニア病院，フレンズ精神病院，マックリーン病院，ブルーミングデール精神病院（ここは1857年以降，貧民を排除した），ハートフォード療養所（1866年以降，貧民を排除)[111]――では問題にほとんどぶつからなかったはずである。しかし，表5.3で見たように，1870年以降これらの病院でも回復率は悪化している。公立病院も民間病院同様に，精神病院は治療施設から管理中心施設へと変化していくのである[112]。

　モラルトリートメントは労働力がいくらでも必要だった19世紀初頭のアメリカで，頂点を迎えた。理由は2つで，まず第1に労働需要があって，モーラル・マネージメントが正真正銘の社会復帰促進的な治療手段であり，社会の働きが境界領域の精神病患者の機能回復を最大限にしたのである。2に当時のイギリスと同様，とても就労できない精神病者を収容する特殊施設の設立が法制化されたことである。労働力不足はいずれは解消するもので，そうなると施設の社会－統制的機能が社会復帰の目的を圧倒するようになった。かつては精神病発現の環境因を重視した代わりに今や，遺伝因を強調し始めた。予後についての主流の考えは悲観的なものとなった[113]。19世紀後半の世界大不況の最中という歴史のこの時点において，ドイツ精神病院の強圧的な，牢獄のような環境のなかで[114]，早発性痴呆は慢性進行性の，治療可能性のない疾患と定義されたのである。

　モラルトリートメントは，その最初の出現から1世紀半たったときに蘇っ

た。その目的とイデオロギーは似ていたが場所は移った。(少なくとも最初)モラルトリートメントが純粋に社会復帰目的で供せられたのは労働力不足の北欧であったが，このときのアメリカは，貧困の精神病者を病院内援助から病院外援助に移し，費用を州政府予算から連邦政府予算に移管することを合法化するために脱‐施設化運動を利用しただけのことであった。精神病の概念も治療法も政治的・経済的要因に影響されてきたのは明白である。精神医学のイデオロギーや臨床の相当大部分が患者のおかれた状況にふりまわされているのである。

要 約

- モラルトリートメントは精神病を患う人々に対する人道的で非拘束的な治療方法で，狂気を獣性の現れとしてみる18世紀の見方の反動としてヨーロッパのいくつかの場所に同時に現れた。
- モラルトリートメントの起源はフランス革命とイギリスの産業革命の起源でもある。すなわち啓蒙思潮，人口と労働形態の劇的な変化そして生産の資本主義的転換である。
- この治療法は精神病者収客施設の発達と不可分のもので，公的精神病院設立運動の正当性を促進した。
- 新たな精神病院の機能は貧民扶助を病院内の働けない人々に与え，働ける人々には院外扶助を削減するという社会政策を制度化することにあった。
- モラルトリートメントはイギリスでは，精神病院体制が拡大していた1850年代から1860年代の好況期の短期間を除くと，公立精神病院ではほとんど採用されなかった。
- イギリスでは私費患者が貧民よりも人道的なケアを受けて高い回復率を示した。
- 19世紀全般のイギリスで高い失業率のために，貧しい精神病者に対する社会復帰努力が制限を余儀なくされたと考えてよかろう。
- 19世紀初頭のアメリカの労働力不足は，公立精神病院で，特に急性精神疾患患者において，より積極的な社会復帰努力と高い治癒率に結びついた。

- 後のアメリカの精神科医たちはモラルトリートメント時代の回復率がより高かった事実をなかったことにしようとした。

第6章 労働，貧困，統合失調症

　20世紀の大恐慌の時代には，統合失調症の回復者がごく少なかったのはなぜだろうか。当時統合失調症患者の社会的回復の割合が低下したのは，雇用が社会機能のものさしであるから，驚くにあたらない。しかし，完全に症状消失した人々の回復率が（第3章での追跡研究の分析で示されているように）平均20％から12％にまで低下したのはなぜだろうか。次のどの解釈があてはまるだろうか。

- 大恐慌時代，政府の精神医療への支出が減少し，その結果，病院の過剰収容と劣悪な治療を招いた。
- 経済的な困難や失業などの大恐慌のストレスが患者と患者の家族に影響を与え，回復を妨げ，再発させた。
- 雇用需要の低下によって，統合失調症患者の社会復帰や再適応を促進する努力の減少が起こり，その結果，精神保健政策，精神医学的イデオロギー，精神科疾患への社会的許容度の変化をもたらした。

政府支出

　精神病院への入院は，特に統合失調症患者をはじめとする機能性精神病患者においては，経済不況の時期に増加する（ハーヴィー・ブレナーHarvey Brennerの『精神疾患と経済学 Mental Illness and Economy』を参照）。仮に立法府の議員が大恐慌の間，基金を切り詰めたとしよう。これは病院の需要が増大している時であり，だから当然その結果，過剰入院となり，劣悪なケアとなり，非治療的な病院環境となるはずである。このようなことが事実起こったのだろうか？　その証拠はない。

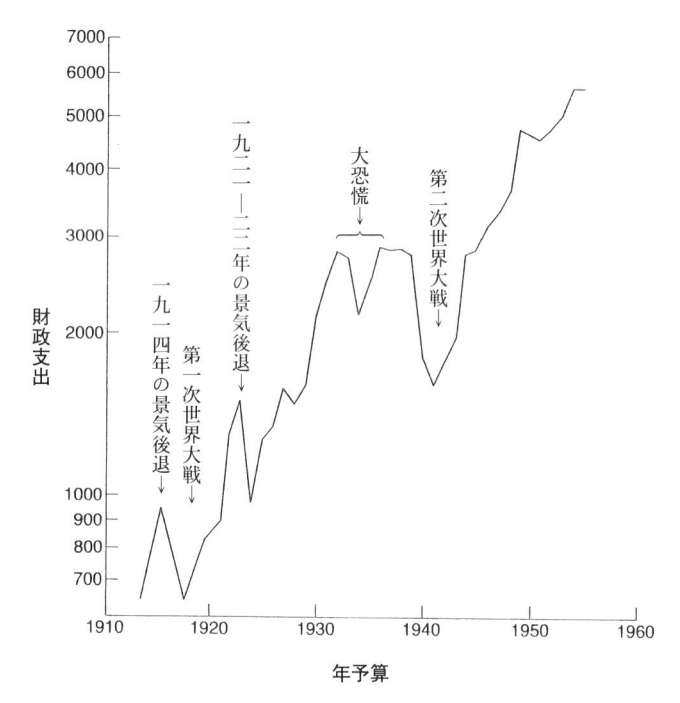

図6.1 コロラド州の州立精神病院群への通常歳出（人口千人あたりの支出を米ドルで表示（1967））
出典：歳出は「コロラド州予算報告，1923〜24年版から1955〜56年版」から採り，インフレ要因は「労働統計局，卸売物価指数，物価」，コロラド州人口：隔年の推定を含む10年ごとのアメリカ国勢調査から採った　注：元金からの支出を含む

　たとえば，コロラド州の精神病院への歳出（図6.1）は，インフレと州人口の増加を考慮しても，1913年から1955年までかなりの増大である。大恐慌の10年間の精神病院の財政支出はどの年も必ず全体の勾配からはるかに突出している。1930年代以前にも，財政支出の突出した増加が2回みられるが，それは1914〜15年，1920〜22年の景気後退期なのは明らかである。第二次世界大戦中（第一次世界大戦中も──訳注），病院への財政支出は通常よりも減少しているが，戦後は平常の傾向に復旧している。1955年以降の精神保健サービスへの財政支出は（連邦基金や社会保障給付金や公的健康保険など他

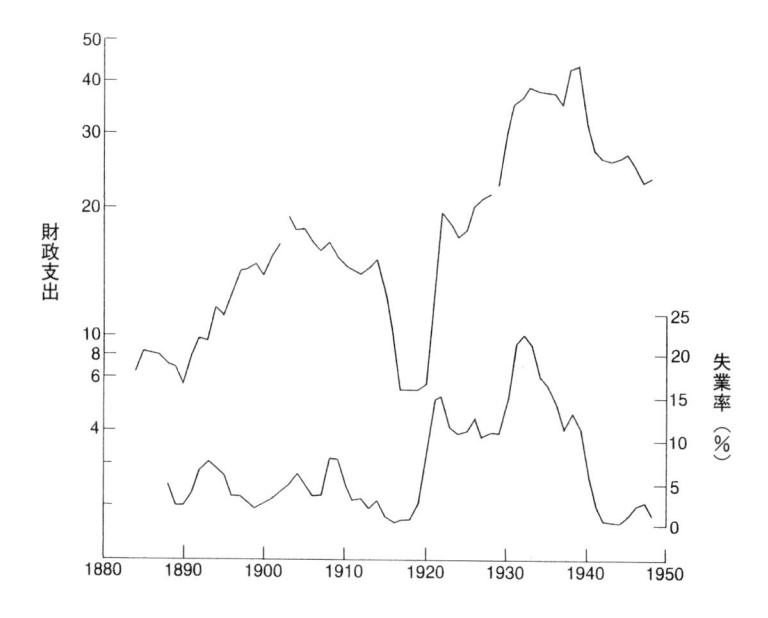

図6.2 イングランドとウェールズの「精神障害者」と精神病院への通常財政支出
（人口百人あたりの支出を英ポンドで表示（1871）），比較のため年間失業率も載せた。

の歳入源が追加されたために厄介なので提示していない。これらからの財政支出が脱施設化運動の開始後では，重要な意味をもつようになったのである），少なくとも，アメリカのこの州では大恐慌の間も精神保健予算が減少することはなく，医療必要性の増加に対応しようとして通常よりもずっと速やかに予算は増加した。

このような財政支出パターンは，ヴィクトリア時代後期以来，イングランドとウェールズにおいてもみられる。図6.2に示すとおりである。精神障害者と精神病院への財政支出の割合は，19世紀および20世紀の大恐慌の間は増加し，世紀の変わり目と第二次世界大戦後の完全雇用に近かった時期には緩やかに減少し，さらに両大戦中にははっきりと落ち込んだ。

もちろん，恐慌の間に精神科施設の利用が増加し，膨れあがった病院支出さえ追いつかないほどだったならば，過剰入院となり，劣悪なケアしか提供

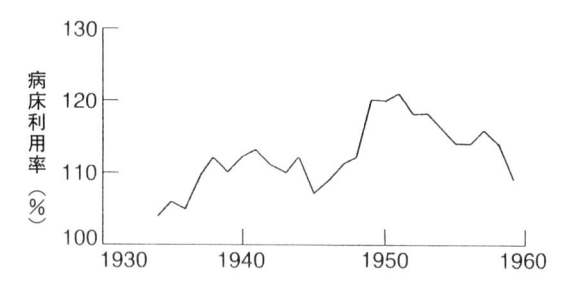

図6.3 カナダの精神科施設における病床利用率
出典：M・C・アークハート（Urquhart,M.C.）とK.A.H.バックレイ（Buckley, K. A. H.）『カナダの歴史的統計（Historial Statistics of Canada, Cambrige, Cambrige University Press, 1965)』

できないという事態が生じていたことであろう。しかしこういったことは起こらず，たとえばブレナーによれば，大恐慌の最中にニューヨーク州立精神病院の収容力は大幅に増え，1929年から1938年の間に有効病床は73％も増加している。これらの病院での過剰入院は大恐慌以前も大恐慌の間も大恐慌後も日常的なことであり，1920年代後半や1950年代中盤と大恐慌の始まりの数年間と比べても明らかな違いは見られない[1]。1934年から1960年までのカナダの精神病院の病床利用率も同様の変化を示している（図6.3）。これらの病院での過剰入院は1930年代に最も低く1950年代に最も高い。

　政府支出の減少と病院の超過収容は，大恐慌時代に統合失調症の予後が悪かった説明にはならないようだ。同様に，第二次世界大戦後，予算が増えた形跡はなく，この時期に回復率が上昇したことの説明にならない。地域ケアへの急激な切り替えは，事実上，費用節約の手段と考えられていた。地域ケアがほんとうに安あがりなのかどうかは決めにくい。そうしたケアの真の費用の分析には，いくつもの機関を通して供給されている社会的サービスの支出を足さねばならないし，宿泊や食事のサービス，障害者扶助への支出も入れねばならない。こうした研究はイギリスでは今日までなされていないようである。アメリカにおける脱施設化の費用対効果比に関するいくつかの研究は1970年代になされているが，分析手法が未熟であったり，サンプルサイズが小さすぎたり，患者の雇用可能性をあてこんだ非現実的な節約と効果の計

画を含めていたりと，これらの研究の価値は，私の目的のために使うには，いささか低くなるような欠陥があると言わざるをえない。とはいえ，いずれの研究も，地域医療が明らかに州立病院での治療よりも安価であることを示している[2]。

大恐慌の最中，統合失調症患者のために病院治療に多くの金が支出されたにも関わらず，理由はどうあれ，回復率は低下する結果となったのである。

経済的ストレスと失業

ストレスは統合失調症患者に精神病の再燃をもたらす可能性がある（第1章で論じたとおりである）。景気変動の上昇期にあっても下降期にあっても様々なストレスがもたらされる。不況では，失業者にとっては地位，自尊心，独立心の喪失が，社会的地位が下がった者にとっては敗北感が，多くの人々にとっては経済的困難がストレスとなる。共同体における統合失調症患者も同様にこれらのストレスにさらされる。社会的能力が不十分な患者においては求職が減少している時期が特に危機となりやすい。

経済的な不確定性が多くの患者にとって重篤なストレスであることは臨床的経験からも明らかである。レーガン施政の初期に社会保障規則が引き締められたので，たとえば，症状が安定していた多くの精神障害者も，受給していた障害手当が突然停止され，症状が再燃した。精神病を患う人々の精神状態は，彼らの基本的なニーズが満たされないときに悪化する。アメリカでは，ホームレスの男性統合失調症患者はしばしば，餓え，不潔，不眠から錯乱を呈し精神病状態となって入院している。彼らが食事をとり安眠した後，精神症状は劇的に改善する。こうしたとき，患者らは無料の食事と宿泊場所を手に入れるために自分たちを「手玉にとって」いるだけだと病院のスタッフは非難する。穏健な患者の回復は入院中の抗精神病薬の投薬量が適切だったためであると観察者は言うだろう。しかし，実際にはそのような患者はしばしば投薬なしに容易に回復する。入院中の興奮は，貧困と社会的地位や資産の剥奪に対する彼らの急性反応であることが特徴なのである。

第3章で論じた社会的回復度から見積もって，大恐慌の最中の追跡調査で

は，統合失調症患者の70％が失業していたと考えられる。これは第二次世界大戦後よりも格段に多い。近年，地域社会に住む統合失調症患者が失業していることはごく普通なので，精神保健の専門家は失業が患者にとって重大なストレスであると考えることはめったになくなってしまった。しかし，精神病を患う多くの人々にとって，目的なしの退屈な日々や，意味のない暮らし，地位を剥ぎ取られた社会生活は絶えざる緊張をもたらすのである。イギリスの失業者は次のように訴える。

「世の中のお荷物なんだよ，本当さ」
「ときどき俺はカーペットの上を往ったり来たりすることもあるんだ」
「……俺は何にもやる気のないときがあるよ，一日中ベッドの中で身動きせずにいるみたいな感じだ」
「みんな，仕事にあぶれていたら，心配で飯を食おうなんて気にならないだろう」
「散歩に出て，できたら何かを読もうとするだろう。だけど頭をちゃんと働かせるのは俺には難しいんだよ」
「俺は不機嫌なんだよ，わかってるだろう」
「俺は考えた。『いったい，何になるっていうんだ？ 何の理由があるんだい？』って。考えているうちに狂い始めるんだ」
「自分の中の自分のアイデンティティとやらをあんたが失い始めていると思うが，それでもなあ，『いったい自分って何だ？』って考えるときがある」[3]

こういった反応が特に精神病に罹りやすいわけでもない普通の失業者の反応なのである。統合失調症の人々にとってこういった衝撃が過酷なものであり回復率や再発率にかなり影響を与えるのはおわかりだろう。

実際，長期失業による心理学的影響を受けた人々と慢性統合失調症患者との間には多くの類似点が認められる。不安，抑うつ，無感動，いらいら，拒絶，情緒的な依存過剰，社会的引きこもり，孤立と孤独，自尊心やアイデンティティの喪失，時間感覚の喪失，これらは長期の失業者に共通のものである[4]。これらの特徴と前に引用したイギリスの失業者の言葉とを，慢性統合失調症患者についての記載と比較してみよう。

第6章　労働，貧困，統合失調症　151

　エネルギー喪失（anergy），すなわち意欲障害は，しばしばアパシー（apathy，無欲症）と誤って記載されてきた。患者は異常に飽きっぽく，疲れやすく，臨床的レベルの抑うつを経験するとか。慢性の統合失調症患者は長時間虚ろなまま座って，時間の経過を意識していないとか……。患者はまた仕事を探そうと思っているときもベッドの中にいる。患者にとって新奇な活動と，不慣れな活動と，ルーチンの入院生活にはないどんな活動も，理由もなく避け，言い逃れてしまうだろう。……生活は決まり切ったもので，窮屈で，虚ろである。一日中眠っていることも，一晩中目覚めていることもあるだろう。地域社会の中の統合失調症患者は初対面の人との接触を恐れる。……彼はまた福祉関係の部署から要請される複雑な事務を……うまくこなすことができない[5]。

　統合失調症患者のこれらの「陰性」症状の多くが施設治療という社会性剥奪によって悪化させられることがわかっているにもかかわらず，精神科医はそれらを疾病固有の特徴と見なしている（だから，「アネルギー」という生物学的な概念を「アパシー」という心理学的な属性よりも重視するのである）。精神保健専門家は，慢性精神病患者のこうした依存性と無能力と，あてにならなさに落胆し，ときには非難する。この問題に生物学的欠陥というレッテルを張りつけることは，彼らがみずからの落胆に対する対処法にはなるだろうが，治療悲観論と患者のスティグマを増大させる。しかし，次のような失業している（精神病ではない）ティーンエージャーの言葉を読むと，そうした欠陥が，相当な部分，社会的に導入されたものであることが明らかである。

　外に出されたという感じである。……（失業は）自分が別人になったっていう感じにさせられる。朝起きて，髭を剃って，朝飯をとって，仕事に出かけて1日の日程を果たし，家に帰ってきて，晩飯を食うってことができる奴らは本当にすごいと思う。たった1日でそれだけのことができる奴らを。どうしてそんなことができるってわからないよ。俺は署名をするとか，そんな1つのことをするのに1日かかってへとへとになる。……また，何かすることがあるとするだろう……たとえばどこかへ行くのにバスに乗るとか，本当に大変なんだ。俺たちは気を入れることができないみたいさ[6]。

　失業者と精神病患者の感情反応の類似性は大恐慌時代に行われた研究によっ

て明らかにされた。スコットランドとランカシャーの失業者の大規模サンプルに対して行われた調査では,彼らの将来に対する否定的,悲観的な見方は,抑うつ病患者や統合失調症患者よりも深い水準にあった[7]。もし,失業者が入院中の精神病患者と同じ程度に障害されているのだとしたら,生活苦の時代に失業している精神病者が正常に戻るであろうと望むことができようか?

実際,スコットランドとランカシャーの失業研究者が「なぜ精神的に追いつめられている失業者が……精神病にならずにすんでいるのはいったいどうしてか?」と言っているのは同感である[8]。

答えは,もちろん,彼らがけっこう精神病になるということだ。ブレナーは,不況の間,多大な経済損失を被った階層は小中等程度の教育を受けた若年および中年の男子だが,景気後退期に機能性精神病でニューヨークの精神病院患者入院率の最大の階層だったことを示した。患者のなかでずば抜けて多かったのは初回入院の統合失調症患者であった[9]。この影響の最もありそうな説明は,景気後退と失業のストレスに誘発された精神病の発病が実際に増大したこととわれわれは第2章で考えたが,いずれ第9章で,労働のダイナミックスが統合失調症の再発率に影響を及ぼしているかどうかを詳しく探究する予定である。本章では,労働力市場が疾病の経過と予後にどれほど影響しているかに問題をしぼることにする。

失業は地域社会に住む精神病患者に間接的影響を与えているはずである。統合失調症患者の予後不良との関連が知られているストレス要因には,敵意のある,批判的な,あるいは感情的干渉がすぎる身内との同居の影響がある。そういった身内と過ごす時間が多くなればなるほど,統合失調症患者の再発の確率が増える[10]。不況の最中には,身内も患者も失業して家庭内にともに過ごすことは多くなりそうだ。この種の身内と住む統合失調症者にとっては,深刻なストレスであるはずだ。そのような患者の再発の高いリスクを下げるために作られた有効な治療プログラムには,患者と身内のどちらかに家を出て仕事に就かせることで患者と身内の分離を促すことがある[11]。

逆に,職を持たない患者の家庭環境が刺激が少なすぎる場合もあるだろう。職を持たず家庭で暮らす患者にとって,まったく何もしないで過ごす時間の長さは旧式の精神病院で過ごす患者の時間の長さと同程度であることはロン

ドンの統合失調症患者の5年間にわたる追跡研究で明らかになったところがある[12]。こうした日常生活の乏しさは施設症の臨床的貧困と統合失調症の陰性症状にきわめて密接に関連していることがわかっている[13]。

このように，統合失調症の人々にとっての失業ストレスを強調することは，彼らの多くにとって雇用もまた大問題であるという事実を見逃さないようにすることである。「工業化社会では，途方もなく高度な分業が発達した」結果として，統合失調症者は苛酷な問題に直面すると精神科医ハンス・ハッシィ（Hans Huessy）は主張する[14]。労働関連ストレスは患者にとって非常に重大である。たとえば，統合失調症患者の60%は精神病が発症する以前の3週間にストレスフルな人生の出来事（stressful life event）を経験している。うち3分の1は，就職・退職，職業訓練の終了，就業時間の変化に関するものである[15]。しかし，就業は急性のストレスではあるが，うまく乗り越えれば，精神病患者の機能が向上することになる。一方，失業は地位低下と目的喪失という慢性的ストレスをもたらし，これは回復を妨げるはずである。私たちが研究しているどの局面においても，労働市場は精神病の社会的生産と永続化にきわめて密接に関与しているようである。

産業予備軍

フリードリッヒ・エンゲルス（Friedrich Engels）は，失業は例外事態でなく，資本主義的生産の中で不可避の構成要素であると主張した。

> イングランドの工業は短期間の繁栄の絶頂期以外には，まさにもっとも需要の大きい月間に市場が求める大量の商品を生産することができるように，労働者の失業予備軍をもっていることが必然である[16]。
> 　　　　　　　　　　　　　　（『イギリスにおける労働者階級の状態』）

エンゲルスと同様，カール・マルクス（Karl Marx）も「資本主義体制では……余剰労働者は資本蓄積の必然的な産物である」と支持するばかりではなく，次のようにもいう。

じつに資本主義的生産様式の一つの存在条件になるのである。それは自由に利用されうる産業予備軍を形成するのであって、この予備軍は、まるで資本が自分の費用で育て上げたものででもあるかのように、絶対的に資本に従属しているのである。[17]　　　　　　　　　（『資本論』大内兵衛・細川嘉六監訳　大月書店）

マルクスは『資本論』においてこの概念を具体的詳細に発展させ、産業予備軍の様々な構成要素を区別した。彼が「相対的な余剰労働力」のうち「停滞的（stagnant）」と分類した部分は今日では二次労働力と呼ぶものだろう。それは次のように特徴づけられる。

その就業はまったく不規則である。したがって、それは、自由に利用できる労働力の尽きることのない貯水池を資本に提供している。その生活状態は労働者階級の平均水準よりも低く、そして、まさにこのことがそれを資本の固有な搾取部門の広大な基礎にするのである[18]。　　（『資本論』大内兵衛・細川嘉六監訳　大月書店）

そのなかの極貧にあえぐ人々でさえ「非常な好況期には……迅速に労働者の現役軍団に大量に入ってくる」[19]。社会的機能が限界すれすれの精神疾患に罹患している人々の多くがこの集団と次の関連カテゴリーとのなかに見られる。

労働することができない人たち、ことに分業のために適応できなくなったために転落する人々、それは……産業犠牲者……身体障害者や身体病者や寡婦等である[20]。
　　　　　　　　　（『資本論』大内兵衛・細川嘉六監訳　大月書店、一部改変）

現代の産業予備軍の大きさは大きい。張合いをなくした労働者や、就労を希望している主婦、不完全就業者、（社会復帰が可能であろうと思われている）障害者らを含めると、その数は公式失業軍の数倍になるだろう[21]。1970年代初期のアメリカの真の失業率は、政治学者チャールズ・アンダーソン（Charles Anderson）によれば、真実は25％と評価されるのではないかという[22]。以来、失業率はかなり高くなった。1980年代、アメリカの公式失業率は10％を越え、イギリスでは14％近くになった。こうした数字は人口のあ

る部分におけるさらに大規模なヒューマンマンパワーの浪費を覆い隠している。たとえば，1980年代のアメリカの成人黒人男子の公式失業率は45％にのぼるがかりに国勢調査員がカウントしなかった黒人男性が含まれたとしたら，数字は成人黒人男性の就業率が半分以下ということになるはずである。低賃金労働に就くアメリカの労働者はますます増え，1990年にはアメリカ人労働者の5分の1，うちヒスパニックの3分の1は，フルタイムの仕事にもかかわらず，低賃金のために家族を貧困から守ることができていない。「完全雇用」の定義を定期的に上方修正したために，アメリカにおける最新の失業率は6.5％であるが，貧困は増大し，1992年にはアメリカ人家庭の6分の1，黒人家庭の3分の1が窮乏の中に生活している。産業予備軍が現役に復帰しているなどとはとんでもない[23]。

リハビリテーションと再統合（reintegration）

　精神疾患患者の最大多数の治療法は社会の最貧民層の状態を反映しているにちがいないのはマルクスの分析が示すとおりである。統合失調症には味方してくれる強力な政治勢力がいないから，改善はみこめそうにもない。精神病性障害を患う人々の生活状況や雇用を改善すれば高い回復率をもたらすことができるのに，こうした考慮はあとまわしにされるはずだ。熟練工で急性の精神障害に罹った者に限って有意義な治療の努力が払われているはずだ。というのは労働軍から熟練工を失うことは彼の訓練のために行った大量の資本投資の喪失を意味するからである。慢性的精神病患者に対する社会復帰と再統合の働きかけは極端に労働力が不足したときに限る――すなわち他の産業予備軍の大部隊がことごとく動員されたあとにしか見られないであろう。平素の重点は何よりもまず，患者を社会統制下におくことにあるであろう。だから「適応能力欠如」の人々の回復率が，失業の程度の指標となるのである。
　この解釈を支持する証拠がある。たとえば，最初の数章でみてきたように，精神病患者の社会復帰と社会的再統合の成功は労働力の需要に関連しており，うまくいくかどうかは，多くの場合社会復帰努力の強弱を反映しているので

ある。以下に要点を繰り返しておこう。

- 心身に障害をもつ人々のリハビリテーションは，戦時下および労働力不足の時期のほうが成功する。
- 当時失業率の低かった北欧諸国では抗精神病薬の導入以前に脱施設化が始まっている。
- 1965年には諸工業国家の精神病院の病床数はその国の失業率と関連していた。
- 追跡調査によれば，統合失調症患者の入院数は大恐慌期をつうじて増加した。
- 労働力が不足していた19世紀初期のアメリカでは退院率も回復率も高かった。これは公立精神病院でモラルトリートメントをしてもらえたためもある。
- 貧困と失業とがアメリカでは普通のことになるに従って，回復率も社会復帰努力も低下していった。

それでは，労働市場の影響はどのように精神障害者に波及するのだろうか？精神病患者の社会復帰と再統合活動の尽力は3つの要素から構成されておりこれらは相互関係にある。
　(1)政治的な合意内容，すなわち州の精神保健政策
　(2)専門家の合意内容，すなわち精神医学イデオロギー
　(3)社会的な合意内容，すなわち精神障害者への許容度

これらの諸要素がどれほど景気循環に応じて変化するかの推測を表6.1に示した。いかなる時点でも，対立する態度が存在するが，経済状況が変わるにつれて，どちらの意見が優位かが変化する。

この表から精神医学のイデオロギーが経済的変化に影響されることは明白である。この概念は医学史の主流に内在する科学的進歩という在来型の概念の却下を意味している。しかし，この立場を支える確かな根拠がある。これまで見てきたように，モラルトリートメント時代の終わりには回復率も治療

表6.1　好況時と不況時における精神科疾患の患者の社会復帰と再適応の姿勢の差異について

	不況時	好況時
政治的な合意内容	地域社会を守るために管理的治療が必要 精神病院の拡張が必要	地域ケアが望ましい 精神医学的なリハビリテーションの費用対効率比の分析には患者の生産性増大による節約も含むべきである
専門家の合意内容	統合失調症は不治である 精神病の原因として遺伝的、生物学的要因が重要である 精神病院は治療的である 早期退院は危険である 身体的、外科的、薬物治療が有効である 神経症患者は精神病患者よりも治療しやすい	統合失調症は治療可能である 精神病の原因として社会的要因が重要である 精神科施設は有害である 精神病の治療には心理社会療法が有効である 治療的努力は重症の精神障害に向けられるべきである
社会的な合意内容	精神病患者は危険で閉じこめておくべきである 精神病患者と決して働き（隣人になり／結婚し）たくない	誰もが精神障害になりうる

水準も低下し，ヴィクトリア大恐慌の始まりには精神医学の哲学は悲観的なものとなり，社会的原因への関心から生物学的，遺伝的因子へと目を転じていた。エミール・クレペリンは統合失調症を不治と定義した。早期退院は危険とみなされた。オイゲン・ブロイラーは，第一次世界大戦前スイスの比較的良好な経済状況において欠陥を残さず多くの患者が治癒していくのをみて，統合失調症の概念を治療可能と定義しなおしたのである。当時，チューリッヒのブルクヘルツリ（Burghölzli）病院で彼と彼の弟子――いずれも後に大物になったカール・ユングとアドルフ・マイヤー（Adolf Meyer）――は統合失調症の力動的理論を発展させた。ブロイラーは施設化の危険を避けるために患者の早期退院を奨励した。20世紀の大恐慌の最中には，身体的治療と精神外科が重視された。精神病は無視され，特にアメリカ精神医学では，中流および上流階層の，重篤度が低い神経症患者の長期にわたる力動的治療

に関心が集中した。精神科疾患における社会的な要因や，精神病の理解，地域ケアなどへの広範な関心はモラルトリートメントが姿を消して80年から90年後すなわち第二次世界大戦後の好景気時代まで戻ってこなかった。対照的に，革命後のロシアでは20世紀の初期には，別のコースを，すなわちイワン・パヴロフ（Ivan Pavlov）の業績から発展した心理的・社会的再統合法を追求した[24]。

精神医学思想の本流に逆らって生じたイデオロギーは，政治的・社会的な世論の逆風に直面して前進できなかった。ヴィクトリア朝中期に，精神病院が巨大な施設に拡大して個別的な治療が不可能となっていくことに反対した批評家たちは，地域の当局にも費用対効果比を最大化することにしか関心のない納税者意識の高い大衆に無視された[25]。第二次世界大戦後の社会精神医学の登場以前に開放的治療を確立しようとした病院管理者は世論によって退陣させられた[26]。1930年代には，アルフレート・アドラー（Alfred Adler）の，精神病理における社会的要因の重要性についての見解はほとんど理解されなかった。1930年代のアメリカの社会科学の文化と精神障害との相互関係についての成果も精神医学理論やその臨床にいささかの影響すらもたらさなかった[27]。

精神医学の哲学が時の政治によってどのように形成されるかを近年の例が示している。1981年，ヒューマン・サービスについての予算削減という国家的な流れに応じて，コロラド州デンバー市およびデンバー郡で，デンバー総合病院への予算配分が激減された。地域精神保健センター群はこの病院の傘下にあったがその管理者は最重症患者へのサービスをいきなりカットすることで対応した。州立病院外のボーディングハウスにいる数百人の患者へのお金を食うアウトリーチ（訪問サービス）をはじめデイケアサービス，代替支援住宅，保護就労や職業訓練が中止された。これらを利用していた慢性の患者たちは病院および基金を相手取ってこれらのサービスを復活させようと集団訴訟を起こした。精神保健センターの精神科医と管理者は次のように自己弁護した。すなわち，これまで彼らが慢性精神病の患者らに提供してきたタイプの地域サービスにはたして効果があるかどうか何の証拠（エビデンス）もないと[28]。この見解は誤りだったが[29]，それはたまたまそうなのであって，

肝腎な点は，そういった地域医療が優れており，州立病院を縮小でき，そのお金を地域精神保健センターに振り向けることができることを，コロラド州会議員が断言してから10年とたっていないことである。軽薄なオプチミズムからペシミズムの深みにはまるのに，すなわち脱施設化の最終段階を法制化してから，同じ患者らを都心のゲットーの貧困と無視のなかに捨て去ることを法制化するまで10年もかからなかった。モラルトリートメントの歴史は，類似の経済状況の下では今も繰り返されている。ペシミズムを台頭させる原因はどの場合にも同じである。適切な治療もなく，人生の目的もなく，患者らをみすぼらしい環境に取り残すのは政治的無関心である。けれども，いつの時代にも非難されるのは犠牲者である。患者の病は本質的に治癒不能とされ，そんな連中の治療に時間と費用を浪費するべきでないということになる。

社会的許容度

精神的に病む人々に対する世間の許容度も同じく景気循環に影響されるのを示せるだろうか。一般に，差別や偏見やマイナスの固定観念が急激に蔓延するのは，少ない求人をめぐる競争が激化したときであることが知られている。エスニック・マイノリティ・グループへの否定的態度は不況時に拡大する[30]。しかし，精神障害者に対する姿勢への経済の影響についての情報は乏しい。イギリスでは，戦後の社会精神医学革命に際して，精神病患者に対する公衆の態度に改善が見られたという多くの観察がある[31]。1961年モーリス・カーステアズ（Morris Carstairs）教授は次のように書いている。

> 最新の「特効薬」が精神障害の対症効果以上のものだとあえて主張する人はほとんどいないようだ。変化は世論の変化のほうであった[32]。

アメリカでは，高い失業率のために脱施設化の開始は遅れ，強力な社会復帰や再統合をすすめるための運動の推進力も乏しく，公衆の態度はイギリスよりも徐々にしか変化しなかった。1950年代の地域社会研究は，精神障害者に対する態度の特徴は否定と拒絶であると報告している[33]。1960年代までに，

一般大衆が前より受容的になってきたとの兆候もあるが[34]，1970年代の不景気の間は精神障害者の状況に明白な改善の証拠は見られなかった[35]。

社会復帰の促進——原因か結果か

統合失調症の回復率と精神障害者に対する社会復帰の働きが不況時に共に減少するという傾向を見た今，どちらが原因でどちらが結果かという問題が出てくるはずである。周囲が患者を治療しようという厄介なことにかかずらないから患者が良くならないのか。患者が良くならないから周囲が彼らの治療にかかずらないのか。この章ですでに述べたように，精神障害者も含め，仕事に就いていない人々にとって，失業という事態は直接の心理的打撃であり，それゆえ精神病からの回復を防げる。また労働力の過剰供給は精神障害者を社会復帰させようという政治的動機を減少させるので，治療努力も地域社会への統合も滞り，回復率が悪化するという，マルクス理論から出てくるような，さらなる可能性をも除外することはできるだろうか？

多くの「鶏が先か，卵が先か」の論争と同様，これも答えることのできない疑問である。政策の大転換期に生じる出来事は強くもつれ合っていて，何か1つの要因をその原因だとすることはできない。たとえばキャスリン・ジョーンズ（Kathleen Jones）は，第二次世界大戦後のイギリスの社会精神医学革命について次の3つの構成要素を見いだしている。すなわち，開放化運動，抗精神病薬の導入および法の進歩である。

> 治療という観点からみても，政策の観点からみても，これら3つの動きの時期が一致していたのは幸運であった。3つの要素が互いに補強しあえたからである。しかし社会分析学の観点からいえば，それほど断言はできないものであった。分析してみると，信頼性をもって何が原因で何が結果かを確定することが不可能だった。この3本の糸は絡み合い，また絡み合い直して，密に織り合わさり，それぞれがどのような影響を及ぼしていたのかを決定することは最早永久に不可能であろう[36]。

たしかに，戦後のイギリスで，精神科医らが高い回復率に注目して不承不

承の政治家を引きずっていったという証拠らしきものはない。1948年という早期に，国民健康保健法（the National Health Service Act）は地方自治体に精神保健部門を設置させ，精神障害者の地域ケアの責任を負わせた。1954年の議会提出の法案が精神保健サービスと精神病院との近代化をさらに促進した。そして同年，地域ケア促進のための法改正を立案する王立委員会が創設された[37]。これらはすべて，抗精神病薬の広範な導入以前であり，精神科病棟の扉を開放しようとする初期の運動と同時期に起こったことである。精神医学的治療の進歩を実践に移し，精神障害者のリハビリテーションを促進しようとする政治的動機がすでに存在していたようである。緊急の労働力需要に刺激されたのである。

原因か結果かという問題には実践的側面がある。不況時にも精神障害者のための雇用を人為的に確保し続けることが万が一可能ならば，回復率は改善し（また入院率や治療コストは下がり）うるのだろうか，逆に不況中の社会的，政治的な合意が精神病の経過における回復可能性の限界となるのだろうか？ 社会的，政治的な権力の影響が精神障害者の特別による方式の雇用発展を阻止する可能性は大いにありうる。精神病院の最早期以来，常時就労能力をもつ労働者は，失業時代には入院中の労働者との不当な競争に反対してきた。チャールズ・ディケンズは1840年代の労働力不足のアメリカの刑務所と，労働者が過剰であったイギリスの刑務所を比較して次のように記している。

　　新しく，人口が過剰でない国であるアメリカでは，その全ての刑務所で受刑者のための有益で収入の多い労働がみつかるという大きな利点がある。一方，私たちといえば，刑務所での労働への偏見はもちろん非常に強く，とくに法を犯していない正直者さえ職探しをしても無駄に終ることがしばしばあるご時勢には，ほとんどびくともしない。アメリカにおいてさえ，囚人労働と自由労働を競合させる原則は，明らかに後者に不利があるはずだから，多くの反対者がすでにいて，その数は年々減少しているとはとてもみえない[38]。

きわめて簡潔にいえば，失業と精神疾患からの回復と社会復帰とには拮抗

関係がある。

もっと最近の例がすぐに見出せそうだ,「怠惰あるいは無為な狂気」を抑えるために（ドイツ，ギュータースローGütersloh施設のヘルマン・ジーモンHermann Simonによって）設計された作業療法を，1930年代，イギリスの精神病院に導入しようとする試みがあった。この試みの失敗をデイヴィッド・クラークは次のように説明している。

> 1930年代の世界大恐慌のために，院外で健康な人々が失業している状況で，院内の患者のための気晴らしの作業を正当化するのは困難であった[39]。

現代でも，一般に企業と出来高払い契約を交わして障害者雇用を提供しているアメリカの回復者作業所（sheltered workshops）も類似の問題に直面している。景気後退期には，僅かな雇用がさらに減り，あまりできない労働者は一時解雇される。そのかわりに，作業所はその原価以下の契約を結ぶこともできる。このことは政府の補助金に作業所が頼ることになるが不況が深刻化すればそれも削減されやすい。こうしていくつかの作業所は破産する。作業所は彼らのプログラムへの政府の助成金の交付と安価な入札をしようとするが，こんどは労働組合が反対する。さらに，政府の後援する職業プログラムは，失業者が増えるにつれてより作業能力の高い労働者のための仕事に集約しがちである。いずれにせよ精神保健専門家の最大な尽力と意向を以ってしても，不景気が統合失調症の経過に及ぼす悪影響を完全に克服できないと思われる。

労働動態

統合失調症からの回復が不景気には低下するのは失業という事態がもろに統合失調症者に影響を及ぼすからであり，労働力需要の減少がリハビリテーションと復権の努力を劣化させる結果となるからである。不況期の生活のしずらさは精神病に罹患している個々人に影響する。労働動態がどれほど強く統合失調症の経過に影響するかを景気変動の影響だけでなく，それを越えて

より広くみるためには，明白な関連のある労働力の利用と統合失調症の予後との関係をみる必要がある。具体的には，次のことが予想できる。

- もしどちらか一方の性に対する労働力市場の影響が弱いとすれば，その性に属する人々の統合失調症の予後のほうがよくなる傾向にあるだろう。
- もしある1つの社会階級が労働力市場の厳しさにより強く影響されたとすれば，その階層のほうの統合失調症の予後が悪くなるであろう。
- 景気変動の影響を受けず，継続的に完全雇用が可能な工業国家の統合失調症の予後はよいであろう。
- 賃金労働と失業が一般的でない非工業社会での統合失調症の予後のほうがよいであろう。

これらの予想によって，労働力市場の影響と経済的困窮による影響をある程度区別することができる。こうした例の一部においてのみ，私たちは経済的困窮が統合失調症の経過の同方向への変化を産み出すと予測できるのである。これらの予想がどれほど正確かをみてみよう。

統合失調症からの回復における性差

アメリカにおける女性の失業率のほうがしばしば男性よりも高いという事実にもかかわらず，今世紀の大部分は，男性のほうが女性よりも労働力市場の変動に苦しんできた。一般に，賃金労働に従事しているのは男性よりも女性が少なく，賃金労働をしていなくても女性は社会的役割を果たしていると評価される場合が多い。主婦という安定した役割に戻った患者は，競合的な労働市場に再加入せねばならない患者よりも困難が少ないだろう。さらに，ブレナーの指摘によれば[40]，景気後退は女性よりも男性に大きく影響する。大恐慌とそれに続く経済低迷期の間，男性の失業率は女性の失業率よりも増加し，しばしば前者を凌ぐという。このことから，西欧工業社会における女性の統合失調症の経過は男性のものよりも穏やかであろうと予想することは妥当であろう。

「回復可能性は男性よりも女性のほうが高い……というのは今日ほぼ確立した見解と見なされる」[41)]と早くも1845年にサーナムは彼の著書『精神医学統計からみえること（Observations and Essays on the Statistics of Insanity)』に記している。彼の時代，精神病院から回復して退院する入院患者の割合は男子よりも女子が常に高かったことは彼の分析が示しているとおりである。近年の研究を見れば，1936年から1945年までにノルウェーの精神病院に初回入院した全患者を調査したエゼゴール教授は男子よりも女子の統合失調症患者の方が早期退院率が高いことを見出している[42)]。1960年代にフィンランドの病院に入院した統合失調症患者についての2つの追跡研究によれば，女子患者の方が症状が消失しやすく，独立して労働し職務を果たしていることも多いという[43)]。多くの予後研究が女子よりも男子統合失調症患者は悪化しやすさを示しているが，女子の方が男子よりも悪化するという報告は1つも見つからなかったと精神科医ジェームズ・ベック（James Beck)は記している[44)]。同様に，異なる2つの統合失調症のWHO国際追跡研究でも，予後最悪群に入れられる対象は女性には比較的少なく，最良群に分類される対象が多かった。特に工業国では，女性の統合失調症性精神病のエピソード（症状発現期間）は短かくなる傾向があった[45)]。加えて，ブレナーのデータが女性の機能性精神病患者は，失業率が上昇したときには，男性患者よりも精神病院への入院，再入院が少なかったことを示している[46)]。このような性差の存在は労働動態が統合失調症の予後に影響するであろうという印象を確認するものである。しかし，西欧の工業社会での労働力に占める女性の割合が増え続け，男性の割合が減少するにつれて，両者の性差は少なくなっていくのではなかろうか。

社会階級

不況期に最もストレスを被る階級はその社会的地位の以前の地位からの下降が最も著しい人々，たとえば中流階級の失業者だと論じてきた社会科学者もある[47)]。これを基に，ブレナーは高等教育を受けた男性患者の精神病院への入院率に不景気が特に強い影響を与えた理由を説明している[48)]。しかし，

このようなこともあるだろうが, 景気循環は別としても, 職を求める競争での一番敗者の社会階級は明らかに最貧層の人々なのである。たとえば, アメリカでは, 景気が良くても悪くても, 常に黒人の失業率は白人の2倍である。労働の第二軍である非熟練労働者はすべてどの集団のうちでも最低の労働保障しか与えられず, 社会的地位が最も低い。彼らの仕事はしばしば不定期で, 雑務であり, 枠のはまったものであり常に低賃金である。創造的過程からの疎外は一般に労働者階級が最強である。賃金労働を獲得し保持することにも, また職業から自尊心と満足を得ることにも, 常に困難を経験せねばならない集団があるとするならば, 明らかにそれは社会的最低層の人々である。

精神病からの回復が社会経済的に低い集団で悪いのは驚くにあたらない。ヴィクトリア朝のイギリスでは貧しい精神病者は入院率が高く, 第5章で見たように, 彼らの回復率も低かった。現代においても同様に, (第2章で見たように) 社会的低階層は重篤な精神障害の発生率が高いばかりではなく, 精神病からの回復も明らかに悪かった。イギリスのブリストルで行われた, 1950年代初期に初回入院した男子統合失調症患者の研究は, 上流階級の患者に比べて社会的に低い階級の患者は長期入院となり, 退院時の改善度や回復度もより低い傾向にあり, 早期に再入院する率が高く, 慢性的施設症になりやすいことを明らかにしている。さらに, 地域社会に住む低階級層患者は雇用されにくく, 総合的な社会適応も悪い[49]。この研究の著者である, B・クーパーは次のように結論している。

> 臨床状態と経済的地位とは互いに関連し影響し合っており, 有益な仕事に復帰しそこなった患者は統合失調症を再発しやすいのはまずまちがいない[50]。

他の研究者も類似の結論を得ている。1950年代からの男子統合失調症患者についての他のイギリスの研究でも, 低階級層患者は長期入院することがわかった[51]。コネティカット州ニュー・ヘヴンでオーガスト・ホリンシェッド (August Hollingshead) とフレデリック・レッドリック (Frederick Redlich) も1950年代に, 低階級層の患者は病院に長くとどまり, また再入院しやすいことを明らかにしている[52]。10年後にこの研究を繰り返したジェ

ローム・マイヤーズ（Jerome Myers）とL.L.ビーンズ（L.L.Beans）もまた低階級層の患者が病院に長期にとどまり，再入院しやすいことを再確認している。地域社会では，低階級層の患者は（元患者が健常者同様に働ける主婦業を除いて）最悪の職歴を持ち，社会的に孤立し差別のスティグマを受けている[53]。1974年に行われたアメリカ東部の統合失調症患者の追跡研究でも社会階級が最も強く症候学的予後と関連していることが示されている。退院2～3年後の面接では低階級層の患者により多くの精神病症状が認められたのである[54]。最後に，統合失調症のＷＨＯ国際追跡研究では，社会的地位の高い職業に就いていることが先進国の都市（ロンドン，モスクワ，プラハ，ワシントン，デンマークのオールフス）に住む患者の予後佳良を予言する最良の要素の１つであることがわかった[55]。

　以上の３つの研究は低階級層の統合失調症者の入院が有意に長期間であることを示していないが，３つのうち２つは，完全雇用下の1950年代初期のイギリスで行われたものである[56]。そういう状況下では，低階級層の統合失調症者の予後に幾分の改善が見込めそうであるまいか（しかしブリストルの統合失調症患者についてのクーパーの知見は逆だが，それもこの時期に得られたものである）。1936年から1945年までのノルウェーの精神病院の入院について調査したエゼゴールは，社会的地位の低い職業に就いていた患者は必ず長期入院するという一定のパターンを示せなかった。エゼゴールは，彼の結果が他の国々で見出された通常のパターンに合致していないことを理解していて，このことは，公務員のようにノルウェーでは比較的社会的地位の低い職業とされるものが経済的に安定した職業であり，このグループの患者の並外れて高い退院率に結果しているという事実によるとしている[57]。

　総括すれば，大多数の研究，特に大々的な研究が，低階級層の統合失調症の予後の悪さを示していることは明らかである。多くの要因がこの現象を説明できそうである。経済的困窮，家族あるいは地域社会の寛容度の差，あるいはアメリカの一部研究者がとりあげているような，低階級層の患者の「現実社会についての狭く硬い考え」や低い「服薬のコンプライアンス」などもあるかもしれない[58]。しかし，この結果はこの章の他の資料と連関しつつ，労働動態と統合失調症の経過との連動をいっそう支持するものでなかろうか。

完全雇用

　スイスにおける統合失調症の経過が良好なのは，この国全体に「例外的なまでに好ましい社会経済的状況が行きわたっている」ことによるであろうとルツ・チオンピ教授は論じている。彼はローザンヌ大学精神科に今世紀入院した統合失調症患者1600人以上を満65歳を過ぎるまで追跡調査した。27％は完全回復し，22％はごく軽度の障害を残していた。つまり，約半分の患者はこの疾患の良好な最終経過であった[59]。この結果は西洋諸国の平均よりもよい。これはスイスでは長く続いている完全雇用の結果だろうか？　スイスでは第二次世界大戦以来，失業率が1％に達するのは稀で，1960年代から1970年代初期にかけては，その10分の1前後であった。大恐慌のときでさえ，スイスの失業率は他のヨーロッパ諸国の高さには達したことがなかったのである[60]。チオンピ教授は次のように指摘している。

　　もしスイスの社会経済的な状態が本当に（統合失調症の）予後に好ましい影響をもたらしていたのならば，たしかに非常に重要な所見といえるだろう。このことは好ましい環境下では統合失調症はすぐれて好ましい経過を辿ることを意味しているだろうからだ[61]。

　統合失調症の良好な経過が，社会主義計画経済に存在した完全雇用の副産物であることが示されれば，同じ深い意義があるであろう。社会主義国の中央集権的計画経済の下ではおなじみの，就業保障があり，きつくなくスローペースの労働過程[62]は統合失調症患者のリハビリテーションには格別向いていたはずでなかったか。旧ソ連（U.S.S.R）では，1930年から共産主義政権崩壊まで継続的に完全雇用が存在した。働く権利が認められ，労働者は生産力のない人の場合でも，自分の仕事が見つかることを期待できた[63]。モスクワ市長は1983年のロンドン訪問の際に次のように自慢している。「あなた方には理解しにくいかもしれないが……モスクワでわれわれが直面している大問題の1つはこの都市における労働力不足なのです」[64]。当時，モスク

でも、レニングラードや他の大都市でも、精神障害者のための職業的リハビリテーションプログラムが高度に発展し、精神科医は患者らの適切な仕事への配置に大きな関心を寄せていたのである[65]。

実際、1960年代後半のモスクワにおける統合失調症患者の予後は西洋工業諸国の患者のものよりも良いことが示されていた。WHO統合失調症国際予備研究（International Pilot Study for Schizophrenia）は大規模な多国間の共同研究で、西洋の9ヵ国、東洋圏および第三世界で同時に行われた（この研究について詳細は次章で論じることになる）。統合失調症患者は1968年と1969年に精神医学センターに入院した患者から選ばれた。開始時の診断では（第1章で述べたように）大部分のセンターの患者集団は相互に比較可能であったが、標準化したモスクワとワシントンの精神科医はより広くより包括的な統合失調症診断概念を用いていることが明らかになった。2年間のフォローアップの結果、モスクワの統合失調症患者全体の予後は、ロンドン、ワシントン、オールフス（デンマーク）という西欧諸国のセンターに入院している患者の予後よりも良いことが判明した。ロシア人の患者は急速かつ完全に回復する者は比較的まれであるが（次章の表7.1をみられたい）、患者の半数近くが予後良好であった。つまり彼らは1年以内に非精神病状態となるか、少なくとも2年間のフォローアップ中に4カ月以上重篤な社会的障害を呈することはなかったのである。同じ標準化された診断基準を用いながら、イギリス、アメリカ、デンマークのセンターでは患者の3分の1をわずかに上回る人々だけが全般的改善だった。さらに、追跡調査で、最悪の予後の範疇に入ったロシア人患者は格段に少数だった[66]。モスクワの統合失調症患者の高い回復率は広い診断基準を採用したことによる人工産物（artefact）ではないかという疑問もあったが、類似の包括的な診断概念を採用していたワシントンではアメリカ人の統合失調症患者の予後が良くなることはなかったのである。

さらに、統合失調症からの回復についてのWHO研究は、当時チェコスロバキアのプラハでは労働力不足であったにもかかわらず西洋諸国に比べて良くはなかった。モスクワとプラハの予後の違いを説明するのは困難である。完全雇用の社会からこれまで得られたデータは曖昧であるが、そうした社会

では，失業率が相当の高さに達している工業国で見られるよりも良性の統合失調症経過にあずかっているというしるしも多少はあると言うにとどめておこう。

　これまで延々と社会経済的状況が統合失調症の経過を形づくることを証明しようとしてきた。不況における，あるいは男女における，また異なる社会階層における，さらに異なる政治経済体制における統合失調症の予後に関するデータはすべて，労働市場と，そしておそらく経済的困窮の影響が甚大であるという考えを支持するものである。これらの全例において，統合失調症の経過に見出される差異は，精神病患者個人への失業の直接的影響，あるいは社会復帰と再統合活動に対する労働力需要の影響によるものと説明できる。ただ1例――男女における回復パターンの差異――を除いてこれらすべての例で経済的困窮は再発や予後の悪化を導く重大なストレスでもあるだろう。

　まだ1つの予想が検証されないままである――すなわち，もし労働市場の状況が統合失調症の経過に不利な影響を与えるならば，非賃金労働の環境下ではこの疾患はより良性のものとなるはずである。次章でこの可能性について検証し，そして社会経済と家政の大きな差異がどのように統合失調症の人々に影響するのかを検討してみたい。

要　約

- 精神病院治療への支出は不況時に増加する。
- 地域社会に住む患者への経済的ストレスと失業の影響は，ともに20世紀の大恐慌の最中，統合失調症の回復率を低下させた原因であると思われる。
- 慢性統合失調症の陰性症状の多くは，長期失業の心理的影響と同一である。
- 精神障害者への社会復帰と再統合活動は景気変動に応じて変化し，統合失調症の予後の変化の一因となる。
- 女性統合失調症患者の予後は男性よりもよい。
- 低階級層の統合失調症患者の予後は，上流階層の患者の予後に比べて悪い。
- 完全雇用社会の統合失調症患者の予後は，他の工業国におけるものよりもよいといってよかろう。

第7章　第三世界の統合失調症

　20億ドルから40億ドルもの費用が統合失調症治療のために1971年のアメリカでは費やされた[1]。これは国民総生産の約0.5%にあたる。この数字には,統合失調症患者のための社会保障費をはじめとする種々の間接費用が含まれていない。このような多大な資金投入は,より窮乏した諸地域に比して必ずやアメリカの患者に有意に良好な回復率をもたらしているはずである。アメリカとは対照的に,発展途上国における施策の優先順位リストにおいて精神医学的ケアの占める地位は非常に低い。ところが,統合失調症の転帰は第三世界のほうが圧倒的に良好であるという証拠がある。このことは,いくつかの観点から詳細に検討するに値するだろう。

第三世界における短期精神病

　精神病の持続期間は第三世界のほうが短いとする報告は数多い。それどころか,非西洋地域ではどこであれ,精神病の転帰が不良であるとされる地域は皆無である。実例を挙げてみよう。セネガルでは,「非現実化,幻覚,被害的ないし誇大的内容の関係妄想」[2]といった典型的な統合失調症症状を伴う一過性の妄想状態（急性錯乱 bouffées délirantes）は,ときとして典型的な慢性統合失調症に発展するものの,通常短期間で自然に回復する。経過と転帰の良好な急性妄想反応が,アルジェリア北部の大カビリア地方（Grande Kabylie）[3]と東アフリカ全域ではごくふつうである[4]。ナイジェリアでは,急性挿間性精神病状態は高率で自然寛解に至るし[5],ウガンダでは,短期統合失調症様精神病が精神科病院の入院件数の5分の4を占めている[6]。ガーナでは急性の「恐怖罪業精神病群」が,幻覚,場にそぐわない情動反応,奇怪な妄想,それに奇異な行動を呈するために統合失調症と区別できない。

こういった精神病は，土地伝来の癒しの場での治療で通例1週間前後で快癒する。もっとも，慢性統合失調症に発展することもときにはある[7]。精神科医のドリス・マイヤー（Doris Mayer）は，ガーナ北部のタレンシで典型的な統合失調症状態があっという間にもと通りに回復することを見出した[8]。このような短期精神病の例はまだまだ多くあげることができ，シンガポールやパプアなどの発展途上国にも拡がっている[9]。カナダの精神科医である H. B. M. マーフィー（H. B. M. Murphy）博士は多文化間精神医学の研究歴の豊かな人であったが，彼によると，第三世界では「急性に発症し短期間しか持続しない精神病が，あらゆる精神障害の主要部を占めている」[10]ということである。

「本当は統合失調症ではない」のか

しかし，第三世界における短期精神病は統合失調症なのだろうか？　精神科医の中には，それらの急性精神病に典型的な統合失調症の特徴的徴候——幻覚，妄想，奇異な行動，情動障害など——が見られる以上はたしかに統合失調症なのだと主張する者もいるだろう。彼らはまた，病初期には区別できないがやがて慢性統合失調症の病像を呈するようになる少数例があることを指摘するだろう。また別の精神科医たちは，正確にいうと統合失調症は定義上慢性疾患なのだから短期精神病は統合失調症ではないと主張するだろう。アメリカ精神医学会の手になる「診断統計マニュアル」の（当時の）最新版（DSM-Ⅲ-R）[11]では，統合失調症であるとされるためには精神病が6カ月以上持続することが必要となっている。しかし，これは用語の定義上の問題であって，このことをもって論点をぼやかしてはならない。もし，統合失調症が発展途上地域においては良性の経過を辿るものであるとすれば（かつそれが事実であることを示す相当な証拠があるならば），その地域においては，持続が6カ月未満である精神病であっても統合失調症エピソードとしてよいのではなかろうか。短期の精神病が統合失調症でないと決めつけるのは論点先取である。

ひょっとして，これらの精神病が器質性のものである可能性はないだろう

か？　たしかに，そういうものがあってもおかしくはない。第三世界諸国では，トリパノソーマ症やペラグラの類の寄生虫性，栄養性，感染性疾患の有病率が高く，それらが精神病状態を招来することがある。特にマラリアはしばしば急性精神病エピソードと関連する[12]。とはいうものの，第三世界で見られるすべての短期精神病エピソードが器質的原因に由来するということはなさそうである。台湾の原住民4部族を社会精神医学的に調査するにあたり，2人の精神科医林憲（Hsin Rin）と林宗義（Tsung-Yi Lin）は，器質性と機能性疾患の診断にあたって殊に細心の注意をはらっている。彼らは統合失調症を，マラリア精神病，薬剤惹起性精神病と分類不能例から慎重に分離した。彼らは当初は懐疑的であったが，得られた情報を相互に点検し診断を相互に確認した結果，台湾原住民の農民と狩猟民の精神病は一般にきわめて良性の経過をたどり，ことに統合失調症でその傾向があると結論せざるをえなかった。統合失調症と確定された10例の内で，2年以上にわたって症状が活動的であったものは2例にすぎず，5例は1年以下であった[13]。より最近のデータを後で示すが，WHOの10カ国調査によれば，第三世界で精神病の転帰がよいのは器質因性の精神病エピソードが含まれているためではない，との印象を裏書きするものである。

これと矛盾する報告

　第三世界における統合失調症をはじめとする精神病の転帰が良いとは言えないとする報告もある。その数は比較的少ないが，それだけに詳細に検討するべきである。南アフリカ精神病院の病院監督官補佐であるJ・デ・ウェット（J. De Wet）博士は，彼が受け持ったバンツー族の統合失調症患者の回復率はヨーロッパ人より良好であるとは言えないと結論した。ところが，彼の観察が行われたのは，いわゆる西洋式の，伝統的というか拘束的な病院環境においてであって，今日のわれわれから見れば統合失調症の経過におおいに好ましからぬ影響を与えると言いうる類のものであった。彼の1943年報告の対象患者のうちで退院例は一握りにすぎず，それも数カ月の拘禁を経てようやくの退院だったのである。退院患者は「完治例」であり，その後10年に

至るまで家庭でなんの問題もなく過ごしている。一方で、入院継続例は何も得るところなく、変わりばえしない機能レベルのままか、悪化している。デ・ウェットの1953年の報告例はすべて15回から30回の電気けいれん療法（ＥＣＴ）を受けているが、1人として「在宅で急性の再発を見ないようにＥＣＴ施行後2カ月までは退院とならなかった」[14]。やはり治療の結果がよくないのだ。これとは対照的に、バンツー族のことをよく知っている精神科医たちは、統合失調症様精神病が彼らの共同体にあっては良好な回復率を誇ると報告している[15]。デ・ウェット博士の報告は、常に良好な経過を辿るアフリカ人の統合失調症もヨーロッパ流の伝統的な病院環境で治療するとどういうことになるのかを如実に示しているように思える。この報告は、デ・ウェットがどのように弁明しようとも、バンツー族の精神病が一般的に予後が悪いことの証拠にはならない。

　また、精神科医ジョゼフ・ウェスターマイヤー（Joseph Westermeyer）は、第三世界の小作農社会では統合失調症の転帰が不良であることを見出した。ウェスターマイヤー博士は、35例の精神病患者についての一連の興味深い論文を執筆している。対象となった症例はラオスのビエンチャン県の27カ村の村民から抽出したものである。彼は、村人たちに「あなたの隣人に『バア baa』すなわち狂人と思われている人はいないか」と尋ねまわって、症例を選び出した。こうして得られた症例のうち9例は器質性精神病であり、24例が機能性精神病と同定された。後者のほとんどは統合失調症であった。2例のティーンエイジャーは、調査時にもはや精神病状態ではなかった。このラオスの患者たちは明らかに高度の障害状態で活発な症状を呈していた。働いているのはわずかに2例であり、研究に使えるだけの自己情報を語れる程度の清明な状態は5例にすぎなかった。ウェスターマイヤー博士は、これらの障害状態にある人の現在の社会機能と病前の状態と比較して、「重度の社会的機能不全は、小作農社会における精神病に関連している」[16]と結論している。しかし、彼は続く段で、

　　こういった所見は、精神医学的ケアを受けている精神病患者の社会的機能とは対照的である。北アメリカと欧州で精神科的ケアを受けている精神病患者の追跡研究

では，多くの者が経済的生産活動に復帰している（統合失調症者では約半数）し，社会適応がまずまずの者ないし良好である者が多いことが示されている[17]。

と述べている。この結論の問題点はおわかりであろう。先ほど述べたような方法を用いてウェスターマイヤー博士がラオスで抽出した症例とは，現在も高度な障害を有するものたちであった。彼はそれを，急性期を脱してからある期間たった後の追跡期間を経た西洋の精神症患者と比較しているのである。後でこの章でもふれるが，第三世界で精神病を病む人たちは，一度も狂者の烙印を押されずにすむことが多いのである。ウェスターマイヤー博士にしても初期の論文では，

精神疾患であるとは，民俗的な基準では，もっぱら社会的機能不全の行動が持続していることなのであり，思考や情動の障害のことではない[18]。

と力説している。精神病症状があっても破綻を来していない事例は見過ごされており，同様に，かつては精神病であって現在までに回復している症例も考慮に入れられてはいない。林，林両博士は，2人の地域社会調査において，かつて精神病で，かつ回復した者を対象として抽出した。彼らは，このような人が精神病が活動中の者の3倍の数になることを見出した。林，林両博士の方法はほとんど生涯有病率に近いデータを得るものであるのに対して，ウェスターマイヤーの方法ではせいぜい過去数年間において精神病状態にあった者を拾い上げたにすぎないから，その数字は期間有病率である。このことを指摘されたウェスターマイヤー博士は，自分の方法には「遷延例に対してはどうしても歪みをまぬがれない」性質のものである[19]と認めている。これでは，真の回復率の証拠とならない。

　追跡調査こそが，第三世界における統合失調症の回復を明確なかたちで描出しうるのである。そのような報告はいくつかあるが，1編を除くすべてが──すなわち本節で最初に紹介したデ・ウェットの報告以外は──，開発途上地域において統合失調症の回復率が有意に高いことを明らかにしているのである。

チャンディガル(インド)

イギリスでトレーニングを受けた精神科医 P.クルハラ (P.Kulhara) と N.N.ウィグ (N.N.Wig) は,インドのチャンディガル医学研究・教育大学院精神科で治療を受けた統合失調症患者の転帰は,ロンドンで以前になされた調査結果を上回るものではなかったと報告している[20]。近代的な外来および入院医療サービスがインド人統合失調症患者に提供されており,1966～1967年に入院となった患者について4年半から6年間の追跡調査が行われた。この研究に対する批判としては,174例の入院患者のうち追跡調査がなされたのは100例にすぎない点があげられる。つまり,病院に残った者は全例が研究対象となったのに,病院を離れていった者など,より良好な転帰が見込まれそうな者が除外されていたのである[21]。クルハラ,ウィグ両博士によるインドでの回復率が後述するWHOの研究結果に比べて著しく低いことも,このことで説明されそうである。

モーリシャス

アフリカ人およびインド人の統合失調症患者についての初回入院から12年間にわたる追跡調査が,インド洋上のモーリシャス島で,カナダの社会精神医学者マーフィー博士と当地の病院監督官であるラーマン (A. C. Raman) 博士とによってなされた。この研究で得られた統合失調症の発症率はイギリスのそれに近いものであったが,回復率のほうはイギリスを上回っていた。患者の64%は完全回復,つまり無症候状態を維持し続けており,70%以上の患者は他者の援助なしに生活を維持できていた。患者たちは病院での治療初期には抗精神病薬を投与されていなかった。より多数例の追跡のために不屈の努力が注がれた結果,98%の追跡に成功している[22]。

スリランカ

非常によく似た結果が,スリランカにおいて人類学者のナンシー・ワクスラー (Nancy Waxler) によって得られている。彼女は5年間の追跡調査を,1970年に統合失調症エピソードにより初回入院となった患者を対象として行った。患者のなかには,入院までに5年ないし10年の罹病歴をもつ者もいた。

対象例のほとんどは田園地帯の患者であり，多くは農民または労働者の家庭の出身であった。脱落例は1例のみで，44例の追跡を完遂した。その結果調査時点では，45％には症状をまったく訴えず，69％はなんの精神病症状をも有していなかった。半数の患者は，精神科医によって正常な適応状態にあると判定され，58％の患者は，家族によって正常と考えられていた。これらの患者は，家族が寛容なために転帰良好であると判断されたばかりではなく，いくつかの基準にあてはめても良好な状態にあると判定された[23]。

香　港

精神科医のW. H. ロー（W. H. Lo）とT. ロー（T. Lo）とは，香港島在住で1965年に，香港精神医学センターに初診となったすべての統合失調症患者の10年後追跡調査を企てた。結局彼らが評価しえたのは，出発時の対象患者133名中の82名にすぎなかった。高度に都市化し，手工業の中心地であるこの地域における統合失調症の転帰は，ヨーロッパの統合失調症患者とモーリシャスやスリランカの患者との中間であった。かなりの患者が再発の経過を辿っていたが，追跡調査時には65％の患者に精神病症状が認められず，ほぼ同数の患者で良好な社会的回復が達成されていた[24]。西洋の統合失調症患者の社会的回復率は45％と見積もられている（第3章参照のこと）ので，この結果はそれを上回るものである。

シンガポール

イギリスでトレーニングを受けた精神科医，ツォィ（Tsoi），コク（Kok），チュウ（Chew）の3人による研究では，統合失調症の診断でシンガポールのウッドブリッジ病院に1975年に初回入院となった637名全員を追跡する努力がなされた。入院後5年の時点で所在がつきとめられた424例が再診察となった。追跡し得なかった症例が多いにも関わらず，また，再診察を受けた者には調子が悪かったり再入院が必要だった者が多かったにもかかわらず，得られた転帰は非常に良好なものであった。完全回復は35％にのぼり，さらに28％はごく軽微な病態にとどまっていた。この結果は，同じく人口密集地である香港のそれに非常に似かよっている。この研究の対象となった患者の

3分の2近くは就労していたが,調査時点でシンガポールの労働力は不足していて患者が職を得やすい状況であったためであろう[25]。

インド3都市

ヴェルゲーゼ(Verghese)博士を長とする精神科医チームは,5年間の追跡調査をインドの3カ所——ラクナウ,ヴェロール,マドラスの3都市——にあるクリニックを1981~82年に受診した統合失調症患者で,罹病期間が2年未満の者全例について施行した。386名の対象患者中323名の追跡に成功し,面接がなされた。66%の患者は複数の評価尺度の組合せによって全般的転帰が良好であるとされ,64%には精神病症状がみられず,40%には労働能力になんらの欠陥も見出されなかった。田園地帯の患者は,都市部の患者に比して著しく良好な転帰を示した[26]。

WHOの統合失調症パイロット・スタディ

世界の各地域の回復率を比較する際には,患者の選択方法と診断手順の違い,それに転帰を評価する基準の違いが問題になる。この状況を打開するために,世界保健機関(WHO)による統合失調症の国際協同追跡研究[27]が行われ,工業国と非工業国の両方からなる9カ国の精神病患者についての転帰の分析に際して,標準化された診察法と追跡法がつくられた。オールフス(デンマーク),アグラ(インド),カリ(コロンビア),イバダン(ナイジェリア),ロンドン(イギリス),モスクワ(ロシア),プラハ(チェコスロバキア),台北(台湾),それにワシントン特別区(アメリカ)の精神医学センターに入院した患者は,標準化された手続きとコンピュータ診断機構——CATEGOシステムと呼ばれる——に従って評価された。この方法によって,9つのセンターのそれぞれで1968年とその翌年に治療を受けた患者の中から非常に似かよった急性統合失調症群と慢性統合失調症群の2群が選び出された。7つのセンターでは(すでに前章でふれたが)統合失調症と判定された患者は本質的に同類といえたが,モスクワとワシントン特別区では統合失調症の診断は格段に幅の広いものであった。2年の追跡調査を経て研究者たち

表7.1 「WHO国際転帰研究」における統合失調症患者の最終転帰（％）

センター所在地	最良群	最良群＋良好群	不良群＋最不良群	最不良群
オールフス	6	35	48	31
アグラ	48	66	21	15
カリ	21	53	28	15
イバダン	57	86	7	5
ロンドン	24	36	41	31
モスクワ	9	48	20	11
台北	15	38	35	15
ワシントン特別区	23	39	45	19
プラハ	14	34	39	30
先進諸国	15	39	37	28
発展途上国	35	59	23	13

は，統合失調症の経過と転帰がセンターによって大きな開きがあることを知って驚いた。発展途上国の患者の方がはるかに良好な転帰を示したのである。

　様々な因子を組み合わせることによって，全般的な転帰の如何によって患者を5群に分類した。表7.1に示したように，第三世界のセンターの患者のうちで転帰最良とされた者は35％にものぼったが，先進工業国の患者では15％にしかすぎなかった。ここでいう最良群とは，2年間の追跡期間中に精神病症状を呈した時期が4カ月未満で，かつ社会的機能の低下を伴わない完全寛解を達成した者のことである。良好2群の合計でみると，発展途上国の患者では59％もあったが，先進工業国では39％にすぎなかった。先進国の患者は4分の1以上が追跡調査の結果，転帰最悪群に分類されたが，これは発展途上国の2倍にあたる数字である。最悪群とは，追跡期間中に精神病症状を呈した時期が18カ月を超え，社会的機能も重度に損なわれている者のことである。ナイジェリアとインドでは，調査の捕捉圏が主として田園地帯であり，住民の多くは農業に従事しており，最も良好な全般性転帰を示した。一方で，都市化の進んだカリでは失業が問題になっており，転帰はやや不満足なものとなっている。第三世界におかれたセンターのなかで最も産業化が進んでおり，かつもっとも深刻な失業率に悩んでいる台北では，患者の転帰が先進西側諸国にあるセンターより良好であるとはいえ，モスクワに比べても劣っている。モスクワでは最良群の患者は少ないが，良好2群の患者数が多く，最悪群の患者は少ない。以上からすると，モスクワは，発展途上国のセンター

と先進国のセンターの中間に位置することになる。

　患者選択がこういった結果に影響している可能性はないだろうか？　第三世界にあるセンターを受診する統合失調症患者は，西洋の患者と比較可能な形をもっていて，その共同体の統合失調症患者を代表例とはとうていいえないような患者だったかもしれないのである。とはいうものの，入院治療となった患者に限って重症度の低いものであったとは考えられないのであり，この点については，より最近のＷＨＯの研究をみれば納得がゆくだろう。

ＷＨＯの10カ国調査

　1978年以来，ＷＨＯは，精神病を病む人々を対象とする新たな国際追跡研究を行った[28]。前回と同じく標準化された診断手続きが用いられた。今回は10カ国の12都市で調査が行われた。調査期間中に精神病症状のために生涯で初めて何らかの援助機関と接触をもったすべての人を対象とすることが目標とされた。調査地は，オールフス（デンマーク），アグラとチャンディガル（インド），カリ（コロンビア），ダブリン（アイルランド），ホノルルとロチェスター（アメリカ），イバダン（ナイジェリア），モスクワ（ロシア），長崎（日本），ノッティンガム（イギリス），プラハ（チェコスロバキア）であった。第三世界にある調査地では，様々な伝統的・宗教的治療師との接触が，患者を同定するためにもたれた。薬草医，インドのアーユルヴェーダ医師やヨーガ教師，ナイジェリアのババラウォ（babalawo）治療師やアラドゥラ（aladura）治療師である。こういった広範囲にわたる努力が未知の精神病性疾患を同定するために各地で払われた結果，いずれの観測地においても，症例選択手続きによる偏りが混入する余地は実質的に排除された。

　この第２回調査でも，第三世界の患者の転帰のほうが実質的に良好であった。ということは，以前のＷＨＯの調査結果もおそらくは症例選択上の偏りによるものではないということだろう。発展途上地域の対象患者の３分の２近く（63％）が，完全寛解に至る良好な経過を辿っているのに対し，先進地域ではようやく３分の１強（37％）にすぎない。同様に第三世界では最悪の転帰に至る割合も少ない。発展途上地域で追跡期間をとおして社会機能の低

下をきたしていたものは，わずかに全症例の16％にすぎないが，先進地域では42％にものぼった。第三世界の症例の転帰のほうが優れているのは，より集中的に治療が行われたためでないことはいうまでもない。発展途上国の症例の半数以上（55％）は一度も入院したことのない人たちであるのに，先進地域の対象患者で入院経験がないのは8％にすぎなかったのである。また，追跡期間中ずっと抗精神病薬の投与を受け続けていたのは，発展途上国では16％，先進国では61％であった。

　第三世界の症例のほうがより軽症の経過をたどるのは，実際には彼らの多くが統合失調症に酷似した別の予後良好な病態——急性非定型精神病や感染性の病因による器質性障害——に罹患していたためなのだろうか。もしそうだとすると，第三世界では急性非定型精神病の有病率が高いということになり，転帰のよい症例を対象症例中からクラスターとして取り出せるはずである。ところが実際にはそうではなかった。より急性発症の，より非定型な病像で，緩やかな診断基準を用いてはじめて統合失調症とされるような例は，たしかに第三世界の症例中に多かった。しかし，第三世界における患者の転帰は，急性発症であるか潜在発症であるかを問わず，また最も厳しい基準で統合失調症と診断された統合失調症の「中核群」であっても逆に緩い基準で診断されてもいずれも転帰が良好だったのである。

　結論として，次のように一般化せざるをえない。「第三世界における統合失調症は西洋でみられるものとは経過と予後とが全然違う」と。進行性に悪化していくということこそがこの疾患の定義の中心であるとクレペリンは考えたが，非産業化社会においては，おそらく伝統的な精神病院の非人間的な制限下におかない限りは，それは稀なことなのである。第三世界の統合失調症患者の多数は，転帰良好である。都市化と産業化が進めば進むほど，この病気は悪性になる。それにしても，それはいったいどうしてなのか。

労　働

　今までの章で見てきたことだが，イギリスとアメリカでは産業社会の進展とともに「狂者」の治癒率は漸減していったし，大恐慌時代の統合失調症の

回復率は低いものであった。これはたぶん，労働者軍のダイナミックスに関連している。WHOのパイロット・スタディではロシアの統合失調症は明らかに転帰がよいのだが，これが診断上の偏りによらないとすれば，それはこの国の当時の完全雇用と職業リハビリテーション重視の結果であったといってよいだろう。第三世界の統合失調症の病像をみると，職業上の役割性が統合失調症の経過の形成に重大な影響を与えているとの観を深くする。

　非産業化社会は賃金経済を基盤としていないので「失業」という語は意味をなさない。植民地賃金体系が発展していた地域でも生活基盤としての部族共同体ないし小作農共同体というものが残っていて一時的に賃金労働に誘い出されるにすぎない。そういった状況にあっては，不完全就業や耕地を持てないことはありふれていても「失業」は稀なことである。もっとも，第三世界でも都市化された工業地帯にあっては失業が高率にのぼることはある[29]。

　精神病を病んだ人が非産業化社会で生産的な役割に復帰するには，本人自身が積極的に職を探すかどうか，自分の働き手としての値打ちを雇用者に印象づけるかどうか，あるいは，継続して十分な役割を果たせるかどうかにかかっているわけではない。非賃金制の自給経済にあっては，精神を病む人たちは，彼らなりの能力に合った仕事で彼らの就きうる仕事のうちのいずれかを，与えられた機会にこなせばよい。彼らの貢献できる建設的なことであれば，何であれ共同体でそれなりに評価される。障害の多寡は評価上絶対的なものではない。ランボー（Adeoye Lambo）博士は，ナイジェリアで村落に基盤をおいた治療とリハビリテーションのプログラムを作り上げたことで知られる精神科医であるが，彼の報告によると，ナイジェリアの農村共同体では，精神障害をもつ人々の大多数は自分に見合ったレベルの作業能率が社会的に認められているために，無為に堕したり病状が悪化することから免れている[30]。インドでは，WHO研究の従事者は，回復者（元患者）と面接することが困難であった。それは，回復者たちが，男たちは畑へと出はらい，女たちは家事に忙しかったからである[31]。前産業化社会の方が労働力を完全に活用してるのだが，このことが精神病回復率の向上に貢献しているのかもしれない。

　労働の本質とは何なのであろうか？　イギリスの精神科医ジョン・ウィン

グ（John Wing）は統合失調症についてたくさんの研究をしてきた人であるが，彼によると，この病気を好ましい転帰に導くために重要な環境要因には2つあり，1つは，後でまたふれるが，家庭内で家族からの情動的な巻き込み（溺愛や非難）にあわずにすむことである。もう1つは（そのことこそここで問題になっていることなのであるが）患者に安定した期待が注がれて，それが実際に到達可能な作業能率のレベルに正確に合致しているということである[32]。産業社会では，労働者の能力に合わせて作業課題を調整する余地が少ない。高い生産性が求められ競争力が問われる事態は，ことに統合失調症者のリハビリテーションには不適であるといってよかろう。小作農文化の中でなら，病者は自分に適した仕事を，家畜の世話をしたり，食糧や燃料を採集したり，子守をするなどといった日常の農民生活のどれかに，わりと容易にみつけられるのである。ＷＨＯの統合失調症パイロット・スタディの著者たちは，インドの田舎の生活について次のように述べている。

　　田園地帯での労働力の多くは採集と農耕にあてられるが，それらには格別な熟練など要しないことがしばしばである。多くの職業は父から子へと継承される。そのため，競争は起こらない。仕事をやりとげるために繊細な技術や適応力は必要でなく，たいていは多大な努力と緊張を要求されることもない。……田舎での雇用状況は通常，たいていの患者になんの悪影響もない[33]。

　西欧の臨床家にも，精神病の患者が週40時間の勤務を全うするのは過重であると気づいている者は多い。狩猟・採集社会や農耕社会においては，労働と非労働とを区別することは難しい（言語上，「労働」を「儀式」や「遊び」から区別できない文化もある[34]）が，そもそも日常生活に必要とされることは重荷に感じないものである。クング・ブッシュマン（!Kung Bushmen）は，自分と家族のために週にたかだか2〜3日（1日6時間）の狩猟か食料採集に出るにすぎないが，毎日2時間以上を食事の準備と「家事一般」のために費やす[35]。伐採‐焼畑農法では，たとえばジンバブエ北部のベンバ族やカメルーン北部のトゥプリ族で行われているものでは週に3〜4日（1日5時間）の労働を要するにすぎない[36]。鋤耕作に必要な労働時間は，通常週30

〜35時間である[37]。灌漑農法での必要労働時間を見積もろうとすればどうしても幅ができてしまうが，革命前の中国雲南省では，農繁期においてさえ1日の労働時間が7〜8時間を超えることはめったになく，しかも頻回の休憩時間を含んでいた。農閑期にはほとんど何の農作業もなかった。週50〜70時間にものぼる過酷な労働が記録された土地もあるにはある。しかし，両者とも，その地域での需要を超えて市場向け生産を目的とした灌漑農法が行われていた地域である[38]。生産物がもっぱらその地域での消費に向けられ，交換に出されないような地域では，必要労働時間はもっと少なかったであろう[39]。

どのような状況でも個人差は大きい。一例をあげると，革命前のロシアでは，ヴォロコラムスクの小作農の年間労働日数は，最も働かない所帯で79日，最も勤勉な世帯で216日であった[40]。後者は，現代の産業社会における被雇用者が年間およそ230〜240日働くとされているからほぼ等しい。多くの文化では若い未婚成人（統合失調症を発症しやすい人たちである）に対する労働需要は特に低い[41]が，通常のパターンがどうであっても，農村における仕事量の期待値は，産業化社会の労働市場よりも，最低の役割しか果たせない人の能力に見合ったものにいつでも調整できる。とすれば，統合失調症者が非産業化社会の共同体において生産を担う役割に復帰することは産業化社会におけるよりもはるかに容易である。これはほぼ疑いない。部族的な，あるいは小作農の労働システムの長所は明らかである。そこでは，西洋の労働力不足の折と同様，家族や共同体の構成員が病者を社会に再導入しやすいのであり，それによって精神病者も自己評価を良好に維持できる。その結果，精神病者の社会機能が向上し，のみならずこの病気の症状が完全寛解することがあるのだとしてもよかろう。

職業と転帰

統合失調症の転帰良好の予測因子は何であるかを求めて，WHOのパイロット・スタディは患者の多数の特徴を検討した。そこで得られたデータを，職業と転帰との間の関連を示す証拠とみることができよう。しかし，一口に発展途上世界といっても，労働と生活の様態は実に様々で複雑なものであるか

ら難しい。第三世界の都市スラム街で,大道商人などを自営してようやくその日暮らしを送っていたり,公式ないし非公式の労働市場でわずかで不規則な稼ぎに甘んじている人々こそ極端な貧困なのだということはできる。しかし,完全失業の問題は,地位の向上を求めて苦闘している都市の中流階級のほうがしばしば深刻である。田園地帯では,通常の西洋社会の就労率パターンの逆がむしろ顕著である。階級上昇を求める学歴者の失業問題が深刻である一方で,大地に働く人々はおおむね労働市場の枠外にいるのである[42]。

したがって,田園地帯では統合失調症の転帰も西洋社会の通例とは逆のパターンをとり,教育程度の低い者のほうが——自給自足農民のほうが西洋的な文化変容圧力に曝されることが少ないので——良好な転帰をとるのではないか,を調べてみる必要がある。経済発展が未だ不十分であり,新興の管理者ないし専門職層のストレスが生まれつつあるような都市部においては,中間的・混合的な回復像が見られるのではないかと予想される。第三世界でも,最も高度に発展を遂げた諸都市では,西洋と同様に,社会的地位の高い職業に就いている者が最も良好な転帰をとるのではないかと考えられる。一般的に言って,村落部では人口の大半が賃金‐労働市場の枠外にあるので,都市部より良好な転帰が予想できそうである。

実際には,WHOのデータによると,都市部に生活しているか田園地帯に住んでいるかは,いずれも転帰良好の強力な予測因子ではない[43]。もっとも,居住地についての情報は,追跡時ではなく調査開始時のものである。だから,居住地と転帰との間に関連がみられなかったのは,すでに著者たちの何人かが指摘しているように,出稼ぎ労働者が産業地域で発病したあとに養生のために帰郷する[44]という事情を単に反映しているにすぎないかもしれない。都市の精神病者であっても,このように伝統的農村社会に復帰することで恩恵を受けることがあるのだ。

WHOのパイロット・スタディの他のデータは,もっと明確なかたちで職業と転帰との関連を実証してくれている。自作農は,他のどのような職業の患者よりも高率に,統合失調症の最も良好なパターン(再発を伴わずに完全寛解に至る)を辿り,失業者はそのような良性の経過をとることが最も少なかった。都市化の進んだカリ(コロンビア)や台北では,地位の高い専門職

や管理職的な職分に就いている患者は全般的にみた転帰が最も良好であったのに対し、調査圏がもっぱら農村地帯であったアグラ（インド）では、そのような傾向は見られなかった[45]。以上から、統合失調症は、産業化された社会にあっては成功した上流階層のほうが良性の経過を辿るが、インドの高学歴者層では悪性の経過をたどると言えそうだ[46]。彼らは学歴を持たない者や文盲の人々よりも何倍も高い失業率に苦しんでいるのである。ナイジェリアのデータは、これにあてはまらない。対象症例の多くが農村出身であるらしいが、管理職にある統合失調症者は良好な全般転帰を辿った[47]。このことは、調査時点のこの地域の学歴者層の労働需要が高かったことで説明できそうであり、移動労働軍の流動性の高さが事態を不鮮明にしているのかもしれない。管理職を続けられなくなった患者は、農村共同体でそれよりも負担の少ない役割に戻ることができたであろう。

　移動労働という慣習のおかげで、第三世界の統合失調症患者たちは精神病症状を発現したあとでも職業と住居を変えることができる。しかしながら、学歴レベルは容易に変えることができない。したがって、高い学歴レベルを有することが、第三世界においては転帰不良の数少ない強力かつ恒常的な指標である[48]のは興味深い事実である。西洋の回復パターンとまったく対照的なのである。そういった意味からしてもこれは、WHOの研究のなかでも最も意味ある知見の1つと言えよう。すなわち第三世界における統合失調症の予後良好と伝統的な職業役割の維持との関連を示唆する。

ストレス

　一方では失業が、もう一方では過重な労働要求が、現代の産業社会における特に重要なストレスとなっている。何かにつけてペースの速い産業社会において増大するストレスのなかで、これ以外に西洋での統合失調症の転帰不良を説明するものがあるだろうか？　それは、ストレスという語で何を意味するかによる。都市の過密性、職務における保障の欠如、生産性追求への圧力、創造過程からの疎外などはみな産業社会に生活するうえで慢性的なストレス状況である。小作農共同体に生きる者もしかし、身内との確執において

同程度のストレスに直面したり，健康上の問題や高い新生児死亡率，それに住居，衣服，水の不足に悩まなければならないはずである。国家規模の社会と植民地政策の発展は，権力とのトラブル，地位の不平等，貧困，それに飢餓をもたらした。メキシコ西岸のマザトランにほど近い，シュロに飾られた漁村は，通り過ぎる旅人にとっては亜熱帯の楽園のように思われる。しかし，人類学者ラッセル・マックグッドウィン（Russel McGoodwin）が住民に，「最大の悩みは何か」と尋ねたところ，貧困，家族問題，仕事のつらさ，水の不自由，粗末な衣類という答えが次々に返ってきた。「何か楽しみはありますか」との問いに対しては，半数近くの者が「何もない」と答えた[49]という。非産業化社会での生活は，ストレスが少ないわけではない。ルソー（Jean-Jacques Rousseau）の言う，「自然状態」のなかで平和で完璧な秩序ある生活をおくる「高貴な野蛮人」などはいない。とはいえ，部族生活ないし農村生活は，ひょっとすると，精神病エピソードに苛まれた人々の社会的統合と社会的前途を向上させるような特性を備えているかもしれない。

グアテマラにおける精神病エピソード

グアテマラのアティトラン湖のほとりの村に住む，マリアという名の若いインディオの女性は，無茶な振る舞いのせいで近親者や村の人々から疎んじられていたが，ついに派手な精神病エピソードを患うに至った。彼女は幻覚にとらわれ，とりまく精霊たちが彼女を黄泉の国へと引き立てるのだと信じるようになった。彼女は家の周りを歩き回っては，亡霊たちと議論をした。土着のシャーマンによれば，彼女はロカ（loca，「気ふれ」）であり，彼女の身内の者たちが正しくない行動をしたために超自然的な力が封印を解かれてしまい，彼女を苛むようになったのだと診断した。シャーマンは祈祷を行い，彼女の身内の者すべてが積極的に関与することを求めた。彼女の状態は父親の家に帰ることが必要であったが，家に戻って1週間で回復した。このマリアの事例を記載した人類学者のベンジャミン・ポール（Benjamin Paul）は，興味深い特徴をいくつか指摘している。まず，マリアは精神病的行動を誰からも咎められていないし，病気の刻印を押されたわけでもない。彼女の

亡霊の幻覚は，たしかな超自然現象で，彼女は他者の犯した過ちによって生じた魔術的結果に苦しむ無実の人であるからである。共同体による癒しの活動は，家族や共同体から疎外されかけていたマリアのコースを劇的に反転させたのである。西洋社会では，精神病エピソードを呈すれば，ますます疎外されてしまうことになりがちである。マリアの場合には，葛藤を解消し社会に再統合されることが彼女の回復にとって中心的な役割を果たしたのだが，それは民俗的な診断と症状の手当とによってもたらされたものである[50]。

精神病の民俗伝承的診断

非産業化社会全域を通じて，精神病症状には超自然的な説明が与えられていることが多い。たとえば，ローデシア（現在のジンバブエ）南部のショナ族にとって幻視と幻覚は現実の知覚なのであり，精霊から送られてくるものだとされている[51]。セネガルのダカールでは，

　……幻覚を有しているからといって必ず病的と考えられるわけではない。ふつう魔術的な解釈が持ち出されて，土着の専門家が相談に与ることになる。社会から拒絶されたり疎外されたりすることはない。患者は従来の集団に差別なく組み込まれたままでいられる。したがって患者の感じる不安は軽微である[52]。

この報告を書いた精神科医によれば，ダカールでは急性精神病の90％が治癒する。というのも，患者の妄想や幻覚は明らかに文化的に意味ある内容のものであるために，集団から拒絶されることがないからである。
　プエルトリコのサン・ファンのスラム地区でも，事情はほぼ同様である。

　精霊の信奉者たちにとっては，幻覚を訴える人がいれば，明らかにその人には精霊が舞い降りて声や姿を顕しているということになる。もし妄想があるなら……それは人間に悪戯する悪霊が考えを歪めているか，精霊がその人の霊能を通して，彼の周囲にいる真の敵を教えてくれたか，どちらかである。支離滅裂な言動や謎のようなことばは，彼が精霊が仕掛けた試練を受けていることを示している。もし，あてもなく近隣をさすらい歩くならば，その人は，無慈悲に彼を責めたてる彷徨える

精霊に追い立てられているのだ[53]。

　精神病症状が超自然的な力で解釈されるとき，多くの場合，「頭がおかしい（crazy）」とか「狂者」という刻印が押されることはない。私は以前に，サウス・ダコタ州パイン・リッジ・インディアン保留地出身スー族出身の精神保健ワーカーと話をしたことがある。私が，「"声"が聴こえるというと，アメリカではほとんどの場合，精神病と診断される」と言うと，彼女は端的にこう答えた。「それはあんまりだわ！」

ナイジェリア人の精神疾患に対する態度

　ナイジェリア南西部のアベオクタで，公教育を受けたことがないヨルバ族の都市生活者と田園地帯生活者に，典型的な精神疾患を病む人々についての話をして意見を求めた。妄想型統合失調症患者についての叙述を聞いて，「それは精神の病だ」とした人は被験者のうちのわずか40％にとどまった[54]（同じ症例記載を示されたアメリカ人では90〜100％がそれを精神疾患であると判断した[55]）。同じく教育歴のないヨルバ族被験者に，単純型統合失調症患者の描写を聴かせたところ「精神科の病人だ」と答えた者はわずかに21％であった。（この架空症例を示されたアメリカ人の70〜80％が精神疾患であると答えている[56]）。

　このナイジェリアの調査で印象的なのは，その地ではどういったものを精神病と呼んでいるのかというラベルの貼り方の具体性もさることながら，ナイジェリア人は精神疾患に対して非常に許容度が高いということが実に印象的である。教育を受けたことのないヨルバ人の30％は，呈示された妄想型統合失調症の人となら「喜んで結婚する」と答えたし，単純型統合失調症の人と「自分は結婚したかもしれない」と答えた者は55％もいた。これと対照的なのがナイジェリア中西部のベニン地方の熟練工で，「神経を病んでいる」とか「気がふれている（mad）」とはっきりラベルを貼られている人々のことをどう思うかと尋ねた調査結果である。「そういう連中は撃ち殺してしまえ」という意見が16％もあったし，31％の者は，「国外追放処分にすべきだ」

と考えていた。これら教育歴のあるナイジェリア人たちは,「気のふれた(mad)」人たちのことを「無分別でむさ苦しく攻撃的かつ無責任」な者たちであるとの考えを抱いていた[57]。

マラヤ（マレイシア）

ナイジェリアでは,「気がふれている(mad)」とか「頭がおかしい(crazy)」, あるいは「精神を病んでいる」というラベリングは, 極端に破壊的な行動をとる人に限って適用され, その場合にはかなり荒っぽい治療が施される。パハン州のマラヤ人村落においても, 同様のことが観察されている。そこでは, 気がふれたことを意味する**ギーラ**（gila）という語は, 暴力的な人物にしか用いられない。「気のふれた人」たちは必ず村外の権威者に引き渡され, 永久追放となる。この村落共同体には400人から成り, もちろん, おそらくは精神病者だが気がふれているとみなされない人々が多く住んでいる。「風変わりな人」とされている者が12人おり, その中には老化の進んだ高齢者や隠者も含まれている。また,「脳が少しおかしい人」が1人いて, 長時間1人でお祈りと読書に明け暮れている。**ラター**（latah）はいわゆる文化結合性精神病の一つで驚愕精神病だが, これを呈している者は5人みつかった[58]けれども, そもそもこれは精神病の正しい語義にはあてはまらないかもしれない[59]。

ラオス

ウェスターマイヤー博士は, ラオスでは精神病者が**バア**（baa）（狂者）と烙印されることをしばしば免れるという意見に対し, その著作のなかで疑問を投げかけているけれども, 彼自身の観察をみるとラオスの事情はナイジェリアやマレーに非常に似たものである。ラオ族の村の住民たちは, すぐにはバアという語を持ち出したりしない。バアであるとされた人の病気は通常数年は症状が持続するなど慢性であることが多い。また, その行動は, 高度に破壊的か暴力的か奇異な場合が多い。幻覚が狂気に属するといった村人は一

人もいない。短期精神病は第三世界諸地域ではごくありふれたものである。それを発生しにくくさせる，その地に特有の条件というものがあるのでなければ，ウェスターマイヤー博士のラオスでの調査において急性例がひどく少なかったことは，やはり，急性例を村人たちがバアと考えないことに帰すより他はなかろう。興味深いのは，重度に精神病的なバアの人が，ラオスでは追放されることも抹殺されることもないことである。それどころか，食料，小屋，衣服，人道的なケアが与えられ続ける。身体拘束や隔離は，暴力行為のためにやむを得ない場合にしかなされない[60]。

　明らかに病気にラベルを貼る行為は，病者の管理に関わる限りにおいてのみ重要な問題となる。次に掲げる例でもわかるように，病気ラベルを貼るという行為の背景にはその「病気」をどうみているのかという認識があるのだが，その見方もまた，病者のケアと管理を左右する上で決定的な要因なのである。

東アフリカの４つの部族社会

　人類学者のロバート・エジャートン（Robert Edgerton）は，東アフリカの４つの牧畜および農耕社会における部族民の精神病への態度を記載している。彼は精神病**キチァ**（kichaa）を描写する際には暴力と破壊性が強調され，幻覚についての言及は皆無に近いことを確認した[61]。精神病の特徴としてごく普通に挙げられるのは，殺人，凶暴性，放火，虐待，窃盗，裸体で過ごすことなどである。牧畜民では農耕民に比べて居住地の分散性が広く，また不快な環境から逃れる自由度が高く，精神病の人に対する社会的疎隔が少ない[62]。

　エジャートンの研究から得られた興味深い結論は，精神病の原因に対する部族民たちの見方は，治療の手だてのみならず，回復についての楽観度をも規定しているということである[63]。ケニア北西部に住むポコット族やウガンダ南東部のセベイ族は，精神病の原因を自然主義的にとらえている。彼らは，脳の前の方に巣くっている虫が病気と関係していると考えており，精神病が治癒可能性については非常に悲観的である。これとは対照的に，ケニア南部

から中央部にかけて住んでいるカンバ族やタンザニア南西部のヘヘ族では，精神病の原因は魔力やストレスであるとされていて，障害の治癒について楽観的である。いずれの原因論をとっても，その確信度が低い場合，すなわちポコットとヘヘの2部族では精神病状態の治癒可能性に対しては両義的になる傾向がある。超自然的な理論を精神病の原因とするカンバ，ヘヘ両部族では，鎮静性の薬草や儀式が治療として好まれる。自然主義的な信念体系を持ち悲観的なセベイ，ポコット両族では，精神病者の治療は荒っぽいものになりがちであることが多い。ポコット族のシャーマンは，次のように語る。

　　私は気がふれた者ども（mads）を治すことができるよ。まず，患者を縛りあげ，地面に転がしておく。それから大きな石を持ち上げて，患者の頭を長い時間むちゃくちゃに叩くのじゃ。そうすれば患者はおとなしくなり，具合が良くなる[64]。

ポコット，セベイ両族では，精神病者をずっと縛ったまま放っておくことが推奨されており，そのために患者が飢え死にしようがおかまいなしで，さらに死に追いやることも，即刻死なせることもある。

スティグマ

　第三世界に生きる精神病者の生活は，いくつかの報告によれば，バラ色の療養生活をおくっているわけではない。しかし，一部の地域で最重症の精神病者に対して粗野な治療が行われているという報告があるからといって，中心的な事実を見失ってはならない。西洋でなら精神病とされたであろう人たちが，第三世界ではそのようなラベリングを免れている。特に，症状が短期で破壊的でない場合にはそうである。さらには，たとえ「頭がおかしい」とラベルされた人に対しても，先にあげたグアテマラのインディアン女性マリアの場合のように，排除するのではなく，それどころか患者を社会に再統合するためのあらゆる努力がなされ，精力的かつ楽観的に治療が施される。
　第三世界で働く精神科医たちは，精神障害につきまとうスティグマ（刻印，汚名）が軽微であることを繰り返し指摘している。リン（林宗義）とリン

(林憲)による台湾原住部族民の研究によると，精神疾患はスティグマとは無縁である[65]。シンハリ族（スリランカ）は，精神病の家族のことを平気でピッスゥ pissu（頭がおかしい crazy）と呼び，それを恥じる風はまったくない。スリランカでは，精神疾患よりも結核の方がずっと高いスティグマを受ける[66]。ＷＨＯ追跡研究の著者たちは，コロンビアのカリにおける統合失調症者の転帰良好の１つの要因として，「血縁者および友人たちの精神障害に対する寛容度が高いこと」をあげている[67]。これは「退院後の家庭生活および仕事への再適応」を容易にする因子である。

　病気に付随するスティグマが病気の経過に影響を与える可能性については，人類学者のジェロルド・レヴィー（Jerrold Levy）がインディアン保護局の協力のもとに行ったナヴァホ族てんかん患者についての研究がとりあげている。ナヴァホ族社会では，「蛾の病」と呼ばれる全般性発作の原因は同胞姦であるとされている。したがってこの病気を病む者は，大きなタブーを侵したとして大きなスティグマを背負い込まされる。てんかん患者たちがしばしば，たとえばアルコール症，乱交者，近親姦，強姦，傷害，若年死によって特徴づけられるような無軌道な生活に至るのを知るといかにもと思う。レヴィーとその共同研究者たちは，ナヴァホ族のてんかん患者の辿るこのような行程は，彼らが軽んじられた上に地域社会から何のサポートも提供されなかったためであると考えた[68]。さて，西洋でみられる統合失調症の特徴的な症状のうちの相当程度が実は似たような処遇に起因していることはないだろうか。

精神病の高い地位

　今から振り返るとまったく奇妙なことだが，18〜19世紀社会では結核はロマンチックで上品な病気とされ，流行を追う人々は「肺病やつれ」の容貌をまねようとしたくらいであった[69]。同じように奇妙なことだが，第三世界では，精神病の特徴を有していることが，ときに社会的地位の上昇につながる。世界中の非工業文化では，精神病，断食，断眠，社会的孤立や瞑想，それに催幻覚剤の使用により生ずる幻覚および意識変容状態は，往々にしてシャー

マン能力を得るための必要条件である[70]。精神病的な特徴は，イニシエーション的な体験であると解釈される。たとえば，貧しいプエルトリコ人は精神科クリニックなり精神病院に行けば**ロコス**locos（気ふれ者）として重いスティグマを負うことになるだろうが，統合失調症患者が呪術師にかかったなら地位が上がってもふしぎではない。社会学者のロイド・ログラー（Lloyd Rogler）とオーガスト・ホリンシェヘッドは次のように報告している。

　呪術師は病者本人，その家族，友人に対して，「この悩める人は**霊能**facultades（心霊能力）を授かったのじゃ」と宣告するはずである。これは，この社会構造水準においては栄誉あることなのである[71]。

この研究によれば，呪術師にかかったプエルトリコ人の統合失調症患者は，症状が消失するだけではなく，自分も霊媒の地位を得ることもあり得る。プエルトリコ人の男性統合失調症患者の社会復帰がこのように順調であるので，彼らの妻にしてみれば，家族の役割性を少し再調整しさえすれば，彼らのほうがむしろ健常者よりも夫としてふさわしいくらいである。

　これに似た伝承的な信条はトルコでもみられる。アンカラの精神科医オルハン・オズテュルク博士（Orhan Ozturk）によれば，

　幻覚や妄想がある人でも，破壊的であったり非常に不安定であったりしない限りは狂者とみなされない……そのような人は時として，霊界と交信できる超自然的な能力を有した者であるとされ，そのために尊敬と畏怖をもって迎えられる[72]。

ルース・ベネディクト（Ruth Benedict）は，共同体に君臨し支配しているシベリアのシャーマンについて次のように書いている。

　……彼らは，精霊の意志に従うことで過酷な病から癒えた人たちである。ある者は霊に呼びかけられている間は何年にもわたって暴力的な狂者であった。また別の者は，雪上をさまよって凍死することがないように絶えず見張られていなければならないくらい滅裂であった。……シャーマンとして仕事をすることこそ，彼らの治療法なのである[73]。

そのほかにも,土着治療師は精神病エピソードを経過して格が上がることや,明確に癒す側の役割をとることが再発に対する重要な防衛になっていることを示唆する者もいる[74]。しかし,精神科医のフラー・トリー(Fuller Torrey)は,シャーマンのほとんどは精神病であるはずがない,と主張している。統合失調症者がやるには荷が重すぎるというのである[75]。たしかに精神病でない治療師もたくさんいるが,トリー博士は,精神病的な特性がイニシエーション体験として重要なのを軽視しすぎである。第1に彼は,第三世界の精神病者が高率で完全寛解に至ることを無視している。第2に,たとえ非論理的な思考が山ほどあろうとも,生活のある部分においては統合失調症者の力量で十分にやっていけるということを彼は忘れている。私は北米インディアンの有名な呪術師と親しくしているが,彼は西洋式の精神医学をもってすれば間違いなく統合失調症と診断されるであろう人物である。彼の話し方は極端に脱線しかつ象徴的であり,しばしば理解しがたいことがあり,場にそぐわない情動反応や幻覚もある。それでもこの呪術師は,共同体では尊敬されており,講演を依頼されて郡内を旅行することもよくある。精神病患者であってもシャーマンの職分を全うすることは可能であると主張するのは,アメリカ国立精神保健研究所(NIMH)の人類学者ジュリアン・シルバーマン(Julian Silverman)である。というのも,

> シャーマンとして得られる……情動面での支持が,そうでなければ耐え難く苦痛な(統合失調症性の)症状を和らげてくれる。そういった支持は,われわれの文化のなかで病む統合失調症者には,全く縁遠いものである[76]。

癒しの儀礼

呪術師や治療師であると認められることだけが,第三世界の精神病者が地位を得る唯一の方法ではない。精神障害を有する者は治癒儀式を受けることで社会的地位が上昇し自分の社会的役割を規定しなおすことがある。人類学者のラルフ・リントン(Ralpf Linton)は,マダガスカルのタナラ族で

地位が低いとされる妾腹の子や子どものない嫁が精神疾患にかかって綿密な癒しの儀式を受けたことで地位の上昇をみた事例を観察している[77]。治療のための憑依カルトに参加した患者は，トリニダッドで[78]，ナイジェリアのヨルバ族で[79]，エチオピア北部のザール・カルトで[80]，いずれもカルト加入の結果として社会的地位の上昇を達成したことが観察されている。

こういったカルトへの加入によって，新しい友人，集団からの継続的な援助，社会参加の機会がもたらされる。その他の癒しの儀式からも，だいたい似たような利益が得られるだろう。イギリスの人類学者ロビン・フォックス（Robin Fox）は，ニュー・メキシコ州コチティのプエブロ・インディアン共同体における40歳の慢性精神障害の女性に対する氏族治療について，詳細に記述している。その女性は生まれたときからオーク一族の一員であったが，癒しの儀式を受けることでウォーター一族にも養女として迎えられることになった。彼女は，援助してくれる親族を新たに得，新しい社会的役割，新しい家をも得た。彼女はその後，完全に回復した[81]。

集団参加

前産業化社会における治癒過程は，明らかに，高度に共同体的な現象である。それは偏奇した個人を集団に再統合するばかりではなく，共同体の団結を再確認することにもつながる。たとえば，シェラレオネのメンデ部族のンジャエイ（N'jayei）秘密結社は，社会規範を侵したとされる人に制裁を適用することによって，精神疾患を治療することをめざすものである。これは，メンバーには社会復帰の機構として作用すると同時に，集団にとっては文化の統合性と諸規範を補強する機会ともなる[82]。こういった二重過程——集団の結束と個人の統合——は，ズニ族の魔術結社が行う大がかりな公開治癒儀礼においても[83]，あるいはナヴァホ族では強力に共同体全体を巻き込んで荘厳な治癒儀礼が行われることによっても生じるものであるように思われる。ナバホでは，患者，家族をはじめとする参加者全員が等しく薬を飲み，同じ儀式手順に従い，病気は共同体全体の問題であることを象徴的に認識するのである[84]。

ナンシー・ワックスラー（Nancy Waxler）は，精神病を病むスリランカの人々を調査する中で，共同体が精神疾患の治療に強力にかかわることで，疎外やスティグマといった二次的な症状の出現が防がれ，ついに病者が社会復帰するようすに強い感銘を受けた。彼女はこう書いている。

> 精神疾患というものは，基本的に家族の問題であり家族のための問題であって，病者1人の問題ではない。たとえば，セイロン人は精神疾患のほとんどすべての治療で，集団と集団とを会わせる。狂人が悪魔にとり憑かれていると思われる場合には，家族全員，親類，隣人，時には村中が一堂に会して，適切な霊おろし（exorcism）儀礼を企画し，実行し，そのための資金を提供する。通常は病者が儀式の中心ではあるが，病者は悪魔の乗り物という意味での中心でしかない場合も往々にしてあり，儀礼が進むうちに患者はほとんど忘れ去られてしまう[85]。

この社会復帰過程が重要であることは，WHOの2つの転帰研究からのデータによって確証されている。先進諸国においても発展途上国においても，社会的孤立は統合失調症の転帰不良の最大の予測因子だということがわかっている[86]。この因子が，統合失調症の発症と転帰との両方に大きな意味をもつとする研究者が他にも何人かいる[87]。

社会的コンセンサス

広範な集団が治癒行為に参加することは，患者の社会復帰を助けるばかりでなく，情動性の疾患の治療には必要不可欠かつ強力な効果をもつからだという人類学的な証拠がある。たとえば，フランスの文化人類学者クロード・レヴィ＝ストロース（Claude Lévi-Strauss）は，自分自身の治癒能力に懐疑的なブリティッシュ・コロンビア州クワキウトル族の高名なシャーマンの治療効果を分析した。レヴィ＝ストロースは，「シャーマンは自分自身の能力を信じていなくても有効な治療ができる」，なぜならば「集団のとる態度」こそがシャーマンの治療の有効性を担保しているからであると結論した。社会的なコンセンサスは，治療師の態度はもちろん，患者自身の態度よりも重

要なのである[88]。

　これに似て社会的なコンセンサスが精神疾患の転帰に重要な意味をもっている実例を示そう。人類学者ロイド・ウォーナー（Lloyd Warner）は，あるオーストラリアの先住民（アボリジニ）が敵によって「骨抜き」にされた後の「ヴードゥー死」を遂げる際に彼の属する社会集団が演じた役割を考察している。まず最初に，被害者の血族が被害者への援助を止めて彼は孤立した禁忌の人となる。次に，共同体は悔やみの儀式を行い，集団を「半死の」人から守る。もし，集団の態度が逆の儀式を演じても変わらないようであれば，被害者はまもなく死ぬ[89]。このような例をとおしてわかることは，第1に，社会の拒絶やスティグマが情動性疾患の経過に大きな影響を与えるということであり，社会による受容と社会への再復帰が重要であるということである。第2に，どのような形態の治療であれ，共同体全体の支持を得ていない場合には（西洋の入院精神医療はまさにこの範疇に属するのだが）成功はおぼつかないということである。このような分析からでも，たとえば東アフリカでは，精神疾患の治療に楽観的であるカンバ族とヘヘ族で精神病の回復率が高く，自分たちの治療者に治す能力があると信じていないポコット，セベイ両族ではそれに比べて回復率が低いことが予想できよう。惜しむらくは，エジャートンの研究には上記の仮説が正しいかどうかを示す証拠が見あたらない。

　社会的コンセンサスの転帰に与える影響が大きいことを理解すれば，土着治療者ではなく，発展途上地域にある西洋式の病院やクリニックで治療を受けた人でも高い回復率を示すことが説明できる。肝心なのは治療手技そのものではなく（あまりに退行促進的でない限りでの話だが），病のエピソードの周辺に醸し出される社会の期待感なのである。精神科クリニックによる治療的アプローチでさえ，共同体による診断，再診断，地域社会による診断，再診断に補完され，またその土地の治療儀式もあわせて，そのすべてが病者の社会復帰を促進するだろう。日常生活の西洋化が比較的進んだ都市生活者であっても，セネガルからの報告によれば，伝統文化的観念が心理的苦悩や精神障害を緩和するのに役立っているという[90]。精神病は回復するというコンセンサス，それに精神病者を進んで社会復帰させようとする共同体の意志

と度量があることは,病者が社会的に有用な役割を果たせるかどうかによっても大きく左右されることは間違いない。精神病者にとって,伝統的な共同体生活の持つこういった利点は,雇用の変動が失業と生活費給与のリスクを増大させるような変動して止まない労働パターンに直面すれば,もろくも崩れさることが多かろう。

家　族

本章の最初の方でふれたように,ジョン・ウィングによる統合失調症の転帰良好の基準の1つには,患者が家庭内の過剰な情動的欲求や批判に巻き込まれていないということがあった。この勧告は,ロンドン医学研究評議会の多くの社会精神医学研究によって裏書きされている。その概要は第1章で示したとおりである。大家族制は第三世界においてはより一般的にみられるものであるが,そこでは,家族構成員間での過度の情動的な巻き込みや相互依存は拡散して薄くなる。たとえばペルシア湾沿岸のカタールでは,追跡研究で,大家族で生活する統合失調症患者は核家族世帯に戻った者よりも良好な転帰を示した[91]。非産業化社会では精神疾患の治療に共同体の関与が強調されていることも,同様に家族の緊張を和らげるのにつながる。責任は広い範囲で分担され,患者は非難や批判から解放され,ひいては家族がいっそう支持的になれる。最近の研究から例をとると,インド北部のチャンディガルの統合失調症者の近親者は,産業社会の統合失調症者の近親者に比べて,精神病状態にある家族への要求や批判がずっと少ない傾向があるという。ロンドンでは,統合失調症者の半数近くにそのような情動ストレスを与える家族がいる。ニューヨーク州ロチェスターでもほぼ同率である。それにひきかえ北インドでは,批判的で要求がましい家族をもつ統合失調症患者は5分の1にも満たなかった[92]。第1章でも述べたように,こういった相違は西洋の精神病者のほうが高い達成度を期待されていることによるのかもしれないし,西洋では統合失調症者の家族が情動的に孤立している(発展途上地域ではほとんど稀なことであろう)のが通例となっているためかもしれない。

第三世界では,精神病者が自己評価——共同体にとって自分は価値のある

人物であるという感覚とか共同体に帰属しているという意識――を維持しやすいようである。このことは，本書のあとでも明らかなように，アメリカをはじめとする西洋社会が40億ドルを投じてもなお買えないでいるものである。

要　約

- 臨床的に統合失調症と区別することができない短期精神病が第三世界ではふつうである。
- 統合失調症の転帰は非工業世界では西洋よりも良好である。
- 統合失調症の転帰は第三世界の工業化地域とペレストロイカ以前のソビエト連邦では両者の中間レベルであった。
- 第三世界の統合失調症者は社会的に有用な仕事に復帰しやすい。
- 発展途上地域では学歴のある者のほうが統合失調症の転帰は不良である。このことは，高学歴者のほうが労働市場の（需給関係の）ストレスを大きく蒙るためかもしれない。
- 狂気に対する民俗的診断は暴力と破壊的行動に重点をおいてなされる。発展途上地域の精神病者はこのラベル貼りをまぬがれている。
- 第三世界の精神病者は，精神病の刻印を押されない者も多く，社会的地位の上昇をみることさえある。
- 非産業化社会で精神病を病む者が暴力的な治療を受けることもあるが大多数の場合では，精力的かつ楽観的な治癒努力がなされる。
- 治癒儀式は共同体の広範な参加を促し，こころを病む人の社会復帰を促す。
- 転帰についての楽観的な社会的コンセンサスが治癒儀礼によって喚起され，このことが情動障害の回復に貢献しているのかもしれない。
- 第三世界での家族による援助形態のほうが，統合失調症者のリハビリテーションにより適したものである。

第8章　西洋社会の統合失調症者

　西洋の産業化社会のなかで統合失調症を病むということは，いったいどのようなことなのであろうか。ニューヨークに住むメアリー・バードにとって，新聞の伝えるところ，それは想像を絶するほどにつらいものである。

　　先週のある夜のことである。空気は凍てつくように冷たく，半フィートもの積雪のために，何千人というニューヨーカーたちがふだんよりも早く帰宅した……チャーリー，メアリー・バード，フランク・ジャーノットの3人も家に帰った。「家」とは，IBMの段ボール箱の塊である。宛先票が貼られており，「取扱注意！」のスタンプが押してある……彼女は昼のうちは，地下鉄の入り口にうずくまっている。フランクの促しで，彼女はようやく50歩ほど離れた銀行のビル沿いのわが家へ帰り着く……男たち2人にとって，メアリーの世話は一日仕事である。彼らは，この23歳の彼女のことを，「まだほんの赤ん坊」と呼んでいる。彼らは替わる替わるにハンバーガーやコーヒーやケーキを彼女の段ボールの外側に置いてやる……フランクは言う。「あの娘は空想世界に生きてるんだ」[1]。

　これは極端なケースだろうか？　とんでもない。ある推計によれば，大雑把に言って，ニューヨーク市にいる36,000人のホームレスのうち半数は精神障害者であると考えられている[2]。別の推計では，ニューヨーク市には25,000人の精神疾患を有する人が，路上や伝道所，安宿，簡易宿泊所で生活している[3]。ニューヨークのバワリー街（安宿の密集地区として有名）にある公営避難所（シェルター）で1976年のある夜に寝泊まりしていた1,235人のうちの50％は，アルコール症以外の精神疾患の明らかな徴候を呈していた。しかもその多くは，かつては州立精神病院の「住人」であった者たちである。ニューヨーク市の女性用避難所に1971年に入所した者では，4分の3以上が精神病を病んでいた[4]。このような「落ちぶれた」ニューヨーカーたちの精

神障害が軽度なものであるかというと、決してそんなことはない。1965年に前出のバワリー街の男性避難所の長期入所者100人に面接した精神保健の専門家たちは、そのうちの50%が精神病状態にあり、全体の36%が統合失調症と診断されるとしている。彼らはこのバワリーの100人を、5つの地方精神病院に入院後間もない患者からなる多数の標本と比較した。驚くべきことに、いくつかの標準化された評価手順を用いて測定してみると、男性避難所の入所者たちのほうが入院患者たちよりもずっと障害が重度であった[5]。

ニューヨーク市のホームレスを1981年に民族誌学的に調査した研究者たちは、ドヤ街の困窮層は、州立病院からの退院患者が多数流入したために、この年までの15年間に急増したと結論している。彼らの報告によると、

> ぞっとするほど皮肉なことに、こういった元患者のなかには、ぐるっと円軌道を描くようにして、すぐにもといた施設に還っていく者もいた。今度は治療のためではなく、シェルター目的で[6]。

市内のホームレスのために集団訴訟が起こされた結果、市当局は、ハドソン川の川中島であるウォード島にある州立病院の遊休建造物を緊急避難施設（シェルター）として開放するようにという判決を受けた。

しかし、当時の施設の状況は、病院として職員が配置されていた頃に比べると、はるかに劣悪なものになっていた。建物には簡易ベッドがぎゅうぎゅうに詰め込まれ、治療やレクリエーションは一切行われなかった。略奪、病気、暴行、それに恐怖が蔓延していた。その結果職員たちは、入所者に手を触れずに秩序を維持しようとして、警棒で入所者をつつくような有様だった。職員は男たちに、乱暴な言葉を犬が吠えるような声で命令していた。ただ1つ、病院時代と変わらなかったのは入所者の質である。1980年5月の時点でニューヨークで避難所入所を希望していた者のうち84%は精神疾患であり、60%は中等度ないし重度の障害を抱えていた。そのほとんどは精神病状態にあった[7]。

患者たちが最終的に路上生活者になったのは、精神保健システムが十分なアフターケアの計画とサービスとを欠いていたからであることは疑いない。

ニューヨーク州立精神医学センターを退院した患者の4分の1近くが住居の準備については「不明」であった。ある病院では，退院後の居住地が「不明」のままに退院した患者が60％近くもいた[8]。

事態はニューヨークに限ったことではない。シカゴのドヤ街で1960年代後半に無作為抽出された50人の男性のうち，統合失調症であることが確実であるか統合失調症の疑いがあった者は25％にのぼったとイギリスの精神科医ロバート・プリースト（Robert Priest）は報告している[9]。アメリカの研究者ドナルド・ボーグ（Donald Bogue）によると，ほんの10年前，脱入院化政策がまだそれほど進行していなかった1957～1958年には，同じドヤ街に住む男性で精神疾患を有している者はわずかに9％にすぎなかった。ボーグの報告によると，当時は，「精神的に健全でない人がいると……早めに警察が迎えに来て……入院させた」という[10]。ロサンジェルスの調査では，1983年にドヤ街で生活していた7,000～15,000人のうち50％（男性では40％，女性では90％）に慢性精神疾患による能力低下が認められた[11]。別の報告によると，フィラデルフィアのドヤ街ではホームレスの44％，ワシントン特別区の路上生活者と避難所生活者では少なくとも4分の1が統合失調症だった[12]。セントルイスの緊急避難所利用者の47％は，機能性精神病に罹患していた[13]。デンバーでは1981年に，精神疾患法令に関係する事件のほとんどを審理していた裁判官が語ったところでは，精神科患者に対する宿泊ケアの提供者の最大手は市バス会社であった。無制限乗車制度（単一区間運賃：走行距離に関わりなく一定運賃）が廃止されると，「バス乗車を定宿としていた精神障害者たちはふたたび路上に帰った」[14]。現在およそ60万人もの人たちが，アメリカの大都市のドヤ街で生活している[15]。仮に控えめにその4分の1が統合失調症者であると見積もっても，メアリーのような生活を送っている人々が何万人もいることになる（24時間バスを運行している都市がけっこうある：訳注）。

このあたりの事情は，他の国でも変わらない。トロントで1970年代にドヤ街の伝導所に宿泊していた男性の標本調査では，27％が精神病者であり，全調査対象中20％は統合失調症ないし妄想状態にあった[16]。ロンドンのキャンバーウェル入所センターに1965年のある晩に登録した男性のうち24％に飲酒

以外の問題での精神病院入院歴があった[17]。同じ施設で1960年代に行われた別の調査では、長期入所者の22％が精神疾患を有しており、そのほとんどが統合失調症であった。彼らの「零落」が病気によることは明らかである。そのうちの90％の者は、発病前には家屋に定住していたのである[18]。ロンドン中心部にある2つの救世軍のホステルで1950年代後半に行われた居住者の標本調査では15％が「明々白々な」統合失調症であった[19]。ロバート・プリーストによると、エジンバラの安宿に居住する男性の無作為抽出標本では32％が統合失調症と確定診断ないしほぼ確定診断された[20]。イギリスの国営更生施設の長期利用者についての1989年の調査では統合失調症を病む者が25％もいた[21]。ホームレスは全英で1960年代に3万人おり[22]、そのうちの少なくとも10分の1が精神病に罹患していた[23]が、近年の不況によりその数は相当の増加をみている。たとえば、ロンドン南部にあるモーズレイ病院の精神科救急クリニックを1978年から翌年にまたがる6カ月間に受診した統合失調症患者のうち、10分の1はホームレスであった。しかも、継続治療を提供されるに至った者はほとんどいない[24]。精神病を病むイギリス人は、ますます顧みられざる彷徨生活へと身を沈めていくのである。

拘置所と刑務所

　精神病を有する零落のホームレスは、飢えを満たそうとして食物の窃盗や無銭飲食に走る。あるいは寒さや湿気を避け、ホームレス生活の不快を柔らげるために、公共建築物や空き家に寝泊まりしては逮捕される。第4章で述べたように、アメリカの地方拘置所の収監者のうち大体6～8％が精神病者であるが、精神病者の収監件数に占める割合は2～5％であるにすぎない[25]。つまり彼らは、他の触法者よりも明らかに長期間にわたって拘留されているわけだ。保釈を受けるだけの経済的余裕がないうえに、無職のホームレスでしかも精神障害者ともなれば判事は保釈決定を出すのをためらう。

　精神病者のなかには、重罪のかどにより拘置所につながれているものもいる。不法侵入、傷害、婦女暴行、放火などであるが、彼らの犯罪はしばしば精神疾患ゆえになせるわざである。そういった収監者の相当数はあまりにも

危険な人物であるので，地域社会で生活しながら治療を受けることなどできないとされている。しかし，だからといって彼らに長期にわたる入院治療が施された形跡はない[26]。犯罪の種類を問わず，精神病を病む多くの人がアメリカで拘置所につながれているのは，実際には，入院治療も地域社会での効果的な治療もともに受けられないからなのである。モンタナ州フラットヘッド郡の拘置所では，当地の精神病院が入院させないからという理由で収監した精神障害者が1991年に82人いた[27]。犯罪を犯しもしていない精神疾患患者が，単に便宜上の理由で刑務所に収容されているのだ。ケンタッキーでは1987年に，強制入院を決定する聴聞が開廷されるまでの待機という，ただそれだけの理由で1,417人が収監された[28]。アラバマ州にあるブライス病院の入院患者無作為抽出調査では，入院待ちのために拘置所で拘禁されていた者が4分の3を占めた[29]。

アメリカでは，州刑務所と連邦刑務所にほぼ同程度の高率で，精神病に罹患した収監者がいる[30]。ある研究によれば，オクラホマ州の受刑者の5％が統合失調症だった[31]。別の報告によれば，ワシントン州の刑務所網の収監件数の10％が精神病状態だった[32]。また別の文献では，ミシガン州の収監者のうち7％が精神病であったという[33]。最近の総説では，アメリカの刑務所に入っている人々のうち，深刻な精神障害にあるものは6〜8％であって，その数は増加中であると結論づけた[34]。州によっては精神病院に入院中の精神病患者が「治療のために」刑務所に送られることすらある。たとえばマサチューセッツ州では，1979年の報告によれば4日に1人の割合で，精神病院のスタッフから管理困難であるとされた患者が刑務所に移送されている。それに加えて判事たちも，重篤な精神障害をもつ触法者の行き先として病院よりは刑務所を好む。精神保健施設では危険で破壊的な患者に対して適切で長期間の入院治療や地域での治療ができないことが多いのを判事が知っているからである[35]。アメリカの刑務所と地方拘置所の収監者は総計で1,200万人近い[36]が，少な目に見積もっても100人のうち4人は統合失調症であるといえるし，それ以上の数が他の精神病に罹っているだろう。とすれば，収監されている統合失調症患者は全米で5万人はいることになる。アメリカの拘置所の年間**収監件数**は総計で2,000万人なので，そのうちのたった2％が統合失調症であ

るとしても（多分実数はそれを上回るだろう），毎年何十万人の精神病者が長い間「塀の内側」で過ごしていることになる（そのうちの多くの者が何回も反復して収監されていることを考えに入れても，である）。

では，収監された精神障害者はどのような状況におかれるのであろうか？アメリカでは通常，大規模の拘置所や刑務所は，そのような収監者を多数抱えていて，しかもその中には急性例も含まれるので，「病院」棟と呼ばれる独房区域が設けられている。ボルティモア市拘置所の病院棟に行けば，大きな，何の設備もないコンクリート打ちっ放しの独房の中で，ベッドに腰掛けて虚ろに宙を見つめる精神疾患患者を見ることができるだろう。昔の癲狂院（asylum）でも，これほどまでに殺風景な気の滅入るものはめったになかった。私が訪れたとき，この「病院」棟の一角には，薄汚れたリネン収納庫のドアに金網を張った窓をしつらえて「隔離室」に転用したものがあり，1人の精神病者が押し込められ施錠されていた。この患者は微罪で拘留されていたのだが，刑務官の話では，市立精神病院に移った方が手厚いケアが受けられるというわけでもないから病院に移さないでいるのだ，ということであった。

中西部のある市刑務所の「精神病棟」でも似たような事情が記載されている。そこでは，鉄格子のある窓の内側には金網をとりつけられねばならない，とされている。その「理由」は，副所長によれば「頭から鉄格子に突っ込んで自傷しようとしたり死のうとしたりする収監者が後を絶たない」からである[37]。同じ刑務所では，4カ月前から拘留されている一見して精神病であるとわかる女性が，自分の出したゴミと排泄物の上に横たわっていた。刑務官たちは彼女を入浴させようとはせず，その代わりに彼女に消毒剤をかけていた[38]。精神障害者の粗暴行為は紋切り型に「規律違反」と見なされ，そのために病者たちは隔離処分という名目で独居房に入れられ，必要となれば手桎足枷で壁に拘束される。イリノイの拘置所の刑務官は，精神病の収監者の「頭を冷やす」ために近所の消防署からホースを借りてきて冷水を噴射するということまでした，と語っている[39]。

精神科医のエドワード・カウフマン（Edward Kaufman）は，アメリカの刑務所の精神科病棟は，しかるべきケアの水準に違反していると批判して

いる。西部のある重犯刑務所には，

> 扉にかんぬきがかかる8つの監房があり，窓はない。監房から出るときも，1人ずつ別々にでしか許可されない。テレビはなく，レクリエーション活動もいっさいない。「カントリー・クラブのような雰囲気」は好ましくない，もしそうなれば，患者が居つきたいと思ってしまうというのが，病棟担当精神科医の持論だったからだ[40]。

別の刑務所の精神病棟では，収監者の脅威的な行動をコントロールするために，「ゴム製の弾丸を発するスタンガン」の使用を命令した病棟担当精神科医がいた。

> また別の刑務所では，「自殺しようとした」収監者は，裸のまま独居房のかんぬきに皮ひもで縛りつけられ，精神科医が診察に来るまで48時間もそのままにしておかれた[41]。

アメリカ司法省の行政官は言っている。

> 拘置所は疑う余地もなく，残虐でおぞましい犯罪の掃き溜めである。人の心を踏みにじり凶悪化させることで受刑者が社会の有用な役割に復帰することを妨げるように奉仕する施設である[42]。

過密な独房内に置かれてあるむき出しの便器，害虫，不潔，精神的荒廃，凶行，同性愛レイプ，医学的ケアの欠如，衛生計画や建設的プログラムの不在のすべてが，アメリカの拘置所や刑務所に広く見られると記録されている[43]。このような状況下にある精神病患者を治療しようとするにしても，ただ抗精神病薬投与をつけ加えるだけなのであれば，彼らの回復のチャンスを増大させるよすがにはほとんどならない。

文明化社会において精神障害者の治療をこのようなものにしてしまった責任は何なのか？　一言でいうと金である。州政府は精神病院への助成金を大幅に削減しておきながら，地域精神保健サービスを十分なレベルに維持するのに失敗した。それに応じたのは警察と判事である。彼らは，自分たちこそ

が，精神病者への支持と治療の不在によって生じる犯罪，破壊，暴力から共同体を守らねばならないと感じた。州会議員たちは，精神保健予算を増額することで問題解決にあたろうとはしなかった。なぜならば，まず第1に，刑務所でのケアのほうがずっと安上がりだからである（コロラドでは約4分の1の費用ですむ）。第2に，法の施行と地方拘置所の維持に要する費用は，州政府ではなく郡と市町村によって支払われるからである。

しかし，より広範な視点に立つならば，精神障害者がこのように劣悪な状況下に収監されているのは，失業者予備軍が大量に存在している社会にあっては，逸脱者への社会的制御を達成することへの関心が，彼らに有効なリハビリテーションを供給することへの関心を凌駕するからである。このことは，「正気」の犯罪者についても当てはまる。収監率は経済不況期に上昇し（しかも犯罪率や有罪率とは無関係に）[44]，拘置所・刑務所人口は西洋先進諸国中でも失業率の特に高い国で高率となる傾向がある[45]。余剰人口が多ければ多いほど収監率は高く，貧困層──精神障害者もここに含まれる──の生活状況も劣悪となる。

アメリカの統合失調症患者はどこにいるのか？

ボーディングホームやナーシングホームでしがない生活を送る慢性精神疾患患者の窮状については第4章で述べた。ここでは，そのうち統合失調症を病む者の数を見積もってみることにしよう。保健福祉省の委員会が慢性精神疾患患者の生活状況を調査した1981年の報告によると，およそ30万から40万人の慢性精神患者がアメリカではボーディングホームやケアホームで暮らしている[46]。その大多数は慢性統合失調症である。おそらく60％は統合失調症と診断されるだろう[47]。

この政府報告では，高齢者の非精神病性の老人性精神障害を除いて，もともと精神疾患の診断がついている者がナーシングホームに25万人いると指摘している。州立精神病院から直接ナーシングホームに移送されてきた者は10万人いた。つまり，現在のナーシングホームに来るまでに，他のナーシングホームや病院や地域で「入所待ち」期間を過ごした者のほうが多い[48]。ナー

表8.1 1980年代アメリカにおける統合失調症患者の居所分布（粗推計）

居　　所	総　　数	統合失調症有病率 (%)	統合失調症患者数	全米の統合失調症患者に占める割合 (%)
ドヤ街のホームレス 拘置所，刑務所	500,000–600,000	25	125,000–150,000	10–12
福祉ホーム （boarding house）	1,200,000 300,000–400,000	4 60	50,000 180,000–240,000	4 14–19
ナーシングホーム	–	–	60,000–70,000	5–6
病院	–	–	200,000–250,000	16–20
自宅外（計）			490,000–635,500	39–51

シングホームの精神障害者で65歳以下の者は38,000人にすぎない。控えめに見積もって，その半分が統合失調症である。ナーシングホームにいる20万人の高齢精神障害者では，人生の晩期に起こる器質性精神病に罹っている者が多いので，統合失調症はたぶん20～25％程度であろう。以上から，6万～7万人の統合失調症患者が全米のナーシングホームにいると考えるのが，まずは妥当な線だろう。

これに，州立，郡立，私立，退役軍人局営の各種病院に「住む」25万人[49]の統合失調症患者を加え，全米の統合失調症患者総数はおよそ125万人であるという推計[50]を受け入れてみると，何とも陰鬱な結論に行き着くことになる。

アメリカでは，統合失調症患者の半数以上が，病院，施設，不十分な地域施設，拘置所または刑務所，あるいは路上に暮らしているのである（表8.1）。アメリカで治療を受けている統合失調症患者のうちで，家族の家ないし家庭的な状況またはそれに類するところで生活している者は，10人のうち5人もいない。この数字だけをとってみても，アメリカでは統合失調症の転帰が不良であることを十分に説明できそうに思われる。

拘束と隔離

病院に入院中の患者なら必ず理想的な治療環境におかれている，などとはゆめゆめ考えてはならない。病院での行動制限の状況には厳しいものがある。

たとえば，イギリスでは拘束と隔離はともにほとんど必要のないものとされることが証明されているのに，アメリカの病院ではいまだに日常茶飯事である。ある報告によれば，カリフォルニア州のとある急性期受け入れ病棟に入院となった患者の44％が，様々な期間にわたって施錠した隔離室に入れられている[51]。隔離室体験は，しばしば精神病患者自身の自分の病気に対する見方に大きく影響する。ある大規模精神病院で，自分と自分の病気についての絵を描くように言われた患者62名のうち，3分の1以上が自発的に隔離室の絵を描いた。退院後1年を経てもなお，隔離室体験は，そのときの恐怖感やつらさをともなって，多くの患者にとって精神疾患全体の象徴するものとなっている[52]。

拘束具を用いて患者をベッドに縛りつけるのも，アメリカの病院では普通に行われている。オハイオ州シンシナティの精神科救急診療所では1980年代のある1カ月間に，全受診患者の4分の1に拘束が施された[53]。精神科病棟では拘束具がよく用いられるが，その理由として最も多いのは患者の暴力ではなく，「集団生活のルールに従わない」[54]ことや「治療環境を妨害する行動をとる」[55]ことである。スタッフ数の不足と患者数の過密さから拘束に訴えることもあるようだ。コロラド医療財団は1981年にコロラド州デンバーのフォート・ローガン精神保健センターで行われた過剰な拘束と隔離を検討した結果，それらは直接介護者の人数不足のせいだと結論した。同じ年のコロラド州立病院では触法者病棟の混雑があまりにひどいために，超過収容を減量する目的で患者は外科病棟に転棟させられて，ベッドに拘束された[56]。これらはみな，経費節減が公的精神医療に与えた人災である。

スティグマ（刻印）

それにしても，乱暴な治療や劣悪な生活環境よりも，西洋社会で統合失調症患者であるゆえに受ける不利益はもっとつらい。アメリカ人の統合失調症女性は，これを次のように説明している。

　　そう，恥ずかしいことなんです，ほんとうに。私が経験したこと……私がしてき

たこと，私のしゃべったことが……おとうさんが私のことをどんなに恥じているかといっても，自分自身の恥ずかしさに比べたら軽いものです[57]。

別の患者の文章によると，

　私はしばしば，統合失調症という私の病名にまつわる深い罪業感に苛まれる。……病院が，私にとってどれほど屈辱的なもので非人間化するものになるかなど，わかってはいなかった。……私は人間の中に交わって生きる権利を半ば失ってしまったと感じた。……ある種の人々にとって，もはや私は永遠に一種の人間以下の生物でしかないようだ。……精神医療の専門家たちはしばしば，私がまるで異邦人かエイリアンであるかのように私を扱った。私に貼り付けられたラベルによって，私を他の人間から隔てて……[58]。

前章ではマリアという名のグアテマラ・インディアンの女性の精神病エピソードについて述べたが，それとは対照的にアメリカ人の統合失調症患者たちは，自分の状態について他人から責められるのに甘んじ，かつ自分で自分を責めなければならないのである。彼らは他者から疎外されていると感じている。このスティグマが社会復帰の障害となる。

地域精神医学への関心の高まりによって，精神疾患のスティグマ問題について1950年代から1960年代にはずいぶん注意が払われるようになった。シャーリー・スター（Shirley Star）は，精神症状を有する人々を描写した一連の挿話を用いて，1950年に一般アメリカ人の全国的意識調査を行った。そこでわかったことは，精神障害者に対する一般の反応は，否定的で無知なものだった[59]。エレイン・カミングとジョン・カミング（Elaine and John Cumming）は，同じ手法を用いて1951年にカナダのサスカチェワン州の田園地帯の町ブラックフット（仮名）を調査したが，そこの住民の態度も大体同様であった。しかも，6カ月にわたる精神医学的啓蒙キャンペーンによっても，それは変化しなかった[60]。ナナリー（J.C.Nunally）は1950年代に，イリノイ州のシャンペン・アーバナ地区の住民の6年に及ぶ調査を行った結果，一般大衆は狂人を「恐怖，不信，嫌忌」の念でみているとした[61]。彼の報告によれば，

老若を問わず，また教育程度の多寡を問わず，人々はみな，心を病む人たちのことを，どちらかというと危険で汚らしく，何をしでかすかわからない無価値な人間であるとする傾向があった。[62]

つまり，人々は精神障害者のことを「すべてにわたって駄目な悪い人」と考えていたのである[63]。

最近になって，精神障害には高度のスティグマがまとわりついているという当初の印象が，はたして今でもそうなのかという論争が持ち上がった。多数の研究者が1960年代には，公衆の精神障害者に対する許容度は向上したと結論した[64]。ナナリーの原調査から20年を経た1970年代後半になって，ウィリアム・コッカラム（William Cockerham）は，イリノイ州のシャンペン・アーバナ地区で公衆の態度を再度分析した結果，人々は精神障害に対していくぶん寛容になったとの結論を得ている[65]。しかし他の研究者たちは，公衆の精神保健への理解は1960年代から1970年代にかけて向上したとはいえないとしている[66]し，カミングらの原調査から23年後に行われたサスカチェワン州ブラックフットにおける再調査でも実質的に何の変化も見出されなかった[67]。

次のようなことが言えそうである。つまり，世間の精神障害者受け入れは1960年代には前進したが，地域社会での精神障害者の「遺棄」が目立つようになってからは，めざましい進展をみていないのではないか，と。ことの真相がどうであれ，精神病患者がいまでも高度のスティグマを負わされていることは明らかである。「精神病患者（psychos）」という口さがない刻印によって，彼らは職を探そうとしてさんざん苦労し[68]，そこで精神障害に対する恐怖感を煽ってしまうのである。市民たちは，自分たちの住居の近隣に精神科治療施設や精神障害者のための居住区ができないように躍起となる[69]。精神障害者に許される地位は非常に低い。前科者や精神遅滞者よりも低いのである[70]。ある調査によれば，5年の間きちんと働いて普通の生活をしていても，元精神疾患患者は前科者よりも受け入れられにくい[71]。慢性精神疾患患者は通常無職の困窮者であり，重要な社会的役割を担っていない。社会的地位の主流にいることを示す標識をもつことはめったにない。仕事はあっても最下

級である。庭つきのちょっとした自宅に住んでいるわけでもなく，家族もなく車を持っているわけでもない。そのような患者が他人と社交を持ったり，性的関係を結んだりすることはまずない。あるとすれば，同病患者とだけである。私たちの社会では，慢性精神疾患患者は実に「不可触選民（pariah）」階級なのだ。

　精神障害者にサービスを提供する当局でさえ，この連想に毒されている。精神保健専門家はしばしば慢性精神病患者を軽蔑して，「治療良好例」を相手にするのを好む[72]。彼らの出身階級に近い人たちで彼らの興味を満足させるのだ。精神科医たちは貧しい慢性精神病患者を避けようとする。一例をあげると，私立精神病院の患者では統合失調症はわずかに5％でしかない[73]。地域の精神保健センターも，彼らのニーズを取り上げないことがしばしばである。精神保健専門家たちは，精神疾患患者に接するとき，世間一般に近い態度をいつも取っているようである。ひょっとすると彼らのほうが（世間一般よりも），**かえって拒絶的**かもしれない。ある研究によれば，これはどうも患者がうっかりして落としたのだなと思われる宛名書きのある封書を拾った場合，一般人よりも精神病院勤務者の方が投函する労を厭うことが多いということである[74]。

　何よりもやりきれないのは，他ならぬ精神障害者自身が自らの状態について世間の紋切り型を受け入れてしまっていることである。アイルランド田園部に住む若い患者たちの言を借りれば，「『精神病院（madhouse）』で過ごすことは，処女喪失にも似た『恩寵の失墜』だ。取り返せないものだ」[75]ということになる。すでに多くの研究が示しているように，精神疾患患者たちは一般人と同程度に精神疾患に対して否定的な評価を下している[76]。精神障害者のほうが患者の家族や病院職員よりも精神疾患に**もっと拒絶的**であるという報告さえある[77]。

ラベリング理論

　精神疾患のスティグマ性についての研究は，ラベリング（レッテル貼り）理論の登場によって燃え上がった。社会学者トーマス・シェフ（Thomas

Scheff）の論考によると，偏奇した人物に「精神疾患」というラベルがいったん貼られると，社会は予め用意されている紋切り型に従って反応し，当事者のほうは，慢性精神疾患という名の下車不能な乗り物に乗車させられる，ということになる[78]。シェフの立場を支持する証拠がここにある。デレク・フィリップス（Derek Phillips）が1963年に発表したニューイングランドのとある小さな町の住民の意識調査では，「理想的」とされている普通の人でも過去に精神病院入院歴があると知れた途端に社会から拒絶されること，しかもその拒絶の程度は，援助を求めない単純型統合失調症患者や聖職者に話を聞いてもらっている統合失調症患者の場合よりも格段にひどかった，という事例が紹介されている[79]。

　デイヴィッド・ローゼナン（David Rosenhan）のよく知られた研究では，健常者ボランティアたちが自ら十数ヵ所の精神病院に幻聴を訴えて任意入院を希望した。ニセ患者たちは全員が入院を果たした。しかも，入院直後からもとどおり正常な振る舞いをし，精神病症状を否定したにも関わらず，退院時には全員が統合失調症のラベルを貼られていた。病院職員たちはニセ患者たちのあたりまえの行動を，さも病的な行動であるかのように記録していた。1週間以内に退院となった者はいなかった。2ヵ月近く入院を続けた者さえいた[80]。以上のような研究から，紋切り型の予測に従ってものを見ようとする圧力が，回復への期待感と統合失調症の特性とに悪影響を与えるのだとしても不思議はなかろう。

　この理論を批判する者は，ラベリング理論というアプローチは，精神疾患にもとから存在する偏奇性や固有の病理性が大きな役割を果たすことによってラベルが貼られるということを軽視していると主張する。また，精神患者には有害なスティグマを振り払う能力があることを過小評価しているとも言う[81]。たしかに，そういう批判もあたっているところがあるかもしれないが，だからといって，一度成立したラベリングが精神疾患の特性の形成に看過しえぬ影響を与えるという可能性は否定できない。ラベリングは多くの場合に大きな影響力を持っているかもしれないのである。アメリカ人精神科医のジョン・ストロースとウィリアム・カーペンターは統合失調症性疾患の転帰についての権威であるが，彼らは次のように結論している。

ラベリングは統合失調症の経過とおそらくは発病にも影響を与える重要な変数である。……自分が周囲のみんなから，人間以下で，治らない，やる気のない，普通の人間にかけられる期待を果たす能力がない奴だと（意図的にであろうとなかろうと）思われていれば，傷つきやすい人なら破壊的な影響を蒙ってしまうとして何の不思議があろうか。病気が増悪するのは，社会的スティグマによって基本的役割性が変化し就労機会が限定されたときであるということに誰が反論できようか[82]。

　どのようにしてスティグマは疾患の経過に影響するのか。

　精神障害であることによるスティグマや社会的地位の低下は，はっきりどのようにして統合失調症の症状に影響し，疾患の経過をかたちづくるのだろうか。認知的不協和理論を援用して説明してみよう。この社会心理学的理論の概略は：

（a）個々の知識や観念（認知）のうち，あるものとあるものとが矛盾するとき，それらは「不協和（dissonant）」であるという。
（b）不協和は心理的に不快であるために，人はその矛盾を解消しようとする。
（c）人は，不協和が亢進するような状況を能動的に避けようとする。

ということにある。たとえば，毎日 2 箱のタバコを吸う女性がいて，彼女は自分が誰から見ても意志が強く分別のある人間だと思っているとする。ところが，喫煙が肺癌の原因となることも知っているとする。彼女は，2つの観念の間で生じる不協和のレベルを減じようとして，タバコをやめるか，自分が意志の弱い人間と見なすようになるか，あるいは喫煙と癌との関連を示す証拠を軽視することになる。
　次に示すような実験結果が認知的不協和理論の確証とされている。

（a）不協和を減じるために見解の修正をしたあとで，人は利用可能な情報の中から，自分の決定を補強するような証拠を選ぶ。しかも，その証拠を過大に重用しやすい。

（b）不協和を助長するような矛盾した証拠に直面すると，人は**より積極的に自分の信念を守ろう**とする。
（c）人は，個人的に抱いている意見に反する世論を公言しなければならなくなると（不協和が生成されるわけだが），その人の意見は公式声明の内容に近づくように修正される。しかも，公式声明を迫る外圧が低いほど，その人の意見の変化は大きい[83]。

　重い精神疾患であるとの診断（およびそれにまつわるスティグマと社会的地位の低下）を受け入れる必要に直面したとき，内心自分はそれなりに価値ある有能な人物だと思っている人なら，不協和を体験するはずだ（図8.1参照）。実際，精神疾患の診断を受け入れるのは，「うまくいってる」という感じに乏しい（不機嫌で）低い自己像をもつ人にありがちである[84]。認知的不協和理論によれば，精神疾患の診断を受け入れることを選ぶ人たちは，不協和感を解消しようとして，新たに自分に与えられた「賤民」という地位や「価値のない奴」という紋切り型に自らをあわせてしまうということになる。彼らはますます社会的に引きこもりがちとなり，障害者という役割を引き受けてしまう。彼らの役まわりが不治と無能力とを特徴とするものであるということを確認していくなかで，精神病症状は持続し，生活は治療機関や身の回りの人たちに依存的になっていきがちである。
　こういったパターンは，患者のスティグマ性が外見から見て取れる身体的な特性に由来していることが明らかな場合には，よりいっそうはっきりするだろう。身体的な特性といってもいろいろあるが，「重度」のものとしては高用量の抗精神病薬投与によって二次的に生じる引きずり足歩行，硬い表情，流涎などが，程度の軽いものとしては，失業者に共通のゆっくりした足どり，行き場もすることもなくぶらぶらしていることなどが含まれよう。
　「まともな」生活に戻れというプレッシャーをかけられると，累積する不協和に対する防衛反応として，症状が再燃する。しかし，穏やかに少しずつ彼らがより十分な水準で機能できることを世間に実例として示すように仕向ければ，その結果として自己概念が変って，「ラベルを貼られてはいても能力が保たれている」という地位へ向けての変化が始まる。認知不協和理論はこ

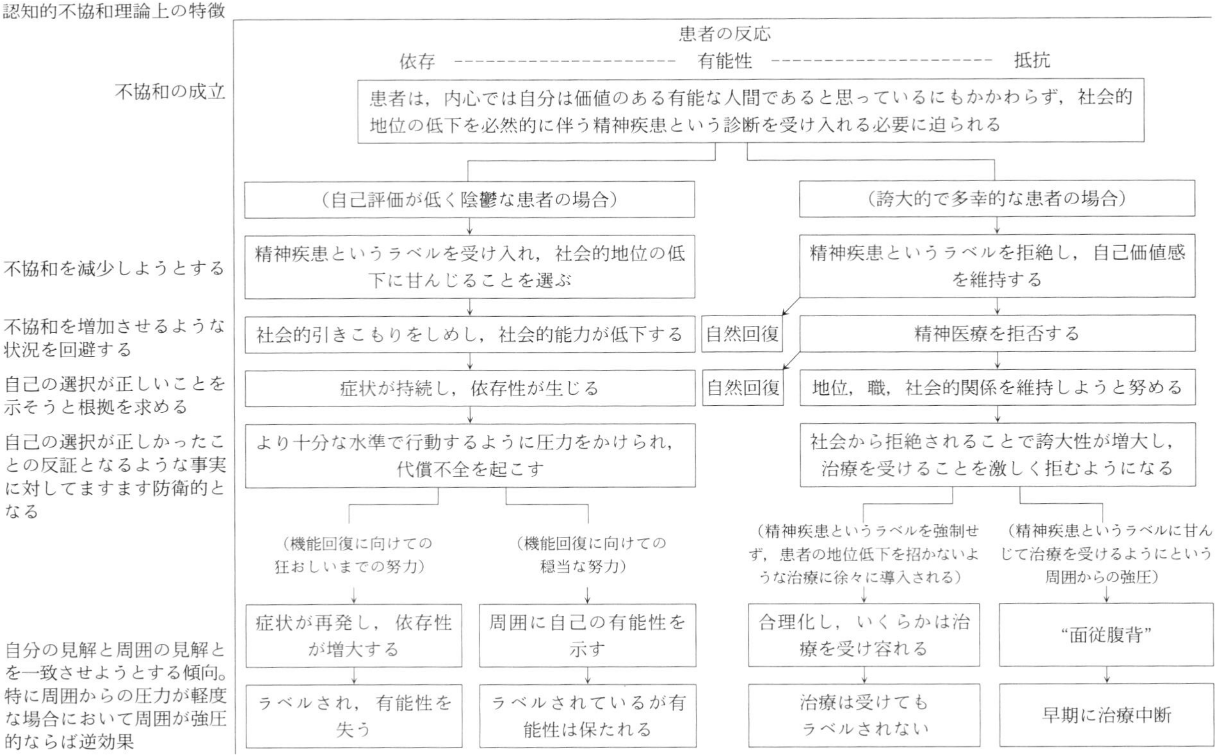

216　第Ⅱ部　統合失調症の社会経済学

認知的不協和理論上の特徴

患者の反応

患者は、内心では自分は価値のある有能な人間であると思っているにもかかわらず、社会的地位の低下を必然的に伴う精神疾患という診断を受け入れる必要に迫られる

認知的不協和理論上の特徴	依存	抵抗
	(自己評価が低く陰鬱な患者の場合)	(誇大的で多幸な患者の場合)
不協和の成立		
不協和を減少しようとする	精神疾患というラベルを受け入れ、社会的地位の低下に甘んじることを選ぶ	精神疾患というラベルを拒絶し、自己価値感を維持する
不協和を増加させるような状況を回避する	社会的引きこもりをしめし、社会的能力が低下する	精神医療を拒否する
自己の選択が正しいことを示そうと根拠を求める	症状が持続し、依存性が生じる	地位、職、社会的関係を維持しようと努める
自己の選択が正しかったとの反応となるような事実に対してますます防衛的となる	より十分な水準で行動するように圧力をかけられ、代償不全を起こす	社会から拒絶されることで誇大性が増大し、治療医療を受けることを激しく拒むようになる
	自然回復	自然回復
	(機能回復に向けての狂おしいまでの努力)	(精神疾患というラベルを強制せず、患者の地位低下を招かないよう治療に徐々に導入される)
自分の見解と周囲の見解とを一致させようとする傾向。特に周囲からの圧力が軽度な場合において周囲が強圧的ならば逆効果	症状が再発し、依存性が増大する	合理化し、いくらかは治療を受け容れる
	(機能回復に向けての穏当な努力)	
	周囲に自己の有能性を示す	治療は受けてもラベルされない
	ラベルされているが有能性は保たれる	"面従腹背"
	ラベルされ、有能性を失う	早期に治療中断

図8.1　「精神障害」というラベル貼りが個人に与える影響——認知的不協和理論による予測

のように，慢性精神患者のリハビリテーションでみられる役割機能の危なっかしいバランスを説明する一助となる。患者の達成度へ高い期待感が寄せられると彼らの機能レベルは向上し，彼らに向けられた疎外とスティグマは減少するようになるだろうが，その一方で，失調を起こして精神病的となり入院のリスクも亢まるだろう[85]。成功体験がしばしば精神病者にとって脅威でありストレスであるのはなぜか，もうおわかりいただけるのではないだろうか。

　それとは反対に，精神疾患（とその治療）というラベルと社会的地位とを拒絶した人たちは，それまでの社会的・職業的地位を維持しようとする。社会からどのように拒絶されようとも，彼らはかえって誇大的になったり，ますます激しく治療を避けることになりがちである。そんな病者を屈服させ，精神疾患という診断を受け入れさせようと躍起になって骨を折ってみたところで，表面的な追従が得られるだけで，彼ら自身の見解に真の変化は起こらないことが多い。結局，彼らはあらゆる機会をとらえて治療を回避しようとする。しかし，十分に説明しながら自己価値観の低下を伴わないような治療プログラムへと徐々に導入して，精神疾患という不協和なラベルを強制することがなければ，こういった患者であってもある程度の治療協力が達成できる。

　このように，「病識」のある患者は期待ほどの機能を発揮できずに過度に依存的となることが多いし，一方，機能レベルの高い患者ほど治療を拒みがちなのである。認知的不協和理論によれば，精神保健専門家は日頃患者がしたいことと逆のことをしばしば患者にやらせようとしており，そのためにスタッフたちは「燃え尽き」を起こして患者につらく当たる，ということになる。スティグマを減じれば患者の葛藤も軽減し，直接的な結果として，統合失調症の転帰が改善する。もし統合失調症が地位の高い病気ならば（実際にそういう文化もある），これほどまでに患者を弱体化させないだろう。

　この観点を実験的に証明しようとするなら，私たちはこれまでの直観を排除して，自分が精神疾患を病んでいると認める患者の予後が最も不良な経過をたどり，精神疾患というラベルを最初から拒む者の予後がそれより良好であり，自分が精神疾患であるとまず認めた後に結局はそのラベルを振り払う

ことができた者が最良の改善を示すと考えてかかってよいのではないだろうか。実はこれは，エドムンド・ドハーティ（Edmund Doherty）の43例の入院患者から成る「自己ラベリング」研究から得られた知見である。入院期間を通して自分が精神障害者であると認めていた者は最も改善が乏しいと判定された。自分が精神障害であることを一貫して否定した者は，それより若干良好な改善を示した。最も良好な回復を示したのは，入院時には自分の病気を認めていたが後にそれを否定した者である。これら3群の患者は，入院時点での重症度に差はなかった[86]。

　私は同僚たちとともにこの仮説――世間が病者に貼るラベルと紋切り型のもたらすダメージが強いために，自分が精神障害者であると認めた者のほうがそうでない者よりも転帰不良となる――を，コロラド州ボールダーの地域社会における精神病患者54人の調査のなかで検証してみた。この仮説を支持する結果がいくつか得られたが，ドハーティの知見の確証が完全に揃ったというわけでもない。私たちの見出したところでは，自分が精神障害者であると認めている者は自己評価が低く，自分で自分の生活をどうすることもできそうにないと感じていた。精神疾患に最も高いスティグマ性を感じている者では，自己評価も他群より低く，「自己統御感（sense of mastery）」（自分の生活を自分でコントロールしているという感覚）も最低だった。精神疾患というラベルを受け入れることも拒絶することも，そのことだけでは転帰良好にはつながっていなかった。ただ言えることは，「自分の生活をなんとかできそうだ」という実感がある限りにおいて，自分が病気であるという認識は患者に利益をもたらしうるようである。といっても，そういう患者はごくまれにしかいない。自分が精神障害者であると受け入れること自体，「自己統御感」の喪失を意味するからである。西洋社会で心を病むということは，「ヤマアラシのジレンマ」（映画Catch22）である。洞察を得る過程で，回復のために不可欠な心理的な強さというものが失われてしまうのだ[87]。

　この研究から得られる結論は，患者が病いについての洞察を得るように治療者として促す際には，同時に患者が「自己統御感」を獲得できるよう援助することが重要であるということである。しかし，従来の治療プログラムはこういった配慮を欠いていた。たいていの場合，患者が病気をコントロール

できるようにすることよりも，自分が病気であると患者に認めさせるための説得にはるかに多くの努力が注がれてきた。患者ができるだけ病院外で生活できるように計画された治療プログラムのなかでも最も成果をあげたもののいくつかは，残念ながらかなり「管理的」な性格のものであって，患者への「力づけ」（empowering）に重点をおいたものではなかった（第12章の「集約的な地域援助」を参照のこと）。真の意味での「力づけ」を達成するためには，精神保健サービスの消費者（当事者）が運営するか，少なくとも参画するプログラムへの転換が必要である。その先覚的な試みについては，第12章で述べる。

社会的孤立

屈辱的なまでの生活状況と賤民なみの地位から想像されるように，西洋の統合失調症患者は社会的に孤立した生活を送っている。多くの研究が示してきたように，こういった患者たちの社会的接触の範囲は健常者に比べて著しく狭い。統合失調症患者が親交をもつ人の数は健常な地域住民の平均の5分の1から3分の1程度である。慢性精神疾患を病む者の3分の1には，1人の友人もいない。統合失調症患者の人間関係は一方的・依存的で，内容の複雑さや相互的な関係のもつ多様性を欠いたものである。家族との関係性は友人との交わりほどでないにせよ，やはり家族としての絆の解体がみられる[88]。患者のもつ社会的ネットワークの減衰は病気の結果とみるべきであろう。というのは，初回入院以降にそういった現象が現れるからである[89]。

西洋の統合失調症患者の社会的孤立は，第三世界の精神病者が有効な社会的再統合の恩恵に浴していたのとは対照的である。第三世界の村落でも破壊的行為や暴力の激しい者は「狂人」の烙印を押され，その社会的ネットワークは制限されていたが[90]，第7章でみたように同じ問題が第三世界の慢性度も重症度もより低い精神病患者にあてはまるわけではない。さらに，その章でも指摘しておいたことだが，先進国でも途上国でも，社会的孤立が精神病の予後不良と関連することが繰り返し示されている。統合失調症患者の社会的ネットワークについての最近の報告も，この関連性を確認している。ニュー

ヨークの宿泊所を棲み家としている統合失調症患者についてのある研究によると，患者の症状の軽重に関係なく，広範かつ複雑な社会的ネットワークを身につけている患者ほど再入院することが少なかった[91]。

統合失調症患者の家族

精神病を病む人をうまく社会に再統合させている途上国と，心を病む人が孤立しがちな西洋社会の状況との対照性は，西洋の統合失調症患者の家族の窮状を白日のもとにさらす。精神疾患にとり憑いたスティグマは，その近親者の心をも汚すのである。その病気のことについては何年もの間，親友にさえも話さないでいる家族もある。身内の病気の話をしたばっかりに知人から疎んじられることもある。「古くからの友人のなかには私たちに口をきかなくなった人もいます」とは，ある統合失調症患者の母親の言である。「あの人たちは私たちを見限ったのです」。人付き合いから遠ざかる家族もいる。別の若い統合失調症患者の親は，「この子が病気になってからというもの，楽しいことなんてありゃしません。……よくわからないんですが，調子の上がり下がりがひどいんでね，うちの子は」と語る。アメリカでのある調査によると，病者の妻の3分の1が，友人を避けたり絶交するという積極的な隠蔽に訴えている。はなはだしくはそのために転居している。病者の妻の次の3分の1は，ほんの数名の友人と近親者にだけ夫の病気を話していたという[92]。家族成員にはスティグマを否定しようとする強い傾向があるにもかかわらず，彼らの隠蔽行動と引きこもりは，彼らの心底に「家族に精神病者がいることは恥ずべきことだ」という気持ちがあることを示しており，そのために家族もまた社会的に孤立化する[93]。

ワシントン特別区で統合失調症者の近親者の調査をしたアグネス・ハットフィールド（Agnes Hatfield）は，「ほとんど恒常的なストレスに曝され続けていることを特徴とする，癒えることなき障害を蒙った家族像」[94]は，家庭で患者の面倒をみることの結果であるとみた。彼女によれば，婚姻関係の破局，非難の応酬，悲哀，無力感はよくある結末である。在宅統合失調症患者のいるイギリスの家族の調査では，家族の約半数が近親者（病者）の精

神医学的状態のために重度ないし非常に重度な健康上の障害を来したことがあると報告している[95]。

マサチューセッツ精神保健センターでのグループ討論に参加した精神障害者の親はみな、「多かれ少なかれ自分と他の家族メンバーはわが子の身の上に降りかかった不運に責任がある人非人（ogres）」と考えていた[96]。病者の近親者に負わされた罪の意識は、精神疾患は養育の失敗に起因するという巷間に広まった通念の産物である。同じ態度をとる精神保健専門家もいて、彼らは病者の家族を敵と見なし、家族と病者との仲を裂くこともある。論理の極限であるが、「統合失調症をつくる家族」という観念が奇妙なかたちでコロラドの法廷に姿を表したことがある。24歳の男性が精神科医の支持を得て、両親の「不当行為」が自分の統合失調症の原因と考えられるとして、両親を訴えたのだ[97]。統合失調症患者の家族は罪悪感を背負いながら孤立しているわけだから、時として病んだ家族成員に対して過干渉になったとしても不思議ではない[98]。この相互作用を目にした精神保健専門家たちが、患者を家族から引き離そうとしたり、患者に家を出るようにそそのかしたり、近親者との接触を最小限にとどめさせようとすることがある。このステップを踏むことで社会からの離断も完成する。患者はほとんどすべての人間から隔てられて、スティグマを背負う他の患者たちだけと共にいることになる。家族のほうも社会的孤立を蒙り、社会の本流からはずれ、のみならず病んだ近親者からも引き離されるわけである。

疎　外

産業化以前の文化では、精神病を病む人々の多くに社会的地位を維持し価値ある社会的役割を果たせるような社会的再統合の機会を与えている。一方、西洋社会では、統合失調症患者たちに賤民的地位と無能力者役とを与えて、社会に参加できない状態に棄ておいている。非産業化地域では、共同体の治癒過程が社会的コンセンサスのもとに機能して回復を予測し、非難と罪悪感とスティグマとを最小限に抑えている。それに対して西洋社会では、統合失調症は最低の施設に置かれ、患者の近親者までが非難され、そもそも統合失

調症は治らないという世間の憶断のもとに治療されている。精神障害者の地位，社会的統合度，役割性におけるこのような相違のために，産業化社会における統合失調症の転帰は著しく不良であるとしてももっともであろう。

こういった問題の布置には以前にも述べたが，これは疎外という概念に包含されるものである。マルクスは，産業社会に生きる人々は労働過程，労働生産物，他者，それに当人の人間性から疎外されると書いた[99]が，現代の精神科医は，疎外という語に（おのれが）無力で無意味なものであるという深い意味があることを強調している[100]。

この考え方はどのようにしたら統合失調症に適用できるのだろうか。精神疾患という，私たちの社会では最下位の地位に伴うスティグマのなかには，1人ずつバラバラに疎隔されて苦悩する人間の極限の姿がある。まして統合失調症患者自身が，世間の抱いている非人間的な紋切り型の統合失調症像を受け入れてしまっているとするなら，病者は自分が完全に人間所属感を失なっているということだ。精神障害者が最も得やすい仕事はいわゆる「召使い仕事」，つまり，皿洗い，封筒詰め，日雇い人夫など，最も人間らしさを欠いた仕事であり，したがって疎外もきわまりないものである。しかし，統合失調症患者の運命でさらに多いのは失業で，これはもっとひどい事態である。ぼうっとして何もせず，自分の食い口すら稼げず，社会のためになることはなにひとつせず，他人にとっても自分にとってもほとんど価値がない——そういう状態こそ疎外の極北であり，無意味という実存的憂慮に直面しているのである。

最近のある研究によれば，コロラド州ボールダーで地域治療を受ける精神病者の生活の面接調査を行ったとき，多かった訴えは退屈と（男性では）失業だった。この2つは，精神疾患の症状よりもはるかに大きく問題視されていたのだった[101]。事実，精神病患者は疎外感と自己無価値感を測定する心理検査法である「人生目的テスト」の得点が，他のどのような集団に比べても低い[102]。薬物ないしアルコール乱用の頻度が精神障害者で高いのは——多くの調査で30～40％とされている[103]——多くの精神病患者が空虚な生活をおくっているための部分もあるのではないか，と多くの専門家が思っている。わたしたちがボールダーで精神障害者の物質乱用を調査してみたところ，

計画的な生活活動の最少な者が最も大量のマリファナを使用していた。彼らによると，薬物使用に走る理由の第1は「退屈」である[104]。

何十年か前にケアの中心を病院から地域に移していくなかで私たちは，当時「施設神経症」と呼ばれていたもの——入院生活の空虚さ，統制，諸制限に起因する奇異な姿勢，徘徊，失禁，唐突な暴力行為——への対抗法を見いだした。病棟を人間味あふれるものとして「治療共同体」を確立し，職員‐患者間の力関係を変えて，患者が病棟運営にかかわるようにしたところ（第4章で述べたように），施設症化した行動は消失したのである。いまや，かつての**施設**神経症は，新たに登場した**生活**神経症に取って替わられたように思われる。精神病性原疾患からの回復を妨害するという点では，両者は類似している。おそらく（第12章で改めて詳しく述べるが），施設神経症に奏効したのと同じ行動指針が——環境を改善し患者自身が治療に参加することが——生活神経症の軽減にも役立ちそうである。

疎外の起源

統合失調症患者は，産業化社会のなかで最も疎外された者であり，それがこの病気を悪性度の高いものにしているように思われる。さらに言うなら，統合失調症患者がこうむる疎外の起源は，社会の政治的・経済的構造——労働者の分断化と賃金労働制の発展——に見出すことができる。なぜなら生産のこういった側面のために，ストレス耐性，労働能力，意欲のいずれもが減退している統合失調症患者は，産業化社会の労働力の辺縁に追いやられ，人類学者ジュールズ・ヘンリー（Jules Henry）が命名した「疾走社会」のいちばん辺境人となっているのである[105]。

カースト制度は恒久不変のものではない。差別的な経済的・身体的制裁を絶えず実施することが，賤民階級の維持に必要である[106]。また，同様な政治的・経済的圧力がアメリカのエスニックな少数派の階級間移動を制限するために必須である[107]。まったく同じことが，地位の低い西洋精神障害者にもあてはまる。戦後の思潮は世論を動かし，地域の人々が精神患者を受容するのを促進したが，これはカーストの地位の壁を崩そうとするのにも似た真

挚な企てであった．当時の政治的動機により，ある地域では精神障害者を労働力として編入し，またある地域では精神障害者ケアの責任を州から地域へと委譲することになった．ところが，こういった努力は政治的動機の消滅とともに退潮してしまっている．今や社会政策が，西洋社会のいたるところで，精神障害者の生活環境を貧困と失業と猥雑なものとし，ひいては，私たちの社会における統合失調症の経過を悪性なものとしている張本人であった，あの悲観論と疎外を横行させているのである．

要　約

- アメリカの統合失調症患者の10人中5人が，福祉ホームやナーシングホーム，病院，ドヤ街，拘置所および刑務所に暮らしている．
- 精神疾患のスティグマ性は西洋社会においては依然として強い．
- ラベリング理論と認知的不協和説を援用すれば，精神疾患のスティグマがどのようにして精神病の転帰不良につながるかということがうまく説明できる．
- 西洋社会の統合失調症患者の社会的交流の幅は狭く，病者とその家族は社会から隔絶されている．
- 西洋の統合失調症患者の窮状は疎外という1つの概念で包括される．そして，その疎外は労働の分断化と賃金労働制とに根ざすものである．

第9章　統合失調症の発現率

　政治経済は統合失調症の発現率に影響を及ぼすのだろうか。社会階級やカースト，または一般の生産様式に関係する諸要素は，統合失調症に対する脆弱性を発現する人数を決定するのだろうか。労働事情，失業などの社会経済的ストレスは，この障害の発症の引き金となりうるのだろうか。ここまでは統合失調症の**経過**——病気からの回復と慢性患者の到達しうる機能レベル——に重点を置いてきた。今まで述べてきたように，統合失調症の経過は，労働力の利用，つまり精神病患者の社会的な役割，地位そして社会的統合を左右する要素に強く影響を受ける。この際少し脇道にそれて，統合失調症の発現頻度と，それが社会的，政治的および経済的諸要因によってどの程度影響を受けるかについて検討することも価値があるだろう。

　社会的諸要因が病気に対する脆弱性や障害の経過に影響を与えるには，社会的な影響を身体の反応に転換する生物学的な機構が介在しているに違いない。たとえば，ストレスの多い労働による負荷は統合失調症の経過に影響を与える可能性がある。なぜならストレスの増加は，この病気の基礎に存在すると考えられているドーパミン神経系の過感受性を増悪させるからである（第1章および第10章参照）。統合失調症の発症に影響を与えているものは，どうも病気の経過に影響を及ぼしているものとは異なっているようである。もし社会的因子が個々人の統合失調症に対する脆弱性に強い影響を与えるとしたら，それらは胎児の脳の発達か，またはそれより後の脳の障害の発生に影響を及ぼしているのかもしれない。つまり，社会的因子が，母親や胎児の栄養，母親の薬物やアルコールの摂取，妊娠中の感染症，分娩時の合併症，そして幼児期の感染症や頭部外傷などに影響を与えているのかもしれない。

産業化と病気

社会経済的要素と病気の発症の相互作用のパターンは一筋縄でいかない。いくつかの病気は豊かさによって悪化し、産業の発展に伴って頻度が増す。他の病気は貧困に反応し、産業化の進展とともに発病が減少する。しかしながら西洋の産業の成長に関連するいくつかの病気は、豊さと貧困のどちらにも影響を受け、産業発展の過程の初期には発病率が増加し、その後減少することが見出されている。これらの病気はまず裕福層により多くみられるが、後には貧困層の間でより一般的になる。これらの疾患には甲状腺中毒症、消化性潰瘍、灰白髄炎、虫垂炎および冠動脈疾患がある（図9.1）[1]。発病率の増加と減少の理由は様々であるが、一般的には、幼児期に作用して個々人の疾病感受性〔脆弱性〕を変えてしまうような衛生や食餌の変化があり（人生の）後になっても同一の因子が病気の発現に影響を及ぼすこともあるが別の要素が影響力を振うこともある。たとえば食餌性のヨードが若い時に欠乏していた人々は、後になってヨード摂取の増加に順応しにくく甲状腺中毒症を起こしやすくなる[2]。

精神障害の頻度も同様な変化を起こしている可能性がある。エミール・クレペリンは1926年に梅毒感染によって引き起こされる脳病すなわち精神異常を伴う進行麻痺の発現変化パターンを記述し、「以前は稀なもので、前世紀初頭から急速な加速度的増加を来たし、現在ではしばらくの間徐々に減少してきた」と指摘した[3]。統合失調症も同様に一時有病率が増加し、後に減少したのだろうか。この病気は最初は上流階級でより一般的で、それから下層階級に広がったのか。たしかにこのパターンの個々の要素を支持する根拠はいくつかある。私たちはこの根拠の詳細を手短かに概観し、統合失調症の発現の奇妙な変化がこの病気の起源について教えてくれることを検討することができる。しかしながら、まず最初にいくつかの用語を定義しておく必要がある。

第 9 章 統合失調症の発現率 *227*

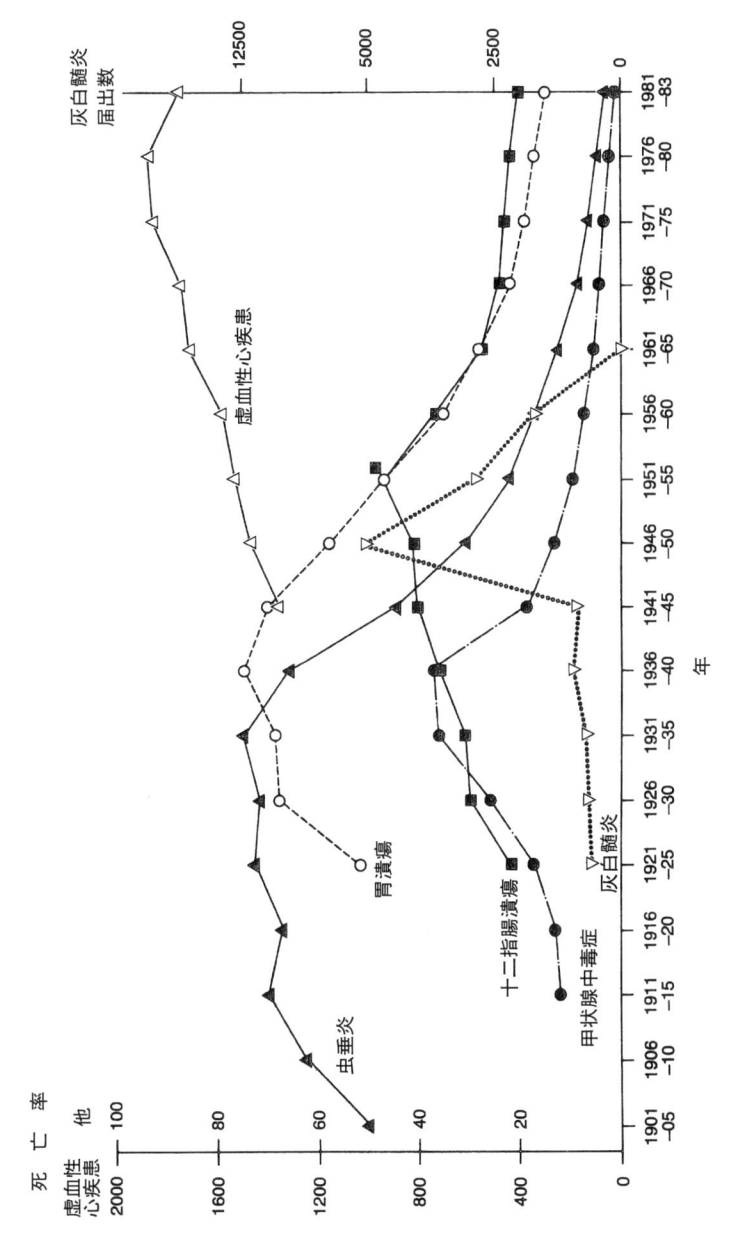

図9.1 1901年以降のイングランドとウェールズにおける主要疾患の平均年間死亡率および灰白髄炎の届出数（5年の期間ごと）
出典：著者の許可を得て複製。Barker, D. J. P. "Rise and fall of Western diseases" Nature, 338:371-2.

発病率と有病率

発病率は，ある一定の期間（通常は1年間）に新しい症例が発生する率をいう。有病率は，新旧にかかわらず存在が知られている全ての症例数である。ある一時点での疾患の比率は**時点有病率**，ある一定期間（たとえば1年間）で観察される疾患の比率は**期間有病率**，特定人口のなかで生涯一度でもその病気に罹患したことのある人々の比率を**生涯有病率**という。生涯有病率は回復率によって影響を受けないが，統合失調症の時点有病率はこの病気の予後がより良好である地域，たとえば第三世界の一部では低くなる傾向があるはずである。

発病率のデータ収集は治療機関を受診した患者数を数えることでそれ以外は難しい。したがって，第三世界の多くの国々では保健サービスを津々浦々で利用できないため，統合失調症に関するこの種の情報は入手困難である。アメリカの研究では統合失調症の年間発病率は一般人口1,000人に対して0.5人に近く，イギリスでは1,000人に対して0.2人程度である[4]。この2カ国間での発病率の差は，アメリカで1970年代まで広い統合失調症診断基準を採用していたことによるところが大きい。

真の**有病率**はある地域での全所帯を対象に地域調査を実施し，治療，未治療に関わらず現時点での症例を検出すればわかるわけである。このような調査を行う際には，研究者は当該地域の全ての構成員と面接するのがよいが，時間と経費の節約のために鍵となる情報提供者（たとえば部族の長とか一般開業医）が発病している可能性があると判断した人だけを調査してもいい。また有病率の概算は，一定期間の病院や診療所での治療症例数を計算することによっても可能である。繰り返しになるが，この方法は実質上治療を受けている全ての症例を評価することになるので，第三世界の国々での統合失調症研究にはまず使えない。統合失調症についての有病率のデータは発病率のデータに比べてさらにばらつきがある。アメリカの研究では人口1,000人対0.3から4.7人，欧州では1.8から17.0人，日本では1.9から17.9人，そして発展途上国では0.4から7.0人である[5]。

私たちはある病気の発病に何が原因になるのかという結論を出すために発病率のデータは利用できるが，厳密にいえば有病率のデータはこの目的に利用すべきではない。統合失調症の有病率の数値は3つの過程の産物である。つまり病気の発現の割合（発病率），統合失調症患者の死亡率（第三世界ではより高い），そして回復率（生涯有病率は除く）である。

統合失調症の発症についての異なる研究を比較する際に問題となることは，特に第三世界の人々についての場合，正確な値を引き出すためには各々の人口の年齢分布を知る必要があるということである。たとえば，15歳以下が人口の多くの割合を占める所では統合失調症発病の危険性も低く，この病気の有病率は見かけ上低いと予想しなければいけない。この誤差の原因は第三世界において特に明らかであろう。これらの国々では西洋に比べて出生率がより高く，平均余命はより短い傾向がある。また1つの文化圏における変化を長期間にわたって評価する際にも同様である。この影響を補正するためには年齢を補正して標準化し有病率を計算する必要がある。

違う時代の病気の頻度変化を評価するときや，世界の異なった地域間での比率を比較する際にはいろいろな厄介がつきまとうのはいうまでもない。つまり発病率対有病率，時点有病率対生涯有病率，地域調査対治療統計，狭い診断基準対広い診断基準，そして年齢補正の差異などである。そのために統計値が大きく異なっていても驚かず，入手できるデータの解釈の際には細心の注意を払わなければいけないのも当然である。

この点を念頭において，統合失調症の発現の経時的な変化や，それらが病気と社会の連関について何を伝えてくれるかという論題に戻ろう。

18世紀以前には統合失調症はまれだったのか

統合失調症は死や税金と同じく人間存在の避けては通れないものの一部であるのだろうか。精神科医のフラー・トレーはそうではないと反論している。彼は18世紀以前には統合失調症は存在していなかったのではないかと示唆している[6]。しかし，他の論者たちには異議を唱える者がいる[7]。たとえば，古代インドやローマの住人たちは，統合失調症様の状態を躁病，うつ病，緊

張病性昏迷，そしてせん妄様の状態と区別していた[8]。しかし，統合失調症が18世紀以前に今日のような広がりを見せていたかどうかは未解決の問題である。

中世のイギリス人医師で精神病治療の専門家であったリチャード・ナピア（Richard Napier）の報告は，現代の統合失調症範疇ときわめて近い状態，「ふさぎのむし（mopishness）」が当時はありふれた病気でなかったらしいと言っている[9]。イギリスの精神科医エドワード・ヘア（Edward Hare）は19世紀を通じて統合失調症の発現は実際に増加したと論じた。癲狂院に占める精神病者の全数はヴィクトリア朝時代を通じて増加しただけでなく，精神病者の入院率や初回入院率も増加した。精神病者の初回入院数は1869年から1900年の間に3倍以上になった[10]。1877年，ロンドンタイムスの社説に次のような警告が載った。

> もし狂気が今日のように増加し続けるとしたら，狂人が多数派となり，自分のほうが自由となって正気の人々を癲狂院に収容するようになるだろう[11]。

ヴィクトリア朝の癲狂院の管理者の多くは，精神病の急激な増加に直面したらしく，この傾向は治療を必要とする狂人の認定が増加したことによる人為的(アーチファクト)なものであり，管理者たちは予防の試みのまずさを非難するのは当たらないと主張するのに汲々としていた。他の人たちはダニエル・ハック・テュークのように貧困の拡大が実際に精神障害の増加をもたらしていると考えていた[12]。ヘア博士は，以前にテューク博士が指摘したように，精神病の認定が増加したことだけでは，数十年にわたるそのような規模での持続的な精神病増加率を説明できないと論じている。彼の主張によれば，もし軽症例が大挙して癲狂院に入所したのであるならば，死亡率の減少や回復率の増加が観察されてもよさそうであるのに，実際はそうではなかったということである。さらに，最も増加したのは「メランコリー（melancholia）」で，この19世紀の病気は現代の統合失調症診断基準に最も近いものであることをヘアは指摘している[13]。

ヘア博士は最近の論文で，19世紀を通じて増加したものは主に若年発現性

の統合失調症であったと述べている。彼は何らかの新しい生物学的な要因，たとえばウィルスの変異や一般人口の免疫学的防御の変化が起こったことが1800年頃の統合失調症の増加の原因となったのではないかと憶測している[14]。

19世紀の終りでさえも統合失調症は比較的まれであったらしい。精神科医のアセン・ヤブレンスキー（Assen Jablensky）によると，1908年にミュンヘン大学精神科の初回入院患者のうちわずかに男性の9％と女性の7％が早発性痴呆（現代の用語では統合失調症）に罹患していると診断された。エミール・クレペリン（早発性痴呆を定義した精神科医）自身がそれらの症例のうち何人かを診断していたので，誤診のためにこの障害が入院患者のなかで低い有病率となったということはなさそうである。統合失調症を含んでいたと考えてよいこの診断範疇の発現率は，他の19世紀の癲狂院入所者の中でもまた同様に低いものであった。ヤブレンスキー博士の推測では，統合失調症の入院患者の最大の増加は今世紀に起こったという[15]。

しかしながら私たちは慎重でなければいけない。歴史は現代の第三世界のデータが持つのと同じ問題に直面していたことを教えてくれる。つまり，いずれの場合も，低い発病率は治療へのアクセスが制限されている結果かもしれないし，低い有病率もこの同じ問題に加えて，死亡率の高さと，より早い回復によるのかもしれない。またそれらの指標は，当該期間の実際の初発例の出現率とはほとんど関連していないのかもしれない。結局，統合失調症は19世紀を通じて広がってきており，そのことはおそらく産業革命による社会環境の変化，つまり栄養，免疫，感染症などの原因を含む生物学的な介在機構に対応しているだろう。

統合失調症の発病率は減少しているのか

幾人かの研究者は統合失調症の発病は減少しつつあると指摘してきた。1960年以降の統合失調症の発病の変化を調査した研究を表9.1にあげた[16]。これらの研究の約4分の3では1960年以来この病気の発病が減少していることを，約4分の1の研究では変化がないか増加していることを示している。これらの研究は全て治療機関から集められたデータ，つまり統合失調症であ

表9.1　1960年からの統合失調症の発病の変化

著者と発表年度	国	期　間	測定方法	発病頻度の変化
Eagles & Whalley (1985)	スコットランド，英国	1969—78	年齢補正された初回入院率	40%減少
Parker et al. (1985)	ニューサウスウェールズ，オーストラリア	1967—77	初回入院数	9%減少
Dickson & Kendell (1986)	スコットランド，英国	1970—81	初回入院数	48%減少
Häfner & an der Heiden (1986)	マンハイム　ドイツ	1963—80	初診率	18%増加
Munk-Jørgensen (1986)	デンマーク	1970—84	年齢補正された初回入院率	37%減少
Munk-Jørgensen & Jørgensen (1986)	デンマーク	1970—84	年齢補正された初回入院数	44%減少（女性）
Joyce (1987)	ニュージーランド	1974—84	初回入院数	37%減少
Eagles et al. (1988)	アバディーン，英国	1969—84	年齢補正された初診率	54%減少
de Alarcon et al. (1990)	オックスフォード，英国	1975—86	年齢補正された初診率と初回継続診断率	50%減少（男性と女性）
Der et al. (1990)	英国	1970—86	初回入院率	40%減少（男性）
Folnegović et al. (1990)	クロアチア	1965—84	初回入院率	50%減少（女性）
Bamrah et al. (1991)	サルフォード，英国	1974—84	年齢補正された初診率	変化なし
Castle et al. (1991)	カンバーウェル，英国	1965—84	年齢補正された初診率	64%増加　25%増加(ICD診断)　40%増加(RDC診断)
Harrison et al. (1991)	ノッチンガム，英国	1975—87	年齢特異的初診率　変化なし	38%増加(DSM-Ⅲ)
Munk-Jørgensen & Mortensen (1992)	デンマーク	1969—88	初回継続入院率	50%減少

注:この表の参考文献は注16)に掲載（p.380）

ると診断され，入院または初めて治療を受けた患者数に基づいている。そして数値が年齢補正されている研究はわずかである。そのため，みられた変化は統合失調症の発現の真の変化ではなくて人工産物(アーチファクト)である可能性を捨てきれない。

たとえば，統合失調症の診断が他の別の診断範疇にシフトしたことが，統合失調症の発現の減少の説明となりうるのかもしれない[17]。オーストラリアの精神科医ゴードン・パーカー（Gordon Parker）と共同研究者は，ニューサウスウェールズ州における統合失調症の発病率の低下は炭酸リチウム導入後の躁うつ病の診断の増加と対応していることを見出した[18]。他のいくつかの研究も同様に感情精神病の有病率増加を示しているが[19]，多くの研究はそうではない。ある最近の研究は，統合失調症の発病率の変化は診断のシフトによる人工産物(アーチファクト)であることを示唆する非常に強力な証拠を提供している。スコットランドのエジンバラの研究者たちは，病院勤務の精神科医たちによって初回入院時に統合失調症と診断された患者の割合が1971年から1989年の間に22％減少したと報告している。しかしこれらの患者をコンピュータ処理アルゴリズムによって診断してみると，そのような減少はなく，実際は統合失調症と診断される割合が少し増加していた[20]。

誤謬のもう1つは，従来の精神科治療へのアクセスにもとずいた統計では見逃される症例数の増加による可能性がある[21]。抗精神病薬治療の普及により，欧州などの地域では一般開業医が多くの精神病患者の治療に成功しているとも考えられる。その結果，これらの人々はそもそも精神科医療機関を受診しないし，また精神科治療サービスにもとずく発病統計にも含まれないはずだ[22]。同様に，いかなるタイプの治療も受けずに，風変わりな自閉的な生活を送ったり，浮浪者として生活したり，ホームレスのための避難所に居たり，逮捕されて拘置所に拘留されている精神病者が今日では増加している可能性もある。たとえばイギリスのノッティンガムでの統合失調症の発病率研究[23]では，最終的に統合失調症と診断された標本症例の10％が治療機関にほんの行きずりにしかかからないために結局は探知したが最初のスクリーニングの過程では漏れていた。さらに公的な精神科治療システムと一度も関わらなかった症例はまったく統計に上がってこなかった。

実際，統合失調症の発病率が本当に減少しているとすれば，この知見はこの病気の原因に関して重要な手掛かりを与えてくれてもよさそうなものである。可能性のある生物学的な機序として，統合失調症者の生殖能力の減少，感染因子に対する免疫力の変化，産科的治療の改良による脳損傷の減少などが考えられる。

近年になって統合失調症者の生殖能力が減少していることはなさそうである。1970年代を通して統合失調症の発病率が減少するためには，1950年代に統合失調症者の生殖能力変化が実現している必要があるはずである。1950年代半ばから精神病者に対する病院隔離が減少しているので，統合失調症者の生殖能力は減少でなくむしろ増加していた可能性が高い。さらに統合失調症患者の生殖能力はこの病気の発病率に大きな影響を及ぼしていないようである。なぜなら統合失調症者のわずか11％しか統合失調症の親をもっていないからである[24]。

衛生状態の変化は一般人口の様々な感染因子に対する免疫力の変化をもたらした。一例として，ポリオは産業化に伴う衛生状態の変化の結果として有病率が増加した病気である（図9.1参照）。つまり公衆衛生の改善がポリオウィルスに対する暴露を遅らせたのであり，遅れてポリオウィルスに暴露されるとさらに危険な存在となる[25]。免疫力やウィルス感染に対する暴露の同じような変化が，報告されている統合失調症の有病率の変化を説明できるかも知れない。

同様に産科臨床の進歩が，観察される統合失調症の発病率の変化の説明となる可能性がある。第二次世界大戦後のイングランドとウェールズにおける新生児死亡率の減少は，20年後の1960年代から1970年代にかけての統合失調症の初回入院率の落ち込みと平行している[26]。この可能性は後でかなりの紙面をさいて論じよう。

まとめると，統合失調症は西洋の産業国では減少しているのかもしれないが，していないかもしれない。もし減少しているのならば，その基礎に存在していると考えられる生物学的機序は感染因子に対する免疫力の変化や産科的治療の改善を含んでいるだろう。次に，私たちは統合失調症の発病が時代とともに変化するという複雑なパターンから残された要素，すなわち異なっ

た社会階級における統合失調症の発現率の変化を見なければならない。

カーストと階級

　統合失調症は，甲状腺中毒症，ポリオ，冠動脈疾患，そして他のある種の病気と同じく産業化の進展に伴ってまず上流階級で発病率が増加し，そのあと主に低階級層の病気に切り替わって広まったようである。

　産業化社会の都市において，低階級層の統合失調症の発病率が増加しているという証拠は第2章で呈示した。その際，統合失調症についての社会階級の差による発病率の差が田園部で観察されることはまれで，この事実は統合失調症の遺伝学的選択因子の関与を除外することを指摘した。より貧しい階級に統合失調症が集積することは，統合失調症者または前精神病者がより低い地位の職業に落ち込む（drift）ことでその一部が説明できるのではなかろうか。しかし，その上に何らかの階級特異的なストレスが作用しているに違いないという結論を支持する重要な観察が1つある――統合失調症の社会階級による差は，世界中の農業文化圏や非産業化地域では逆方向の傾き（社会的地位の上位な者が発病しやすい）のように見えるということである。

　1950年代初頭のイタリアのラツィオ（Lazio）州を例にあげると，この州はローマ市を含んでいるがほとんどが郡部の人口で成り立っており，その多くは小作農である。1951年から1955年の間でこの州において報告された精神疾患の全症例を解析したところ，統合失調症の報告はより教育水準の高い者や，事務職者，そして専門職に最も広く認められた[27]。しかしながら，農業地域社会では精神病が有意に過小報告されることを考慮する必要があり，この要素はラツィオ州で観察されたことにもあてはまるかもしれない。もっとも，同様のパターンは他の経済的な発達途上地域でも認められてきている。

　インドのいくつかの研究によると，統合失調症は低いカーストよりも高いカーストの構成員のほうでよくみられる。心理学者のシャラダンバ・ラオ（Sharadamba Rao）によれば，1959年から1960年の間でビハール（Bihar）州の唯一の公立精神病院への統合失調症の初回入院は，小作農に従事する相対的に低いカーストのクルミス（Kurmis），ゴアラス（Goalas），コイリス

(Koiris)，低いカーストのテリス（Telis），不可触カーストよりも，商人カーストで裕福なバニア（Banias），都会化して職階上昇可能なカヤスタス（Kayasthas）（多くのものは管理職や行政職である），そして高等教育を受けたブラハマン（Brahmim）やラジプート（Rajput）の土地所有者のほうが格段に多かった。この研究では，治療を受けた統合失調症の発病率は，もっとも下層のカーストと比較して，バニアでほぼ50倍，カイヤスタで10倍以上の高い価を示したのである[28]。

この差異は，より教育水準の高いカーストが親族を西洋式の精神科治療に委ねる傾向がより大きいことで説明できそうにもみえる。しかし，この説明だけで十分でないことは，インドで高いカーストの統合失調症の有病率のほうが高くなることを確認した3つの精神科的フィールド研究が示すところである。ナンディ（D. N. Nandi）と共同研究者が行った西ベンガル州村落の現地調査では，ブラハマンにおける統合失調症の有病率（1,000対7.2）は不可触カースト（1,000対1.8）や階層外のムンダ（Munda）やローダ（Lodha）の部族員（1,000対1.3）の4倍高いことを見出した[29]。

ドゥーベ（K.C.Dube）とクマール（Narendra Kumar）による，ウッタル・プラデシュ（Uttar Pradesh）州アグラ（Agra）地域の郡部，半郡部そして都市の居住者の戸別調査では，統合失調症の有病率は一番低いカーストに比べて高いカーストのブラハマンとバイシャ（Vaishes）が3から4倍高いことが示された[30]。エルナガール（M. N. Elnagar）と共同研究者による西ベンガル郡部における現地調査では，統合失調症は村の高いカーストのパラ（para＝地域）でより一般的であった。高いカーストのシンハ・ロイス（Singha Roys）で占められているパラでは，居住者の多くは教育水準が高く企業や専門職として働いており，そして統合失調症の有病率は最も高かった。低いカーストのマヒスヤス（Mahisyas）のパラでは農作業に従事している人の割合が最も高いが，統合失調症者は見つからなかった[31]。

第三世界で見られる逆向きの社会階級差は，その社会が産業化に従って通常の西洋の発病のパターンに切り替わるように見える。

精神科医の林宗義（Tsung-Yi, Lin）と彼の共同研究者によって1946年から1948年の間に行われた台湾の中国人についての研究では，統合失調症の有

表9.2 台湾系中国人における人口1,000人あたりの統合失調症の有病（1946年-8年と1961年-3年）

	1946—8	1961—3
社会階級		
上流	3.5	0.8
中流	1.2	1.1
下流	4.5	2.1
職業		
専門職	0	0
商人	3.6	0.9
棒給労働者	0.9	0.4
肉体労働者	1.7	1.9
農家および漁師	1.7	1.1
失業者	3.8	5.5
教育		
大学	18.2	0.0
高校	13.2	1.9
中学	5.7	0.0
初等教育	1.1	1.2
正規の教育なし	3.8	3.7

出典: Lin, R., Rin, H., Yeh, E. 等, "Mental disorders in Taiwan, fifteen years later: A preliminary report," W. Caudill, T. Lin（編集）, *Mental Health Research in Asia and the Pacific*, Honolulu: East-West Center Press, 1969, pp. 66-91.

　病率は上流階級と商人で高く，教育水準の高さに伴い増大していた。しかし，1961年から1963年までには，劇的な都市化，産業化，教育の普及の後の一連の経済的繁栄の間に，病気のパターンは鏡像のように西洋のパターンに切り替わった[32]。これらの変化は表9.2に詳しくあげてある。

　より高いカーストのインド人や，初期の台湾人研究において高等教育を受けた者に統合失調症の有病率が高いことの原因には多くの要素があるだろう。しかしこの結果は前統合失調症または統合失調症者が異なった社会階層に移動することで生じたのではありえない。人々は勝手に自分のカーストを変えることはできないし，ひとりでにより高い学歴に移動することもありえない。多くの研究は現地調査であり，それゆえに研究が各グループ間の治療を求める行動の差に影響を受けることはないであろう。しかしながら，間もなくわかることであるが，社会環境の変化に対応する母体の栄養や胎児および新生児の健康の変化が神経発達への影響を介してこのパターンを作り出している

可能性はある。

　西洋の統合失調症の発現は前世紀の間に増加し，そしてこの2〜30年間でピークを迎えて減少してきているようである。前産業化の状況ではこの病気は，より高いカーストや階級でより多く認められるが，産業化後の西洋社会では，この病気はより貧しい階級で広がりをみせている。私たちはこの発現のパターンを説明できるだろうか。

産業化と出産の危険性

　産科的合併症はその後の統合失調症の発病と関係している[33]。出生時に産科的合併症を蒙った人々が将来統合失調症を発病する危険性は，正常出産の場合よりも2倍から3倍大きいと考えられている[34]。幾人かの研究者は，産科的外傷を受けた後に統合失調症になる者はこの病気に対する遺伝子的脆弱性のない者である傾向があると論じている[35]。他の研究者はそれとは因果関係が逆のことをいおうとしている。つまり統合失調症の遺伝素因をもつ人々は，神経系脆弱性を受け継いで脳組織が酸素の欠乏や頭蓋内出血の影響に対する感受性が高いとする。後者の場合は遺伝子に基づく神経発達の異常と，それに続発する神経組織の障害とが組み合わさって発病を引き起こす[36]。実際に産科的合併症は，統合失調症の遺伝子的脆弱性をもっていようといまいと危険因子であるようだ。

　産業化に伴う変化によって，産科的合併症の危険性は様々な階級において各々異なった変化を示す。たとえば，産科的合併症には骨盤産道の狭小によっておこる出生時の障害もある。低栄養状態にある女性たちの多くの割合が，ビタミンＤの欠乏による幼少時のくる病のために狭骨盤である。産業化の進展に伴う栄養状態の改善はまず上流階級に始まるが，この恩恵を受ける第一世代の女性たちは骨格が比較的小さく，子どもの時の栄養が良くなかったために骨の形態異常の危険性を持っている。しかしながら，彼女たちの子どもの体は，最初からより良い栄養を受けた第一世代であって，より大きい。したがって，裕福な女性たちの第一世代は比較的小さな骨盤の大きさをもつだろうし，妊娠の際には栄養状態の良い大きな胎児を宿すだろう。その結果，

出産は困難なものとなり，新世代の子どもたちは脳の障害が多くなるだろう。

また乳幼児死亡もこの結果のために増加する可能性がある。第2章で見たように，乳幼児死亡は産業化とともに減少したものの，社会の**好景気**（boom）の時期には増加し（図2.3参照），このことは乳幼児死亡の増加が豊かさに伴う可能性を裏づける。そして産科的障害の増加は，新生児の死亡数の増加とともに脳障害をもった乳幼児の生存数の増加をも引き起こすと思われる。もし新生児医療が向上するならば，脳障害をもった乳幼児が生存する割合は増加するだろう。もっとも，（この子を含む）乳幼児死亡率は平均以上のまま不変であるかもしれない。

産業化の初期段階では，新生児医療の改善を早く利用できるのは上流階級である。この片寄りによって，産科的合併症をもって生まれた子どもは，より高い階級に生まれた場合には脳障害をもったまま幼少時を生きとおす傾向が増加し，より低い階級の子どもは早期に死亡する傾向が増加する。脳障害の割合の増加と生存率の増加との両者が相俟って，次には上流階級におけるより高い統合失調症の割合を導くのかもしれない。

産業発展の後期段階では，生まれたときから良好な栄養状態で育った上流階級の女性たちは相対的に広く形のよい骨盤腔をもつだろう。産科的治療がさらに進歩すると，たとえば帝王切開は胎児の脳外傷の危険性を減少させるのだが，これらもまた上流階級が選択的に利用する傾向にある。結局，上流階級ではこれら2つの要素が脳障害の割合を**より低くし**，続いて統合失調症の発病の低下を導くのだろう。低階級層の女性たちはすぐには改善された産科的治療の恩恵を受けることがない。たとえば，低出生時体重は子宮内での発育遅滞や早産，そして他の産科的合併症の指標であるが，現在のアメリカでは白人よりも黒人の新生児に出生時低体重が多い[37]。これらの子どもは統合失調症に対してのリスクが高い。いくつかの研究により，出生時低体重の子どもは脳室周囲の損傷（統合失調症で特徴的に見られる）をより受けやすく[38]，統合失調症者はその健康な同胞に比べ出生時体重が低い[39]ことが見出されている。低階級層における統合失調症のリスクは，もはやリスクをもった子どもの生存率の低さによって相殺されない。黒人の出生時低体重の子どもは白人の出生時低体重の子どもよりも生存率が高い。

この解析は,なぜ近年,統合失調症の発病率の明らかな低下がイギリスの最も繁栄している地域で大幅に起こったのか[40],なぜ統合失調症の減少が見られない地域には貧困の割合の高い移民人口が多いのか[41],なぜ西洋の統合失調症の割合は貧困者の間でより高いのかを説明するのに役立つ。子宮内発育や出産,そして乳幼児生存率の差異は,産業化しつつある世界での上流階級における統合失調症のリスク増大を起こしているのかもしれないが,逆により低い社会階級における統合失調症の高いリスクと,(後に短く触れる予定だが)ポスト産業化世界での移民の子どもにおける高いリスクを起こしているのかもしれない。

移 民

移民の統合失調症発生の情報は,社会変化からくる産科的合併症がこの病気の発症に影響を与えるとする説の検証をさせてくれる。地球上の各発展途上地域から産業社会にきた移民は,その国に生まれた市民よりも統合失調症の発病率が高い。いくつかの研究は,移民における高い発病率はまた母国での率よりも高いことを示している。これらの所見に対しての一般的説明は,(a) 移民をする個人は体質的に統合失調症を発病しやすいという傾向がある,(b) 移住や異文化に住むことのストレスが発病のリスクを高めるということである[42]。

もう1つの説明は,移民の発病のパターンが,発病が産業化の進展とともに変動することを説明すると思われるのと同じ要因に対応しているということである。つまり貧しい国から発展した世界へ来た移民は,一部には母体の栄養の変化によってより大きい産科的問題に遭遇するが,その子どもたちはより良い周産期治療を受けて,その結果統合失調症発症の高いリスクを持った子孫が多く生存することになる。この説明が正しいものであるならば,

- 統合失調症の発生頻度は,栄養や周産期医療が新しい国よりも劣悪な国から来た移民にのみ増加しているだろう。
- 統合失調症の発病率は,母国の一般人口においてよりも移民の人口において高いだろう。

- 産科的合併症の割合は移民のあいだで増加するが，新生児の生存率もまた高いであろう。
- 統合失調症発病率は，第一世代よりも第二世代の移民が高いだろう。

　貧しい国から豊かな国へ来た移民が統合失調症の高い発病率を示す証拠は少なくない。この点に関するデータは明白である。アメリカとカナダにおける多くの研究によると，20世紀前半に，多くは自国での飢餓から逃れるために，ギリシャやポーランド，アイルランド，ロシア，スウェーデンなどからの貧しい移住者の波があり，その統合失調症の初回入院率は一般人口に比べてかなりの高値を示した[43]。ノルウェーに来た難民が精神病にかかる率はノルウェー国民に比べて10倍程度であった[44]。1961年にロンドンのランベス（Lambeth）とキャンバーウェル（Camberwell）に住むアフリカ系カリブ人移民は，そこで生まれ育った住民に比べて統合失調症による入院率が約3倍であり（人口の年齢分布に対する補正済）[45]，以降の多くの研究もアフリカ系カリブ人の統合失調症発病率はイギリスでは格段に増加していることを確認した[46]。イングランドとウェールズの病院統計では，アフリカ系カリブ人移民と（程度は小さいが）インドやパキスタンからのアジア系移民は，一般人口よりも統合失調症で入院する率が高かったことを示している[47]。

　もっと豊かな国から来た移民グループの報告は対照的である。たとえば，オーストラリアのヴィクトリア（Victoria）州へ来たイギリス人移民における1959年から1960年の間での統合失調症の発病率はそこで生まれ育った者の発病率と同じであり，ヨーロッパ南部や東部から来た移民の発病率のわずか4分の1であった[48]。1950年代にイスラエルに移住したヨーロッパ系ユダヤ人の統合失調症の発病率は中東からのユダヤ系移民に比べて低かった[49]。アメリカ生まれのイングランドとウェールズ住民の1971年の統合失調症での入院率は，他のほとんどすべての移民に比べて低く，現地で成長した住民に近い値であった[50]。ニューヨーク州に来たイギリス生まれの移民における1949年から1951年間の統合失調症の初回入院率は，他国からの移民よりも低く，現地で成長した白人系アメリカ人と比べてさえも際だって低いことが示された[51]。カナダの統合失調症者の場合，彼らが東欧出身であるか不利な立場に

ある少数派でないかぎりは,移民であるということで発病が増加することはなかった[52]。1966年から1967年までと1970年とでキャンバーウェルから受診に来たアイルランド生まれの患者群を階級を対応させたイギリス生まれの患者群と比較すると,統合失調症の有病率は,アイルランド人で高いということはなかった[53]。これらの観察は,同じ栄養や保健医療レベルをもつ国から来た移民では,統合失調症の発病率は高くならないという印象を確認するものである。

 たいていの研究者は,貧しい国から来た移民の統合失調症発病率はその母国の一般人口の発病率よりも上昇することを強調してきた。精神科医のシルバーノ・アリエティ(Silvano Arieti)は,ニューヨークのイタリア系移民における1949年の被治療者発病率はイタリアでの最も高い発病率の3倍であったと指摘している[54]。(診断の変化がこの差異の一部を説明する可能性はある)。エルヌルヴ・エゼゴールは,ミネソタのノルウェー移民で治療を受けた統合失調症者は1930年代以前においては生粋のアメリカ人やノルウェーの一般人口での割合の2倍であることを見出した[55]。ジャマイカでの統合失調症の発病率はイギリスのアフリカ系カリブ人より格段に低いようである[56]。一方,栄養状態の悪くないアイルランドからロンドンに来た移民は,母国にいるアイルランド人と比較しても有病率増加は認められない[57]。

 もし貧しい移民における統合失調症の発病率上昇が産科的合併症で説明されるのならば,移民女性では妊娠や出産時に産科的合併症の割合が高いことが観察されるはずで,実際にそのとおりである。イングランドとウェールズのアフリカ系カリブ人やアジア系の女性たちは一般の女性よりも出産の合併症で死亡することが多い[58]。イングランドのブラッドフォード(Bradford)に住むアジア生まれの女性は背が低く,出生前治療をあまり受けず,イギリス生まれの女性に比べて妊娠中の合併症にかかりやすい[59]。ヨーロッパ人に比べてアフリカ系カリブ人の乳児が非常に軽い出生時体重で生まれることは2倍から3倍多いようである(このことは産科的合併症の多い可能性を示している)[60]。

 それにもかかわらず移民の乳児たちはおそらく産科的治療の進歩のおかげであろうが,高い生存率を示す。イギリスのある研究によると,黒人女性か

ら生まれた子どもは白人女性から生まれた子どもに比べて周産期死亡率は高くはないが，黒人の母親は緊急帝王切開を必要とすることがより多かった[61]。カリブ人の周産期死亡率はイギリスの約5倍だが[62]，イギリスに住むアフリカ系カリブ人の子どもの周産期死亡率はヨーロッパ人の子どもよりも高いということはない[63]。イギリスのアフリカ系カリブ人の出生時低体重児の新生児生存率は，アメリカにおける黒人の出生時低体重児と同様，現在では白人の出生時低体重児の生存率より**高い**[64]。

移民の**第二世代**の統合失調症発病率の上昇は移民女性における産科的合併症の増加とその子どもの生存の増加とで説明できるが，これらのことは移民先に到着した第一世代の発病率にはまったく影響を与えないはずである。したがって，産科的合併症が統合失調症の発病に関与しているという説は，発病率が第一世代よりも第二世代で高いという知見によって強く支持される。多くの研究がアフリカ系カリブ人移民の第二世代は，母国から移民してきた第一世代よりも統合失調症の発病率が高いことを示してきた。ある研究は，イングランドのノッティンガム（Nottingham）に住むアフリカ系カリブ人を慎重に診断して，統合失調症の発病率が代々その地に住んでいた人々の発病率より少なくとも6倍高いことを示したが，これらの症例の大半が移民第二世代であった[65]。イングランドのバーミンガム（Birmingham）で行われた研究では，統合失調症の発病率は第一世代の移民や非カリブ人よりも**英国生まれ**のアフリカ系カリブ人でかなり高いことが示された[66]。南ロンドンのアフリカ系カリブ人の研究[67]では，統合失調症のリスクは移民の第二世代でかなり高いことを確認している。

この問題についての最新の研究は，細心の注意を払って移民の第一および第二世代の識別を行って，以下の重要な知見を確証した。(1) マンチェスターの第二世代の若いアフリカ系カリブ人の統合失調症の初回入院率はヨーロッパ人の9倍であり，(2) 同じ年齢群の**第一世代**のアフリカ系カリブ人の精神障害による初回入院率は生粋のイギリス人人口に比べて大きくはない――その率は実際ヨーロッパ人で見られる値の4分の1だった[68]。これらの事実が示すことは次のことである。移民という過程それ自体が統合失調症のリスクを増すことはない。統合失調症のリスクを増加させるのは新しい国で生まれ

るという過程である。

　しかしながら，先に述べた初期の研究は，第一世代のアフリカ系カリブ人の統合失調症発病率はその地方の人口での発病率に比して幾分かの上昇を認めた。重要なことは，注意深く移民の第一世代と第二世代を区別して将来にわたってもこのことがあてはまるかどうかを確認することであろう。もしそうであるならば，統合失調症の発病率が移民で上昇することに対する原因を産科的障害に加えて他に求める必要があるだろう。ある研究者たちは移民先での新しいウイルス感染が関与している可能性があると論じている[69]。移民グループにおける小児自閉症[70]や多発性硬化症[71]の発病率の上昇に対しても同様の説明がなされている。

　他の研究者たちは，新移民に統合失調症が発病するリスクは社会的ストレスによって増加すると論じている。今まで示したデータは，統合失調症の発病率が上昇するのは貧しい国から来て移民先の国の最も低い階級に入る移民にのみであることを明らかにしている。都市の貧困，低級な職業，失業などのストレスが統合失調症の発病を促進するのだろうか。この説明の主な問題箇所は，私たちはストレスが統合失調症の経過に影響を及ぼすことがあるのは知っているが，ストレスがどのようにして統合失調症の**原因**となりうるのかは説明できないことである。

　ストレスはドーパミンの遊離を増加させ，ドーパミンの過感受性を増強することで統合失調症症状を増加させるのかもしれない。しかし，ストレスが新しい症例の原因となりうることを説明するような生物学的機構は知られていない。ストレスが統合失調症エピソードの発症の引き金となり，統合失調症の発病の**時期**に影響を及ぼしうるとする十分な証拠はあるが，ストレスがなければ健康で過ごしていたかもしれない人にストレスがこの病気をもたらすという確実な根拠はない。

発病率と有病率の異文化間比較

　たとえば，もし失業や賃金労働のストレスがなければ発病しなかったであろう個人（素因を有する個人）に，そのようなストレスが統合失調症を発病

させる結実因子として作用しうるならば、統合失調症の発病率は賃金労働様式がまだ発展していない第三世界の地域のほうが低いと予測されるだろう。しかし、実際はそうではない。

　第三世界では統合失調症の**有病率**が有意に低いのは真実である。比較研究性をもった発展途上国における研究によると、年齢を補正した時点有病率や１年有病率は、ヨーロッパや北アメリカの平均1,000対6.3（1,000対1.3〜17.4）に比べて平均1,000対3.4（1,000対0.9〜8.0）である[72]。しかしながら、統合失調症の**発病率**は第三世界のほうが低いわけではない。

　最近発行されたＷＨＯの10カ国12の調査地域で行われた統合失調症発病率の研究については第7章で述べた。この研究で得られた知見は鮮烈である。狭く定義された「中核」統合失調症の発病率は、研究対象全地域で非常に似ていることが明らかとなった。すなわち、低い値ではデンマークのオールフスの1,000対0.07から高い値ではイングランドのノッティンガムの0.14である。もっと広く各地で診断が行われた場合は変化はもっとも幅が大きくなることは明らかで、ハワイ州ホノルルの1,000対0.16からインドのチャンディガル周辺の郡部地域の1,000対0.42までとなる[73]。そうは言ってもこの変化の幅は、初期の標準化していない有病率研究から予想されたものよりははるかに小さい。発病率の差、つまり第三世界の郡部における最も高い発病率からアメリカの大都市における最も低い発病率は、労働市場でのストレスが直接に統合失調症の発病に影響するとした場合に予測されることのまさしく逆である。

　アイルランド[74]とドイツ[75]で行われた別の研究では、ＷＨＯの研究で用いられたのと同じ標準化したアプローチを用いているが、狭く定義された統合失調症はＷＨＯの報告で認められたのと極めて近い発病率であることが認められた。なぜ統合失調症の新しい症例が世界中でこのように同じ率で発生するのかを説明することは難しい。しかしながら、１つのことは明白である──以前の研究で認められた有病率の広い幅はおそらくこの障害の発病率の変動によるものでない。症例の抽出、診断方法、研究の方法論、そして統合失調症者の死亡率や回復率などの差異によるという説明のほうが当っているのである。第三世界の有病率は明らかに低く、発展途上国では先進国に比べて統合失調症を患う人が早く回復しやすい傾向にあるか若死にしやすいかど

ちらかの事実によるものであるとみてまず間違いなかろう。

労働市場のストレスは統合失調症の発症の引き金をひくか

労働市場のストレスが直接に統合失調症の発病率に影響を与えることはなさそうである。しかしながら，もしこのようなストレスが統合失調症の発症の**時期**に影響を与えるのならば，以下のことが予測されるだろう。
- 統合失調症の初回入院は失業率の高い時期に増加するだろう。
- 統合失調症の発症年齢は労働市場によって最も不利な影響をこうむっている性のほうが早いだろう。

この予測の第一番目は正しいことが示されてきている。その証拠は第2章の終りの箇所で示してある。ここで私たちは性差の問題に移ろう。

性　差

第6章では，男性と比較して女性の統合失調症の経過の良好性は，労働力に関与する女性はわずかで，総体的に女性は労働市場の趨勢によってあまりひどい影響は受けないという事実の結果であるという可能性を論じた。しかし，産業社会では男女の統合失調症発病率に有意な差はない。しかし，この総体としての率の相似は，ニューヨークのモンロー（Monroe）郡での統合失調症の年齢別発病率が示すように（図9.2参照），各々の年代での病気の発病には大きい男女差があるという事実をその陰に隠している。

統合失調症の発病率は，15歳から24歳の男性では同年齢の女性に比べておよそ2倍である。精神科医のジョン・ストロースが論じているように，このピークは人生のこの段階の男性にのしかかる過度の活動や仕事に関係するストレスを反映している可能性がある[76]。失業は青年の場合一般的に成人の3倍の割合であり[77]，全ての年齢において女性よりも実質上労働力への関与が大きい男性のほうに苛酷な影響を与える[78]。

人生の次の10年，25歳から34歳では女性の発病率がピークである。黒人女性の発病率はかなり黒人男性を上回る。労働市場のストレスがこのパターン

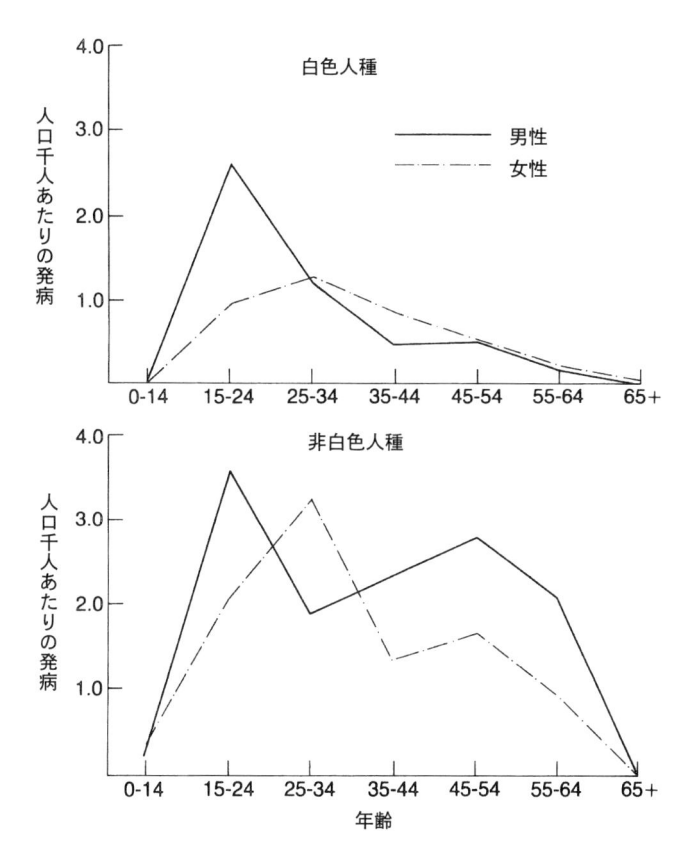

図9.2 ニューヨーク，モンロー郡において，1970年に統合失調症に対して治療されたものでの発病率

統計の出典：Barfigan, H. M. "Schizophrenia : Epidemiology, H. I. Kaplan, A. M. Freedman and B. J. Sadock (eds.), Comprehensive Textbook of Psychiatry-Ⅲ, Baltimore: Wilkins, 1980, pp.1113-21.

（黒人女性で最も高く白人男性で最も低いというこの年齢での統合失調症発病の順位はこれらの群の失業率の順位と正確に一致している）を形成する役割を果たしている可能性はあるが，別の生活ストレスが重要であるように見える。この年齢は子どもを生んで育てる時期であり，この時期に女性は男性に対する職業的な要請に匹敵するストレスの多い役割を果たすように求めら

れる。これらの年齢はまた多くの女性にとってはじめて労働に参加するとか，長いブランクのあと再就職するとかの大きな経歴の変化を求められる時期でもある。

結　論

　他の病気と同じく，社会の広がりの変化と統合失調症の発病の関連は単純ではない。労働市場のストレスは，統合失調症エピソードの時期と発病年齢に影響しているかもしれないが，統合失調症の発病に直接の影響を与えてはいないだろう。そうは言っても，移民の第一世代に統合失調症の発病が増加することについての良い説明が出てくるまでは，社会経済的ストレスは発病の増加を説明できる要素として残るに違いない。一方，産業の発展に伴う日常生活の変化は，母体の栄養や子どもの生存を変化させることによって異なったカーストや階級における統合失調症の発病率の時代的変化に大きな影響を与えている可能性がある。この同じ影響力は移民の第二世代における統合失調症の発病率上昇を説明できる。私たちは前世紀，またはそれ以上の世紀にわたって統合失調症の大津波が産業世界に押し寄せてきたのを見てきた。そして現在は希望的観測かもしれないが，大波が，引きはじめたところかもしれない。もっとも，西洋社会に近年移住してきた人々は，いまだにその大波に押し流されているところなのである。

要　約

- いくつかの病気は産業化の発展過程の初期に発病が増加し，後になると頻度が低下する。それらは当初は裕福層に広まるが，後になって貧困層に広まる。統合失調症はこのパターンに当てはまるようである。
- 産業革命によって統合失調症の発病は増加したかのように見える。
- 統合失調症は，ここ数十年で産業国では少し減ってきている可能性がある。
- 前産業化状況では，統合失調症はより高いカーストや階級に多いが，西洋社会では，この病気は貧しい階級でのほうが広まっている。

- 統合失調症発現のこのようなシフトは産業化の進展に伴う栄養，産科的合併症，そして新生児医療の変化の結果である可能性がある。
- 統合失調症の発病のリスクは貧しい国から豊かな国に移民する者の子どもで最も高い。
- 労働市場のストレスは統合失調症の発症の時期に影響を与える可能性はあるが，発病率には影響を与えない。
- 第三世界における統合失調症の有病率は西洋社会に比べて低いが，発病率はそうではない。
- 産業社会において，女性は男性に比べて人生で10年遅く統合失調症の発病のピークを示す。

第Ⅲ部　治　療

第10章　抗精神病薬：使用，乱用，非使用

　抗精神病薬（神経遮断薬）の有効性については夥しい数の二重盲検試験が，現在まで行われてきた。こうした研究の大勢は，この薬物が薬理学的活性を持たないプラセボ（偽薬）に比べて急性慢性の統合失調症患者の病状を有意に改善すると示唆してきた[1]。無数の治療場面において，抗精神病薬によって大部分の統合失調症患者の精神病症状が劇的に改善しうることが繰り返し臨床体験によって明らかにされてきた。こうした薬物の長期投与は，統合失調症の再燃予防に役立つとみられていた。抗精神病薬の代わりにプラセボを投与した場合は抗精神病薬の継続投与を受けた場合に比べて統合失調症患者は2倍もの高い再燃率を示すとされる[2]。しかし，第3章で数多くの長期経過研究の解析によって示されるように，統合失調症の転帰は1954年の抗精神病薬の導入によっても改善されていない。これは，どういうことであろうか？

　はじめに，関連した課題に言及することによって，複雑なこの問題を少しずつ明らかにしたい。

抗精神病薬で治療すべきでないのはどのような統合失調症患者か？

　抗精神病薬は，精神病に対する治療法として，日常的に，ほとんど自動的といっていいほど用いられ，精神医学においてこの薬物を（ケースを）選択して使用しようとする試みはほとんどないに等しかった。統合失調症と診断されて抗精神病薬による治療を一度も受けていない人間を見出そうとすると日が暮れてしまうであろう。しかし，抗精神病薬の投与は，かなりの数の統合失調症患者のケアの際には避けたほうがよいのではないかと思うが，統合失調症患者にこういうサブグループが存在することははっきり知られてはいない。

誤診された患者

　統合失調症と診断された患者の一部には，別の診断のほうが適当な患者が存在すると思われる。アメリカの精神科医が欧州の診断基準に従って躁うつ病と統合失調症と鑑別しはじめた1970年代半ば以前にアメリカにおいて統合失調症と診断された慢性患者については特に言えることである。当時統合失調症と診断された患者の一部は，その病歴で躁うつ病に特徴的な気分変動を明らかに示していたと思われる。また，一部の患者は，幻覚などの症状がヒステリーのほうを思わせるものでありながら統合失調症の治療を受けていたこともあるだろう。こうしたケースでは，試行期間中に抗精神病薬を他の薬物に変更したり，一時中止したりしながら，病歴や診断を定期的に見直すべきである。

薬を拒否する患者

　統合失調症患者の多くは服薬しないほうを選ぶ。誇大妄想を抱き，自己の疾病を認識できない患者もいる。抗精神病薬の服用による不快な症状を嫌い，精神病症状に悩まされるほうを選ぶ患者もある。アメリカの法廷では，州の精神障害法により強制入院した場合であっても，精神障害者の服薬拒否権を認めている。患者が無理矢理投薬を受けるにはその前に自己の治療について自己決定能力がないことを立証しなければならないとされている（強制入院の根拠以上のものが必要とされる）[3]。

　初め強制服薬に対して医師に課せられた法規制は，「専門家にとっての暗黒時代」[4]と精神科医は語り，「患者は自分の権利を抱えたまま駄目になってしまう」[5]と言われていたが，危惧されたほど有害ではなかった。精神科医も，患者と並んで，精神病の薬物療法のプラスとマイナスを注意深く秤にかけるように強制された。この患者は薬物療法を拒否する能力があるかどうかの判定を地方裁判所が求められる場合もあるが，ほとんどの場合患者と医師は合意に達している。精神科医が患者の服薬拒否を妥当として受け入れるか，あるいは患者が主治医の勧めを受け入れるように説得されるかのどちらかであろう。統合失調症患者の一部には，抗精神病薬の強制服用を必要とするほ

ど重篤な経過を辿らない例もあることが現在はっきりと認識されている。

遅発性ジスキネジア

　薬物療法の費用対効果比は，抗精神病薬による遅発性の神経学的副作用の出現という観点からも評価する必要がある。遅発性ジスキネジアという病態は口唇，舌，下顎や身体の他の部位に及ぶ不随意運動を主徴とし，数カ月ないしは数年にわたる抗精神病薬の服用により出現することがある。投薬を速やかに中止しなかった場合，症状は不可逆となる可能性がある。抗精神病薬を服用している外来患者の3分の1もの人々が遅発性ジスキネジアの症状を示すとされている。もっとも大多数は軽症である[6]。高用量の投薬を受けている患者のほうが発症のリスクが高い。遅発性ジスキネジアを発症した患者の一部だが，薬物がもたらす神経症状による身体の歪みに比べれば精神病による障害がまだましだと患者も医者も考えざるを得ないケースもある。こうしたケースには抗精神病薬の投与を避けるべきである。

抗精神病薬治療に反応しない患者

　皮肉なことに，遅発性ジスキネジアを最も発症しやすい患者の一部には，抗精神病薬の効力を受けることが最も少ない患者がある[7]。このことは，社会機能が悪い患者や常用量の薬物に適切に反応しない患者に，精神科医がどんどん投与量を増やそうとしたという傾向性の結果であるまいか。新たな危機や再燃の度ごとに，投与量を一段と増やそうとしないだろうか。遺憾ながら，こうした患者の多くは，ほんとうは何の恩恵もない大量の薬物投与を受けた時には何もできなくなっていることにはたと気づくこともあるだろう。

　抗精神病薬による治療に対してどの統合失調症患者の反応がよくないかを予測できそうである。初回の薬物投与を患者が特に不快に感じる場合には薬物による恩恵が少なくすぐに再燃しやすいのだと，別々のグループの研究者が独立に報告している。こうした「不快感自覚患者（dysphoric responders）」は，少量の薬物で抑うつ，不安，疑惑，発動性低下を引き起こし，（少なくとも，ある研究では）抗精神病薬による錐体外路系の副作用（錐体外路系の副作用とは筋強剛，振戦，静坐不能であってパーキンソン病の症状に類似し

抗パーキンソン薬で軽快するはずだ）が通常の拮抗薬では軽減しないのである[8]。

　統合失調症患者のどのくらいの割合が，抗精神病薬に対して治療抵抗性を示すのであろうか？　大規模な統合失調症患者群についてのイギリスの研究では，7％の患者が薬物療法によってはなんら改善がみられず，24％の患者が薬物療法継続にもかかわらず1年以内に再発したという[9]。

　アメリカ国立精神保健研究所による大規模研究においても，急性統合失調症患者の5％が薬物療法で改善をみず[10]，10〜20％の統合失調症患者が抗精神病薬による治療にもかかわらず6カ月以内に再燃した[11]。短期間薬物療法を行ってみて効果のなかった患者の全員，また服薬中なのに再発した患者の多くは，クロザピン（新しいタイプの抗精神病薬だが危険な副作用をもつ）による治療や投薬なしでの経過観察が考慮されてよいのではなかろうか。

予後良好な統合失調症

　この他に上述の2つの範疇に入る患者を併せたほどの数からなる統合失調症患者のサブグループが存在し，この患者群では，長期的にみれば通常の薬物療法が必要ない場合もあり，さらには投薬が有害な場合もある。この人たちは予後良好な統合失調症患者である。この人たちには経過が良好であることを予測させるいくつかの特徴がある。一般的に言えば，こうした患者は通常の統合失調症に比べて発症年齢が高く，急性発症で，良好な職業歴や社会適応を示し，病状が遷延化しない。なぜこのような患者に対しては抗精神病薬が禁忌なのかを理解するためには，統合失調症の神経化学や抗精神病薬の作用機序について既知の知識を展望しなければならない。

ドーパミン仮説

　中枢神経系における情報は神経細胞（ニューロン）の電気信号として伝達される。ニューロンとニューロンが接するところ（シナプス）で化学物質が遊離され，あるニューロンから次のニューロンへと特定の受容体を介して刺激を伝達する。このような神経伝達物質が多数同定されている。その一部は

情動関連の脳部位において重要な役割を果たしているために重点的に研究され，神経精神疾患の原因に関与すると目されてきた。たとえば，脳シナプスにおけるノルエピネフィリン（ノルアドレナリン）やセロトニンの欠乏はうつ病の発症の物質的基底であると考えられている。統合失調症における神経化学異常説の代表は，ドーパミン伝達性の特定の神経系（ドーパミン駆動神経系）の過活動の結果だとする説である。

統合失調症のドーパミン仮説[12]は，次の2つの主要な知見に基づいている。
(1)抗精神病薬は，シナプスにおけるドーパミン受容体をブロックすることによりドーパミン駆動神経の神経伝達を阻害する。さらに，種々の抗精神病薬の臨床力価の大小は，ドーパミン受容体阻害能力とよく相関している。
(2)脳内のドーパミンや他のカテコールアミンの遊離を促進するアンフェタミンのような精神刺激薬を大量に摂取すると，統合失調症に酷似した急性精神病をヒトに引き起こす。また，こうした薬物は統合失調症患者の精神病症状を悪化させる。

ドーパミン駆動神経線維は，中枢神経系において主要神経回路のいくつかに見出されている。うちの2つは中脳辺縁系と中脳皮質系とで，ここが統合失調症の障害部位である可能性が示唆されている。とりわけ中脳辺縁系における障害は，統合失調症に特徴的な，種々の環境刺激をフィルターにかけて取捨選択する機能の障害をもたらすとされる[13]。辺縁系が障害かその電気刺激によって，幻覚，思考および情動の障害，妄想，離人症状，知覚変容をはじめとする統合失調症様症状が出現する[14]。

ドーパミン過感受性

統合失調症群の脳脊髄液中のドーパミンの代謝物質（ホモバニリン酸，5-水酸化インドール酢酸）の量は健常群と比較して高くないことが繰り返し示されるに及んで，ドーパミン仮説をこの事実にあわせなければならなくなった[15]。実は，慎重にデザインされた研究では，最も予後不良の徴候を示す統合失調症患者でドーパミン代謝物質が減少していた。この知見はドーパミン

の過活動が統合失調症で見られるはずだという仮説の正反対である。

　神経化学者マルコム・バワーズ（Malcom Bowers）は，統合失調症におけるドーパミンの過活動はシナプスにおけるドーパミン過剰の結果でなく，ドーパミン受容体の過感受性の結果だとして，この矛盾にきれいな説明をつけた。すなわち，ドーパミン駆動は刺激に対して即刻鋭敏に反応するようになっているが，負のフィードバック機構によってドーパミン神経系はドーパミン代謝回転を低下させて機能異常を最小限にとどめようとしているのである[16]。バワーズの説は，ドーパミン受容体結合能が統合失調症患者の死後脳の，中脳辺縁系で増加しているとするいくつかの研究グループによって支持された（この知見は，抗精神病薬を服用してきた統合失調症患者に限られるとする報告もあるが，多くの報告では非服薬患者でも見られることを証明した）[17]。

　統合失調症の基底をなす神経化学的異常がドーパミン受容体過感受性であると仮定しても，やはりドーパミン代謝回転を急激に亢進させれば，精神病の急性増悪を引き起こすことになるのではあるまいか。マウスをストレスに繰り返し曝すとドーパミン代謝回転の亢進を引き起こす[18]。ヒトでも同様の現象を起こすと仮定すれば，統合失調症患者のストレスによる発症・再燃は慢性的な受容体過感受性の上にドーパミン代謝回転の急激な亢進が加わることによるものといえまい。

　抗精神病薬は，この図式にどのようにあてはまるのであろうか？　抗精神病薬は，統合失調症で過感受性にあるドーパミン受容体をブロックすることによって，ドーパミン神経の活動性を抑制し，精神病症状を改善する。ドーパミンブロック作用は，しかし，ドーパミンの代謝回転を低いレベルに維持するフィードバック機構を停止させてしまう。抗精神病薬の投与により，ドーパミンの代謝回転は急激に亢進する[19]。抗精神病薬によって受容体がブロックされており，ドーパミン増加の効果がほとんど現れないので，このことは直ちに問題とならない。しかし長期的効果には重大なものがある可能性は残っている。

　ラット脳においては，抗精神病薬の慢性投与によるドーパミン受容体のブロックによりドーパミン代謝回転が亢進し，さらにドーパミン結合部位の増

加をきたすことがわかっている[20]。すなわち，抗精神病薬の薬理作用にはドーパミン受容体過感受性をきたす。ヒトでも同様の機転が働いているという強力な証拠がある。たとえば，抗精神病薬の長期服用による前述の遅発性ジスキネジアは，ドーパミン受容体過感受性現象である。黒質線条体系のドーパミン受容体は，慢性的な受容体ブロックに対して代償過剰的に過感受性となる。遅発性ジスキネジアの症状（不随意運動）は，通常，抗精神病薬の減量後に出現するが，それはブロックにより過感受性となっていた受容体がドーパミンの作用にさらされるようになったからである。投与量を増加しているうちは，受容体をブロックし続けているために症状が顕在化しないのである。

　抗精神病薬にありうる危険性は今や明らかであるというべきであろう。統合失調症における重要な神経化学的異常はおそらくドーパミン受容体の過感受性であろう。抗精神病薬の直接作用はこの異常の最少限化である。精神医学における抗精神病薬の大きな価値はこの点にある。しかし，抗精神病薬の**長期投与は統合失調症でみられるこの重要な神経化学的異常の増悪でありうる**。受容体過感受性は一過性であり，断薬後数週から数カ月にわたって徐々に消失するが，もし薬物投与がきわめて長期にわたれば，遅発性ジスキネジアでみられるように不可逆となる可能性もある。後者の知見は，抗精神病薬が統合失調症の長期予後を改善できない理由の１つかもしれない。

　抗精神病薬によって統合失調症の神経化学的異常が増悪するリスクには，この薬物が黒質線条体（遅発性ジスキネジアの原因部位）だけでなく中脳辺縁系のドーパミン過感受性をも引き起こす可能性があることである。現在までいくつかの研究が，この見解を支持している。それまでの抗精神病薬による治療の長さと量とに相関して統合失調症患者脳の中脳辺縁系ドーパミン結合部位の増加がみられている[21]。こうした知見が間違いでないとすると，それには統合失調症に対する薬物療法に対する重大な意味が含まれている。

薬物によるドーパミン過感受性の含意するもの

　抗精神病薬がもし統合失調症に存在する異常を実際増悪するのならば，ドーパミン過感受性を引き起こすという抗精神病薬の傾向性は，そこから次のい

くつかの結果がいずれ出てくるのではないかと私は予言したい。すなわち,

● 抗精神病薬による治療後に投与を中断した場合には,抗精神病薬で治療しなかったと仮定した場合に比べて,精神病症状がリバウンドにより重篤化するであろうと予言する。ほんものの薬物に代えてプラセボを投与することによって抗精神病薬の効果を評価するような薬物中断研究は,(リバウンドのために)抗精神病薬の価値に楽観的すぎる印象を与えることになるであろうと予言する。

● 長期にわたる抗精神病薬の副作用は,予後良好な統合失調症患者において最も顕著となると予言する。図10.1で示したように,**予後不良**の統合失調症患者の転帰はきわめて重篤であって,薬物中断による悪化は発見困難であろうし,いろいろなことがあってもこのような患者にとって抗精神病薬の持続投与は明らかに利点があるだろうが,**予後良好**な統合失調症患者の場合には,薬物を投与しなければ良好であったであろう経過を薬物中断が悪化させ,また,薬物維持療法は,精神病のリスクを増すとか副作用をもたらすとか,いちばんよくて無駄であるまいか。

さて次に,以上の予言に関連した証拠を検証しよう。

即時振り分け研究(immediate assignment studies)

薬物中断(プラセボ置換による)による研究は,統合失調症の経過に対する抗精神病薬の長期効果を過大評価している可能性がある。なかでも予後良好な患者の治療では,実際の長期効果とはまったく正反対の薬物療法の価値というみせかけの印象を与えている可能性がある(図10.1参照)。したがって,統合失調症における抗精神病薬の効果を正確に反映する見込みのある薬物研究は,以下のような研究に限られる。

(a) 研究のはじめに薬物組とプラセボ組を振り分けて患者に投与することとし(immediate assignment studies),途中で抗精神病薬治療を中断しない研究であり,そしてまた,

(b) 予後良好な患者と予後不良な患者とを区分して行う研究である。この

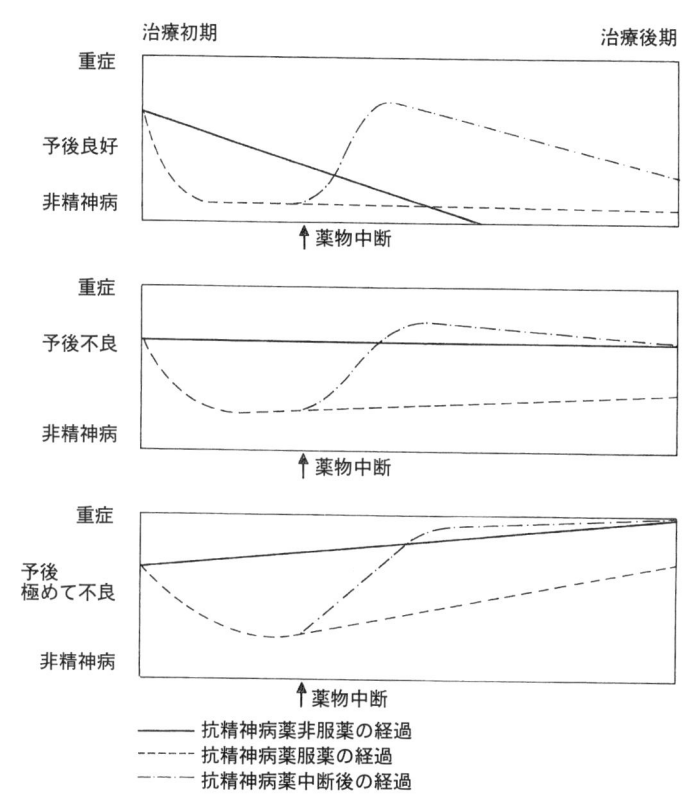

図10.1 抗精神病薬の投与の有無ならびに薬物中断からみた予後良好，予後不良，予後極めて不良の統合失調症患者の予想される臨床経過

（凡例：——— 抗精神病薬非服薬の経過／------ 抗精神病薬服薬の経過／—・—・— 抗精神病薬中断後の経過）

ような研究は目下ほとんどない。

ローゼンらによる研究

　精神薬理学者のバーナード・ローゼン（Bernard Rosen）とデイヴィッド・エンゲルハート（David Engelhardt）らは，4年間から8年間にわたってニューヨーク市内の1診療所の外来患者400人以上の追跡調査を行った。対象患者の病前社会適応，すでに受けた治療の内容，心理テストの結果を，独自の評価尺度（Hospital Proneness Scale病院緩和尺度）に基づいて，予後

良好群と予後不良群とに分けた。患者はこの研究のはじめから無作為に振り分けられて、プラセボまたは2種類の抗精神病薬（クロルプロマジンまたはプロマジン）のうちの1つで治療を受けるようにされた。その後の精神病院への入院率からすると、予後不良の統合失調症は抗精神病薬投与により入院しないですんでいたことがわかった。

	予後不良患者の精神病院入院率
クロルプロマジン服用患者	35.7%
プロマジン服用患者	29.4%
プラセボ服用患者	61.5%

しかし、予後良好の統合失調症に対する薬物療法は役に立たないばかりか有害であるかもしれないように思われた[22]。

	予後良好患者の精神病院入院率
クロルプロマジン服用患者	12.2%
プロマジン服用患者	28.4%
プラセボ服用患者	7.7%

引き続き彼らは、129名の入院患者を追跡して再入院になったかどうかを調査した。予後不良の統合失調症は薬物療法により入院しないですんだことが明らかにされた。

	予後不良患者が再入院に至るまでの期間
クロルプロマジン服用患者	14カ月
プロマジン服用患者	16カ月
プラセボ服用患者	6カ月

しかし、クロルプロマジンで治療を受けた予後良好の統合失調症については有意に早期の入院となっていた[23]。

	予後良好患者が再入院に至るまでの期間
クロルプロマジン服用患者	6カ月
プロマジン服用患者	14カ月
プラセボ服用患者	30カ月

カリフォルニア大学グループ

カリフォルニアのカマリロ州立病院における研究では，心理学者マイケル・ゴールドスタイン（Michael Goldstein）らが，54名の男性の統合失調症の新入院患者をレスリー・フィリップス（Leslie Phillips）の評価尺度にしたがって予後良好と予後不良の2群に分け，いずれも，入院後まもなくプラセボか抗精神病薬のいずれかで治療を受けるように無作為に振り分けた。3週間の治療後，予後不良の患者は抗精神病薬投与により改善したようにみえた。しかし，予後良好の統合失調症ではプラセボの投与を受けた場合の方がより良好な経過をたどり，急速な回復がみられ，早期の退院に至った。このことはとりわけ非妄想型の予後良好患者でみられた事実である[24]。彼らは，さらに24人の新たな男性統合失調症患者で追試したが，3週間の抗精神病薬投与が非妄想型の予後良好患者には効果がないことを見出した。上と同様の治療反応性が確認された[25]。残念なことに，予後良好群および予後不良群の長期予後研究はなされなかった。

興味深いことに，この研究グループは，104名の急性期の若い統合失調症患者における高用量と低用量の抗精神病薬の効果を比較した場合にも同様の結果を得た。予後良好な患者（とりわけ男性）は再発がきわめて少なく，**低用量の抗精神病薬投与により6カ月の時点で症状はほとんど消失していた**（この研究では，予後良好な統合失調症の女性では，家族を軸とした適切な心理的・社会学的治療を併せて受けた場合，低用量の投与に良好な反応を示した）[26]。

ラパポートらによる研究

モーリス・ラパポート（Maurice Rappaport）を中心とするグループは，カリフォルニアのアグニュー州立病院に入院した80人の若い男性の急性統合失調症患者を入院時にクロルプロマジン投与群とプラセボ投与群に分けた。この患者の退院後は，患者の病状と精神科医の勧告を遵守できるかどうかの予測とに基づいて，薬物あるいはプラセボを投与して治療した。入院中プラセボ投与に良好な反応を示した患者は，退院後も薬物投与なしで良好に経過する傾向があった。入院前社会適応が良好な予後良好の統合失調症患者であ

る。プラセボ投与でうまくいかなかった入院患者には，おおむね退院後薬物投与を行った。

　入院中プラセボの投与を受けた外来患者では断薬した患者群を3年経過観察したところ，臨床症状の改善が最も目立ち，症状も機能障害も最低であった。こうした患者は再入院率も最低であった。

入院／外来治療	再入院率
プラセボ／非投薬（N＝24）	8％
クロルプロマジン／非投薬（N＝17）	47％
プラセボ／抗精神病薬（N＝17）	53％
クロルプロマジン／抗精神病薬（N＝22）	73％

プラセボ／非投薬群がクロルプロマジン／非投薬群に比べて優っていたのは特記すべきことである。もっとも，前者の群の予後良好患者の比率の高さが転帰の差に部分的に反映しているのかもしれない。研究者は次のような結論を出している。抗精神病薬による治療は，長期予後の良好さを見据えるならば，一部の患者にとっては選択すべき治療とならない[27]。

カーペンターらによる研究

　ウィリアム・カーペンターらによるNIMH（アメリカ国立精神保健研究所）における研究では，病前適応や病歴に関して十分な情報が得られた予後良好な統合失調症患者が対象となった。担当医は，49名の患者に対して抗精神病薬の投与を受けさせるかどうかを慎重に考慮して決定した。すなわち薬物治療の決定はある程度恣意的だが無作為ではなかった。これら2群の予後評価に差はなく，同じような臨床的特徴を示していた。1年間の経過観察では，無服薬群が多くの点でより良好な経過をたどっていた。

	無投薬群	薬物投与群
平均在院期間	108日	126日
再入院率	35％	45％
外来抗精神病薬療法	44％	67％

　入院中に薬物療法を受けていた患者群では精神病後抑うつ（postpsychotic depression）が有意に多くみられた。この研究グループは，抗精神病薬

の投与が一部の患者に自然経過以上に再発率を引き上げている可能性のあることを指摘している。このように，遅発性ジスキネジア対策と同じように，抗精神病薬は再発のリスクを増すのだが，再発のリスクが現実の再発となって現れるのを予防するために投与し続けねばならないという妙な状況に私たちはいるのかもしれない[28]。

クラインとローゼンによる研究

患者を研究開始の時点で投薬群と非投薬群に分けること，および予後良好な患者を選択することという先に述べた2点を満たす研究のうち，これまで引用した結果を支持しない報告が1つある。ドナルド・クライン（Donald Klein）とバーナード・ローゼンは，ヒルサイド病院（Hillside Hospital, New York）入院中の88名の統合失調症患者をクロルプロマジン投与群とプラセボ投与群の2群とに無作為に分けた。彼らは病前不適応スケール（the Premorbid Asocial Adjustment Scale）に基づいて患者を予後良好型と予後不良型に分けた。6週間の治療後評価では，予後不良の患者よりも**予後良好**な患者においてクロルプロマジンの効果がみられた。

しかし，彼らの研究は，結果を解析する上で，2つの欠陥を抱えている。第1の点は，追跡研究でない点である。わずか6週間の治療による転帰であって，抗精神病薬によるドーパミン受容体過感受性が統合失調症の長期予後に悪影響を与えるかどうかについては意味をもたない。したがって，ゴールドスタインらによる短期研究の結果だけとは矛盾するが，ローゼンとエンゲルハート，さらにラパポートとカーペンターによる研究の成果とは関係がつけられない。第2の点は，研究計画自体が予後良好の患者の回復を低くみせるという偏りがある点である。つまり，環境調整や精神療法で改善がみられなかった患者を薬物の効果判定の対象としている点である。対象患者のこのような選択は，薬物によらない治療に反応したかもしれなかった患者を自動的に除外してしまったことになる[29]。

ゴールドバーグらによる研究

さらに，統合失調症の薬物療法の効果の別の研究の著者であるソロモン・ゴールドバーグ（Solomon Goldberg）らも，先に述べた予後良好な統合失調症に対する薬物療法に否定的な報告に異議を唱えている。「予後良好な患者が薬物療法から得るところは少ないとするエビデンスはない。それどころか彼らこそ，薬物療法からいちばん恩恵を受ける者である」[30] と反論している。しかし，ゴールドバーグらによる研究は薬物中断による研究であるから，予後良好な患者の薬物療法の恩恵を立証すると予想してまちがいなさそうに思えるが，ドーパミン過感受性精神病仮説に従えば，その効果は見せかけにすぎない。

メイらによる研究

以上のような解析のためには，確立した基準を正確には満たしていない数多くの研究情報も役に立つ。たとえば，フィリップ・メイ（Philip May）らによる研究では，200名以上の初回入院の統合失調症患者を4年にわたって経過観察し，59%から79%の患者が薬物以外の治療（精神療法や電気けいれん療法を含む）に反応し，この治療の継続が（おそらくは予後良好な患者にとってであろうが），はじめから抗精神病薬で治療を受けた患者と同様，長期的に良好な経過をたどったとしている[31]。

スクーラーらによる研究

ニナ・スクーラー（Nina Schooler）らも，NIMHで行った大規模な即時振り分け研究で同様の結果を得ている。退院後1年にわたる経過観察で彼女らは，プラセボの投与を受けていた患者が，驚いたことに，3種類のフェノチアジン系抗精神病薬のどの投与を受けていた患者に比べても，再入院が少なかったことを見出した[32]。

パサマニックらによる研究

しかし，予後良好と予後不良の統合失調症患者の2群を区別しない即時振り分け研究も存在することを知っておかねばならない。ベンジャミン・パサ

マニック（Benjamin Pasamanick）らは，在宅患者において薬物投与群とプラセボ投与群の転帰を比較したところ，プラセボ投与群が長期的にみて優れていることの証明にならなかった[33]。スクーラーらNIMHのグループによる研究では，なぜプラセボ投与群が良好な経過をたどったのだろうか？ 1つの可能性として，NIMHグループの研究対象には，パサマニックらによる研究対象よりも予後良好な患者が多く含まれていたとういうことである。NIMHによる研究の対象患者は多くの点で予後良好な面をもっている典型であった。すなわち，病いの初期段階にあり，急性発症で発症年齢がより年長で高く，患者の多くには配偶者がいるか結婚歴があることなどである[34]。

ソテリア・プロジェクト

統合失調症治療における即時振り分け研究で検討に値するもう1つの研究は，ソテリア・プロジェクト（Soteria Project〈──Sōterは「救い主」〉）である。ローレン・モシャー（Loren Mosher：当時，NIMHの統合失調症研究センターの主任）とソーシャルワーカーの アルマ・メン（Alma Menn）の主導のもとに，このプロジェクトは，初発の統合失調症患者に対して，非医学的な社会心理学的治療プログラムの効果を地域精神保健センターの薬物治療の効果と比較検討する計画であった。わずか2週間の入院治療を受けた急性発症の患者は，入院治療に引き続きセンターの外来治療を受けるか，または，ソテリア・ハウス（Soteria House），すなわち，定員6名で専門職でないスタッフによって運営される共同住宅での生活か，いずれかに振り分けられた。標準的な地域精神保健センターのプログラムでは患者の最初の入院治療期間はソテリアの患者の5.5カ月の入所期間に比べてずっと短く，1カ月であった。精神保健センターの患者が全て抗精神病薬による治療を受けたのに対して，ソテリアの患者は8％がそうした治療を受けたにすぎない。

退所後2年間の予後調査では，ソテリアの患者は，地域精神保健センターで治療を受けた統合失調症患者に比べて，はるかに良好な経過をたどっていた。

2年間追跡調査		
退院後の治療法	ソテリア	精神保健センター
再入院ないしはソテリア・ハウスへの再入所	53%	67%
抗精神病薬服用（継続的または間欠的）	34%	95%
なんらかの精神科治療を受けた	59%	100%
追跡調査時の社会的状況		
就労（正規採用またはパート）	76%	79%
自立した生活	58%	33%

　追跡調査の開始時点では，2グループの患者の精神病理のレベルに，総じて有意な差はなかった。

　モシャーとメンは以下のように述べている。

　　きめこまやかで愛情があって支持的な社会心理学的環境が提供されるならば，初めて入院した統合失調症の患者に，一様に抗精神病薬の投与をする必要はないかもしれないことをわれわれのデータは示している[35]。

　彼らは，自分たちの調査対象が必ずしも特に予後良好な患者ばかりでないことを指摘している。すなわち，若く独身の患者であり，これは一般的には予後不良の指標だと考えられている。しかし，患者は全員，病のごく初期であった。地域精神保健センターとソテリアという2つの治療プログラムにおいて最も再発が少なかった患者は，予後良好な特徴（良好な病前適応と遅い発症年齢）を示していたが，予後良好な患者が薬物を使用しない治療で使用するよりもうまくいったかどうかの示唆はない[36]。

ソテリア・ベルン

　ソテリア・ベルン（Soteria Berne）は，統合失調症の治療のための施設で，モシャーとメンのソテリア研究プロジェクトを大いに拝借したものである。精神科医であるルツ・チオンピが，スイスのベルンの中心地に12部屋からなる施設を建て，最大8人の患者と2人の看護師が住み込んだ。カリフォルニア州のソテリアと同様，ベルンのこの施設は，低用量の抗精神病薬を例外的情況の際にのみ用い，小規模の支持的な環境のなかで統合失調症患者が

暮らしていけるようにすることを目的としていた。地域の精神科救急を受診した患者の中から，初発の若い統合失調症の患者（非常に興奮していたり，非自発入院の患者は除外された）をかなり無作為に選んで入所させた。患者の一部は，罹病期間が長く予後不良の特徴を示していたが，これも入所させた。

　ソテリア・ベルンで治療を受けた25人の患者と，地域の通常の病院で治療を受けた類似の25人の患者と比較検討することにして，この２つのグループの患者を２年後追跡調査したところ，両者の精神病理や社会的機能のレベルに大差はなかった。しかし，ソテリアで治療を受けた患者は，はるかに低用量の抗精神病薬の投与しか受けていなかった。すなわち，急性期には後者の４分の１程度，全体としては半分程度であった。このように，ソテリア・ベルンでの結果は，カリフォルニアのソテリアでの結果と大変似通っていた[37]。

　以上のような即時振り分け研究の結果からすると，予後良好な統合失調症の患者に抗精神病薬を投与することは，長期的にみれば不必要ないしは有害でさえあると思われる。薬物中断研究から，抗精神病薬は，精神病再燃の防止に対してプラセボに優るとする結果が一致して得られていること[38]からすると，薬物を中断した患者では，抗精神病薬投与が再発のリスクを高めているともいえるかもしれない。抗精神病薬は，統合失調症において既存のドーパミン受容体過感受性を増悪させることによって再発のリスクを高めている可能性がある。それゆえ一方では，予後良好で初期の統合失調症の患者に対しては非服薬期間を適切に設定することには立派な理由があることになる（さらに，アメリカとスイスのソテリア治療プロジェクトは，経済効率という観点からもよいモデルであるといえる）。他方では，抗精神病薬が統合失調症の転帰に対して総じて重要なインパクトを与えることができなかった理由の１つが発見されたといえるかもしれない。

　統合失調症における環境ストレスと抗精神病薬による治療との相互作用を検討すれば，抗精神病薬が期待したほどの効果をもたらさなかった原因を見出し，さらに低用量投与ないしは薬物を用いない治療を効果的にするにはどうしたらいいのかについて有益な手がかりを見出すことができるかもしれない。

ストレス，統合失調症，薬物治療

　第1章でも述べたように，ストレスは素因のある人に精神病の発病促進的に働くかもしれない[39]。さらに，統合失調症の再発予防に対して，抗精神病薬は，ストレスの少ない環境で生活している人々では必要度が低く，過酷で困難な状況にある人々でより重要な役割をもっているのかもしれない。イギリスの社会精神医学者ジョン・ウィングは次のように記している。

　　薬物療法と社会的治療は，背反的なものではなく相補的に用いられるべきである。環境要因が良好であればあるほど，薬物の必要性は低くなり，患者をとりまく環境が貧困であればあるほど，薬物の必要（というか少なくともその使用量）は高くなる[40]。

　多くの研究がこの視点を支持している。ロンドンの医学研究協議会の社会精神医学部会を介して行われた一連のプロジェクトが示したところでは，統合失調症患者が些細なことまで口出し干渉しすぎる家族と暮らす場合は，支持的であって抑圧的でない家族と暮らす場合と比べて再発率が高いことを明らかにした。ストレスの多い生活環境で暮らす統合失調症患者の再発率を低くする2つの要因がある。(a) 患者と家族との交流を週35時間以内に制限すること，および (b) 抗精神病薬を用いることの2つである。しかし，ストレスを与えることの少ない家族と暮らす患者は，抗精神病薬の服用の有無にかかわらず，再発率が低いことがわかっている。図10.2は，128名の統合失調症患者（ストレス度の低い家庭で暮らす71名と，ストレス度の高い家庭で暮らす57名）の再発率を2つの研究を合わせて示したものである[41]。ストレス度の低い家庭で暮らし服薬をしていない統合失調症患者は，ストレス度の高い家庭で暮らしつつ再発予防のための服薬をしている患者と比較して，再発率が数分の1であることがわかる。

　精神科医ジュリアン・レフ（Julian Leff）と心理学者クリスティーン・ヴォーン（Christine Vaughn）は，この患者グループの1つを2年後に追

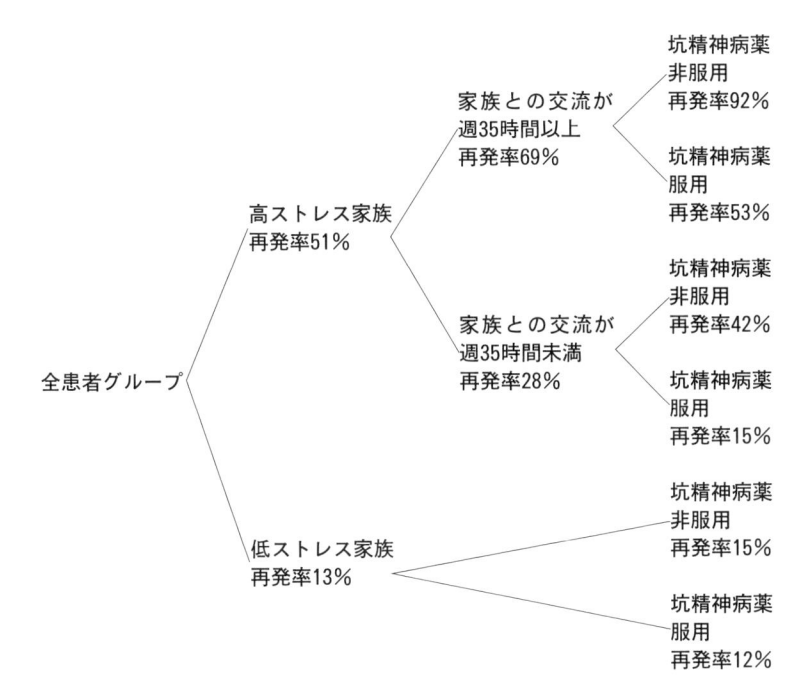

第10章 抗精神病薬：使用，乱用，非使用　*271*

```
                                              ┌ 抗精神病薬
                                              │ 非服用
                          ┌ 家族との交流が ───┤ 再発率92%
                          │ 週35時間以上      │
                          │ 再発率69%         │ 抗精神病薬
                          │                  └ 服用
              ┌ 高ストレス家族 ┤                  再発率53%
              │ 再発率51%      │
              │               │                  抗精神病薬
              │               │               ┌ 非服用
              │               │ 家族との交流が│ 再発率42%
              │               └ 週35時間未満 ─┤
              │                 再発率28%      │ 抗精神病薬
全患者グループ┤                                └ 服用
              │                                  再発率15%
              │
              │                                  抗精神病薬
              │                               ┌ 非服用
              │                               │ 再発率15%
              └ 低ストレス家族 ───────────────┤
                再発率13%                      │ 抗精神病薬
                                               └ 服用
                                                 再発率12%
```

図10.2　ストレスの高いまたは低い家族における統合失調症患者の再発率
　（文献：Vaughn, C. E. and Leff, J.P., "The influence of family and social factors on the course of psychiatric illness : A comparison of schizophrenic and depressed neurotic patients," British Journal of Psychiatry, 129 : 125-37, 1976.）

跡調査し，ストレス度の低い家庭に暮らす患者にとっても抗精神病薬はいくらかの再発予防効果があることを見出した。たとえ家庭環境が温かく，支持的であっても，それと関係なく生じる別のストレスとなる出来事（たとえば，失職）がふりかかった場合に，薬物は再発防止に働くと推論している[42]。以前の研究でレフとヴォーンは，ストレス度の高い家庭で暮らす統合失調症患者にとって再発は不可避と言っていいほどふつうに起こるが，ストレス度の低い家庭で暮らす患者は，家庭状況とは関係しない別のストレスとなる出来事に遭遇してはじめて再発することが多いことを明らかにした[43]。こうした知見からすると，生活環境が支持的で，不意に襲うストレスから多少とも守

られている生活環境で暮らす統合失調症患者には,抗精神病薬があまり必要でないのかもしれない。

　温かみがあり,あまりあれこれと口出しをしない家族が,治療的にプラスの意味をもつことは,同じ研究グループによって引き続き行われた2つの研究によっても示された。心拍数や皮膚伝導度試験から,家庭のストレス度に関わりなく,統合失調症患者は健常人に比べて高い覚醒水準にあるとされている。統合失調症患者にみられる高い覚醒水準は,患者がストレスを感じない家族といるときには正常レベルに落ちつくが,口出しすることが多く過干渉である家族といるときには高い水準であり続けた。この知見は,急性期の患者[44]にも寛解期の患者[45]にも当てはまることが明らかとなった。抗精神病薬もやはり統合失調症患者の覚醒水準を低下させることによって抗精神病効果をもたらすと考えられる。このことからも,社会環境が治療的でストレスのかからないものである場合,抗精神病薬の必要性は減少するといってよかろう。

　統合失調症患者の覚醒水準は,入院(入所)治療の際には,適度に刺激を与え支持的な環境を提供することによって調整できる。このような環境のもとでは,薬物の投与は必要だが最小限である。心理学者ゴードン・ポール(Gordon Paul)は,これまで発表された論文を集めて展望したところ,少量の維持投薬を受けていた長期入院患者では薬物を中断してもほとんど悪影響がでないことを発見し,同様の多くの研究からも,継続的な心理社会療法プログラムを受けることができる患者には,薬物療法は必ずしも必要ではないと結論づけている[46]。

　こうした研究の1つは,ゴードン・ポール自身によるイリノイ州立病院の52人の重症の長期在院患者における薬物中断研究である。患者は2種類の積極的な心理社会療法の対象とされ,患者は通常の薬物投与群とプラセボ投与群の2群に振り分けられた。スタッフにも患者に薬物が投与されているかどうかがわからないようになっていた。4カ月後,薬物投与を中断した患者も投与中の患者と同じような状態であった(実際,研究当初は,薬物を中断した患者のほうが治療プログラムに早く反応した)[47]。6年後の終了時点では,心理社会療法を受けた統合失調症患者の85％が非服薬のままであった[48]。薬

物中断後，過感受性による精神病が，これらの患者でどうして問題にならなかったのだろうか？　この場合，おそらく，薬物中断前に一般に中等度から低用量の投薬しか受けていなかったためと考えられた。

　この章の前半で引用した研究——NIMHのウィリアム・カーペンターの研究，ローレン・モシャーによるソテリア・ハウスやルツ・チオンピによるソテリア・ベルン——では，急性期の若い統合失調症患者においても心理社会療法が有効であることを明らかにしてきた。個別のケースを顧慮した有効な心理社会療法を受ければ，かなりの数の患者が抗精神病薬による治療をさほど必要としなくなる。

　この分野の研究の流れと相容れない有名な最近の研究が1つある。NIMHの共同研究グループのソロモン・ゴールドバーグらの研究は本章ですでに論じたところであるが，薬物治療を続けた患者よりも薬物を中断した患者での再発率が高かった。ここでは，ゴールドバーグの報告の別の側面の意味をとりあげる。退院の時点で患者を，通常の外来ケアか，より集中的な社会療法（役割療法（major role therapy）すなわちケースワークと職業相談を併せて行うこと）を受けるかどちらかに無作為に振り分けた。ゴールドバーグらは，集中的な社会療法は総じて効果がないことを見出した。社会療法が役立つ患者もいれば，そうでない患者もいることからこの結果になったのであろう。集中的な社会療法は軽症の患者には役立ったが，重症の患者では社会療法を受けて**程なく**再燃した[49]。役割療法を受けていた患者のうち，抗精神病薬を服用していた場合は良好な経過をたどったが，プラセボの投与を受けていた患者は社会適応が**劣っていた**[50]。

　こうした結果は，一見，統合失調症の心理社会療法の利点と相容れないようにみえるが，注意深くみるとそうでないことがわかる。ゴードン・ポールやウィリアム・カーペンターの研究と，ソテリア・ハウスの心理社会療法プログラムは，精神病患者の回復の可能性を最大限にまで高めることをめざして患者のおかれた生活環境をどうしたら治療的にすることができるかの包括的な試みといえる。他方，役割療法は様々な地域社会で生活している統合失調症患者に提供しうる外来治療の1つである。患者は，この「集中的」といわれる治療プログラムを実は平均して月に2回程度受けているにすぎなかっ

た[51]。この治療のねらいは,「患者が責任を自覚し,より広い視野で物事を見ることができるようにすること」[52]にある。役割療法は,かつかつで暮らしている患者にはおそらく侵襲的でストレスフルすぎるものであって,前述のイギリスにおける統合失調症の家族研究でみられた些細なことまで口出しする過干渉な統合失調症の家族の悪影響と似通っているとゴールドバーグらは結論づけている。

一方,これと反対に,患者のおかれた環境ストレスを軽減しようとする外来治療のいくつかはうまくいっていた。ジュリアン・レフらは,家族療法によって,統合失調症患者に対する過干渉的な家族の影響を最小限にとどめ,再発率を低くすることができた[53]。ニュージーランドの精神科医アイアン・ファルーン(Ian Falloon)は,カリフォルニアの研究チームとの協力で,統合失調症患者の家族に対する働きかけによって同様の結果を得た。すなわち,家族によって癒される患者は精神病症状を示すことも少なく,再発も少なかった[54]。

統合失調症患者の多くは,環境が保護的であるが退行的でなく,刺激的ではあるがストレスフルでなく,温かみはあるが侵襲的ではない場合,その環境に置かれるならば(在宅であれ,入院・入所中であれ),抗精神病薬の投与を他の場合よりも必要としなくなると結論できるだろう。一方,重いストレスのかかる環境にある患者は(環境要因が失職であれ,侵襲的な家族であれ,思い入れの強い精神療法であれ,飢餓であれ,寒さであれ,貧困であれ)再発しやすく,十分な適応レベルを維持するには十分量の抗精神病薬が必要となるであろう。

もちろん,多くの患者は高度に保護的な環境に安住することを望まず,自立を望んでいる。変化に富む日常生活からよほど距離を置かない限り,ストレスなしの人生はありえない。実際,薬物を用いない治療は多くの患者では困難である。最も優れた地域医療を受けている場合でさえ,抗精神病薬の賢明な使用は必要である。多くの統合失調症患者にとって望ましい目標は,適量の抗精神病薬を用いて,生きていくことが今まで以上に困難なものとならず,人生の内容を充実したものにすることである。

以上のような事実にもかかわらず,近年の欧米社会では,統合失調症患者

が適切な治療環境に置かれることはごくまれであった。抗精神病薬の登場と性急な脱施設化政策の波は，多くの患者を大きなストレスのかかる環境に追いやることとなった。第8章で述べたように，アメリカにおける全統合失調症患者の約3分の1は，かりそめにも治療的とは言えないような環境——刑務所，ドヤ街，ナーシングホーム，ボーディングホームに追いやられている。たとえば，ユタ州のナーシングホームの精神障害者についての研究では，時を追うにつれて抗精神病薬の投与は増え，その一方で日常活動のレベルは低下していた[55]。

ここでわれわれは，精神医学における薬物療法の時代が統合失調症の転帰改善に突破口を開けないもう1つの説明を見出す。社会の負担増におかまいなしに，入院に要する費用を削減する目的で患者を地域社会に移す性急な動きのなかで，抗精神病薬は，ジョン・ウィングが推奨するような心理社会療法を**補うものとして**用いられたのではなく，心理社会療法に**代わるものとして**用いられた。適当な治療環境が利用できず，入手できず，そもそも実現しそうもないという理由で，精神科医はあまりにもしばしば統合失調症患者をふさわしくない境遇に強引に押し込めるようにと要求される。このような状況では抗精神病薬の処方箋はある意味で政治的な書類という面をもっている。

回転ドア症候群を示す患者

心理社会療法に対して精神薬理学が優位にあることは，回転ドア（revolving-door）症候群を示す患者の存在が端的に示している。抗精神病薬時代の出現は世間の関心事の中心となった。たとえば，雑誌『ニューヨーカー』の一連の記事の主人公となり，先駆的な法廷判決の主題となっている。シルビア・フラムキン（Sylvia Frumkin）は，31歳までにニューヨークのクレードムア病院（Creedmoor Hospital）に10回の入院を繰り返し，他の病院を含めた頻回の入院は彼女の家族をも苦しめた，このことは全部『ニューヨーカー』に載ったが[56]，特に珍しいことではなかった。同じ患者が1年に7～8回もアメリカの公立病院に入院を繰り返し，正気を取り戻せと治療を受けて不適切な環境に放り出され，働きようのない状況におかれて，街頭に放置

され早晩再入院が必要であることがいやというほどはっきりわかっているという話はざらにある。

キャシー・エドミストン（Kathy Edmiston）の場合もそうであった。1980年，コロラド州デンバーの検認裁判所における彼女の境遇に関する聴聞において，ウェード判事（Judge Wade）は以下のように述べている。

> 何度となく，被告は精神異常と認定され，何度も短期間（その間彼女の状態は，枠づけられた環境のもとでの薬物投与によって安定がもたらされた）入院してきた。退院後の彼女は，外来通院患者となるか，ナーシングホームに入所するかのいずれかであった。それから彼女は再発しデンバー総合病院の救急部に連行されるか搬送されるかして，精神異常認定審判に付され，またしても同じことが始まる。最低限必要な治療プログラムでさえない状態では，被告やそれと同様の境遇の人々は，自身の障害（しばしば妄想体系を含んでいるが）の犠牲者であり続けるであろうし，周囲の人々による悪影響と搾取の的となるだろう。たとえば，己れの精神障害の在り方とも関連した被告の地域社会での行動のために，彼女は身体的・性的虐待，経済的搾取の犠牲となっている[57]。

彼女が次回審判に付された場合には，精神保健当局は彼女の治療にとって適切なプログラムを提供しなければならない，と判事は言い渡した。

副作用

なぜ，環境調整をないがしろにして薬物療法の意義を強調し続けることがいけないのか——なぜ，抗精神病薬の投与を最低限におさえるために包括的な心理社会的方法を用いるべきなのか？　患者の多くは抗精神病薬の服用を進んですることはない。飲み心地を悪くしている理由の1つは薬物の副作用にある。この薬物によって投与後早期にみられる副作用には，筋強剛，振戦，アカシジア，急性ジストニアなどがある。こうした症状は，通常，抗パーキンソン薬によって軽減できる。一部のあるいは全ての抗精神病薬でみられるその他の副作用には，霞視，過鎮静，自発性低下，勃起障害，射精障害，てんかん発作，眼症状，肝障害，血液障害，皮膚症状などがある。

遅発性ジスキネジアの発症という抗精神病薬の長期投与のリスクは，すでに述べた。長期投与のもう1つの大きなリスクも注目されてきた。すなわち，理論上乳癌発生に促進的に働くかもしれない可能性である。抗精神病薬は，下垂体へのドーパミン系の入力を阻害することによって高プロラクチン血症をもたらす。一方，プロラクチンの高値はマウスやラットにおいて乳腺腫瘍の増大に対して促進的に働くことがわかっている。女性の乳癌の一部に対してもプロラクチンは同様に促進的に働くらしい。抗精神病薬を服用した女性の乳癌のリスクがどの程度高くなるかは，疫学データからはよくわかっていない[58]。

抗精神病薬によるもう1つの有害反応の可能性は，精神病後抑うつの増加と学習能力に対する影響である。これは統合失調症の長期予後に抗精神病薬がなぜ大きな影響を与えることができなかったのかを説明するかもしれない。抗精神病薬によって治療を受けた統合失調症患者は，急性精神病エピソードがおさまった後に抑うつ的となりやすく，それはひょっとすると抗精神病薬治療のためではないかと多くの研究者たちは考えている。精神病後抑うつは抗精神病薬による動作緩慢（無動）と関連しているとする研究者もある[59]。抗精神病薬が精神病後抑うつのリスクを高めるという説に異議を唱える者もいる[60]。いずれの場合もその根拠は乏しい（精神病後抑うつの一部は，統合失調症と誤診された躁うつ病のうつ状態であったのかもしれない）。

しかし，抗精神病薬は，動物や健常者や精神障害者においてその学習能力を低下させることはそれよりも明らかである[61]。薬物治療のこうした作用は，統合失調症患者が社会的・職業的再訓練を受けるに際して，その恩恵を享受する力を削ぎ，雇用されることを困難にしているとしても不思議ではない。

いわゆる「新世代」の抗精神病薬のなかで（アメリカでは）最初に入手可能となったクロザピンにはとりわけ重篤な副作用がある。特記すべきは，この薬物は致死的な血液障害である突発性の白血球減少を50人から100人に1人の割合で起こすことである。このリスクを予防するため，アメリカとイギリスの患者は，白血球が正常な場合に限り，週ごとに薬局から新たにクロザピンを入手しうるのである。こうした警鐘にも関わらず，1993年の導入以来の短期間に，アメリカではこの薬物の投与によって数名の死亡例が報告され

ている。他の薬物との相互作用によって急性致死性の呼吸抑制を引き起こす可能性もある。その他の重要な副作用には，てんかん発作，体重増加，鎮静，流涎，便秘などがある[62]。どうしてこのような危険な薬物が投与されているのか？　それは，従来型抗精神病薬に反応しない患者にも効果を示すことがあるからである。クロザピンは従来の薬物とは異なる作用機序，すなわちおそらくセロトニンの効果を阻害しドーパミン受容体の異なるサブタイプを阻害することで効果を発現している。重症の統合失調症では，治療のためにこの薬物のもつ危険性をやむを得ないこととしても，安易な投与は決してなされるべきではない。

抗精神病薬の投与に足枷をはめるにはそれなりの理由がある。抗精神病薬の投与量を最低限に抑えるような，服薬する側にとって抵抗の少ない（user-friendly）方法は，すべての患者が恩恵を受けることができる。予後良好な統合失調症の一部の患者にとっては，薬物を用いない治療を受けることが良好な転帰をもたらすとする証左がある。

薬物が抵抗なく受け入れられるための投与法

これから述べる方略は，統合失調症患者の病状を改善し，生活の質（quality of life）の向上をもたらし，副作用をできる限り抑えるために必要最低限の投薬を受け入れるように考案されたものである。

低用量から治療を開始し徐々に増量する。薬物の血中濃度測定が役立つだろう。患者が薬物に反応しない場合は薬物血中濃度が低いと報告される場合が，血中濃度の測定が最も有用な場合である。血中濃度は，医師と患者に，薬物が効果を示さないのは血中濃度が不十分だからであろうということを教えてくれる。もしここで血中濃度が高ければこの薬物はこの患者に効かないということを教えてくれる。しかし，抗精神病薬の血中濃度の治療有効範囲は確定しているとはいえないので，血中濃度の解釈には慎重でなければならない。

抗精神病薬の治療が効果を示さない場合には投与量を増やさず，中止するか減量する。精神科医が抗精神病薬に対して抱く考え方と，彼らが処方する

その他の薬物に対して抱く考え方には、奇妙であまり論理的といえないズレが存在する。患者が初回の内科的服薬をする時、精神科医はこれを試験的だと考えている。次いで医師は通常の用量まで投与量を増やし、効果を観察し、もしなければ中止する。しかし、抗精神病薬の場合はそうはしない。統合失調症に対する抗精神病薬の投与は今やルーチン化しているため、常用量で無効であった場合に投与中止を考えることはめったになく、むしろ投与量を増やすことが多い。抗精神病薬の効果が不十分である場合、大量薬物投与に切り替える前に、炭酸リチウム、抗うつ薬、抗てんかん薬といった抗精神病薬の効果を補う可能性がある別の薬物を試みるべきである。症状の急性増悪の度に用量を増やさないようにすることがきわめて大切である。症状の急性増悪には多くの原因があり、抗精神病薬の効果が不十分であることはそのうちの1つでしかない。急性のストレスによってもたらされている場合もあるかもしれない。こうした場合、バリウム（ジアゼパム）のようなマイナー・トランキライザーを短期間投与することが通常有効である（以下を参照）。

症状増悪のすべてが統合失調症によるものと決めつけないこと。抗精神病薬の副作用として、落ち着かなくてどうしようもないと患者が訴える場合もある。こうした焦燥を治療する適切な方法は、抗精神病薬の投与量を減らすか、副作用に対して十分な投薬を行うことである。

時には新たな症状が、ヒステリーや依存のように心理的なものであることもあり、こうした場合、抗精神病薬の投与量を増やそうとすることは適切でない。

急性精神病エピソードの患者では、焦燥やその他の急性の症状を軽減する目的には、大量の抗精神病薬のかわりにマイナー・トランキライザーを投与すること（次節を参照）。一般に、急性増悪の患者に対しては、平穏に生活していたときに必要とされるぐらいの維持量の抗精神病薬を投与するべきである。しかし、病院における急性期の治療ではしばしば大量の抗精神病薬が用いられ、時に重篤な副作用を引き起こす。こうした場合、急性の精神病エピソードから回復した患者の抗精神病薬減量は通常必要以上に長時間を要すことになるだろう。

患者が安定している場合、**耐え難い副作用を引き起こさず、病気の最も重**

篤な面が顕著にならない必要最低限の投与量の設定をめざすこと。このことは数週ないしは数カ月ごとに投与量を慎重に減らすことによって可能となる。いったん投与量が設定されたら，その量が長期にわたって維持される必要があろう。

統合失調症治療におけるマイナー・トランキライザー

過度に積極的で興奮しているとか，他人を傷つけたり自殺を企てたり，脱走するリスクがある急性発症の統合失調症患者は，抗精神病薬の投与に加えて適当量のマイナー・トランキライザーを短期間用いるとしばしば有用である。ベンゾジアゼピン誘導体であるジアゼパムやロラゼパムのようなマイナー・トランキライザーは精神病には有害か少なくとも無効果であるという考えが精神医学界に広まっている。しかし，それはまちがいである。こうした薬物は，焦燥感の強い精神病患者を静穏化するのにしばしば有効である。（実際，抗精神病薬より効果発現は早い）。マイナー・トランキライザーが速効的に抗精神病効果を示す場合さえもある。

ベンゾジアゼピン誘導体のこうした効果は，おそらく患者の覚醒レベルを低下させることによるものであろうが，ドーパミンの遊離を阻害することによる抗精神病効果を示しているようでもある。それはドーパミン遊離を低下させるフィードバックループ（神経伝達物質はGABAである）を活性化することによる効果の可能性がある[63]。中等量ないしは高用量のベンゾジアゼピン誘導体は単独あるいは抗精神病薬との併用で精神病症状の治療に効果があるとするいくつかの報告がある[64]。効果がないとする報告や効果が疑わしいとする報告も少数だがある[65]。結論からいえば，統合失調症患者にベンゾジアゼピン誘導体が長期にわたって効果を示す場合もあるが，最も効果的なのは急性発症患者の静穏化と過覚醒状態で金縛り状態にある緊張病患者の急性治療であることは疑いない[66]。

マイナー・トランキライザーが抗精神病薬に比べて明らかに優っているのは，ドーパミン**受容体**のブロックでなく，ドーパミン**遊離**のブロックによって効果を示すとされるので，ドーパミン受容体の過感受性，遅発性ジスキネ

ジア，離脱精神病を引き起こすことはないと考えられる点である。マイナー・トランキライザーのもう１つの利点は，抗精神病薬に比べてはるかに飲み心地の良い薬物であり，重篤な副作用がほとんどないことである。欠点といえば，マイナー・トランキライザーの抗精神病効果には耐性形成があると思われることだが，短期投与に限れば多くの場合，問題となることはない。

統合失調症患者の多くは，抗精神病薬の低用量投与法によって恩恵を受けることができ，予後良好な一部の患者では無投薬ですむかもしれない。無投薬を考慮したいならば，まず次の２つの疑問に対して今後答えを出すようにするべきである。「抗精神病薬ぬきでやれる患者をどのように選び出すべきか」「無投薬でどのような治療を行うか」

予後を決める指標

治療経過のなかから無投薬治療に適した患者がおのずと明らかになってくるはずである。すなわち，拒薬している軽症の患者，または，重症の遅発性ジスキネジアを発症した軽症の患者，または十分量の抗精神病薬に有意の反応をしなかった患者である。しかし，罹病期間が長くなく，薬物治療なしでも経過が良好であることが予測される統合失調症患者に対して抗精神病薬の投与を控えたいと考えた場合には，病気の経過を予測するというきわどい任務を背負い込むことになる。極端な立場ではあるが薬物中断研究の展望からみて，統合失調症患者の半数は，かなりの期間再発することなく地域で暮らすことができると主張することも可能である[67]。第３章でも述べてきたように，抗精神病薬の導入以前にも統合失調症患者のやはり半数が良好な社会適応をなしえていたのである。しかし，われわれはそうした半数の予後良好な患者をどのようにして予測しうるのであろうか？

良好な予後に関する正確な指標を見つけようという試みから，より急性の発症で，生活上の明らかなストレスに反応して発症し，発症年齢が遅く，発病前の社会適応が良好な（良好な人間関係や結婚）統合失調症患者は改善・回復しやすいことが明らかとなった[68]。しかしながら，転帰を予測するにはこのような基準を用いてもあまり正確とはいえない。せいぜい４人の患者の

うち3人は予後良不良を正しく弁別することができるだろうが、残りについては間違った判断を下すことになるだろう[69]。

現在までの研究が明らかにした点が1つある。それは転帰を予測するうえでは精神病エピソードにおける症状や臨床像は当てにならないということである[70]。実際のところ、統合失調症という診断自体が他の精神病の予後より必ず格段に悪い転帰を予見するものではない[71]。将来の社会適応の最も良い指標は病前適応であるとする研究が2つある。さらに、ある領域の病前能力を評価することにより、同じ領域における今後の適応の最も良い指標を得ることができる。すなわち、良好な就労歴から良好な就労能力を、過去の良好な人間関係から将来の良好な社会適応を、これまでの入院歴から将来の入院の程度を予想してよいだろう[72]。

実際問題、(a) 統合失調症様障害の経過の初期にある患者、(b) 病前適応がかなりのレベルにあった患者は、抗精神病薬を用いない治療の適応となると仮定するのがよかろう。こうした患者の多くは結局は良好な経過をたどり、よい生活を送ることになるであろう。

予後良好な統合失調症と躁うつ病

いわゆる「予後が良好な統合失調症患者」の多くあるいはすべては、躁うつ病患者の誤診ではないかという異議が唱えられてきた。この視点に立てば、こうした患者は無投薬で行くよりは炭酸リチウム（抗精神病薬のような不愉快な副作用を引き起こすことがない、躁うつ病にきわめて有効な薬物）で治療したほうが良いと言えるかもしれない。実際、予後良好な統合失調症の一部は躁うつ病である可能性がある。この感情精神病は統合失調症よりも発症年齢が高いことが特徴であり、社会的にも職業的にも高い適応レベルが可能である。感情障害と統合失調症のエピソードを鑑別することは両者が共通した臨床像を呈することからしばしば困難である（第1章を参照）。

予後が良好な統合失調症患者は、親族に躁うつ病罹患が高率にみられるとする多くの研究がある。これはその患者自身の病いも一種の感情障害かもしれないと示唆する所見である[73]。しかし、この研究の一部には統合失調症の

概念を非常に広げすぎたという不都合があり，そのため躁うつ病の患者をまちがって「統合失調症」というレッテルを貼ってしまう問題の拡大版となっているのである。「予後良好な統合失調症の大部分は，感情障害の亜型である」[74]とするリチャード・ファウラー（Richard Fowler）らは，古典的な躁うつ病にあてはまらない病前適応が良好な精神病患者をすべて「予後が良好な統合失調症」と分類しているように思われる。こうした患者はすべて，感情障害で見られるいくつかの症状を示し，明らかに躁うつ病と診断されるエピソードをもつものさえいた[75]。「予後良好な統合失調症は，感情障害としばしば区別できない」[76]とするマイケル・テーラー（Michael Taylor）とリチャード・エイブラムズ（Richard Abrams）も，彼らのいう予後良好な統合失調症患者のうち誰一人として正式の研究基準によって統合失調症と診断された者はいなかったし，その半数が躁病の診断基準を満たしていたと認めている。したがって，予後良好の指標をもつ患者の多くは，明敏な診断医の手にかかればきっと躁うつ病と容易に診断され，決して統合失調症と診断されることはないと考えるのももっともなことのように思われる。

　ジャック・ヒルショビッツ（Jack Hirschowitz）らの研究は，さらに多くのことを物語っている。彼らは統合失調症の診断基準を満たす10人の予後良好な患者を選び，2週間の炭酸リチウム投与で8人に症状の改善を見出した。しかし，リチウムの中断により症状が再び悪化したかどうかについては報告していない[77]。予後良好な統合失調症でも2週間の無投薬期間に症状改善をみる可能性があるため，患者が良くなったことが投薬によるものかどうかは断言できない。

　実際には，予後良好な統合失調症患者（標準的な診断基準に従って）が存在することはそれが第3章で扱った研究対象の大半を占めていることから明らかである。今世紀初頭以来，すべての発展途上国における（しばしば厳格に定義された）統合失調症の転帰研究の成績は，統合失調症患者の一部は完全に回復することを示してきた。こうした患者は統合失調症でないとする神話は，クレペリンの当初の誤り，すなわち，早発性痴呆は不可避的に荒廃・欠陥に至る病であるとする考えに帰することができる。これまで述べてきたように，クレペリンの誤りは，彼の生きていた場所と時代の経済上制度上の

予後良好な統合失調症を精神科医が躁うつ病ではないかと慎重に篩いにかけることはまったく妥当だと言えるだろう。この点で，これまでに病的な高揚気分か抑うつ気分が一定期間続いたという明確なエピソードがあれば，診断に大変役立つ。ある程度時間を待たなければ，病気の特徴的な経過がわからず正確な診断が困難な場合もあるだろう。リチウムの投与が妥当な場合もあるだろう。無投薬が最も適当である場合もあるだろう。

抗精神病薬を用いない治療

近年，抗精神病薬を用いないで統合失調症を治療しようとする意図的な試みは，相当裕福か，十分に保険をかけている人々を対象として精神分析療法を行っている長期在院型の私立病院にほぼ限られる。費用が桁外れなものとなるこうした治療を，地域の精神保健で日常的に行いうるであろうか？ その答えは，「可能」である。薬物を用いない治療には，高度な訓練を受けた治療者による集中的な力動精神療法が必要であろうか？ その答えは「否」である。急性発症の統合失調症患者にとってまず必要とされていることは，自然寛解に至るように最大限ストレスのかからない治療環境を提供することである。統合失調症患者の治療において，無投薬物治療の特性と優れた低用量療法が示す特性とは実は同じである。

治療環境

統合失調症患者の治療環境に求められる特性は，すでに述べてきたように，息が詰まるようでもなく，刺激過多でもなく，侵入的でもなく，温かみがあり，保護的で，力づけてくれるような雰囲気に満ちていることである。さらに，先の章でも述べてきたように，患者はその地位，尊厳，地域への帰属意識を失うことなく，価値ある社会的役割を維持することが可能となるべきである。患者は病状が改善するまで施設での治療を受けることができなければならないし，別のところへ不意に移動しなくてすむことが必要である。アメリカの私立精神病院における1週間の入院費用は世界一周旅行と概ね同程度

の費用がかかるので，それと同等の長期にわたる低用量あるいは薬物を用いない治療が低費用で地域社会の治療環境において提供されなければならない。

ソテリア・ハウスの活動はこのような地域医療のモデルを提供した。サンフランシスコ湾近郊における大きな施設ソテリアでは6人の統合失調症患者と2人のスタッフを居住させた。「最近入院した精神病症状の著しい患者に対しては，特に1人対1人ないしは2人対2人で看護することになったが，トラブルは予想したほどではなかった」とローレン・モシャーは記している[78]。患者の精神病症状が軽快するにつれて，家事の計画と遂行，対人関係での紛争の解決など治療共同体に積極的に参加するようになった。各自が自分の選択で余暇をどう過ごすかを考えた。地方の地域精神保健センターの入院施設と比較した場合，ソテリアは規則づくめでなく，取り決めも少なく，スタッフはより深く関わり，支持的でかつ自主的に活動していた[79]。

ソテリアの患者たちが滞在治療を受けた期間（5カ月半）は，精神保健センターにおける入院期間（1カ月）よりずっと長いにもかかわらず，最初の1年でかかったコストの平均はほぼ等しかった。この意外な結果は，ソテリアの患者たちが退所後外来治療システムをあまり利用しなくてもよかったことによるのかもしれない。また，精神保健専門家の標準的給料に比べるとソテリアの職員の給料は明らかに低かったが，そのためかもしれない。さらに，現在広く行われている効率的な薬物療法中心の地域精神保健センターの入院プログラムに比べると，当時の精神保健センターにおける患者の平均入院期間（約1カ月）は，かなり長かったことによるのかもしれない。

薬物を用いないソテリアの治療は，地域精神保健センターのプログラムと比べて経済的でないかもしれない。しかし，治療性が多少損なわれるが，同じような治療は，経済的な施設すなわち比較的規模が大きく（15床），スタッフが揃い地域を基盤とする集中治療ユニットでも受けることができる。これは要するに地域社会の低コスト急性期病棟である。この施設については第12章で述べる。こうした集中治療施設の主な目的は，あらゆる重症の精神障害患者を手頃な費用で，地域社会の非強制的な治療環境で治療することにあるが，低用量の抗精神病薬による治療にもそのまま応用することができ，また，ときに予後良好な統合失調症入院患者の無投薬治療にも適用できる。残念な

がら，高い病床回転率，，入院患者の多さ，かなりの刺激の多さなどのすべてが，こうした施設の統合失調症患者の無投薬治療の効果をそこなっている。しかし，このような治療が地域社会の関係機関が提供しうる唯一の適切な方法だろう。

統合失調症治療

統合失調症の効果的治療の原則は抗精神病薬投与の有無にかかわらず同一である。しかし，予後良好な統合失調症患者が無投薬治療の対象とされる場合，どのくらいの期間投薬を控え，どのような場合に投薬を開始すべきであろうか？　ソテリア・プロジェクトの患者では，6週間病状に変化がなければ抗精神病薬の投与を開始するのが一般的であった[80]。薬物療法が必要なのは1割未満の患者であった。そのほかの治療プログラムでは，抗精神病薬の治療を始めるかどうかの決定は，新たな入院患者に病床をゆずるために早く成果を出してほしいという圧力によることもあるだろうし，患者の病状の程度（焦燥や苦痛）によることもあるだろう。しかし，経過観察期間が2，3週間もあれば，予後良好な統合失調症患者の多くが目に見えて改善を示した。

すでに述べたように，マイナー・トランキライザーは急性発症の精神病患者の覚醒レベルを低下させるのに有効であるからやってみてよかろう。ストレスを減じるその他の方法も同様に重要である。刺激が強すぎると思った環境から患者が退去できるように，治療施設の中に静穏室（複数）を設けるべきである。スタッフや他の入院患者との緊密な交流，安心感を抱かせること，興味を抱くようなことを提供することなども有益である。心の中をさらけ出してしまうような力動精神療法は，多くの患者にとってしばしばストレスが強すぎ，侵襲的であり，患者に恩恵をもたらすどころか悪影響を及ぼすことになる。同様に，患者の社会適応の目標は患者の現在の能力に即すべきであって，前向きであるように，または社会性を得るようにと，あまりに熱心に働きかけると精神病症状の増悪をもたらしかねない。

患者の治療は，それぞれにふさわしい退院後の生活設計に関するプランを立案することに力点を置く必要がある。つまり，退院後どこに住むのか，どういった仕事に就くかなどで，ストレスをできるだけ少なくするよう配慮す

ることが必要である。支持的な環境のもとで一人暮らしすることや，保護的な環境のもとで職に就くことが（後の章で述べるように）ふさわしい場合もあろう。回復の早い患者を除くすべての患者は，新しい生活環境には時間をかけてゆっくり移っていく必要があるだろう。一度に多くの変化が起こらないようにし，退院後しばらくは入院施設に「ふらりと立ち寄って休む」（drop-in）ことができるようにしておくことも有用である。

　特に，統合失調症患者が家族のもとへ帰る可能性が高い場合は，家族との面談を幾度かするべきである。家庭環境がストレスフルでなく受容的な場合，家族は患者の病気について正確な情報を得，適切な評価に基づいて，今後の社会適応能力について説明を受け，家族が患者にとってよりよい援助者となるように学ぶのがよい。帰るべき家庭環境がストレスに満ちているならば，家族のもつ侵襲性や患者に対する敵意を和らげるために家族療法が行われるべきであろうし，患者と家族との接触を少なくするか，または別の住環境を考慮するかというプランを立てなければならない。

　治療者が患者の個性を考えに入れると，社会的地位と自立のためのニーズに対応しやすくなるであろう。地域社会の鍵のかからない治療施設における治療を用いていると，スタッフは，強制的な方法を用いることなくして，精神病からくる思考や行動，また現実検討能力の低下からくる危険から患者自身や他人を守るやり方を発見してやろうと思うようになる。その中には，拘束よりも個人的な交流を増やすこと，隔離よりも気を散じるリクリエーションという方法選択があるだろう。こうした方法は，患者自身の自己統御力への信頼を保持するようにするものである。次第に家事への責任と関与の程度を上げ，また他の入所者の幸福にも関心をもつようにすれば，患者は，社会的役割を自覚し，自分が他人に必要とされているという感覚を身につけることができるようになる。

　要約すると，厳格なパターナリズムの比重を軽くし，家族関係の比重を重くするという点を加味すれ，この治療的アプローチは，ヨーク療養所で実践されていたモラルトリートメントの原則を再現しようとする試みとなる。

要　約

- 抗精神病薬は，統合失調症の一部患者の治療には不必要か有害である可能性がある。この一部患者には薬物が無効な患者と予後良好な患者が含まれる。
- 抗精神病薬の長期にわたる治療は，ドーパミン過感受性を引き起こし，統合失調症に存在する生化学的異常を増悪させる。
- 抗精神病薬の中断は，抗精神病薬を投与しなかった場合よりも重篤な統合失調症症状の出現という反跳現象を引き起こす可能性がある。
- 薬物中断研究は，結果的に，統合失調症における抗精神病薬の恩恵についてあまりにも楽観的な印象を与えすぎているはずである。
- 薬物中断を行わない研究の多くは，予後良好な統合失調症患者は，抗精神病薬の非服用にもかかわらず，良好な経過をたどることを示している。
- 統合失調症患者に対してストレスは精神病症状の再燃を引き起こすもので，ストレスの少ない環境にある患者の薬物療法の必要性は低い。
- 入退院を繰り返す（回転ドア）患者は，精神病患者に心理社会的アプローチが必要であることを無視して，抗精神病薬のみを用いることにより生み出される。
- 患者に優しい薬物治療方略によれば，統合失調症における抗精神病薬の低用量化を推進できる。
- 最良の予後についての尺度は，どのような患者が薬物療法を用いずに回復するのかについてのごくおおざっぱな指標である。
- 予後良好な統合失調症の一部，たしかにごく一部だけだが，実際は躁うつ病である。
- 統合失調症治療に対する無投薬治療の原則は，優れた低用量薬物療法における原則と同一である。

第11章　働くこと

　「患者を自制に導くすべての方法のなかで常勤雇用はおそらく最も効果的である」[1]とサミュエル・テュークはその『療養所の描写』に記した。実際,このモラルトリートメント提唱者にとって,労働は単に患者を占有しコントロールする手段ではなかった。すなわち労働は,モラルトリートメントの体系の大黒柱であった。ハンウェル精神病院の院長ウィリアム・エリス（William Ellis）は,適切な労働が「患者の完全回復の手だてになったことは頻回にある」と信じていた[2]。1830年,エリ・トッド（Eli Todd）は,コネティカット州ハートフォード療養所を近く退院する患者の家族に次のように書き伝えている。

　彼の勤勉さと賢明さに見合う,多少安くてもちゃんとした報酬を約束してくれる常勤職に就くことは有利であり,必要不可欠でさえあります。私はこのことを,どれほど力説しても足りません[3]。

　モントローズ・ロイヤル精神病院の院長ブラウン（W. A. F. Browne）は,1837年,未来の完璧な精神病院を以下のように夢想していた。

　その建物と周辺一帯は産業中心地の様相を呈している。守衛室の前を通りすぎると,あたかも巨大なマヌファクチャーの中に入ったかのようだ。仕事は分業がなされているので,簡単に完全に遂行される。そしてよく配置を考えてあるので,労働者それぞれの好みと力量に合っている。園芸職人や通常の農作業者,芝を刈る者,除草をする者,出会う者すべてが業務に熱中しており,陽気な声を上げている……興味深いことに,すべての者が仕事に従事することを切望し,絶えず精を出している。またおしなべて,不快な考えや病気の苦痛から離れていられること以外に報酬を求めない。人々は文字通り自分の喜びのために働いている[4]。

このような典型的なヴィクトリア朝的信念と夢想とを顧みるとき，その信念はどの程度精神病者の精密な観察に立脚していたのかと疑い，また，どこまでが当時支配的だった中産階級の労働倫理を単に反映したものにすぎないのかといぶかっていいであろう。たとえば，スコットランドの哲学者トーマス・カーライル（Thomas Carlyle）は，「労働はかつて人類を悩ませてきたすべての疾病と不幸への偉大な良薬である」[5]と行き過ぎた主張をしている。しかしそれでもなお私たちは，（ブラウンの夢想はさておき）労働の重要性を強調する点でモラルトリートメント提唱者を支持する証拠を見出してきた。これまでの各章が示すように，失業と物質的窮乏は精神障害の発生にかなりの関連をもっており，就労は回復に大切なものである。働くことは，精神を病む人々の自己評価の改善と社会的役割の形成にしばしば決定的なものである。

労働と統合失調症についての研究

ここまでは，この立場を支持する論拠は大部分，マクロ統計的な尺度のものであった。以下のような観察がこれに含まれている。
- 不況の際に統合失調症の入院が増加していること（第2章）
- 大恐慌の際に統合失調症の転帰が悪化したこと（第3章）
- 完全雇用の条件下では社会復帰の試みが進展したこと（第4章）
- アメリカの工業化に伴う労働力不足期には精神病者の回復率が高まったこと（第5章）
- 社会的上層部や女性の統合失調症患者の転帰がよいこと（第6章）
- 第三世界の統合失調症の転帰が優れていること（第7章）

ここで，倍率を変えて個々の統合失調症者に対する雇用と失業の影響という，小さなスケールでの証拠を探すことに切り替えるとよいだろう。不幸にしてこのような証拠は乏しい。なぜそうならざるをえないのか。

明らかな理由の1つは，こうした研究では適切な対照群を考えることが困難だからである。もし，働いている統合失調症者がうまくやっており，失業している者が頻回に再発しているとしても，失業が患者の状態を悪化させた

のか，病気の重さが職を失わせたのかを，どちらが正しいかを言うことができるだろうか。仕事が少なく，精神障害者のほとんどが就労できないとき，一群の患者の就労を維持する実験を組むのは困難だし，働く能力があるのに対照群を就労させないことは倫理的でないだろう。

このような問題は克服できないものではないが，職業的リハビリテーションに対する精神医学の専門家内部の全般的な関心欠如が加わっていっそう厄介になっている。たとえば，大部2冊の『アメリカ精神医学総合教科書』最新版の索引に，「労働」，「働くこと」，「職業的」などの項目については11カ所しか載っていないが，「性」，「性的」およびそれらにまつわる項目はその10倍以上にのぼる。精神医学者たちは，愛する能力と働く能力が男女の生にとっての中心的課題であるというフロイトの有名な言葉の，まさに半分しか受け取ってこなかったようだ[6]。労働に対するこの関心欠如の大部分が，統合失調症者が利用できる仕事がほとんどないという事実への一種の反応だということが見えてきたのは，文献に挙げたわずかの研究のほとんどすべてが，20から30年前，戦後の労働力不足の時期になされたものだと気づいてからである。

これらの研究を概観すると，リハビリテーションの専門家は全般に，働くことは心の病の経過に確かな利益をもたらしたと結論している[7]。しかしながら，この結論を導くにはある程度の希望的観測が必要になる。働いている患者はよりよく暮らしている。ここまでははっきりしている。明らかでないのは，就労が臨床的改善をもたらすのか，社会的機能が高いことが就労を可能にするのかである。

たとえば，アメリカの精神医学者ジェイムズ・ストリンガム（James Stringham）は，ある大きな精神病院を1947年から1948年にかけて退院した年輩男性患者33名の経過を概観しているが，調査した時点で24名がまだ入院せずにいたことを見出し，これらの症例の半数で仕事をもつことがリハビリテーションの成功に貢献したと結論づけた[8]。

労働が統合失調症にもたらす利益の，さらに説得力ある証拠は，退役軍人病院を退院した114名の慢性統合失調症患者について，1955年，心理学者レオン・コーエン（Leon Cohen）が報告したものに見られる。退院時に復職

した者，就職先が決まっていた者，退院後就職先を見つけた者は，より長く再入院せずに生活することができた。患者の退院時の精神病症状の重症度は，再入院の起こりやすさとなんら関係していなかった。このもう1つの所見は，働くことが患者を成功に導く重要な要素であることを示唆している[9]。

　1958年に発表されたイギリスの研究も，非常によく似た所見を報告している。心理学者ジョージ・ブラウン（George Brown）と同僚たちは，ロンドンの7カ所の精神病院を退院した男性患者229名（ほとんどが統合失調症）を1年間追跡した。これらの患者の40%強が6カ月以上働いており，そのほとんど全員（97%）が再入院せずに生活を続けることに成功していた。一方，全体の43%の患者は一度も働いておらず，その半数弱（46%）だけが再入院を免れていた。ここでも，リハビリテーションの成否の鍵を握るのは，働くことが臨床状態より重要だという示唆が得られた。ほぼ1年を通して働いた患者のまる3分の1が中等度から重度の障害と位置づけられており，大半が残遺症状をもっていたからである[10]。

　1963年，ハワード・フリーマン（Howard Freeman）とオジー・シモンズ（Ozzie Simmons）は『精神病者が帰宅する（The Mental Patient Comes Home）』を出版した。1959年に9カ所の州立病院と3カ所の退役軍人病院を退院した649名の精神病患者の運命についての包括的な報告である。彼らは先の研究者と同様に，首尾よく退院後の生活を続けた患者は再入院した者より，雇用されていた場合がかなり多かったのを見出した。また，労働能力と精神症状の重症度との間には中等度の相関しか見出されなかった[11]。

　心理学者のジョージ・フェアウェザー（George Fairweather）は，モデルとなる地域共同体プログラムを考案したことで名を馳せた。そこでは精神科患者は共同体のロッジに共に住み，共同体に必要な様々なサービスを提供する独立した仕事を，チームに分かれて共にこなしていった。この計画についてはこの章の後半で詳述する。ここでは，以下のことに注目すれば十分である。このロッジプログラムの患者の追跡研究は，典型的な精神医学的アフターケアを受けた対照群と比較したとき，彼らが大幅に恩恵を得ていたことを示した。ロッジプログラムの患者は雇用が保証されていたが，定型的なアフターケアをした患者は，ほとんど最後の1人に至るまで常勤の仕事を見つ

けることができなかった。ロッジの住人は，対照群患者に比し5，6倍長く再入院せずに生活を続けていた。ロッジの患者のほうが共同体の生活に満足していたが，2つの患者群の重症度の差はほとんどまったく認められなかった[12]。しかし，この研究から雇用だけが患者の成功をもたらしたと結論することはできない。というのはロッジ計画は，さらに，安定した居住サービスと比較的保護された環境を提供し，自立する機会とロッジ社会内の重要な役割と自己評価の向上をもいっしょに提供したからである。

　雇用が精神病の転帰を改善するという考えを支持**できなかった**例として，次の研究を取り上げよう。心理学者ロバート・ウォーカー（Robert Walker）らは，退役軍人病院の患者──入院と外来の両方──に製造業向きの安定者用プログラムを考案した。こうした患者14名のグループの6カ月以上の経過を，院内作業には参加したが退院時には自分で定職を見つけるようにされた14名の患者群と比較した。各グループの半数は統合失調症患者だった。6カ月間に要した入院治療の量は，2群間で差がないことがわかった。しかしながら，転帰に差異を見つけられなかったのは，対照群の患者が院内労働療法（in-hospital work therapy）の恩恵を受け，退院後の就労に驚くほど高い成功率を示した結果であろう。実際，2つのグループの職歴は同等だったのである[13]。

　働くこと自体の効用についてと同じくらいの数の研究が，労働療法の効果についてもなされてきたようだ。リハビリテーション心理学者ウィリアム・アンソニー（William Anthony）を筆頭に，何人かの著者は，院内労働療法の非能率で暗澹たる有り様を描いてきた[14]。しかしながら，このような悲観論は，現在入手しうる研究を徹底的に吟味すれば正当性を証明されない。たしかに，デンバーのフォート・ローガン精神保健センターでなされた研究では，院内の保護作業所に参加した患者は労働療法を受けなかった同様のグループより長く入院しており，再入院率も同じであった[15]。しかし，労働療法の効能についての他の研究はもっと肯定的である。

　数多くの戦後早期の研究は，病院周辺で日常的な仕事を与えられた入院患者が劇的に改善したことを明らかにした[16]。しかし，活性化体験はどんなものであっても，放置され退行していた長期入院患者の状態を多かれ少なかれ

改善するのはあたりまえである。それよりも新しい1965年に出版された州立病院リハビリテーション・プログラムの研究は，労働療法を受けた患者群を，病棟の日常的ケアを受けた患者群と比較している。労働療法を受けた患者のほうが，退院後も長く再入院せずに生活を続け，たとえ退院できずに院内に残った場合も大きな臨床的改善を示した。対照群患者の状態は実際悪化していたのである[17]。

退役軍人病院で治療された患者の研究では，労働療法「被雇用者プログラム」に入れられた統合失調症者の再入院率は対照群に比し半分であった。しかし，同じプログラムに配置された神経症患者には，何のよいこともなかった[18]。

最後はイギリスの研究だが，統合失調症者の転帰を労働療法と作業療法（occupational therapy）（芸術工芸活動）とで比較することをねらい，50人の患者を無作為にこの2つの治療法に配置した。6カ月後には労働療法の患者のほうが，優れた労働意欲および労働能力と対人関係構築の技能を示していた[19]。

全体にこれらの研究は，働いている精神障害者が働いていない患者より長く再入院せずに生活を続ける傾向があることを示し，雇用が患者の成功に貢献する可能性を**示唆している**。労働療法もまた，精神の病をもつ人に何らかの利益を提供するようだ。しかし，研究は，働く患者のほうが症状が少ないことを示してはいない。仕事を与えることは精神障害者の社会機能を改善するだろうが，症状を改善に導くかどうかははっきりしていない。後者の論点についての明晰な研究はまだなされていない。しかしながら，患者がきちんと働いているなら症状が改善することを示唆する，主観的もしくは逸話的な証拠は山ほどある。以下の報告は興味深い例を提供している。

従業員募集：民間雇用の工場作業員10人。精神疾患の病歴をもつ方に限る

ある玩具会社が，これを1960年のカリフォルニアのある新聞に掲載して製造作業員を募集した。11人の精神疾患をもった申込者が採用されたが，半数は統合失調症であり，全員が1年以上働いていなかった。作業員は有能で

あることを立証し，会社が大きくなるにつれ，より多くの精神を病む人々が雇用された。この会社の人事部長である，内科医レイ・ポインデクスター（Ray Poindexter）は以下のように報告している。

> 精神疾患の病型，重症度，罹病期間は仕事の遂行能力に関係していなかった。被雇用者を信頼する雇用主の事業の成功が自分たちの働きにかかっていると思い，そんな雇用主のために働く機会をもつこと，これに伴って症状の消失が起こったのである[20]。

この実例は，首尾よく雇用されている患者も高度障害[21]をもっていることがあるという何度も示された所見と，患者の状態が雇用によって大幅に改善されるという可能性との間に，なんら矛盾がないことをわからせてくれる。

こうした研究は限られた量ながら，この本の中心論旨をまずまず支持していると結論していいだろう。この論旨は，雇用の活用が統合失調症の転帰に影響を及ぼすというマクロ統計的データに基づいている。この論旨が正しいなら，統合失調症の経過の改善には，精神を病む人々と労働予備軍との関係に変化が必要となることを認めなければならない。これは精神医学がほとんど認識してこなかった点だ。完全雇用の再来が，現代の西洋世界[22]の経済状況がどんなになってもほとんど可能性がないことを考えると，このような変化はどうしたら達成できるだろうか。

この問いに取り組むためには，まず，精神障害者のための職業リハビリテーションの現況を検証しなければならない。

職業的リハビリテーション・プログラム

アメリカの重度精神障害者のうち，フルタイムないしパートタイムの自由競争的雇用[23]に就いているのは15％に満たない。概算では，アメリカの100万人の統合失調症者の少なくとも4分の1は，未就労だが潜在的に生産能力をもつ人たちである。保護作業所などの授産施設は，こうした人たちの10分の1未満が利用しているにすぎない[24]。イギリスでもこの情況は似たり寄った

りである[25]。大西洋の両側での経済の落ち込みと労働力の供給過剰は、これらのサービスの改善を停滞させている。

保護作業所（sheltered workshops）

産業治療プログラムは、国などの財源からの助成金がなくては成り立たないことがはっきりしてきている。こうしたプログラムでは生産性がかつかつの労働者を使うので、より効率的な企業と公開市場で競争しても勝てない。この観点はヨーロッパではよく受け入れられている。しかし、アメリカでは、リハビリテーション・サービスへの基金の割り当てはわずかであり、職業サービスが赤字を出さずとんとんでやるようにとの期待が強い[26]。保護作業所はたいてい、入札によって企業から仕事を受注している。受注した仕事は反復作業が多いので、会社の自家従業員に社内でやらせるとしたら、通常の経済状況では労働者はすぐ辞めてしまうだろう。しかし、不況になれば、こうした仕事の注文はなくなりはじめる。会社は生産を削減し、より多くの仕事を社内でこなそうとし、あるいは事業から手を引く。契約の入手競争が激しくなってくる。こうなると保護作業所は事業を閉鎖するか、または損失を出し、作業を削減し、能力のない被雇用者を一時解雇までして入札価格の引下げに応じるしかない。たとえば、コロラド州ボールダー郡精神保健センターの保護作業所では、雇用患者数は経済状況に連動して35人から50人の間を上下している。不景気には就業が数カ月待ちになることもある。

精神保健当局は、保護作業の提供に両価的であることが多く、作業所継続に必要な助成金を払いたがらない。その結果、次の2つのうちのいずれかが起こりがちである。より多くの助成金を必要とする低機能患者はふるい落とされるか、働く値打ちのない、あまりにも薄給の出来高払いの仕事を割り当てられるか、である。とどのつまりは、より生産的な患者だけが名簿に残ることになる。

助成金が自由に活用できるところでも、その使用には限界がある。というのも、助成を受けた作業所が互いに競争する羽目になるからだ。イギリスのリハビリテーション専門家、ナンシー・ワンスブロー（Nancy Wansbrough）とフィリップ・クーパー（Philip Cooper）は、以下のように報告している。

ウェールズでは，レンプロイ（Remploy）（障害者を雇用する助成事業所）と視覚障害者作業所（Blind Workshop）は，一時，契約を取り合って烈しく闘っていた。院内産業療法施設（Hospital Industrial Therapy Units）もまた，驚くほどの低価で仕事を引き受け，あらゆる保護作業所より安値をいくと見られていた[27]。

このような激烈な競争条件では，イギリスとアメリカの多くの保護作業所が財務破綻に陥り，閉鎖していくのは驚くに当たらない。

消費者運営事業

保護作業所の限界を考えると，精神保健サービスの消費者（患者）自身が経営する独立した事業が，リハビリテーション・モデルとしてもっと満足できるものになるのではと，期待していいかもしれない。願わくはこうした雇用は，作業所より高い社会的地位と報酬をもたらし，自由競争的雇用より多くの種類の仕事を提供して，患者のニーズに沿うものでありたい。事実，たくさんの有効なモデルがこの線に沿って打ち立てられている。

レンプロイは，1945年にイギリスで設立され，重度障害者を雇用して様々な商品を生産している。生産品には，家具，ニットウェア，革製品，織物などがある。1977年には，国中に散在する87の工場に8,000人近い障害者が雇用されていた。これらのうち5分の1は何らかの精神障害を持っていたが，そのほとんどが発達障害ないしは精神病以外の障害であった。精神病罹患者は，全雇用者の5％に満たなかった。また当時，22の工場は精神障害者を1人も雇っていなかった[28]。

精神障害者だけを雇ういくつかの独立事業が設立された。たとえば，ジョージ・フェアウェザーらは，北部カリフォルニアのサンフランシスコ湾岸部でこのタイプの画期的なプログラムを創った。彼らのプログラムの良好な結果のことは，この章の前半に記載している。1963年，15人の慢性患者のグループが，病院から以前モーテルだった一群の建物「ロッジ」に引っ越した。最初は心理療法士の指示のもとにワーク・チームを編成し，建物管理人と造園サービス業を地域住民および企業と契約した。ロッジの住人は営業主任や調

理師のような仕事も引き受け、専門家の監督と経済的援助を漸次引き揚げてゆくと、ロッジは数年のうちに成長して自律かつ独立した企業になった[29]。以来、西はアラスカのアンカレジから東はニューハンプシャーのコンコードまで、同様のプログラムがいくつか設立された。通常は州立病院と提携してであった。成功の度合いは様々だった。フェアウェザーのオリジナル・モデルと同レベルの自立状態にまで成長したのはほとんどなく、多くは閉鎖されていった[30]。

労働者生活協同組合

北イタリア、スイス、ドイツなど、西側ヨーロッパ諸国の労働者生活協同組合と「社会事業（social enterprises）」ほど、成功を立証した消費者運営事業はどこにもない。イタリアのトリエステとポルデノーネ、スイスのジュネーブでは、生活協同組合は、製造業とサービス業に精神障害者と健常労働者とを混ぜて雇用している。トリエステの生協の協同事業体（コンソーシアム）には、美容院、貸し自転車業、喫茶店、レストラン、ホテル、革製品工場、家具工場、そのうえ航洋クルーザー販売まである。ポルデノーネのすぐ近くで成功した事業には、オフィス清掃業、工芸細工専門店、園芸栽培、公衆電話の集金、郵便配達、庭園業、公園の手入れ、公園設備の制作、公共建築物の補修と管理、病院やナーシングホームへの看護助手の派遣、そして障害者へのホーム・ヘルパー派遣がある。ジュネーヴの共同事業には、出版社、住宅協同組合、喫茶店がある[31]。

生協は大小様々だが、入札と契約獲得をめぐり地域の事業体に対して善戦しており、相当数の重症精神疾患患者を雇用している。1990年、トリエステ共同事業体の生産高は、合計450万ドル（300万ポンド）に迫り、ポルデノーネは750万ドル（500万ポンド）だった。このイタリアの共同事業体ではどちらも、常勤労働者の約半数が精神疾患か他の障害をもっており、仕事に対して常勤の標準給与を稼ぎ、一般にフルタイムで働いている。さらに、精神障害者の中には組合の訓練生としてパートタイムで働いている人もおり、低額のリハビリテーション収入を得ている。重度精神障害者へのイギリスやアメリカのほとんどのプログラムに似ず、生協は広く宣伝し、地域社会に対して

ガラス張りである。したがって，生協の規模と影響力は，どこの職業プログラムが達成したいかなるものをも凌駕している。

　ドイツの社会事業は一般に，労働者生活協同組合として運営されてはいないが，労働者と経営者との協力事業をつくる努力はなされてきた。こうした事業の主な目的は，精神障害をもつ人々に安定した完全賃金労働を提供することにある。そこでは，障害をもっていない労働者も競合的な給料で雇われている。100を越す社会事業がドイツにはあり，1,000人以上を雇用している。これらの非営利企業は，通常，専門会社であり，食品（しばしば健康食品）や工芸品を生産したり，引っ越し，塗装，修理などの家庭サービスを提供したり，事務補助や印刷業務を請け負っている。会社の純収入の約30％は，賃金補助として国の助成金からまかなわれることが多い。この賃金補助は障害をもつそれぞれの労働者に，3年以上にわたって割合を漸減しながら支給される。新しい障害者が雇用されない限り，助成金は漸減してついにはなくなる。それまでに会社は独立採算をとり，生き残らなくてはならない。慎重な計画によってこれは実現可能となっており，過去10年間にドイツで設立された105の社会事業のうち，閉鎖のやむなきに至ったのは少数にすぎない[32]。

　他の国の精神保健当局も，最近では，ヨーロッパ・モデルによく似た非営利的共同組合事業を設立しようとしている。ニューハンプシャー州キーンのモナドノック・ファミリー・サービスは，住宅を買い，修理転売するプロジェクトのもとに消費者が所有かつ管理する協同組合を創立し，成功させている[33]。コロラド州ボールダー郡の精神保健センターは，家屋修理業を含む新しい消費者雇用事業（後述）を発足させようと試みている。精神障害者のための消費者協同組合薬局をボールダーに開業するプランは，コロラド州の医療扶助制度（ディケード）の改変によって放棄されたが，どこか他では実現できるだろう（以下参照）。イタリアの様式に倣い，共同事業体は労働者，専門家，事業家の評議会によって運営される。成功している事業は，精神障害者と健常労働者とを統合した労働力を使っており，両者の割合は事業の大きさと営利性により変化する。生産性，経済効率性，独立採算性の必要度と，精神障害者にリハビリテーションの機会を提供する要望とが比較検討される。

消費者運営事業の困難を克服するには

つまるところ消費者(患者)運営事業は,保護作業所と同じ問題に直面する。手に入るのはとてもみすぼらしい仕事だったりする。そのうえ,真の独立採算は達成困難である。たとえば,ヨーロッパの協同組合は様々な額の公的助成金を利用している。1991年のトリエステでは,直接補助,寄付,訓練労働者へのリハビリテーション給付金,精神保健サービスから派遣されたスタッフの時給といった形での助成金は,総計が全予算の半分に届きそうだった。一方,ジュネーヴでは同等の助成金は予算の3分の1弱で,ポルデノーネでは約10分の1だった。同じように,フェアウェザーのカリフォルニアのロッジ・プロジェクトは,研究基金が撤退するとほとんど潰れかかり,退役軍人恩給からロッジ住人の給料が補塡されたので,かろうじて生き残った。ロッジモデルそっくりの事業は,生き残るために相当な助成金が必要である[34]。レンプロイも毎年,相当な事業損失に助成金を支給しなければならない。たとえば1977年には,支出と収入の差額が3,800万ドルだった(当時の約1,600万ポンド)。実際,レンプロイの被雇用者を生活保護にしたほうが,彼らを働かせ続けるより安く上がっただろう[35]。

財政補助が必要となるという理由だけで,このような障害者のための事業の経済効率が悪いという考えに誤って陥ってはならない。もし精神病患者が無為に陥り支援されないままでいると,治療費(入院を含む)がかさみ,社会的費用(刑事裁判に関係するようなものも)も増加することを考慮に入れなくてはならない。

経済情況が悪化すると,多くの小規模経営と同様,消費者運営事業もますます倒産しやすくなる。フェアウェザーは,自分の実践モデルのロッジが1963年に船出し,アメリカ経済の持続的拡大時に富裕な商業地区内で運営されたことを認識していた。このように,ロッジは繁栄する類まれな機会に恵まれていたのである[36]。彼のモデルを後からそっくり複製した事業は,不景気になるにつれ,契約を見つけるのがむつかしくなった。イギリスでは,ピーター・ベドフォード・トラストとジョン・ベラーズ有限会社の手本をまねようとした組合が,見合う仕事がないと抗議した[37]。

精神保健当局は,ニーズのあるサービスについて事業体との契約を結ぶこ

とで，消費者雇用事業体に競争上の優位を与えることができる。雑役および清掃サービスがしばしばこの文脈で考えられるが，実際は，こうした仕事は精神障害者の多くに人気がない。つまり，みすぼらしいし，手当もよくない。多くの患者，特に男性は，建築および家屋修理業に興味をもっている。たとえば，配管，配線，塗装，屋根葺きなどだ。コロラド州ボールダーの精神保健センターが実施した意識調査では，雑役業に興味を表明したのは男性患者の4分の1に満たなかったが，3分の1以上が家屋修理に興味を示した[38]。その結果，精神保健当局は，小さな家屋修理事業を始め，1人の非障害者の指導的請負業者を時給13ドル（現在の為替レートにして約8.5ポンド）で雇い，パートタイム助手として働く大勢の消費者（患者）を時給5ドル以上で雇用した。この事業は，精神保健当局が年に3万ドル（2万ポンド）を支出していた建物保全業務を引き継ぎ，他の事業や地方自治体の注文をとるほど発展することができた。宅配サービスのような保健機関の他の契約も，同じように消費者雇用事業に置き換えられていくかもしれない。

　成功したプロジェクトの多くは，事実，行政からの注文に大いに頼っている。ポルデノーネでは，生協の事業契約の約90%が，病院，学校，郵便局，消防署などの公的機関と交わされたものであり，トリエステでも，契約事業の約60%が精神保健サービスを含めた公的機関相手である。イギリスのジョン・ベラーズ事業の中核は，保健社会保障省（Department of Health and Social Security）とロンドンのイズリントン自治区相手のオフィス清掃契約である[39]。イギリスでは，郵政省や国防省のような各省は，行政基金によって支えられているレンプロイのような組織に，契約を優先的に回すように要請されている[40]。アメリカでは行政の仕事が社会復帰事業に回されることがもっと少ない。連邦政府の契約を保護作業所に与える企画はアメリカでも確かに存在する。しかし，初期投資の必要性と官僚的形式主義の重荷を負わされており，小さな計画の大多数は実行不可能と広く信じられている。地方自治体の契約の方がまだ可能性がある。

経済開発的アプローチ

　消費者雇用事業の市場での有利性を改善するもう1つの方法は，消費者グループの購買力を開発する事業を育成することである。これは通貨を地域社会内に還流させることにより，経済的相乗効果を産むというオマケの利益があるアプローチである。これは，ゲットーの食料品店の地区住民による所有権を確定し，外部のオーナーがその地区から資本を搾り取れないようにするのと同じことである。このアプローチに倣い，著者と，カナダの精神科医で第三世界経済発展の専門家でもあるポール・ポラック（Paul Polak）は，コロラド州ボールダーに住む50人の精神障害者にインタビューした。彼らの個人的財力を知るのと，お金を産み出す潜在的機会に目星をつけるためである。彼ら消費者は，かなりの大きさの市場をいくつか動かしていることが見えてきた。すなわち，ボールダーの平均的な精神障害者は，精神科治療，住居，食費，薬代などの物品やサービスに月2,000ドル（1,300ポンド）を消費している。精神障害者にサービスを提供し，この消費から利益を得られる消費者所有事業には，以下のようなものがある。（1）消費者協同組合薬局，（2）患者のための治療関連サービス，（3）住宅協同組合，（4）喫茶店，（5）宅配／運送サービス[41]である。

精神障害者のための消費者志向薬局

　精神障害者のための消費者協同組合薬局が，アメリカの多くの場所で，実現可能で利益も上がる消費者事業になると思えるいくつかの理由がある。第1に，医薬品は，患者が動かしている最大の消費者市場の1つである。ちなみに，ボールダーでは，重症精神障害者1人あたりの毎月の全医薬品支出は，平均90ドル（60ポンド）になる。この医薬品からの利益を消費者グループと分かち合う薬局は市場占有率を大きくするだろう。第2に，ほとんどの州の公的精神保健機関は，州立購買組合を通して，小売りの薬局店より大幅な安値で医薬品を購入することができる。たとえば，カリフォルニアとメリーランドでは，医療扶助制度（メディケイド）の小売価格の許容上限をとると公的購入価格は30か

ら33％の儲けを生み出す。しかしながらコロラドでは，公立薬局売上に対する医療扶助制度(メディケード)の最近の改変が，この利ざやをとても低いレベルに減少させてしまった。

精神障害者が所有権と仕事と利益を分かち合うという，消費者協同組合薬局のこのアイデアは，カリフォルニア州サンタクララ郡精神保健局長ジェイムズ・マンディバーグ（James Mandiberg）が最初に提出したものである。このモデルによると，消費者／専門家／事業家の委員会が消費者グループのすべて（あるいは一部）の利益を監督し，利益を消費者志向事業およびサービスに投資する。たとえば，寄合所／喫茶店，障害者の権利擁護(アドボカシー)と支援ネットワーク，その他の消費者雇用事業である。ポール・ポラック，ローレン・モシャーと著者は，このモデルが実現可能かどうかの予備調査をメリーランドとコロラドで実施した。私たちは，調査区域人口が25万人で取扱患者が3,000人以上の精神保健システムなら，多くの州において協同組合薬局は利益を産むだろうと結論した。すなわち，薬局は日に60枚の処方箋を獲得し，年に4万ドル（27,000ポンド）の純益をあげるだろう。小さな精神保健機関は他の利用者グループと協力し，利益を生じる大きさまで市場を拡大すればよいだろう[42]。

精神保健機関と提携した専門薬局開業は付加価値を生じる。利用客は，小売薬局で通常受けているよりも多くの薬の効能教育を受けられる。つまり，教育は薬局員本来の仕事の1つであるから，利用客に薬を渡し使用法と効能を教える仕事に，消費者を雇うことができる。患者が夜間救急に来たときは，コンピュータでの処方管理が潜在する薬物相互作用を見つけたり，現行処方の情報を精神保健スタッフに提供することを可能にする。効果的な経済開発事業はいくつかの分野に利益をもたらす――この場合向上するものは，消費者の管理能力，グループの結束感，消費者の雇用，値段の手頃な薬の利用，専門家と消費者教育そして救急サービスである[43]。

さらなる消費者協同組合事業

医薬品は大きな市場であり，ボールダーの患者1人あたり年間1000ドル（670ポンド）を越えている。精神科の治療費はこの額の10倍以上にのぼる。

消費者がこうしたサービスの提供に参加できるなら，彼らの経済と労働環境とが改善される可能性は相当なものになるだろう。長く精神疾患を患った精神保健消費者を精神保健組織内のサービス提供者として働くよう養成するという画期的プログラムは，次の章で触れる。

精神障害者によって消費される次に大きな領域は住居である。消費者がテナントに代わって不動産の協同経営者であったならば，経済的向上の重要な一形態になるだろう。精神障害者のための住宅協同組合を設立する可能性についても，次章で言及しよう。

企業内での雇用支援

機能的で生産的な患者は，私企業内で職業指導員（job coach）の指導を受けながら，仕事をこなしていくことが多い。コロラド州ボールダー精神保健センターの雇用支援プログラムでは，20人近い患者がこうした地位に就いている。仕事のいくつかは行政機関や銀行の事務職であり，他には商店やデパート，大学の食堂がある[44]。患者は就労初期，精神保健センターの職業指導員から指示と助言を受ける。重症の精神障害者が成功するには，こうした配慮がなくてはならないものだろう。新しい仕事を覚え，新しい人々に会うストレスの下では，精神病症状が顔を出すことがある。たとえば，同僚が自分の噂をし，陰謀を企てていると感じるかもしれない。ついには患者は辞めたがる。職場適応への援助はこうした問題の発生を回避し，専門家の指示助言は雇用主と他の被雇用者を安心させる。患者と関係者のゆとりがだんだん増えてくるにつれて，指示助言は必要でなくなってくる。

継続的雇用支援と名づけられている場合には，地位は恒久的であろうが，過渡的雇用と呼ばれている時は，数ヵ月間限定かもしれない。過渡的期間が終ると，被雇用者はその会社に終身雇用されることもあるし，同業の勤務先に移籍することもある。精神障害者にとって過渡的雇用に伴う主要な問題は，ある仕事で身につけた技能(スキル)が自動的に他でも通用するわけではないことだ。訓練期間が終ったとき，それより格段によい常勤の仕事にありつけるとは限らない。

雇用支援プログラムは，多くの社会復帰機関が手がけてきた。ニューヨークの「泉の家（Fountain House）」は，零細企業から大会社や銀行まで，多様な過渡的職場を約150カ所もっている。これらの職のほとんどは配達員，郵便事務，調理補助などの熟練を要しない職種である[45]。シカゴの「入口（Thresholds）」は継続的雇用支援の大きなプログラムをもっている[46]。ときには，患者グループが同じ職場環境に配置されることもある。彼らが恒久的チームとしていっしょに働くと，このような保護労働グループは「エンクレーブ（enclaves）」と呼ばれたりする。グループ配置は，ロンドン近郊のクロイドンのカー・アクセサリー会社[47]，シカゴの喫茶店，ニューヨークのデパートなど，たくさんの事業に見ることができる[48]。

指導者付きの仕事の就職口は，不況時でも開拓するのは難しくない。雇用支援は，雇用主にとって魅力がいくつかあるからだ。人件費と労働移動率が減る。職業訓練は専門家の職業指導員がやってくれる。もし，患者‐被雇用者がある日働けないことになっても，社会復帰機関は他の誰かを派遣すると約束している。誰もいなければ，職業指導員自身が来てくれる。仕事は低賃金だが生産過程に不可欠であることが多いので，信頼性のある契約は雇用主にかなりの利益である。実際のところ，困難はこうした就職口をつくることよりも，そこに勤める患者を見つけることにある。この困難の基本的理由の1つは，働くことへの経済的やる気阻害要因の問題である。

働くことへの経済的やる気阻害要因

ポール・ポラックと著者がコロラド州ボールダーの50人の精神障害者にインタビューし，他にも大勢を調査したところ，働くことには深刻な財政的やる気阻害要因が存在することが明らかになってきた。たとえば，ボールダーでは，パートタイムで働く精神障害者の収入と給付は未就労の患者に較べて合計がほとんど増えないのだ。パートタイム労働者は，失業者より月平均245ドル多い勤労所得を受け取るが，生活保護の食料割引券と給付金よりも156ドル少ない。これは結局，経済学者がいうところの「陰税（implicit tax）」が勤労所得の64％におよぶ計算になる。したがって，パートタイム

の最低賃金（時給4.25ドル）で働く人が実際に手にするのは，実質時給1.57ドルとなる[49]。以下の患者の例はこの情況を描いている。

　　分裂感情障害をもつ28歳の独身女性ジェニファーは，月に409ドル（255ポンド）の補足的所得保障（ＳＳＩ）年金を受け取っていた。彼女は，発達障害の子どもたちの教師補佐として週25時間の仕事に就き，時給6.63ドルを稼ぐことになった。そうなると，彼女のＳＳＩは月に315ドル減り，月に17ドルの食料割引券も失い，賃貸助成金も143ドル落ちていった。働いている今となっては，彼女はもはや両親の家に車を止めて毎日昼食を食べられなくなり，疲れて両親のところに夕食を食べに行けなくなることも重なった。その結果，食費が月に110ドル増えた。結局，彼女は，自分の増加分は月に73ドルにすぎないと気づいた。したがって，その仕事を続けるかどうかの決定は，些細な経済的利益ではなく，ストレスと自己評価という相対立する要因のどちらをとるかということになった。当初，担当の障害児童がとても難しい子どもだったので，彼女は辞職を決めた。しかし，もっと手の掛からない子どもの担当になると仕事を続ける決心をした。経済状態の分析なしでは，就労をめぐる彼女の両価的態度は，事実どおりに合理的な態度とみられず，統合失調症の無関心や欠陥状態や単なる怠けのせいにされただろう[50]。

　情況は，フルタイム労働者の場合にはましなようだ。私たちの調査標本では，患者は「陰税」を23％だけ支払い，「陰税」を差し引いても平均時給5ドルを手にしている[51]。けれども，多くの精神障害者はすぐにフルタイムの仕事に移っていく力をもっていないのである。
　こうしたやる気阻害要因に反応して，ほとんどの精神障害者は，働くことが経済的に意味をもつようになる最低賃金レベル──経済学者の言う「限界賃金（reservation wage）」[52]──がわかっている。ボールダーで調査した患者の4分の3以上は，法の定める最低賃金（時給4.25ドル）の仕事は選ばないとしている。しかし，時給5ドルなら60％以上が働いてもいいと思っており，時給6ドルなら80％の人はきっと働くだろう[53]。現時点では，ボールダーで相当数の精神障害者を雇用しようと思えば，時給5ドル以上の仕事を見つけるか創る必要がある。

福祉改革

　扶助金の支給が雇用の妨げになるという見解はなにも目新しいものではない。精神障害者は，慢性的な福祉依存というより大きな問題の一例を示しているに過ぎない。たとえば，アメリカでは児童扶養家庭扶助（ＡＦＤＣ）の給付を受けると，独身の母親(シングル・マザー)は，現金給付と食料引換券と医療扶助(メディケード)を失い，子どもの養育費と所得税という費用が加わるので，仕事に戻るのは割に合わないと悟るだろう[54]。

　近年，アメリカの政治的関心は，労働のやる気阻害と福祉依存の解決法を探すことに集中している。連邦議会は1981年，就業奨励計画を修正し，1988年に家族支援法を可決して教育の提供と職業紹介をおこない，福祉受給者が登録を抹消された後も1年間はある程度の給付を延長するとした。しかし，こうした改革案は大した影響を与えなかった[55]。

　その結果，福祉を再構築(リストラ)する遠大な勧告案が支持を集めつつある。1992年の大統領選挙に向けた準備期間中，クリントン候補は，ハーバード大学経済学者デイヴィッド・エルウッド（David Ellwood）の提案の多くを支持した。エルウッドは，福祉依存の底に潜む基本的問題は，職業訓練プログラムの欠如やつらい仕事を要求されることにあるのではなく，生活保護受給者が十分に稼げず，働くほうが現実的な経済選択だと思わないことにあると力説した。彼は，福祉に期限を設定すべきだと提案する。そして，その間に十分に貧困を防ぐだけの給与が得られる仕事を生活保護受給者に提供することを政府が保証すべきだと提案する。最低賃金は引き上げるべきであり，公共事業を，私企業での仕事を見つけられない人々に提供するべきだとも勧告している[56]。作家のミッキー・カウス（Mickey Kaus）は，同じような趣旨で，現金補助はすべて廃止し，そのかわりに給与の保証された仕事に置き換えていく方法を論じている。大恐慌時の雇用促進局（ＷＰＡ）のように，最低賃金より少し少ない給与を払ったらどうかというわけである[57]。

精神障害者のための社会政策改正案

こうした福祉改革案は、一般に、精神および身体の生活障害者(disabled)を含むとは見なされていない。というのは、生活障害者に労働は要求できないと決めてかかっているのと、さらに、生活非障害者に十分な仕事をあてがうだけでけっこう難しいだろうという懸念があるからだ。しかしながら、社会政策改正案は、それが障害年金名簿から精神科生活障害者の数を減らすことになれば、劇的な節約ができるだろう。アメリカの2大障害年金事業である社会保障障害者保険（SSDI）と補足的所得保障（SSI）のなかで、精神障害をもつ成人数は、近年、劇的に増え続けており、1991年には130万人を越えた[58]。実際に、経済的やる気刺激策をつくり、精神障害者が労働力の一員となればその収入を急激に増大させてゆくたくさんの方法がある。障害者の治療と支援にかかる国の費用を減らしながら、彼らの経済的・精神医学的状態、生活の質（QOL）、生産性を改善しうる方法である。すなわち、

- 最低賃金を上げ、障害年金は上げない。
- 障害者が働き始めたときは障害給付金の減額をよりゆるやかにする。
- 全員への障害年金をやめて、貧窮しないだけの賃金を保証する仕事に置き換える。ただし、最重度障害者は除く。もしくは、
- 労働を働くに値いするものとするために、生産性の低い障害者には賃金補助を行う。

最低賃金の調整

障害年金は上げず、最低賃金を上げることにより、障害年金を最低賃金より低いレベルに保つことができる。ボールダーでは、時給5ドル（3.30ポンド）の賃金（健康保険付き）は、大勢の障害給付受給者に働く方を選ばせるだろう。しかし、この方法には問題もある。いつかは必ずそうなることではあるが、すべてのアメリカ人に対して現在4.25ドルの最低賃金を上げることは、費用がかさむという問題だ。これはいずれ起こるに決まっている。しかし、もっと大事なことは、最低賃金労働も障害年金も両者ともに貧困線を下

回っていることだ。他のアメリカ人が経済的に躍進しているとき、生活障害者を貧困のままにしておくことは正しいこととはとうてい思えない。

給付の漸減

就労したばかりの人のために障害給付金の漸減計画を立てることが可能だろう。すなわち、食料引換券や賃貸助成金などの他の給付の損失分を計算に入れても、「陰税」の比率（新しい収入の増加分に対するこれまでの手当の損失分の比率）をせいぜい35％までにするのである。アメリカでは、ＳＳＤＩによる、よりリベラルな試験的労働規定の方が、ＳＳＩ給付の急激な削減に比し、就労初期の収入保持を助け、雇用率の改善に寄与している[59)]。適切なプランは、現行のＳＳＤＩの規定をさらにリベラルに改正したもので、新入労働者は、たとえば月500ドルまでは年金減額なしに収入を増やすことを認められ、収入がその水準に到達すれば、稼いだ1ドルにつき35セントの割で給付を減らされていくようにする。いかなる理由でも雇用がなくなれば、障害者への補助金の支給はただちに再開されるべきである。この計画は費用がかさむようにみえるが、たくさんの障害者が働くようになれば、実際は節約になる。

給与を保証された仕事

エルウッドの提出したタイプの国家規模の計画——最低賃金を上げ、ＡＦＤＣを過渡的補助体系に変え、全員に給与保証職を提供するなど——の文脈に沿えば、障害者に対しても似たものをつくれるのであるまいか。

北イタリアの労働者協同組合が成功した原因の1つは、障害年金への門が狭いために労働への刺激が大きいからである。トリエステでは、最重度精神障害者（80％の生活障害をもつ者）だけが障害年金（月額約830ドルすなわち550ポンド）を受け取っている。残りの精神障害者は給与を得るために働かねばならない。生産性の低い患者は協同組合の訓練生として半日働き、リハビリテーション給付金として月に約290ドル（190ポンド）を受け取り、125ドルの報奨金を受け取る可能性もある。訓練生の賃金は、したがって、時給3.60ドルから5.20ドルになる。生産性十分の労働者は、月920ドル（610

ポンド)でフルタイム雇用されている(時給5.75ドル)。ポルデノーネでも,全てのフルタイム労働者に高給——時給6.65ドル——が払われることを除いて,収入の上昇勾配は本質的に同じである。

この対比は,以下の月収表によって明らかになる。

	トリエステ	ボールダー
失業	0	522ドル
パートタイム雇用	290〜415ドル	698ドル
フルタイム雇用	920ドル	1,503ドル

ボールダーの患者がパートタイム雇用に就いても,収入勾配はずいぶんゆるやかであり,現金外収入まで含むなら,さらにゆるやかになることがわかる。明らかにボールダーの精神障害者には,パートタイムの仕事を始めたいと思う経済的やる気刺激がより少ないわけだ。イタリア・モデルは,精神障害者に協同組合を通じて給与保証職を用意することによってうまく機能している。この枠組みなしでは失業者は支援の手だてがなくなってしまうだろう。

同じ効果を達成するには,(a)障害年金を最重度障害者に限定する,(b)残りの障害者に,私企業,保護作業所,消費者協同組合での仕事を保証する,そして,(c)労働者の生産能力と最低賃金との差額を埋める賃金補助を行うことだろう。ＳＳＩやＳＳＤＩのような年金管理規定は運用を見送られ,賃金補助計画の支払いへの転用を許可されるだろう。雇用者や協同組合には,労働者の生産高とその賃金との差額が補塡される。すでに米国労働省が作った時間動作研究(time-study)のやり方があり,この差額の測定に利用することができる[60]。

賃金補助

現実的に見るなら,賃金の保証された仕事を待ち望むことは,完全雇用の再来を待ち望むようなものでなかろうか。そうはいっても,エルウッド型改革をせずとも,消費者協同組合や雇用支援において,生産性の低い労働者に対する賃金補助的アプローチを適用できるであろう。実際,機能水準の低下した労働者に仕事を働きがいのあるものにしようと思えば,補助金を提供し,実際の賃金獲得能力から当の患者の限界賃金(reservation wage)——時

給約5ドル——にまで賃金を上げることが不可欠である。

　賃金補助は，従来の保護作業所の特性を変えうるのではないか。もし，障害をもつ労働者に最低賃金額かそれ以上が払われるなら，作業所はより主流の雇用先となり，協同組合の共同事業体に入ることも考えられる。作業所の労働力は拡大し，十分な生産性をもつ非障害者の割合を増やせるだろう。そして，業務の幅を広げる新しいタイプの契約が探しだされるだろう。こうした変化は仕事の充足感を改善し，作業所雇用の多くの患者につきまとうスティグマを軽減し，現在失業中の人々の加入を促進することだろう。

　国の障害年金規定の根本的変革抜きに，賃金補助を地域で生み出すことが可能だろうか。労働者協同組合のなかでは，上述した消費者志向薬局のようないくつかの事業は利益を産み出すだろうし，生産性の低い労働者への補助賃金の支出部分をカバーするだろう。トリエステとポルデノーネの協同組合事業のいくつか（オフィス清掃，造園，訪問看護，レストラン）は独立採算であり，共同事業体内での薄利事業の費用の穴埋めをして帳尻を合わせている。補助を受ける労働者の総数は，共同事業体全体の利益によって決まってくる。

　加えて，かりに雇用された患者の治療費が節減されると見込まれるならば，賃金補助分は精神保健医療予算からいただけるとあてにしてもおかしくないと思うがどうであろうか。ボールダーの失業患者の外来医療費はとても高い（月に約2,000ドル）ので，失業中の患者に半日労働の賃金補助の支出は，必要医療費総額が10％減れば捻出することができる。ボールダーでパートタイム雇用されている患者は精神科医療費が（一般の）半分にすぎない。しかし，医療費が少ないのは一部は患者が働いているからかどうかははっきりしない[61]。就労が医療費を下げるのは，単に，週の大半を職場で過ごす患者が外来を利用しにくいからだ，というのがもっともなようだ。そのうえ，生産的役割に就いていることが，患者の自己評価を高め疎外感を減らすので機能水準が向上するのだろう。

　医療費は患者の雇用によって節減できるだろうか。この問題を扱った研究はほとんどない。この章の前半で見たように，働いている患者が病理水準のいかんに関わらず，失業中の患者よりはるかに再入院しないことは，多数の

研究が示してきた。しかし，直接，費用の問題を扱った研究はとても限られている。ボールダー郡精神保健センターが行った研究は，対照をおいていないが，保護作業所に登録されている患者の精神科医療費は登録待ちの患者より3分の1少ないことを明らかにした。作業所配置を待っている患者は，入院治療，入所治療，デイケアを利用している者がかなり多かった。しかしながら，各グループは，無作為でなく選択されていたのであり，登録待ちの患者が登録済みの患者より不安定だったかもしれない[62]。

　この主題についての研究は，新しい治療とリハビリテーションの戦略を構想する一助になるだろう。しかし，一括払い基金体系（capitated funding system）（各機関が費用に対し最も効率が高いと考えるどんな用途にも基金を使える）にすれば精神保健機関は費用をどのように変動させたらどうなるかという実験が現実生活を使ってできる。たとえば，ユタ州などでの当局は，一括払い医療扶助計画のもとで機能し始めており，外来治療費が最も高い患者群に合理的に賃金補助を提供し，彼らの治療にかかるその後の費用がどうなるかを追跡することもできるはずだ。

　完全雇用は黎明さえも迎えていない。けれども，社会政策の刷新——障害年金，就労計画，保健基金の構想における——は，われわれの社会の中の精神障害者のQOLと社会復帰に劇的な改善を創り出せるのではなかろうか。

要　約

- 働いている精神障害者は失業中の患者より長く退院後の生活を続けている臨床研究が示すところである。
- この研究は，雇用が患者の機能改善の原因だろうと示唆はしているが，証明はしていない。
- 働くことが精神病症状の改善をもたらすという臨床研究上の証拠はない。
- 労働療法は精神病患者の利益になるようである。
- 長期間の保護された労働は，多くの精神障害者に必要である。
- イタリアなどのヨーロッパ諸国の一部では，労働者協同組合が，多数の精神障害者を雇用し成功している。

- 保護作業所も消費者経営事業も両方とも不況になれば存続が難しくなる。
- 消費者経営事業は，公的機関や消費者集団へのサービス提供を契約することによって，市場競争上の利点を一つ獲得できる。
- 精神障害者のための消費者組合専門薬局は，アメリカの多くの地域社会で実現可能な事業である。
- 精神障害者は，労働への経済的やる気阻害要因に直面するが，新入労働者に対する障害年金を緩やかに減額することによって，この阻害要因を緩和することができる。
- 賃金補助は低機能患者の就労を促進し，治療費の減少によって補助分を相殺する可能性がある。

第12章 統合失調症にかんする差別の廃止

　恐ろしい話をするのは簡単だ。そしてこの本には恐ろしい話がたくさんある。西洋世界で精神障害者たちの窮状を緩和する方法を見つけ出すことのほうが困難である。どのようにすれば，われわれは統合失調症の人々が現在の構造のままの社会に復帰し，真の意味の社会的統合を達成するのを助けることができるのであろうか。この章ではわれわれはこの問題に対する実際的な解答をみていこう。

地域社会支援システム

　コロラド州ボールダー郡の精神保健センターの治療プログラムをしばしば例として用いよう。それは通常程度の地域精神保健基金[1]があれば何ができるかの例であり，そして最重度障害の患者に折目正しい治療を提供する約束を果たすために何ができるかの例である。このセンターは，アメリカ中の他の多くのセンターと同様に，1970年代に国立精神保健研究所（NIMH）によって重度障害患者のためのモデルとなる地域支援システムとして設計され，以来，新しいプログラムがずっと追加され続けている。

　地域支援システムが提供するサービスやプログラムの範囲は，個人カウンセリングから心理社会的リハビリテーションや職業指導サービス，家族支援や公的教育にまで及んでいる。サービスは病院やグループホームにいる患者，独立して生活している患者，あるいは，たとえ拘置所やホームレスのシェルターのなかでも，患者がいるところならばどこでも提供されてよい。このシステムの機能は以下の命令によって簡潔に表現されている。治療機関は以下のことをするべきこととされている。

● 重度に障害のある患者の福利のために全面的に責任を負うこと。食糧，避難所，衣料，医療のような物的資源を患者が得られるように援助することを含む。
● 患者の利益をアグレッシヴに追求すること。たとえば，他の社会施設がその責任を果たしていることを確認し，あるいは，治療から脱落する患者を進んで探索すること。
● 一連の支援サービスを提供すること。支援サービスは個々の患者のニーズに合わせ，また必要な期間にわたって継続するべきものとする。
● 患者教育を行って，また支援は患者が地域社会で生活し労働働するために資すること。
● 家族，友人，地域社会のメンバーにも提供すること[2]。

したがって，地域社会支援は，長期滞在型の旧式精神病院が通常供給していたすべてのものを含み，それに加えて，地域社会が本来的に保有している多くのサービスをも含むものである。これらの手段がすべて供給されれば，われわれは本当に回転ドア現象を消滅させることができるであろう。

しかしながら，地域社会に患者をおいておくことは（回復を助けるであろうが），それだけでは必ずしも彼らが本当の意味で回復していることを意味しない。それに加える必要のあることは，以前の章でとりあげたように，統合失調症患者の低下した社会的地位を引き上げ，自己価値感の回復と疎外感の低減につながるような，人生における意味ある役割を提供する努力である。これらの基準を満足すれば，治療は患者やその親族に，単なるサービス提供以上のものになってくる。すなわち少数のグループに対する差別の撤廃に向けての社会活動，政治的陳情運動，地域社会教育になる。

スラム街を逃れて

罹病期間の長い精神障害者たちが密集するゲットー(ghetto)とは，ナーシングホームや中心市街地のボーディングホーム，ドヤ街の教会や拘置所である。どのようにしてこれらの人々の脱出を助けたらよいのか。ボールダー郡

精神保健センターでは身体が健康な統合失調症患者をナーシングホームに入れたりは決してしなかった。センターの管理官たちは，ナーシングホームというものは患者に十分な質の療養と環境を提供することができないといって，地域のナーシングホーム経営者に慢性精神科患者のための病棟を開くことを積極的にやめさせようとしてきた。最近の連邦政府の法令は，医療扶助基金(メディケード)から，ナーシングホームにいる身体が健康な精神病患者の治療への支出を停止している。この法令はアメリカ精神科患者の最悪の虐待の1つを低減させたのであった。

精神保健センターからのアウトリーチ・チームは毎週ボールダーのホームレスのためのシェルターに行き，精神障害者がいたり，路上で生活していたら，治療を提供し，後述の居住施設の1つに彼らを収容する努力をする。もう1つのアウトリーチ・チームは同様の任務をもって地方拘置所に行く[3]。

有害で人間をだめにするものであるが，最後にはアメリカの地方拘置所行きとなる精神病患者がますます大勢となってきた（第8章ですでに述べたとおりである）。この問題に取り組むために重要なことは，精神保健関係機関が，地方拘置所もまた地域社会の一部分であると認めて，アウトリーチ・サービスを拘置所入所者に提供することである。このプログラムの目的は，すべての入所精神病者を適切な治療環境に移す手回しをすることである。この目標の達成には刑事裁判所の判事との連携が必要である。めったにないケースであるが，あまりにも重罪で判事が精神障害者を釈放しようとしない場合，あるいは拘留精神病者が治療環境に移されることを拒否し，さりとて強制手段を講じるにはあまりにも精神障害が軽すぎるケースに限って，精神病の人々を獄中で処遇することにするべきである[4]。

事実はアメリカのほとんどの地域では，精神病を病む人々が監獄に入れられたまま抗精神病薬で治療され，しかも期間を延長して拘留されることが日常茶飯事になっているが，それは，公立精神病院が収容力一杯になっていて，短期間の治療しか提供しないからである。監獄のなかで大半を過ごしている精神病者はしばしば地域社会プログラムで治療することが特別困難だったことが証明された人たちである。したがって，精神保健の管理者と実践集団の任務は，公立精神病院の適正規模と収容能力を維持するように，また以下に

述べるようなきちんと整理された地域治療プログラムのための費用を予算化するよう，州会議員に圧力をかけることである。

居住型集中治療

「ヒマラヤスギの家（Cedar House）」はボールダー市の住宅地・ビジネス混在地区にある15人の精神科患者のための大きな家である。それは精神病院での急性期治療に代わるものとしても，中間施設（half-way house）としても機能している。精神病院のように，あらゆる通常の診断治療サービスを提供するが，私立精神病院での治療の3分の1以下の費用であり，必要ならば患者がかなり長期間滞在することも可能である。通常，ある種の急性の精神科的問題（たいていは急性精神病再燃）で入所すれば，だいたい1日から1年の間，滞在できる平均は約2週間である。

　精神病院と違って「ヒマラヤスギの家」は強制的ではない。患者は縛られたり，閉じこめられたり，意思に反して投薬されることはない。スタッフは患者をエンカレッジして自発的に治療の必要性と家の規則とに折り合うようにしなければならない。処遇困難な人というのは，何度も歩くか走って無断退去する人と暴力をふるう人である。「ヒマラヤスギの家」に滞在することができない患者にとって他にとりうる道は病院での治療しかなく，それはだれも好まないので，大多数の居住者は必要な制限を受け入れる。後にみるように，病院に移す必要が生じる患者はほとんどいない。実際，精神病性抑うつのクライエントは，事実上ほとんどが統合失調症の患者で，急性躁病も少なくないが，全病期を通じて「ヒマラヤスギの家」で治療可能である。この居住施設で治療されている患者の大多数は，病院に入院したならば，病院では拘束や隔離などの強制的な処置が日常的に用いられているから必ずやその種の強制的処置を受けたはずである。強制を避けることこそ精神病患者の地位と自尊心を保つための第一歩である。モラルトリートメントの唱導者たちが認めていたとおり，患者の自己コントロールを育てるということは治療の際に患者の協力を引き出すということである。

　そのうえ，ヨーク療養所のように，環境は病院のようではなく中流家庭の

ようである。居住者もスタッフも「ヒマラヤスギの家」にペットを連れてきてよい。小鳥がさえずるのが聞かれる寝室もあるだろうし，犬は居住者と快適なソファーを分かち合っているだろう。床はカーペットが敷かれ，暖炉に火が燃え，本棚があり，居住者と訪問者はかなり自由に行き来し，スタッフと患者は形式ばらずに交流し，一緒に食事し，そしておたがいを尊重しあった扱いをするようにエンカレッジされる。テュークの施設でのように，目標は治療者もクライエントも共に尊厳と人間性を保ち，協調性を育てることである。

　この重点方針に合わせて各居住者は特定の仕事に対して責任をもつ各自が家事に密着従事する。これは居住者の１人が割り当て指導する。この協力生活上の取り決めは治療費を下げ，居住者の帰属意識を高め，日々の生活機能に障害をもつ人々の有用な訓練となる。治療共同体形式の完全な患者自治はつくらなかった。かなり短い期間しか患者が滞在しないことや，職員と管理者が患者の入退院を周到にコントロールする必要があるために（いつでも新規の急性期患者が入院できるように空部屋を用意しておくために）患者自治がうまく機能するとは考えられないからである。しかし，この共同体の精神が，自分以外の人のケアを助けることを日々居住者に求めてやまないのである。

　これほど集中的な居住型治療には病院と同じ職員配置が必要である。１人の看護師と１人の精神保健ワーカーがいつもいることになる。夜間には，どちらか１人が起きていてもう１人が寝る。平日は，２人の経験を積んだ治療者が患者の治療にあたる。精神科医が１人１日３時間いて，チームリーダーが１人プログラムを指示し，秘書が１人事務や物品購入を行う。この治療環境の職員には寛容と共感が必要である。この治療環境は困難な問題に対して自分で工夫して解決法を発見する能力を引き出すのである。

　この治療施設の居住者は，一般的な精神科治療（電気けいれん療法を除いて）を，受けられどのような診断法もできるようになっている。たとえば，急性あるいは慢性の脳器質性障害の患者は地域の病院の検査室や診断機器を使って診断を受けることができる。顧問内科医がいて内科的な問題の治療を施す。

「ヒマラヤスギの家」に入ってくる人の治療の最も重要な段階は，患者の社会システムの見立てである。どうしてこのときに限って，患者は治療につれてこられたのか？　彼らの経済状況，生活方法，仕事の状況はどうか？　最近変化があったか？　家族内緊張はあるか？　これらの疑問に対する答えから，うまくゆけば患者が居住型治療を立ち去った時に再発の危険を減らすような計画がつくられてほしいものである。

　事例によっては解決法は簡単だろう。たとえば，患者は路上で生活しており，寒い夜は玄関口で寝て，ごみ箱の残飯を食べている。入居のときに派手な精神病状態を呈していても，男性患者（希に女性）は暖房とちゃんとした食事にありつけば一両日中に陽性症状がほとんど消えてしまうこともある。この人物には福祉の資格申請と住居探しを支援することが必要であり，おそらく，新しい生活様式に落ち着くまでの間，多くの助言と監督も必要であろう。また別の患者で就業あるいは失業後に急性精神病の再発を起こす人には職場での仕事の場でのカウンセリング (on-the-job counseling) が必要である。

　もっと改善困難な状況もある。患者と家族が仲たがいして，その諍いが刺激となって周期的に患者の精神病が再燃したり，家族が怒って患者を拒絶したりすることがある。しかも患者も家族も別居を望まない。患者が居住型治療を受けている間，落ち着いて状態がよくても，患者が退院できるようになる前には家族との細々した話し合いが必要となるだろう。

　たいていの重症の精神病患者は何らかの向精神薬の投与の恩恵を得るであろう。居住型治療期間は患者の病状を観察し最適な薬（抗精神病薬が最良の選択ではない場合もあろう）を選びモニターしつつ，副作用を最小にする用量を定め，薬の有用性を判定する時間を与えてくれる。（短期入院と比較して）ゆったりしたペースの居住型治療の利点はこれだけでなく，第10章で概説したように，低用量の投薬で効果が出ないかどうかを見たり，精神病患者を選んで抗精神病薬なしで治療する機会を与えてくれるのである[5]。

　今まで記述してきたのは急性精神病患者の地域社会での治療のほんの１つの方法にすぎない。集中的な居住型治療プログラムというアプローチである。急性期の患者を治療する他の良い方法もいろいろ開発されている。その２つ

を次に披露しよう。

急性精神病患者のための"里子"養育

　1970年代と1980年代に，コロラド州の「南西デンバー地域精神保健サービス」の一部として，カナダ人地域社会精神科医ポール・ポラックとそのチームが急性精神病患者のための革新的な治療法を開発した。彼らは1人か2人の急性期患者なら自分の家に引き取る意思のあるいくつかの家族を近隣に見い出した。精神保健機関の複数の看護師と精神科医1人とその他のスタッフが里親の家族とともに障害者を介護し治療するために働いた。患者自身の家族も参加した。薬物使用は制約なく使われ，医療スタッフが綿密にモニターした。患者の平均滞在期間は10日間であった。

　里親家族は，暖かさと受容性で選んだ。患者は自室を与えられ，客として扱われた。できるときには患者が買物や料理や家事を手伝った。彼らは里親家族と親しくなり，電話や手紙，訪問をとおして交流を続けることがよくあった。

　患者の社会的地位と地域社会とのきずなを維持するためにできることなら何でもするこのプログラムは，実行可能で効果的であることが確かめられた。20年間の運用で，このプログラムはほんのひと握りの患者を除いて病院での治療の代わりの成功例であった。2年間の無作為抽出振り分け追跡研究によると，地域社会の家庭は精神病院よりも，いくつかの点で集中的治療の実施に効果的であり，特に重要な利点として，里親のもとで治療された患者は自分自身も自分の治療もよりよいと感じたという[6]。

　「南西デンバー精神保健センター」は今はもう独立機関としては存在していないし，里親制度も運営されていない。しかしながら，「南西デンバーモデル」に基づいた里親制度はウィスコンシン州マディソン市にあるデーン郡精神保健センターで現在運営中である。6つの里親家庭は危機にある実にさまざまの人々にケアを提供しているが，これがなければ彼らの多くは病院でむなしく日々を送り迎えしていたであろう。これらの利用者の多くは急性精神病であり，一部には急性自殺衝動がある。暴力や安全性の如何が問題になっ

たことはほとんどない。なぜなら，適切な患者を注意深く選ぶからでもあり，患者が他人の家庭に招待されたことを名誉に思うからでもある。彼らは来客としての礼儀でもって振る舞おうとする。これらの駆込み家庭（crisis home）は患者が自己コントロールを行うきっかけを与えてくれる。このことこそ病院医療に替わる，人間の背丈に合わせた家庭医療の基本的な強みである[7]。

集中的地域社会支援

　最重症精神病患者の治療問題に対するもう1つのアプローチは，地域社会において彼らを密接にフォローし――あらゆる段階で支援を与えつつ――そのことによって精神病の再発の確率を低くすることである。ウィスコンシン州マディソン市の，アメリカ地域社会精神科医レナード・スタイン (Leonard Stein) とソーシャルワーカーのメアリ・アン・テスト (Mary Ann Test) らは1970年代にこのプログラムを実施した。同様のプログラムは精神科医ロン・ダイヤモンド (Ron Diamond) の指導のもとにマディソン市の精神保健センターで現在，提供されている。1日24時間，1週間毎日，求められれば精神保健スタッフが患者自身の家庭を訪問する。スタッフは慢性精神病の患者が洗濯，買物，料理，身づくろい，家計プランの作製を身につけるのを助ける。スタッフは患者が仕事を見つけたり，家主との揉め事を解決するのを手伝う。もし患者がある日，仕事や治療に顔を出さなかったら，スタッフが患者の家へと理由をみつけに行く。スタッフは患者の社会生活拡大を援助し，患者の家族に対しても援助を提供する。精神病の再発の早期に徴候は即座に察知され，その結果，積極的な治療法に導かれる。要するに，患者は方々の病院の病棟のように密接に観察され援助されるが，違う点は，治療が患者自身の近隣で提供されることである。この種の毎日の実際的援助と立場擁護（advocacy）は「ケース・マネジメント（case management）」と呼ばれるようになった。

　これらの方法が失敗したときはじめて，患者は短期間入院することになろう，しかしながら，そのようなことはめったに必要にならない。入院目的で

病院へまわされた重度の精神科的問題のある患者の病状経過研究において，スタインとテストのマディソン集中的地域治療プログラムにランダムに振り分けられた人のほとんど全員が病院医療なしで治療できたことがわかった。一方，標準的な外来医療に振り分けられた患者のほとんど全員が最初は入院治療されている。1年後の再入院率は，集中的地域社会治療チームの利用者が6％であったのに対して，在来型の外来医療では患者の58％が再入院した。機動性のある集中的地域社会治療は回転ドアを止めたのであった。

このプログラムの利用者は他の利益も受けた。1年間の治療の後でみると標準的な地域社会医療の患者よりも，症状が軽く，自尊心がより強く，生活満足度が高かった。彼らのほうが独立した生活を送り，監獄で過ごす時間が少なかった[8]。そのうえ，このことは患者家族と地域の社会的費用を増加させずに達成された。また，社会的混乱や自殺企図という負担も増加させなかった[9]。

マディソン・モデルに基づいたボールダー郡精神保健センターのプログラムは同様のサービスを提供し，同等の成果を達成した。ボールダーではセンターの再発可能性が最も高い精神病患者の20％が集中的地域社会治療チームに振り分けられた。担当者1人あたりの患者数は少ない。取扱い件数は小さい。1人のセラピストは12人から15人の患者の責任をもつ。必要とあれば，患者が受けるサービスは，以下のものを含んでいる。

● 毎日時刻を問わず予約抜きの接触
● 1日2回の服薬管理
● 毎日の資金管理（セラピストは患者の障害年金の代理受取人であることが多い）
● 監督と補助金付きの住居の提供
● 資格，家屋，ヘルスケア獲得の援助
● 社会福祉機関や刑事裁判システムにおける患者の権利擁護

毎日投薬可能であるので，このチームに振り分けられた患者で持効型筋肉内注射用（デポ）抗精神病薬を受けている人はあってもごく少ない。患者は

この事実に感謝している。経口的服薬のために毎日来所することが退屈な仕事であるとしても，ほとんどすべての患者が筋肉内投与を選ばないことは，患者がデポ剤投与による大きな副作用を嫌っていることを雄弁に物語っている。双極性障害の患者はこのチームに振分けられてから著しい改善を示した。おそらく炭酸リチウムあるいは他の感情安定薬の服薬が注意深くモニターされるためであろう。薬物やアルコールの乱用を合併する精神障害者もまたこのチームで行動が改善する。その理由の1つは，お金が1日ごと少額に分けて支給されるからである。飲み過ぎたりハイになるには少なすぎる額である。結果，彼らの病気の重症度が低下し，彼らは家賃を規則的に払い，月の中途で精神病状態や飢餓やホームレスとなって入院する可能性が減る。

　この集中治療チームに彼らが振り分けられた1984年以前には，重度障害患者の集団の28％が1年間に数回入院する回転ドア患者であったが，6年後には，同程度の頻回入院の部類に入る患者は5％以下となった。治療によりグループのほとんどが安定した経過をたどっている。もともと，その群のわずか4％が2年以上入院なしの状態であったのが，集中治療に振り分けられて，6年後には60％近くがこの状態となった。

　精神病院のベッドが多いイギリスでは（コロラド州ボールダーと比べてイギリスのマンチェスターでは単位人口あたり10倍の病床がある）[10]，この程度の高度障害患者のほとんどが入院になるだろう。彼らは地域社会でうまくやっているだろうか。集中的外来治療を受けているボールダーの患者とマンチェスターの総合病院の精神科病棟で長期治療を受けている患者との比較で，ボールダーの外来患者群では精神病理がより重いのに生活の質（QOL）の得点はより高いことが見出された[11]。集中的サービスを受けて病院外で生活している患者は障害に悩みつづけていることが一見明らかでありながら人生をより多く楽しんでいる。理由はいたって簡単である。健康であれ病気であれ，精神病院で生活するのが好きな人はほとんどいないのである。彼らが病院外で同じサービスを得ることができるなら，そのほうが満足度が高い。

どのプログラムがよいか？

さて，われわれは，最重度障害精神病患者の社会的機能とQOLの両方を押し上げるための3つのプログラムを検討した。3つのいずれも，高額な精神病院の病床使用量を減らすことで節約できた費用を充当してプログラムを実施する算段である。広い通院圏を押さえている精神保健センターならともかく，小さな精神保健センターはこの3つのプログラムの全部を実施する能力は到底ない。各々のプログラムには利点と欠点がある。もしどれかを選ばなければならないとしたら，あなたならどの状況にはどのプログラムを使おうとするだろうか。

「ヒマラヤスギの家」はかなり高くつくプログラムである。求められるスタッフのレベルは高い固定費用を必要とし，それはプログラムの質を大きく下げなければ減らすことができない。そのような経費は，小さな通院圏（20万人をはるかに下回る）をもつセンター当局にとってはとうてい無理だろう。小さなセンターと分散人口地域では，里親治療プログラムと機動的治療チームの組合せのほうが適切であろう。3つのプログラムをさらに比較すると，「ヒマラヤスギの家」はいちばん病院治療に近い。患者の日常の環境から遠く離れた場で彼らを治療するために患者にスティグマを与えるという意味でどこか病院に似ている。

一方，地域社会への浸透性が深い2つのプログラムは，その成功の鍵は薬物療法が握る程度が大きい。入院期間は短くあるべきであるが，患者を地域社会にとどめるためには患者の精神病的行動を効率よくコントロールしなければならない。以前に述べたように，集中居住型治療プログラムは，投薬するかどうかの決断を含め，治療的決断がゆっくりしたペースで段階を踏んで行えるので，選ばれた症例には低用量あるいは抗精神病薬抜きの治療を可能にする。この特徴それ自体が人間性を与える力だと考える人もきっといることだろう。

われわれは精神病院を必要とするか？

　1960年代には，政治家も精神保健の専門家もそろって精神病院の死を高らかに宣言した——しかし，いまだに精神病院はわれわれのところにある。精神病院はよい目的を果しているのか？　前記の集中的地域社会治療プログラムのどれを用いても，病院外では適切に治療できない難症の患者群がいくらかはいる。たとえば幾人かの患者は一貫してどんなタイプの治療も拒否するし，開放の施設ならいつでも無断退去してしまうであろう。幾人かはときとして暴力的となり，治療による改善に失敗すれば精神保健のスタッフや公衆に危険を及ぼす。幾人かの精神病患者はいつも幻覚剤を乱用したり，過度の飲酒や，シンナーや揮発性有機溶剤をかいだりして病状を悪化させる日常を送っている。

　地域社会でこうした患者を治療しようとする試みは格段に失敗しやすいであろう。これらの精神障害者はいつかは軽犯罪で捕まって拘置所に入るか，重大犯罪を犯して刑事裁判所によって司法精神病院に収監されるか，あるいはけっきょくは路上生活者となり，おちぶれた生活を送って身体障害者になる。この種の患者を援助しようとすると，地域社会の援助機構にものすごいストレスがかかるだろう。仕事の時間の多くは，まず成功の望みがない，当座しのぎの治療計画に費やされて終るであろう。

　しかしながら，地域社会で治療できない患者の数は極端に少ない。1993年中にボールダー郡から約4人の精神病患者が精神保健センターによって入院させられて長期の公立精神病院医療を受けることになった。精神保健センターのその他の15人の精神病患者は，そのうち短期から中期（2,3日間から3カ月間）の入院治療を受けてから地域社会ケアにもどることになりそうである[12]。これらの患者は，225,000人の郡人口の中の2000件以上の精神保健センターの利用者数から発生したものである。司法精神病院以外の長期病院医療を受けている患者件数は，精神保健センターで治療を受けている機能性精神病患者全体の1％にも満たない。

　これら少数の患者を同定し，人道的な治療コースとしての入院治療を受け

るように根回しすることは重要であるが，言うは易く，行うは難しである。アメリカでの長期の入院治療は実際過去のものとなった。州予算削減によって病院の収容力は大幅に減ったので，病棟スタッフは患者の精神病症状が消失したら，退院後の患者の行く末がどうなるかに頓着なく退院させざるをえないと思っている。地域精神保健の管理者は，まず公金を支出している病院の病床数がぎりぎりしかない現実を抵抗を排して見抜かなければならないし，次いで，いったん退院すれば適切な治療を受けることができない患者を退院させよという圧力に抗して断固譲歩しないようにしなければならない。

かりに地域支援サービスが真に包括的な基盤の上に提供されるならば，小規模な病院がありさえすればことは済む。しかし，それには高度に専門化された機能を果していただかねばなるまい。ボールダーその他の地域での経験に基づけば，一般人口1万人あたり1床か2床の成人（18歳から60歳）用病床があればよい（大都市の巨大人口のなかで働いている精神保健スタッフは，必要な病床数を多めに見積もりがちである。強制的外来治療を禁じる精神疾患法を施行している州もまた，多めの病床を必要とするであろう）。しかしながら入院患者のかなりの割合は長期入院患者で，強く治療抵抗性，治療不反応性であろう。患者の多くには閉鎖病棟が必要であろう。しかし彼らの回復の見込みは，労働療法，種々の低ストレスのレクリエーション活動，住み心地のよい小病棟での熟練した人道的ケア，爽快な屋外環境の有無にかかってくるであろう。一言にして言えば，その場ができるだけナーシングホームまがいのところでないことを祈る。

長期入院治療の代わりになるもの

ボールダー郡で長期入院患者数が非常に少ない1つの理由は，病院に代わる開放的で家庭治療プログラムを，一部の非常に治療困難な患者のために作り上げてきたからである。「友好の家(Friendship House)」は5人の障害度の高い若年成人と中年成人の長期集中治療のための家である。どの患者も精神科薬物療法はほとんど無効であった。10年以上にわたって不安定きわまる精神病を患っており，多くの患者は精神疾患に加えて物質乱用という無視で

きない問題を抱えていた。大部分の患者は治療にどこか非協力的で，ころころと気が変わり社会技能を欠いていたので，周到な地域社会の支援が四方八方を包んでいたときでも，発病以来数週間から数カ月以上は入院施設の外で暮らすことができなかった。この居住者は，アメリカ国内の貧しい人々のほとんどが片時たりとも入院させてもらえない今の時代に生きる慢性的に施設症化した重度の障害者の新世代である。

「友好の家」は，ボールダー郡精神保健センターとナロパ（Naropa）研究所との共同事業である。ナロパ研究所は西洋と東洋にまたがった心理学的トレーニングプログラムをもった仏教大学である。このプログラムは重症者のリハビリテーションに瞑想療法の原則を適用した費用対効率比のよい治療プログラムである。この瞑想療法は忍耐と共感を重視するものである[13]。その家では，一人ひとりの居住者が自分のチームを割り当てられる。チームは1人の非常勤のセラピスト（有給）と幾人かの非常勤の心理実習生（全員無給）とからなっており，その他のスタッフには，2人の住み込み寮父母と1人のプログラム指導者がある。すべてのスタッフは居住者と協力して治療共同体を形成し，共感，尊敬，オープンネスを中心的価値とする学びの環境をつくりだすことに努める。このプログラムは，発病以来安定ということを知らなかった人々の生活に心のバランスをもたらし，何年も強制治療ばかり受けてきた人々を励まして自発的治療を受けることに成功してきた。このプログラムを役立たせているのは「ヒマラヤスギの家」を役立たせているのと同じ原則である。それは小規模で家庭的であるということだ。病院にいるよりはるかに楽しいので，人々はそこにとどまりたい一心で自己コントロールのあらゆる自己資源を動員し続けようとするのである。これこそモラルトリートメントの神髄である。

監督されたアパート

仕事もそうであるが，人の地位を示す強力な指標は住環境である。失業中の統合失調症患者は，家族と同居していない場合，みすぼらしい安部屋かボーディングハウスかナーシングホームにいることが多い。人生の早期に発病し

た多くの人は自立生活の経験に乏しい。ある者は判断力が乏しく，家計を管理する能力に欠ける。そのような人々にとって監督と補助金付きの住居は必要不可欠なものである。

いくつかの精神保健当局は，共同アパート（よくグループホームと呼ばれているものである）が数年間の入院の後に精神病院を退院した慢性患者によい働きをすることを示した[14]。同様のアプローチが精神病院でそれほどの年月を過ごしていない若い成人の精神病患者にも実施可能であることが示されている。そのような患者のためのアパートプログラムは，たとえばイングランドのフェアハム（Fareham）[15]やウィスコンシン州のマディソンやコロラド州のボールダーにある。しかしながら，しばしば不安定になり破壊的で再発しやすい患者には，より集中的な監督レベルが要求される。ボールダーの監督付生活プログラムにおいては，スタッフは最低週に1回はそのアパートで居住者のミーティングを開き，さらに個別の外来カウンセリングを用意する。家事管理援助にはしばしば「ぶち壊し屋（crashers）」問題を解決することが入ってくる——最初は歓迎された客人だったのが，最後には居住者を食い物にしたり居住者からものを盗む連中である。この集団生活の利点は，自分自身では安定した家族をつくることや両親との生活に困難を抱えている患者に，代理家族を提供するという点である。しかしながら，陽当たりの良い家庭的関係を達成するためには，セラピストはかなりの数の諍いを仲裁してゆくことが求められるであろう。

多くの統合失調症の人々にとっては一人住いが最善であり，共同生活のストレスは再燃を引き起こしかねない。しかし別の患者にとっては主要な問題は孤独である。ボールダーの監督付アパートは一室が1人から8人である。ボールダーのもっと大きないくつかの家の場合は，大学生が住み込み（家賃無料）で雇われ，夕方に少しばかり指導・助言する。これらの大きな家では，自立した生活能力がもっとも限られた患者も適応できる。家のなかで大勢のスタッフの援助を提供すれば，機能低下が進行する患者に対して，共同体生活の世話の範囲を伝統的なスタッフ配置の中間施設（half-way house）レベルにまで向上させることが可能である。

家賃の高いボールダーでは，なんらかの賃貸料補助制度が，しばしば限ら

れた社会保障収入に頼らなければならない患者に必要となる。この財政援助は，連邦住宅都市開発省（HUD）を通じて得られる。直接の賃貸料補助金の場合も，精神保健当局に対する新しい宿泊施設を建設または購入するための交付金の場合もある。ほとんどの場合，精神保健センターは患者に家またはアパートを又貸しするテナント役となる。

相互援助に基づいた居住環境

いくつかの住宅では強い共同体意識が発展し，スタッフの身分の入居者を雇って居住者に安全と支援を提供している。この種の興味ある共同住宅プロジェクトには，コロンビア大学地域社会サービスがあり，それは精神疾患患者や精神的に健康だが貧しい人々のために，マンハッタン西北部に5つの共同住宅を運営している。このプロジェクトでは，民間の非営利住宅会社が建物（ニューヨーク市から安く手に入れた）を所有しており，コロンビア大学の精神保健機関が治療と実際の支援（ケース・マネジメント）を全ての入居者に提供している。そして，居住者，精神保健スタッフ，家主代表からなる評議会が入居者の候補を審査したり建物の日々の運営を管理している。幾人かの入居者には居住者に安全と支援を用意する24時間体制の「入居者パトロール（tenant patrol）」という有給職を与える[16]。

カリフォルニアでのもう1つの居住者プログラム――サンタ・クララ精神保健センターのアパート群プロジェクト――は同じ近隣区のアパートに独立居住している患者間が強い共同体を築くように計画した。それは相互扶助と相互依存に基づく精神科患者共同体である。まったく医療的スタイルではなかった。スタッフは伝統的な役割を捨てて，代わりに共同体組織者になるようにと力づけられた。この強化された共同体はメンバーが急性精神病で入院する必要が減るように援助する方法を発展させることが期待された。プロジェクトが具体化するにつれ，各共同体には別々の長所が生まれてきた。あるプログラムではスタッフ全員が患者グループから選ばれた。別のグループのプログラムではラテンアメリカ人のアイデンティティのもとに強い共同体意識が発達した。3番目のプログラムでは，共同体のメンバーはアパートを1つ

危機対応室にして急性錯乱のメンバーの休息治療 (respite care) の場とした。プログラムは，新しいメンバーに合わせる率と定着メンバーのニーズに合わせる率との違いによっていろいろであるが，いずれもが居住者にエンパワメント (empowerment) 感覚をつくりあげるのに成功した[17]。

長期の里親治療

　自立して生活する能力がまだ発達していない多くの患者で長期の里親治療がうまくいくことがある。ポーラック博士の短期里親治療プログラムは急性疾患患者を治療するためにつくられたが，しかし別の精神保健プログラムでは，患者は自分の状態が安定しているときには里親家族のもとに移り，患者が希望するだけ滞在することがゆるされている。コロラド州デンバーにあるフォート・ローガン精神保健センターは，何年にもわたって，この形の家族ケアシステムの運用に成功している。患者はしばしばそこを卒業して自立した生活へと進む。イギリスのソールズベリーやハンプシャーで運用されている委託介護 (boarding-out) 制度はこれとよく似ている[18]。

小さいことは美しい（スモール・イズ・ビューティフル）

　今までとりあげた模範的治療プログラムには重要な共通特性がある。それは小規模なつくりであることだ。この要素は患者の社会的役割や価値観に強力な影響を及ぼしているはずだ。少数の構成員からなるグループでは人数が少ないから一人ひとりの貢献が重要視される。小規模高校の生徒は大規模校の生徒より責任感や役に立ちたいという意識がよりよく発達することが見出されているがそのようなものである。生徒少数校ではどの生徒もスポーツ大会や楽隊や演劇の創作などの活動に貢献することが期待されるだろう。このような小規模環境設定ではより活動的となり，より多様な困難でも有用な仕事に取り組むことが，いくつかの研究でわかっている。結果として，彼らは，やりがいを感じ，認められていると感じ，自己肯定を感じる[19]。

　したがって，家計のやりくりにあずかることを求められる小共同体環境で

生活する患者は，どの特技も高く評価され，高い自尊心と熟練を発展させるであろう。さらに患者はよりいっそう周囲に受け入れられ社会に統合されるであろう。余剰労働力のない第三世界の村落と同様に，仕事のできる患者を受け入れることが必要である。心理学者ロジャー・バーカー(Roger Barker)の研究が明らかにしたように，絶対に必要とされる人数以上の共同生活環境では，偏りや個人差があまり許容されなくなる[20]。このことが，数十あるいは数百人という患者を抱えるボーディングホームやナーシングホームが統合失調症の経過に悪影響を与えている理由の1つである。

協同所有住宅

もし精神病の患者が賃借人ではなく不動産の所有者になるようなことになれば，これは社会経済的に進歩の1つの形ということになるだろう。住宅協同組合は貧しい人々が自らの宿泊設備を所有する手順を用意し，そのうえ多くの特典を与えている。住宅協同組合は長く住める安価な住居を用意するのみならず，強い共同体意識を培うことにより，とりわけいろいろな特別のニーズをもった人たちによりよい生活の質を作り出してくれる。住宅の運営に必要となる財務，維持，管理面の仕事をすることによって，組合員にはリーダーシップの能力(スキル)がつくられる。しかしながら，住宅協同組合の設立に困難がある場合もある[21]。抵当を貸す側と居住者候補の両方を，協同組合の企業統合機構が不合格にするかもしれないのである。

協同組合住宅の価格が手頃な理由はたくさんある。組合員は協同組合の出資持分を所有してから，自分の住宅区分を組合から賃借する。したがって，組合員は「賃借人」であるので，彼らは家賃補助金受給の資格を得，連邦法第8節の認定も受けられる。しかも彼らは割当出資分の転売から得る利益を含めて所有者(オーナー)としての権利を持ち続ける。退居してゆく組合員は，その時の値上がりした市場価格で彼らの出資分を売ることもできるので，住宅価格の手頃感をこの先ずっと確保する仕組みが必要となる。これは「限定持分(limited equity)」方式によって達成される。この取り決めに基づいて住宅協同組合は，所有者の退居時に，予め決めておいた評価額で持分を買い戻す

のである。もう1つの財務上の利点は、住人が管理に関与していることと予算のなかに利益欄がないために、住宅協同組合の通常運営費のほうが賃貸アパートの通常運営費よりも低くなることである[22]。

協同組合設立の基本的な財務法は、建物の評価価格に基づく包括的抵当権（blanket mortgage）であり、これを組合団体が法的責任を負うのである。組合員は最初に入会金と月々の分担金を払う。組合員は、個人の組合出資持分の裏付けによって入会金に見合う組合貸付を得ることができる。たとえば、ペンシルヴァニア州ランカスターのヒルライズ相互住宅協会の会員になろうとする貧しい家族は1,500ドルの入会金を払うことを要求される。しかし、たいていは現金で300ドル払い、残りは組合貸付でまかなう。アメリカの低所得者用の住宅協同組合は地方自治体による低利貸付や助成金、持家援助計画や財産税免除による補助を得ることができる[23]。

事実は、様々な問題のために、精神障害者が協同住宅所有に成功した例が比較的少ない。精神障害者はわずかな資本と月収しかない傾向でかなり流動的なグループである。もし入院が長引けば、給付金を失い月々の分担金を払うことができなくなるであろう。さらに、補足的所得保障（SSI）を受給している人は、住宅を購入する頭金を貯めようとすると給付の適格性を失うことになりかねない。

新しく精神障害者のための住宅協同組合を発足させようとした試みはあるが一部成功したにすぎない。ニューヨークの精神保健法プロジェクトは、社会保障給付金をレーガン政権に中断させられた多数の精神障害者のために代理集団訴訟を提起した[24]。訴訟は勝利し、患者は法に従い過去に遡って多額の給付金を受け取った。皮肉なことに、このことは彼らの給付金を再び中断させる可能性があった。というのも彼らの資産が社会保障規則の許容最高額を越えるのが普通だったからである。こうした事態にならないように、精神保健法プロジェクトは患者に対する遡及的支払を受領する住宅信託を設立した。しかしながら、このプロジェクトはほんの一部成功したにすぎなかった。なぜなら、社会保障庁の規則が廃止されて患者が資産を将来の住宅に投資できるようになった時すでに、ほとんどの患者は損害賠償裁定額を使い果たしてしまっていたからである。残った関係者の数はあまりにも少なすぎて私的

な開発資金借入れができず低コスト住宅を買収することができなかった。もっとも，この信託は，今もＳＳＩからの遡及的賠償支払金の保全を必要とする人や，それを資金として住宅に投資したい人向きの受け皿となっている[25]。

　精神障害者が限定持分で住宅取得契約に参加する，マサチューセッツ州ピッツフィールドでのニューエル・ストリート協同組合のような，小規模の住宅組合をつくる試みも失敗に終った。このプロジェクトは州の賃貸料補助（住宅都市開発省令第8項補助のように）で4つのアパート群を購入できるように規則の適用除外を認めてもらったのだが，賃貸料の補助プログラムが削減された時点で協同組合が潰れてしまった。協同組合が運営されていた1年間の間，患者の管理能力，自尊心，努力して自分のものにしたという感覚 (sense of mastery) という点において有意な改善が認められたのであるが[26]。

　しかしながら，困難や失敗にもかかわらず，精神障害者のための住宅協同組合は存続可能な構想(コンセプト)である。広域シカゴ支部（the Greater Chicago branch）を含む全国精神障害者同盟（精神障害者の親族や友人の団体）のいくつかの支部は非営利的（NPO）住宅信託を設立している。これらの住宅プロジェクトの住人は通常，投資者の精神障害を有する親族である。もし居住者の1人が引越しすれば，投資者は自分の持分を他の家族に処分するか税免除の申請をするであろう。この手の信託は小さな家も大きなアパート群も建てることができるし，地域精神保健当局と契約して住宅内で適当なサービスを供給することもできる。受け入れ範囲には障害のある居住者も障害のない居住者もあってもよい。全国精神障害者同盟は，低利の回転貸付基金の設立を提案している。それは大きな資本のプールをつくることによって，有利な貸付金利で借りられるようにしようというのである。この手の計画は必ずしも精神障害者自身の手に財産所有権をおいていないが，それらは安定した手頃な住宅の貴重供給源である[27]。

精神療法

　精神療法一般の有効性，とりわけ統合失調症における精神療法の価値に関して重大な疑問が提出されている。研究の示唆するところによると，精神病

においては自己洞察的，内面暴露的な精神療法はほとんど，あるいはまったく適応がなく，環境調整や心理社会的介入や種々の薬物療法が，通常，はるかに直接の重要性がある[28]。しかしながら，今までにとりあげた治療的アプローチはどれも，基礎に精神療法の要素がないと不可能であるはずだ。統合失調症患者と治療者は相互信頼関係をつくらなければならないし，治療過程において両者間に生じる意見の不一致を手がかりとして治療を推し進めなければならない。治療者はまた，浮上してくるであろう他の人々との軋轢を解決するよう援助できなければならない。患者は自分の生活，病気，治療に関する心配ごとを自由に話し合いできなければならない。患者の問題認識を否認が妨げているならば，治療者はその問題に相手の反応を敏感に捉えながら接近できなければならないし，治療への抵抗が患者の有用な行動を妨げているならば，治療者は理由を明らかにする試みをしなければならない。要するに，社会的考慮も薬物治療も重要であるが，統合失調症患者の社会への再加入を見据えて仕事をするならば，この2つの治療はともに人間的なものでなければならない。

　不適切な治療システムで働くことにつきものの挫折感から，スタッフは患者を多少とも見下すようになる。この態度は，精神病患者のマイナス面に触れたジョークや，もっと陰険な侮辱の形で表されかねない。たとえば，社会学者のデイヴィッド・ローゼナンは，病院のスタッフは，患者の質問に答えないために，あたかも質問者がそこにいないかのように通り過ぎることを明らかにした[29]。統合失調症者の自己価値感を増進させたいと願う治療は，まず患者を尊敬することから始めなければならない。そして，治療機関内で最も権威ある専門家は，ありとあらゆる機会を捉えて患者に畏敬の意をはっきり示すのが最大の義務である。同様に，治療は患者その人特有の長所や個性をつきとめ強調しようと熱望しているべきで，単に病理のコントロールを目的とするのでは駄目である。

　患者も親族も治療者も等しく，治療挫折感を避ける重要な要素は，その人に合った期待をセットすることである。モラルトリートメントという先駆者のように，われわれは精神病患者から，自己コントロールと言動とのレベルが適切かを見抜くようにするべきである。しかし，達成可能な目標でなけれ

ばならない。患者に現在の能力以上の仕事に求職せよとはげましてはならない。家族には，親戚の患者に対する過大な望みを，あらゆる面にわたって禁欲する必要があることを警告するべきである。また，治療者は患者の時折の再発を治療失敗と見てはならない。

　患者には薬物療法がある日必要なくなるという望みを与えるのがよいが，それ自体を目的とされるべきではない。患者の目標は，ちゃんと暮らして快い気分でいることであるべきである。薬物療法はそのための手段なのである。しかしながら，患者は薬を服むことと病気と同一視しがちであり，自分を支配するスティグマと見がちである（もちろん，そういうことはある）。この問題を克服するためには，治療者は実に多くのことをしなければならない，すなわち，患者を援助して，いくつかの目標を明確にさせ，薬物療法がその目標の到達にどの程度役立つのかを明らかにし，患者の病気をはじめ薬物療法，コントロール，スティグマに対する反応を別々に，しかし関連づけながらとりあげ，さらになるべく早い機会を捉えて，患者の薬物についての苦情の代理人となり，患者が，求める利益を得られる処方量を定めるようにしなければならない。

　統合失調症患者は，曖昧な治療や，中立的態度の治療者，距離を置きすぎた治療者に対しては好ましい反応をしない。患者と治療者との意思疎通は率直で，患者に何を期待するのかは明確であるべきだ。また，治療者は患者に対して進んで役割モデルを演じなければならない。精神病体験についてはフランクに話してよいが，力動的原因を暴露せず，患者が病的体験に対して抱く恐怖と困惑を軽くし，体験を引き起こすストレスが何なのかを明らかにするのがよい。治療の重点に置くべきは日常生活問題（仕事，個人的な関係と家族関係，生活費，住居）である。治療の主要な目標はこれらの領域におけるストレスの軽減であるべきである。

　妙なことだが，精神病患者の治療者は，一方で，ある患者には生活障害は克服できる，もっとやれるはずだと励ましながら，別の患者には病気だから制約を受け入れ，世界の限界を狭めるべきであると説得せざるを得ないことにやがて気づくだろう。第8章で論じたように，この事態は精神病というスティグマによってますます悪くなる。人は自分を精神病であるが能力障害は

ないと考えると認知的不協和 (cognitive dissonance) を起こす。すなわち，患者は精神病のレッテルを受け入れ，精神病即無能力という紋切り型の態度をとるか，さもなくば自分たちは病気でも障害者でもないとそういう考えを拒否するかどちらかになってしまう。これを解消するには，ゆっくり進むことが必要であり，病気をおとなしく受け入れている患者の眼前にあまり手荒く成功例を突きつけることも避け，病気のレッテルを拒否している患者の，その拒否的態度をさかんに攻撃することも避けるのがよい。

ここに精神病患者の集団療法の潜在的な利点がある。認知的不協和の研究は，人はもし普段の信念と異なる意見を公の場で表現するように励まされるならば，態度を変えることが多くなることを示している。病気のラベルを様々に受け入れたり拒絶したりしている精神病患者や，能力水準が様々である精神病患者を1つの治療グループにまとめることによって，より能力の劣った患者がもっと有能になる可能性を受け入れるようになったり，病気を否認している患者が彼らの意見を変えるようになることを期待してよいだろう。ある治療グループには実用的な特技の習得に専念し，生活技能を身につけることを支持する。外来精神病患者の集団精神療法の有効性研究の総説を読むと，この治療が，実際，患者の社会機能と勤労意欲レベルの両方を増進するのに特に効果がありそうである[30]。

家族療法

個人精神療法と集団精神療法は統合失調症の治療に世界中で用いられていて，ときには過大評価ときには過小評価されているが有用な統合力があるのに対し，家族療法はしばしば無視されている療法である。この無視は，証拠（エビデンス）に照らして家族療法が抗精神病薬と同程度に統合失調症治療に効果的でありうることを考えると弁護の余地がない。しかしながら，最初に，家族療法とは家族力動のなかに精神病の根本原因を暴き出そうとすることを意味しないことをはっきりさせておかなければならない。第1章で示したように，家族病理が統合失調症の**発症**に寄与することを示唆する証拠はほとんどない。むしろ，成功した家族療法プログラムというのは，統合失調症

の**経過**に家族環境が及ぼす影響に集中し、実用的な援助と教育に大きく依拠したのであって、この2つは、家族療法の必要不可欠な成分であった。

ロンドンのジュリアン・レフらによって行われた統合失調症者の家族環境に関する研究は、第10章である程度詳細に展望した。この研究者たちは、親族が批判的で過干渉である家庭に戻った統合失調症患者はストレスの低い家庭に戻った患者よりも再発率が高いことを示した。患者に高いストレスを与える親族といっしょに過ごす時間の割合が大きければ大きいほど再発のリスクが高くなる。この初期のイギリスでの研究以来、数十の同様の研究が世界中の数カ国で行われたが、ほとんどすべて最初の知見を支持している。これらの研究の結果をプールして、何百もの症例をそこに入れると、患者に、批判的で過干渉な家族における再発率は、その特徴のない家族における再発率の2倍以上であることがわかる。1年後には50％対23％なのである[31]。

高い再発率をもった統合失調症者で薬物療法を受けている者に対する家族療法に関して4つの研究が、症例を家族療法群と対照群に無作為に振り分ける方法を用いて行われた。どの研究も、家族療法の著しい有効性を認めている。対照群の再発率は薬物療法を受けているハイリスク症例で予測される率と同じ高さである。通常9カ月の経過で約50％である。一方、家族療法を受けている患者の再発率は10％以下である[32]。図10.2を見直してみると、高いストレスを与える家族のなかで大部分の時間を過ごす統合失調症患者の再発率は、抗精神病薬によってほぼ100％から50％の確率まで低下することがわかる。さて、家族調整はそのような家族のストレスのパターンを変化させ、残りの再発リスクを（少なくとも9カ月間）ほとんどなくすことができるのがわかる。

家族療法の効果的要素は何か？ 4つの研究のそれぞれにおいて、家族調整はよく似ている。たとえば、ジュリアン・レフによって行われた研究では、家族療法は (a) 精神疾患に関する連続講義、(b) 家族会（relatives' group）への治療者の参加、(c) 患者の家庭で行う個別家族療法である。家族会はプログラムの中心的要素であり、しばしば孤立し心寂しい思いをしている親族を支援し、患者の扱いにくい行動への対応に苦労している親族には実際的な対処法を授け、新しい態度の発達成長に役立つような役割演技

(role-playing) を行う[33]。

事実，精神病における家族療法研究の広範囲な総説をみると，家族療法の有用性が何度も再発見されてきたようである[34]。高レベルのストレスが確認できる家族への介入をやらないことは，薬なしではやれないことがわかっている患者からみすみす薬物療法を奪うのと同じことだと結論すべきである。

家族教育と支援

精神障害者をもつ多くの家族は，病理があるからこそ「治療」があるのだと思い，自責の念を抱いている。治療以外のアプローチのなかにはスティグマが少なく，費用がかからないものもある。たとえば，精神障害者とその家族の教育を夜間学級として提供することが可能である。そのような講座はボールダー郡精神保健センターにおいて10年以上にわたって毎年開かれた。支持母体は精神障害者と家族の地域団体である。いくつかのクラスがあり，その演題はあらまし表12.1に示しておいた。この講座は低費用で運営できる。演者をセンターの利用者（consumer）や職員や地域の専門家のなかから選べるからである。教える者にとっては授業は快い経験である。これほど知識をつめこもうとがつがつしていて，テーマに関心の著しい学習者にでくわすことは他にはめったにない。学ぶ者にとっては，クラスは教育プログラム以上のものである。講義の度に，参加者は体験をそれとなく分かち合うということで支えられてきた——自分たちは1人ぼっちでないこと，孤立して苦闘してきた問題に対して，戦略を見つけている人がいるという認識である。精神保健の専門家から特別に指示しなくても，家族はおのずと自助グループをつくる。

消費者団体

過去20年の精神医学の最重要な発展に重度の精神疾患をもった人々の家族団体の成長があったとは多くの観察者の主張するところであろう。アメリカにおいて，全国精神障害者同盟（the National Alliance for the Mentally

Ill）は精神障害者に対するサービスの改善を求めて請願活動を行い，公的精神保健基金を最も重度障害者に振り向ける決定と，研究努力を統合失調症に傾注する決定に影響を与えた。精神障害者に関するマスコミの報告も，精神障害に対するスティグマを低減させ，新しいオープンな態度を樹立せよという同盟の圧力に応じて論調を変えた。

　イギリスにおいては，アメリカのよりも数年早く設立された全国統合失調症団体が，会員を情緒面の支援をしたり必要なサービスのために陳情したり，公教育を育成したり，研究を後援したりして，アメリカ同様に活動的であった。その刊行物は，不適切なケアサービス，精神保健法，精神障害者にとっての仕事の重要性のような話題を網羅していた[35]。

　多くの人は，次の10年間は，精神保健サービスの**直接の，すなわち一次的消費者団体**（患者団体）が過去の10年間の家族会の成長に匹敵する発展を見せるであろうと期待している。これは，消費者主体のサービスが付与するエンパワメントと相俟って，再発防止プログラムのやむをえない要素であるパターナリズムおよび統制(control)との間のバランスをとることに役立つであろう。アメリカ中で，消費者運動は勢いを増している。2つの団体，全国精神保健消費者協会と全国精神科患者同盟は会員総数を競い，全国会議を後援し，専門家の会議に演者を送り，マスコミに出演して，スティグマと闘い，政治的目的のためにロビー活動を行う。消費者は多くの精神保健センターの理事に任命されており，カリフォルニア州の法規は，居住施設の評議員会は消費者会員を含むことを要請している。ユタ州の消費者団体ユー・キャン・ドゥー(U-Can-Du)は3人の消費者を職員として雇い，年1回の州消費者会議を開催し，州の精神保健計画過程に提言して組織の権利擁護を行っている。

消費者が行うサービス

　近年，アメリカその他の国では，精神保健サービスの消費者は，自分自身のプログラムの運営にますます多く関わってきている。消費者団体は，ドロップイン・センター（drop-in center）や支援グループや代弁者事務所や電話のホットラインその他様々なサービスを立ち上げてきた。ユタ州全域の消費

表12.1 精神疾患の実際：精神障害者とその家族のための講座

講習* 題目
1．精神疾患とは何か？ 　統合失調症と躁うつ病の主な特徴。
2．精神病の体験。 　重度の精神疾患のエピソードを経験した人々が体験を述べる。
3．統合失調症：その原因と転帰 　なぜ統合失調症になるか？どういう人が回復し，それはなぜか？最新の研究。
4．躁うつ（双極性）疾患：その原因と転帰 　治療のあるなしで，疾患はどのように経過するか？
5．薬物療法 　薬物療法はどのように役立つのか？その副作用は何か，副作用が出たらどうすればいいのか？
6．地域社会の援助と治療 　住宅，財政援助と治療。薬物依存と精神疾患が同時に生じたときの対処法
7．精神疾患に対する対処 　精神疾患に罹っている人やその家族が症状をマスターし，危機を処理し，そして自立を獲得することを語る。

*それぞれ90分授業。

　者ネットワークは17の地域団体からなり，そのうちの1つはカフェを運営しており，もう1つでは，年間予算50万ドルでドロップイン・センターと住宅協同組合を運営している。

　デンバーの消費者活動グループは自分たちで精神科クリニックを開いた。キャピトル・ヒルアクション・アンド・レクリエーショングループ（CHARG）は，消費者と専門家の連合で，消費者が運営するドロップイン・センターと重度障害者を治療する本格的な精神科クリニックを設立した。このクリニックは，選挙によって選ばれた消費者評議員会と専門家とその他の当事者で構成される第二評議員会に対して直接の説明責任を負う。クリニックの方針にかかわるすべての事項に消費者評議員会の同意がいる。CHARGはまた，州立精神病院やボーディングホームやその他の場所にいる患者のために，消費者側弁護士を派遣する。弁護士は病棟を訪れ，治療計画会議に出席し患者に同伴して法廷の聴聞会に出席する。その他のサービスとして，弁護士は，依頼者がアパートを見つけたり，公的扶助を申し込んだり，不利な社会保障規則に抗議したり，強制的な治療証明書に異議申し立てをするのを手

伝う[36]。

サンフランシスコ総合病院の精神科閉鎖病棟に入院している患者にはピア・カウンセラーがつく——その人もまた，精神疾患に罹っていたり入院治療を受けたことがある人である。ピア・カウンセラーの仕事は，専門的な病院の治療とはまったく別個の助言と援助を提供することによって病院環境を人間化することである（不正常な状況においてのみピア・カウンセラーは患者から集めた情報について病院職員と協議する）。ピア・カウンセラーはボランティアで，ソーシャルワーカーのキャロル・パターソン(Carol Patterson)が訓練し監督するが彼女自身も消費者（患者）である[37]。

コロラド州デンバーの地域評価訓練センター(ＲＡＴＣ)の革新的なプログラムでは罹病期間の長い精神保健サービスの消費者を訓練して，州の精神保健システムの中に入れてケース・マネージャーの補助者として，また住居カウンセラーとして，また，職業リハビリテーションのスタッフとして働くようにした[38]。メジャーな精神疾患をもつ訓練生が，症状が安定していれば6週間の座学と14週間の現場配属によって21時間ぶんの大学教育履修単位を受ける。座学には数学，書き方，面接技法，ケース・マネジメント技能，危機介入，専門家としての倫理がある。地域精神保健プログラムにおける監督下のインターン期間に続いて，訓練生はコミュニティカレッジから証明書をもらい，地域精神保健プログラムでの雇用を保証される。ケース・マネージャーの補助者として，このプログラムの卒業生は，精神障害をもつクライアント（患者）を助けて生活の予算づくり，福祉受給資格の申請，住宅探しを行って，またクライアントの治療や仕事などのカウンセリングをも行う。職業実地訓練の補助者となって，卒業生はジョブ・コーチとして活動したり，無事に仕事が続けられるようクライアントを訓練する。プログラムの開始6年目の1992年までに，70人を越える消費者が訓練を受け，コロラド州の精神保健システムに雇用されている。そして，最終的にプログラム卒業生の62％が1年以上の雇用獲得に成功した[39]。

このプログラムは，モデル事業助成基金による消費者スタッフの給料の支払いが終了した後も引き続き成功しており，その他の州でも模倣された。テキサス州ヒューストンでは，同様のプログラムが，50人の消費者ケース・マ

ネージャーを訓練して就職させた。ワシントン州，ユタ州，オレゴン州でもこれらを複製したプログラムが設立された。いずれもモデル事業助成金なしであった[40]。消費者補助者は標準賃金をもらっているが，それでもかなり安い（1時間あたり5.50ドルつまり3.70ポンドである）。彼らは，専門家が自分以外の人が引き受けてくれるとうれしいと思うような仕事（たとえば，アパート探し）をし，時には専門家ができないようなことをもしてみせる。特に，彼らは，自分の生活をなんとかよくしようともがいている患者(クライアント)にとっての役割モデルとして役立ち，多くの患者(クライアント)が治療に対して示す敵対感情を格段に減らす作用をする。消費者スタッフは，また，スタッフや患者が抱いている病気の転帰に関する楽観性のレベルを向上する。

デイケアの死

地域社会医療や消費者運営プログラムの発展は伝統的なデイケアを多少古めかしいものにした。デイケア・プログラムは本質的には精神病院の環境設定を地域社会に移したものである。イギリスの臨床について著作のなかで，精神科医のムーニア・エクダウィ（Mounir Ekdawi）は以下のように結論している。

> デイユニットに出ている重度の生活障害者は，しばしば何年も，病院で依存的な暮らしをしてきた人である。それにも関わらず，彼らの過去の病院での経験のほうが，とにかく今より豊かで社会的刺激があったという気がすることが少なくない[41]。

多くの患者にとって，デイケアは間近な観察，日々の服薬管理，ほかに目標のない生活からの好ましい解放を提供してくれた。しかしながら，これらの利点ならば，（前述した）集中的外来治療と消費者関与方式のファウンテンハウス（泉の家）を組合わせれば達成できることであり，それもはるかに大きなエンパワメントと社会復帰ポテンシャルをもって行われる。

ニューヨーク市の「泉の家」やシカゴの「入口（Thresholds）」のような組織は，精神障害者が自分のレクリエーション的，社会的，職業的ニーズを

第12章 統合失調症にかんする差別の廃止 *343*

満たすプログラムを運営するのに関与するモデルを立ち上げたことで世界的に有名な場所になった。これらのプログラムでは，患者は「会員(メンバー)」と呼ばれ，スタッフとともにクラブハウスを運営している——毎日のニュースレターの発行，食事サービスの仕事，受付の仕事，クラブハウスの格安中古衣料店（古着店）での奉仕である。クラブハウスは夕刻，週末，休日に開き，他にしっくりする行き場所のない人々の避難所を提供する。精神科的治療はプログラムの一部では絶対にない。そのかわりの重点はメンバーの仕事の技能向上と仕事の機会をみつけることである[42]。

　たとえば，「泉の家」をモデルにしたボールダーのチヌーク会館（Chinook Clubhouse）では，スタッフは会員をその地方の事業の職に就かせたり，彼らが新しい仕事に落ち着くように訓練し支持する。この準備のために会員は「泉の家」でのようにクラブハウスでの作業グループに参加する。しかしながら，このプログラムは万人向きのものではない。能力の低い患者は仕事に重点があるのでおじけづいてしまうし，能力の高い患者は他の精神障害者といっしょに扱われたくない。それにも関わらず，かなりの割合の人がプログラムに参加し，彼らの生活の質が目に見えて向上したと報告してくれる。

　最近，消費者がもっと深く関与するクラブハウスがとびだしてきた。サンフランシスコの中心街にある霊魂修復者地域センター（Spiritmenders Community Center）はサンフランシスコ精神保健クライアント・ネットワークによって設立された。プログラムは民主的に運営されていてもっぱら精神保健サービスの消費者によって資金の供給と，維持がなされている。そのプログラムは，立ち寄りふれあう安全な場所（中心街では重要である）を提供し，会員や一般市民のための啓蒙など様々な活動をも提供している。それは，ピア・カウンセリングや権利擁護や自己弁護を育むことによって，その会員に能力を与えることを目的としている。会員は明らかにそのセンターを在来型の精神保健システムの一部とは考えていない。組織づくりにたずさわった者の1人は自分たちの目標を以下のように言っている。

　強制的なサービスおよび/またはその他の精神保健サービスを受けるように個人に

強いるあの状況を予防するためにした努力です[43]。

　第8章で議論したように，生活神経症(existential neurosis)は地域社会に暮らしている人々にとって，統合失調症からの回復の途上に立ちはだかる問題である。この妨害と戦うには，戦後何十年間に施設化症候群の打倒に役立った治療共同体的アプローチの構成分を活用できる──それは，患者自らが治療に参加し自分の環境をコントロールすることと，小規模の家庭治療が有する正常化効果との組合せである。この構成分をどのように地域社会ケア付加するかということは，すでに本章でとりあげた。しかしながら，われわれには精神障害のスティグマに立ち向かうという問題がまだ残っている。

地域社会教育

　精神障害者は今までに40年間地域社会にいたのにもかかわらず，われわれはほとんど主要な精神疾患の本性についての公衆教育をやり始めていなかった。イタリアにおける地域精神保健の専門家は，この難問をはるかに重く取り上げており，はるかに大幅に成功している。イタリアは精神保健改革法が発効する1978年に向け，毎日の新聞記事，ラジオ放送，テレビのインタビュー，議論，書籍などがすべて一般公衆をも，政治家も組合役員をも，討論に巻き込んだ。精神科医のためだけでなかったのである[44]。トリエステでは，1970年代に精神病院を空にした際，町ぐるみのパレードその他のお祭り行事でお祝いされた。古い精神病院は一般に公開され，映画祭やレパートリーを上演する劇場や美術展が催された[45]。精神障害者を雇用する事業は，公衆の眼にかがやいて見え，グラフィックアートでいっぱいのデザイン鮮やかなパンフレットがこれを宣伝して，一般の目にとまるところとなった。社会学者のマイケル・ドネリー(Michael Donelly)は次のように記している。

　　これらの演出はトリエステの人々に広い共感と関心を動員し，おそらく精神病院の壁を取り壊すことが引き起こしたであろう恐怖の少なくとも一部の座を奪った[46]。

イギリスとアメリカでは精神疾患に関する新聞の報道は通常，犯罪が「元精神病者」によって行われた記事に限られていた。稀には脱施設化後の精神障害者の惨状の衝撃的な暴露記事が掲載された。全国精神障害者同盟や，全国統合失調症団体のような組織は，スティグマを取り除くために，精神疾患にもっと細やかな配慮をした描写が必要であるという評価を下している。

このために，精神病の人間的な面を明らかにする試みのラジオ連続放送が，精神障害者のための地域同盟の支援を得てボールダーで製作された。その1つの番組では，統合失調症男性の両親が，息子の病気について語り息子の障害された行動と才能の両面を述べた。それは，息子に対する両親の愛情と悲劇的な喪失感とを明らかにするものであった。別の番組では，患者たちが，精神病の内面世界を語り，理解されようと試みてうまくゆかなかったとき，助けをもとめてうまくゆかなかったとき，そしてただ生きてゆくだけのことで起こるフラストレーションを語った[47]。このような直接体験の叙述は感動的であり，聞く人々の心をゆさぶった。残念ながら，ほとんどのラジオ局は関心を示さない。この題材は通常の番組編成に合わないのである。

統合失調症の人々が西洋社会で歓迎されたり，彼らが自分自身を，社会の平等で有用なメンバーであると思える日が来るまでの道のりは実に遠い。その時が来るまで統合失調症は悪性の病であるとされ続けそうである。

それにも関わらず，われわれには統合失調症を良性たらしめる知識がある。われわれは以下のことをする必要があるだろう。

- 統合失調症の急性期を，モラルトリートメントの人道的原則を反映した，小さな，家庭的な，威圧的でない環境で治療すること。
- それは自立しつつ，監督された，施設的でない住環境を含むものであること，地域社会での適切な心理的，臨床的な援助を保障すること。
- 統合失調症の人の家族が提供するケアを認識し支援を与え，家族教育とカウンセリングを提供すること。
- 精神障害者に対する，保証された仕事と訓練を提供すること。なお仕事はあまり品位を落とすものでもなく，また，あまりストレスがかかるものでもないものであること。

- 働くための経済的動機づけを確立すること。それは，生活障害をもつ労働者のための障害年金と，重度障害者のための賃金補填との削減を今よりもゆるやかにすること。
- 消費者が協同運営する事業，住宅，サービスを通して，経済的，社会的な前進を奨励すること。
- マスコミ媒体を通じて，問題を一般公衆に提起し，統合失調症患者とその家族が完全に差別のない社会の一員として参加する権利のために闘うこと。
- これらの手段を補うものとして抗精神病薬を用いるが，それは，これらの手段に置き代わりえないものであること。

これらの計画のある部分は費用がかかるだろうが，しかし，総額は統合失調症の治療と援助をはじめとして，不適切な治療の結果起こる混乱や犯罪や監禁にかかる現在の莫大な支出よりもほんのわずか多いだけであろう。しかしながら，われわれの社会は本質的に不平等で，多数の失業者を含む大勢の人々が悪い環境のままにあることになるであろうから，統合失調症をもった人々に，そのような生活の質を提供することはほとんど実行不能であるが，統合失調症を予後良好な病にするためには，すべての貧しい人々に対するわれわれの対策を，本質的にいちからやり直すべきであろう。

参考文献その他

INTRODUCTION

1 Harris, M., *Cultural Materialism: The Struggle for a Science of Culture*, New York: Random House, 1979. See also the preface to Marx, K., *A Contribution to the Critique of Political Economy*, New York: International Publishers, 1970; first published 1859.

1 WHAT IS SCHIZOPHRENIA?

1 Lee, R. B., "!Kung bushman subsistence: An input–output analysis," in A. P. Vayda (ed.), *Environment and Cultural Behavior: Ecological Studies in Cultural Anthropology*, Garden City, New York: Natural History Press, 1969, pp. 47–9.
2 This is a broad definition of political economy as is commonly used in anthropology. It is drawn from Harris, M., *Culture, Man, and Nature*, New York: Thomas Y. Crowell, 1971, p. 145. Similarly broad definitions may be found in Lange, O., *Political Economy*, vol. 1, New York: Macmillan, 1959 ("Political economy is concerned with the social laws of production and distribution"); and in Marshall, A., *Principles of Economics*, 8th edn., London: Macmillan, 1920, p.1 ("Economics is a study of mankind in the ordinary business of life: it examines that part of individual and social action which is most closely connected with the attainment and with the use of material requisites of well being").
3 Szasz, T. S., *The Myth of Mental Illness: Foundations of a Theory of Personal Conduct*, revised edn., New York: Harper & Row, 1974.
4 American Psychiatric Association, *Diagnostic and Statistical Manual of Mental Disorders*, 3rd edn.-Revised (DSM-III-R), Washington, D.C., 1987.
5 Kraepelin, E., *Dementia Praecox and Paraphrenia*, Edinburgh: Livingstone, 1919, pp. 38–43.
6 Leff, J., *Psychiatry Around the Globe: A Transcultural View*, New York: Marcel Dekker, 1981, ch. 5.
7 Bleuler, E., *Dementia Praecox, or the Group of Schizophrenias*, translated by J. Zinkin, New York: International Universities Press, 1950. The German language edition first appeared in 1911.
8 Ibid., pp. 246–7.
9 Ibid., p. 248.
10 Ibid., pp. 258–9.
11 Ibid., p. 471.
12 Ibid., p. 475.

13 Ibid., p. 476.
14 Ibid., p. 471.
15 Ibid., p. 472.
16 Ibid., p. 480.
17 Ibid., p. 478.
18 Ibid., p. 479.
19 Langfeldt, G., "The prognosis in schizophrenia and the factors influencing the course of the disease," *Acta Psychiatrica et Neurologica Scandinavica*, supplement 13, 1937.
20 Leff, *Psychiatry Around the Globe*, pp. 37–40; Wing, J. K., *Reasoning About Madness*, New York: Oxford University Press, 1978.
21 Cooper, J. E., Kendell, J. E., Gurland, B. J. et al., *Psychiatric Diagnosis in New York and London*, Maudsley Monograph Number 20, London: Oxford University Press, 1972.
22 World Health Organization, *The International Pilot Study of Schizophrenia*, vol. 1, Geneva, 1973.
23 Cade, J. F. J., "Lithium salts in the treatment of psychotic excitement," *Medical Journal of Australia*, 36: 349 et seq., 1949.
24 Schou, M., Juel-Nielsen, N., Stromgren, E. and Voldby, H., "The treatment of manic psychoses by the administration of lithium salts," *Journal of Neurology, Neurosurgery and Psychiatry*, 17: 250 et seq., 1954.
25 Fieve, R. R., "Lithium therapy," in H. I. Kaplan, A. M. Freedman and B. J. Sadock (eds.), *Comprehensive Textbook of Psychiatry-III*, vol. 31, Baltimore: Williams & Wilkins, 1980, pp. 2348–52. The reference is to p. 2348.
26 American Psychiatric Association, *Diagnostic and Statistical Manual of Mental Disorders*, 3rd edn. (DSM-III), Washington, D.C., 1980, pp. 181–203.
27 Taylor, M. A. and Abrams, R., "The prevalence of schizophrenia: A reassessment using modern diagnostic criteria," *American Journal of Psychiatry*, 135: 945–8, 1978; Helzer, J., "Prevalence studies in schizophrenia," presented at the World Psychiatric Association Regional Meeting, New York, October 30–November 3, 1981; Endicott, J., Nee, J., Fleiss, J. et al., "Diagnostic criteria for schizophrenia: Reliabilities and agreement between systems," *Archives of General Psychiatry*, 39: 884–9, 1982; Jablensky, A., Sartorius, N., Ernberg, G. et al., "Schizophrenia: Manifestions, incidence and course in different cultures: A World Health Organization ten-country study," *Psychological Medicine*, supplement 20, 1992, p. 97; Warner, R. and de Girolamo, G., *Epidemiology of Mental Disorders and Psychosocial Problems: Schizophrenia*, Geneva: World Health Organization, 1994.
28 Ciompi, L, "Catamnestic long-term study on the course of life and aging of schizophrenics," *Schizophrenia Bulletin*, 6: 606–18, 1980.
29 Jablensky et al., "Schizophrenia: Manifestations, incidence and course."
30 Kiev, A., *Transcultural Psychiatry*, New York: Free Press, 1972, p. 45.
31 Strauss, J. S. and Carpenter, W. T., *Schizophrenia*, New York: Plenum, 1981, ch. 2.
32 Gottesman, I. I., *Schizophrenia Genesis: The Origins of Madness*, New York: W. H. Freeman, 1991, pp. 94–7.
33 Heston, L. L., "Psychiatric disorders in foster-home-reared children of schizophrenic mothers," *British Journal of Psychiatry*, 112: 819–25, 1966; Kety, S. S., Rosenthal, D., Wender, P. H. and Shulsinger, F., "The types and prevalence of mental illness in the biological and adoptive families of adopted schizophrenics," in D. Rosenthal and S. S. Kety (eds.), *The Transmission of Schizophrenia*, Oxford: Pergamon, 1968, pp. 345 et seq. ; Kety, S. S., Rosenthal, D., Wender,

P. H. et al., "Mental illness in the biological and adoptive families of adopted individuals who have become schizophrenic," in R. R. Fieve, D. Rosenthal and H. Brill (eds.), *Genetic Research in Psychiatry*, Baltimore: Johns Hopkins University Press, 1975, pp. 147 et seq.
34 Gottesman, *Schizophrenia Genesis*, p. 103.
35 Twin studies of the inheritance of schizophrenia are summarized in Gottesman, *Schizophrenia Genesis*, pp. 105–32.
36 Kallman, F. J., "The genetic theory of schizophrenia: An analysis of 691 schizophrenic twin index families," *American Journal of Psychiatry*, 103: 309–22, 1946.
37 Kringlen, E., "An epidemiological-clinical twin study of schizophrenia," in Rosenthal and Kety (eds.), *The Transmission of Schizophrenia*, pp. 49 et seq.
38 Meltzer, H. Y. and Stahl, S. M., "The dopamine hypothesis of schizophrenia: A review," *Schizophrenia Bulletin*, 2: 19–76, 1976; Haracz, J. L., "The dopamine hypothesis: An overview of studies with schizophrenic patients," *Schizophrenia Bulletin*, 8: 438–69, 1982.
39 Reynolds, G. P., "Beyond the dopamine hypothesis: The neurochemical pathology of schizophrenia," *British Journal of Psychiatry*, 155: 305–16, 1989; Wyatt, R. J., Alexander, R. C., Egan, M. F. and Kirch, D. G., "Schizophrenia: Just the facts. What do we know, how well do we know it?," *Schizophrenia Research*, 1: 3–18, 1988.
40 Weinberger, D. R. and Kleinman, J. E., "Observations on the brain in schizophrenia," in A. J. Frances and R. E. Hales (eds.), *Psychiatry Update: American Psychiatric Association Annual Review: Volume 5*, Washington, D.C.: American Psychiatric Press, 1986, pp. 42–67.
41 Averback, P. "Lesions of the nucleus ansa peduncularis in neuropsychiatric disease," *Archives of Neurology*, 38: 230–5, 1981; Stevens, J. R., "Neuropathology of schizophrenia," *Archives of General Psychiatry*, 39: 1131–9, 1982; Weinberger and Kleinman, "Observations on the brain in schizophrenia," pp. 52–5.
42 Weinburger, D. R., DeLisi, L. E., Perman, G. P. et al., "Computer tomography in schizophreniform disorder and other acute psychiatric disorders," *Archives of General Psychiatry*, 39: 778–83, 1982; Van Horn, J. D. and McManus, I. C., "Ventricular enlargement in schizophrenia: A meta-analysis of studies of the ventricle:brain ratio (VBR)," *British Journal of Psychiatry*, 160: 687–97, 1992; Weinberger and Kleinman, "Observations on the brain in schizophrenia," pp. 43–8; Wyatt et al., "Schizophrenia: Just the facts," p. 12.
43 Weinberger and Kleinman, "Observations on the brain in schizophrenia," p. 47.
44 Weinburger et al., "Computer tomography in schizophreniform disorder," p. 782.
45 Weinberger and Kleinman, "Observations on the brain in schizophrenia," p. 46–7.
46 Weinburger et al., "Computed tomography in schizophreniform disorder," p. 782.
47 McNeil, T. F., "Perinatal influences in the development of schizophrenia," in H. Helmchen and F. A. Henn (eds.), *Biological Perspectives of Schizophrenia*, New York: John Wiley, 1987, pp. 125–38.
48 Reveley, A. M., Reveley, M. A., Clifford, C. A. et al., "Cerebral ventricular size in twins discordant for schizophrenia," *Lancet*, 1: 540–1, 1982; Suddath, R. L., Christison, G., Torrey, E. F. et al., "Quantitative magnetic resonance imaging in twin pairs discordant for schizophrenia," *Schizophrenia Research*, 2: 129, 1989.
49 Weinberger and Kleinman, "Observations on the brain in schizophrenia," p. 47.

50 Bradbury, T. N. and Miller, G. A., "Season of birth in schizophrenia: a review of evidence, methodology and etiology," *Psychology Bulletin*, 98: 569–94, 1985.
51 Eaton, W. W., Day, R. and Kramer, M., "The use of epidemiology for risk factor research in schizophrenia, An overview and methodologic critique," in M. T. Tsuang and J. L. Simpson (eds.), *Handbook of Schizophrenia, Volume 3: Nosology, Epidemiology and Genetics*, Amsterdam: Elsevier Science Publishers, 1988.
52 Warner and de Girolamo, *Epidemiology of Mental Disorders*.
53 Beiser, M. and Iacono, W. G., "An update on the epidemiology of schizophrenia," *Canadian Journal of Psychiatry*, 35: 657–68, 1990.
54 Watson, C. G., Kucala, T., Tilleskjor, C. and Jacobs, L., "Schizophrenic birth seasonality in relation to the incidence of infectious diseases and temperature extremes," *Archives of General Psychiatry*, 41: 85–90, 1984; Torrey, E. F., Rawlings, R. and Waldman, I. N., "Schizophrenic births and viral disease in two states," *Schizophrenia Research*, 1: 73–7, 1988; Mednick, S. A., Parnas, J. and Schulsinger, F., "The Copenhagen high-risk project, 1962–1986," *Schizophrenia Bulletin*, 13: 485–95, 1987; O'Callaghan, E., Sham, P., Takei, N. et al., "Schizophrenia after prenatal exposure to 1957 A2 influenza epidemic," *Lancet*, 337: 1248–50; Barr, C. E., Mednick, S. A. and Munk-Jørgensen, P., "Exposure to influenza epidemics during gestation and adult schizophrenia: A 40-year study," *Archives of General Psychiatry*, 47: 869–74, 1990.
55 Kendell, R. E. and Kemp, I. W., "Maternal influenza in the etiology of schizophrenia," *Archives of General Psychiatry*, 46: 878–82, 1989; Bowler, A. E. and Torrey, E. F., "Influenza and schizophrenia: Helsinki and Edinburgh," *Archives of General Psychiatry*, 47: 876–7, 1990.
56 Sham, P. C., O'Callaghan, E., Takei, N. et al., "Schizophrenia following prenatal exposure to influenza epidemics between 1939 and 1960," *British Journal of Psychiatry*, 160: 461–6, 1992.
57 Sacchetti, E., Calzeroni, A., Vita, A. et al., "The brain damage hypothesis of the seasonality of births in schizophrenia and major affective disorders: Evidence from computerized tomography," *British Journal of Psychiatry*, 160: 390–7, 1992.
58 Joseph, M. H., Frith, C. D. and Waddington, J. L., "Dopaminergic mechanisms and cognitive deficit in schizophrenia: A neurobiological model," *Psychopharmacology*, 63: 273–80, 1979; Strauss and Carpenter, *Schizophrenia*, ch. 7; Freedman, R., Waldo, M., Bickford-Wimer, P. and Nagamoto, H., "Elementary neuronal dysfunctions in schizophrenia," *Schizophrenia Research*, 4: 233–43, 1991.
59 Freedman et al., "Elementary neuronal dysfunctions in schizophrenia," pp. 233–6.
60 Ibid., pp. 238–9.
61 Adler, L. E., Hoffer, L. J., Griffiths, J. et al., "Normalization by nicotine of deficient auditory sensory gating in the relatives of schizophrenics," *Biological Psychiatry*, 32: 607–16, 1992.
62 Franzen, G. and Ingvar, D. H., "Abnormal distribution of cerebral activity in chronic schizophrenia," *Journal of Psychiatric Research*, 12: 199–214, 1983; Weinberger and Kleinman, "Observations on the brain in schizophrenia," pp. 48–52.
63 Weinberger and Kleinman, "Observations on the brain in schizophrenia," p. 52.
64 Lawrence, D. H., *Apocalypse and the Writings on Revelation*, Cambridge: Cambridge University Press, 1980, p. 149. *Apocalypse* was first published in 1931.

65 Cooper, D., *The Death of the Family*, New York: Vintage Books, 1971.
66 Fromm-Reichmann, F., "Notes on the development of treatment of schizophrenia by psychoanalytic psychotherapy," *Psychiatry*, 11: 263–73, 1948.
67 Lidz, T., Fleck, S. and Cornelison, A., *Schizophrenia and the Family*, New York: International Universities Press, 1965.
68 Bateson, G., Jackson, D. and Haley, J., "Towards a theory of schizophrenia," *Behavioral Science*, 1: 251–64, 1956.
69 Laing, R. D. and Esterton, A., *Sanity, Madness and the Family: Families of Schizophrenics*, Baltimore: Penguin Books, 1970.
70 Wynne, L. C. and Singer, M., "Thought disorder and family relations," *Archives of General Psychiatry*, 9: 199–206, 1963.
71 Hirsch, S. and Leff, J., *Abnormality in Parents of Schizophrenics*, London: Oxford University Press, 1975.
72 Woodward, J. and Goldstein, M., "Communication deviance in the families of schizophrenics: A comment on the misuse of analysis of covariance," *Science*, 197: 1096–7, 1977.
73 Tienari, P., Lahti, I., Sorri, A. et al., "The Finnish adoptive family study of schizophrenia: Possible joint effects of genetic vulnerability and family environment," *British Journal of Psychiatry*, 155: supplement 5, 29–32, 1989.
74 Brown, G. W., Birley, J. L. T. and Wing, J. K., "Influence of family life on the course of schizophrenic disorders: A replication," *British Journal of Psychiatry*, 121: 241–58, 1972; Vaughn, C. E. and Leff, J. P., "The influence of family and social factors on the course of psychiatric illness: A comparison of schizophrenic and depressed neurotic patients," *British Journal of Psychiatry*, 129: 125–37, 1976; Parker, G. and Hadzi-Pavlovic, D., "Expressed emotion as a predictor of schizophrenic relapse: An analysis of aggregated data," *Psychological Medicine*, 20: 961–5, 1990; Kavanagh, D. J., "Recent developments in expressed emotion and schizophrenia," *British Journal of Psychiatry*, 160: 601–20, 1992.
75 Tarrier, N., Vaughn, C. E., Lader, M. H. and Leff, J. P., "Bodily reaction to people and events in schizophrenics," *Archives of General Psychiatry*, 36: 311–15, 1979; Sturgeon, D., Kuipers, L., Berkowitz, R. et al., "Psychophysiological responses of schizophrenic patients to high and low expressed emotion relatives," *British Journal of Psychiatry*, 138: 40–5, 1981.
76 Warner, R. and Atkinson, M. "The relationship between schizophrenic patients' perceptions of their parents and the course of their illness," *British Journal of Psychiatry*, 153: 344–53, 1988.
77 Brown et al., "Influence of family life on the course of schizophrenic disorders;" Vaughn and Leff, "The influence of family and social factors on the course of psychiatric illness;" Leff, J. and Vaughn, C., "The role of maintenance therapy and relatives' expressed emotion in relapse in schizophrenia," *British Journal of Psychiatry*, 139: 102–4, 1981.
78 Warner, R., Miklowitz, D. and Sachs-Ericsson, N., "Expressed emotion, patient attributes and outcome in psychosis," presented at Royal College of Psychiatrists Spring Quarterly Meeting, Leicester, April 16–17, 1991.
79 Cheek, F. E., "Family interaction patterns and convalescent adjustment of the schizophrenic," *Archives of General Psychiatry*, 13: 138–47, 1965; Angermeyer, M. C., "'Normal deviance': Changing norms under abnormal circumstances," presented at the Seventh World Congress of Psychiatry, Vienna, July 11–16, 1983.
80 Wig, N. N., Menon, D. K. and Bedi, H., "Coping with schizophrenic patients in developing countries," presented at the Seventh World Congress of Psychiatry, Vienna, July 11–16, 1983.

81 Brown, G. W. and Birley, J. L. T., "Crises and life changes and the onset of schizophrenia," *Journal of Health and Social Behavior*, 9: 203–14, 1968.
82 Jacobs, S. and Myers, J., "Recent life events and acute schizophrenic psychosis: A controlled study," *Journal of Nervous and Mental Disease*, 162: 75–87, 1976; Ventura, J., Nuechterlein, K. H., Lukoff, D. et al., "A prospective study of stressful life events and schizophrenic relapse," *Journal of Abnormal Psychology*, 98: 407–11, 1989.
83 Day, R., Nielsen, J. A., Korten, G. et al., "Stressful life events preceding the acute onset of schizophrenia: A cross-national study from the World Health Organization," *Culture, Medicine and Psychiatry*, 11: 123–205, 1987.
84 Norman, M. G. and Malla, A. K., "Stressful life events and schizophrenia. I: A review of the research," *British Journal of Psychiatry*, 162: 161–6, 1989.
85 Ventura, J., Nuechterlein, K. H., Hardesty, J. P. and Gitlin, M., "Life events and schizophrenic relapse after withdrawal of medication," *British Journal of Psychiatry*, 161: 615–20, 1992.
86 Dohrenwend, B. and Egri, G., "Recent stressful life events and episodes of schizophrenia," *Schizophrenia Bulletin*, 7: 12–23, 1981; Andrews, G. and Tennant, C., "Life event stress and psychiatric illness," *Psychological Medicine*, 8: 545–9, 1978.

2 HEALTH, ILLNESS AND THE ECONOMY

1 Thompson, E. P., *The Making of the English Working Class*, New York: Vintage, 1966, pp. 330–1.
2 Ibid., p. 325.
3 Doyal, L., *The Political Economy of Health*, Boston: South End Press, 1981.
4 Antonovsky, A., "Social class, life expectancy and overall mortality," in E. G. Jaco, *Patients, Physicians and Illness: A Sourcebook in Behavioral Science and Health*, 2nd edn., New York: Free Press, 1972, pp. 5–30; Lerner, M., "Social differences in physical health," in J. Kosa, A. Antonovsky and I. K. Zola, *Poverty and Health: A Sociological Analysis*, Cambridge, Massachusetts: Harvard University Press, 1969, pp. 69–167.
5 Comstock, G. W., "Fatal arteriosclerotic heart disease, water hardness at home and socioeconomic characteristics," *American Journal of Epidemiology*, 94: 1–8, 1971; Kitagawa, F. M. and Hauser, P. M., *Differential Mortality in the United States: A Study in Socioeconomic Epidemiology*, Cambridge, Massachusetts: Harvard University Press, 1973, pp. 11–33, 78–9; Weinblatt, E., Ruberman, W., Goldberg, J. D. et al., "Relation of education to sudden death after myocardial infarction," *New England Journal of Medicine*, 299: 60–5, 1978; Lown, B., Desilva, R. A, Reich, P. and Murawski, B. J., "Psychophysiological factors in sudden cardiac death," *American Journal of Psychiatry*, 137: 1325–35, 1980.
6 Doyal, *Political Economy of Health*, p. 65.
7 Lerner, "Social differences in physical health," p. 107.
8 McDonough, J. R., Garrison, G. E. and Hames, C. G., "Blood pressure and hypertensive disease among negroes and whites in Evans County, Georgia," in J. Stamler, R. Stamler and T. N. Pullman (eds.), *The Epidemiology of Hypertension*, New York: Grune & Stratton, 1967; Dawber, T. R., Kannel, S. B., Kagan, A. et al., "Environmental factors in hypertension," in Stamler, Stamler and Pullman, *Epidemiology of Hypertension*; Borhani, N. O. and Borkman, T. S., *Alameda County Blood Pressure Study*, Berkeley: California State Department of Public Health, 1968; Shekelle, R. B., Ostfeld, A. M. and Paul, O., "Social status and incidence of coronary heart disease," *Journal of*

Chronic Disability, 22: 381–94, 1969; Syme, S. L., Oakes, T. W., Friedman, G. D. et al., "Social class and differences in blood pressure," *American Journal of Public Health*, 64: 619–20, 1974; Hypertension Detection and Follow-up Program Cooperative Group, "Race, education and prevalence of hypertension," *American Journal of Epidemiology*, 106: 352–61, 1977.

9 Schwab, J. J. and Traven, N. D., "Factors related to the incidence of psychosomatic illness," *Psychosomatics*, 20: 307–15, 1979.
10 Eyer, J. and Sterling, P., "Stress-related mortality and social organization," *Review of Radical Political Economics*, 9: 1–44, 1977.
11 Coates, D., Moyer, S. and Wellman, B., "The Yorklea Study of urban mental health: Symptoms, problems and life events," *Canadian Journal of Public Health*, 60: 471–81, 1969.
12 Myers, J. K., Lindenthal, J. J. and Pepper, M. P., "Social class, life events and psychiatric symptoms: A longitudinal study," in B. S. Dohrenwend and B. P. Dohrenwend (eds.), *Stressful Life Events: Their Nature and Effects*, New York: Wiley, 1974; Dohrenwend, B. S., "Social status and stressful life events," *Journal of Personal and Social Psychology*, 28: 225–35, 1973.
13 Pearlin, L. I. and Radabaugh, D. W., "Economic strains and coping functions of alcohol," *American Journal of Sociology*, 82: 652–63, 1976.
14 Faris, R. E. L. and Dunham, H. W., *Mental Disorders in Urban Areas: An Ecological Study of Schizophrenia and Other Psychoses*, Chicago: University of Chicago Press, 1939.
15 Schroeder, C. W., "Mental disorders in cities," *American Journal of Sociology*, 48: 40–8, 1942.
16 Gerard, D. L. and Houston, L. G., "Family setting and the social ecology of schizophrenia," *Psychiatric Quarterly*, 27: 90–101, 1953.
17 Gardner, E. A. and Babigian, H. M., "A longitudinal comparison of psychiatric service to selected socioeconomic areas of Monroe County, New York," *American Journal of Orthopsychiatry*, 36: 818–28, 1966.
18 Klee, G. D., Spiro, E., Bahn, A. K. and Gorwitz, K., "An ecological analysis of diagnosed mental illness in Baltimore," in R. R. Monroe, G. D. Klee and E. B. Brody (eds.), *Psychiatric Epidemiology and Mental Health Planning*, Washington, D.C.: American Psychiatric Association, 1967, pp. 107–48.
19 Sundby, P. and Nyjus, P., "Major and minor psychiatric disorders in males in Oslo: An epidemiological study," *Acta Psychiatrica Scandinavica*, 39: 519–47, 1963.
20 Hare, E. H., "Mental illness and social conditions in Bristol," *Journal of Mental Science*, 102: 349–57, 1956.
21 Clark, R. E., "Psychoses, income and occupational prestige," *American Journal of Sociology*, 54: 433–40, 1949.
22 Hollingshead, A. B. and Redlich, F. C., *Social Class and Mental Illness*, New York: Wiley, 1958.
23 Srole, L., Langner, R. S., Michael, S. T. et al., *Mental Health in the Metropolis: The Midtown Manhattan Study* (2 vols.), New York: McGraw-Hill, 1962.
24 Leighton, D. C., Harding, J. S., Macklin, D. B. et al., *The Character of Danger: Psychiatric Symptoms in Selected Communities*, New York: Basic Books, 1963, pp. 279–94.
25 Ödegard, Ö., "The incidence of psychoses in various occupations," *International Journal of Social Psychiatry*, 2: 85–104, 1956.
26 Stein, L., "'Social class' gradient in schizophrenia," *British Journal of Preventive and Social Medicine*, 11: 181–95, 1957.
27 Eaton, W. W., "Epidemiology of schizophrenia," *Epidemiologic Reviews*, 7: 105–26, 1985.

28 Goldberg, E. M. and Morrison, S. L., "Schizophrenia and social class," *British Journal of Psychiatry*, 109: 785–802, 1963.
29 Turner, R. J. and Wagenfeld, M. O., "Occupational mobility and schizophrenia: An assessment of the social causation and social selection hypotheses," *American Sociological Review*, 32: 104–13, 1967.
30 Kohn, M. L., "Social class and schizophrenia: A critical review and a reformulation," *Schizophrenia Bulletin*, issue 7: 60–79, 1973, p. 64.
31 Cancro, R., "Overview of schizophrenia," in H. I. Kaplan, A. M. Freedman and B. J. Sadock (eds.), *Comprehensive Textbook of Psychiatry-III*, Baltimore: Williams & Wilkins, 1980, pp. 1093–104. The reference is to p. 1097.
32 Weiner, H., "Schizophrenia: etiology," in Kaplan, Freedman and Sadock, *Comprehensive Textbook of Psychiatry-III*, pp. 1121–52. The quotation is on p. 1139.
33 Strauss, J. S. and Carpenter, W. T., *Schizophrenia*, New York: Plenum, 1981, p. 131.
34 Turner and Wagenfeld, "Occupational mobility and schizophrenia."
35 Kohn, "Social class and schizophrenia," p. 62.
36 Leighton, D. C., Hagnell, O., Leighton, A. H. *et al.*, "Psychiatric disorder in a Swedish and a Canadian community: An exploratory study," *Social Science and Medicine*, 5: 189–209, 1971.
37 Brown, G. W., Davidson, S., Harris, T. *et al.*, "Psychiatric disorder in London and North Uist," *Social Science and Medicine*, 11: 367–77, 1977; Rutter, M., Yule, B., Quinton, D. *et al.*, "Attainment and adjustment in two geographical areas: III. Some factors accounting for area differences," *British Journal of Psychiatry*, 126: 520–9, 1975.
38 Nielsen, J. and Nielsen, J. A., "A census study of mental illness in Samsö," *Psychological Medicine*, 7: 491–503, 1977.
39 Mandel, E., *Long Waves of Capitalist Development: The Marxist Interpretation*, Cambridge: Cambridge University Press, 1980; Saul, S. B., *The Myth of the Great Depression, 1873–1896*, London: Macmillan, 1969; Church, R. A., *The Great Victorian Boom, 1850–1873*, London: Macmillan, 1975.
40 Willcox, W. G., "A study in vital statistics," *Political Science Quarterly*, 8 (1), 1893.
41 Hooker, R. H., "On the correlation of the marriage rate with foreign trade," *Journal of the Royal Statistical Society*, 64: 485, 1901.
42 Ogburn, W. F. and Thomas, D. S., "The influence of the business cycle on certain social conditions," *Journal of the American Statistical Association*, 18: 324–40, 1922.
43 Thomas, D. S., *Social Aspects of the Business Cycle*, New York: Gordon & Breach, 1968. First published by Knopf in 1927.
44 Catalano, R. and Dooley, C. D., "Economic predictors of depressed mood and stressful life events in a metropolitan community," *Journal of Health and Social Behavior*, 18: 292–307, 1977; Dooley, D. and Catalano, R., "Economic, life, and disorder changes: Time-series analyzes," *American Journal of Community Psychology*, 7: 381–96, 1979.
45 Dooley and Catalano, op. cit., p. 393.
46 Dooley, D., Catalano, R., Jackson, R. and Brownell, A., "Economic, life, and symptom changes in a nonmetropolitan community," *Journal of Health and Social Behavior*, 22: 144–54, 1981.
47 Ibid.
48 Gore, S., "The effect of social support in moderating the health consequences of unemployment," *Journal of Health and Social Behavior*, 19: 157–65, 1978.

49 Brenner, M. H., *Estimating the Social Costs of National Economic Policy: Implications for Mental and Physical Health, and Criminal Aggression*, prepared for the Joint Economic Committee of the Congress of the United States, Washington, D.C.: U.S. Government Printing Office, 1976.
50 Ibid., p. 41.
51 Ibid., p. 39.
52 Kasl, S. V., "Mortality and the business cycle: Some questions about research strategies when utilizing macro-social and ecological data," *American Journal of Public Health*, 69: 784–8, 1979, p. 786.
53 Mandel, E., *Marxist Economic Theory*, vol. 1, translated by B. Pearcel, New York: Monthly Review Press, 1968, ch. 11.
54 Samuelson, P. A., *Economics*, 11th edn., New York: McGraw-Hill, 1980, ch. 14.
55 Eyer and Sterling, "Stress-related mortality;" Eyer, J., "Prosperity as a cause of death," *International Journal of Health Services*, 7: 125–50, 1977; Eyer, J., "Does unemployment cause the death rate peak in each business cycle? A multifactor model of death rate change," *International Journal of Health Services*, 7: 625–62, 1977.
56 Eyer and Sterling, "Stress-related mortality."
57 Bunn, A. R., "Ischaemic heart disease mortality and the business cycle in Australia," *American Journal of Public Health*, 69: 772–81, 1979.
58 Brenner, M. H., "Fetal, infant, and maternal mortality during periods of economic instability," *International Journal of Health Services*, 3: 145–59, 1973.
59 Hewitt, M., *Wives and Mothers in Victorian Industry*, Westport, Connecticut: Greenwood Press, 1958, pp. 115–16.
60 Ibid., chs. 2, 3, 8, 9, 10.
61 Thomas, *Social Aspects of the Business Cycle*, footnote on p. 111.
62 Kinnersly, P., *The Hazards of Work: How to Fight Them*, London: Pluto Press, 1973, cited in Doyal, *Political Economy of Health*, p. 67.
63 Doyal, *Political Economy of Health*, p. 74.
64 Lown *et al.*, "Sudden cardiac death;" Rahe, R. H., Bennett, L., Rorio, M. *et al.*, "Subjects' recent life changes and coronary heart disease in Finland," *American Journal of Psychiatry*, 130: 1222–6, 1973.
65 Rabkin, S. W., Mathewson, F. A. L. and Tate, R. B., "Chronobiology of cardiac sudden death in men," *Journal of the American Medical Association*, 244: 1357–8, 1980, p. 1358.
66 Rogot, E., Fabsitz, R. and Feinleib, M., "Daily variation in U.S.A. mortality," *American Journal of Epidemiology*, 103: 198–211, 1976.
67 Russek, H. I. and Zohman, B. L., "Relative significance of heredity, diet and occupational stress in coronary heart disease of young adults," *American Journal of Medical Science*, 235: 266–77, 1958.
68 Liljefors, I. and Rahe, R. H., "An identical twin study of psychosocial factors in coronary heart disease in Sweden," *Psychosomatic Medicine*, 32: 523 *et seq.*, 1970; Theorell, T. and Rahe, R. H., "Behavior and life satisfaction characteristics of Swedish subjects with myocardial infarction," *Journal of Chronic Disability*, 25: 139 *et seq.*, 1972; Flodérus, B., "Psycho-social factors in relation to coronary heart disease and associated risk factors," *Nordisk Hygienisk Tidskrift*, supplement 6, 1974.
69 Friedman, M., Rosenman, R. H. and Carroll, V., "Changes in the serum cholesterol and blood clotting time in men subjected to cyclic variation of occupational stress," *Circulation*, 17: 852–61, 1958.
70 Theorell, T., "Life events before and after the onset of a premature myocardial infarction," in Dohrenwend and Dohrenwend, *Stressful Life Events*, pp. 101–17.

71 Theorell, T., Lind, E. and Flodérus, B., "The relationship of disturbing life-changes and emotions to the early development of myocardial infarction and other serious illnesses," *International Journal of Epidemiology*, 4: 281–93, 1975.
72 Haynes, S. G., Feinleib, M., Levine, S. *et al.*, "The relationship of psychosocial factors to coronary heart disease in the Framingham Study: II. Prevalence of coronary heart disease," *American Journal of Epidemiology*, 107: 384–402, 1978.
73 Senate Bill 3916 (1972) sought

> to provide for research for solutions to the problems of alienation among American workers in all occupations and industries and technical assistance to those companies, unions, State and local governments seeking to find ways to deal with the problem.

Quoted in Rubin, L. B., *Worlds of Pain: Life in the Working Class Family*, New York: Basic Books, 1976, footnote on p. 233.
74 Marx, K., *The Economic and Philosophic Manuscripts of 1844*, New York: International Publishers, 1964; Novack G., "The problem of alienation," in E. Mandel and G. Novack, *The Marxist Theory of Alienation*, New York: Pathfinder Press, 1973, pp. 53–94; Ollman, B., *Alienation: Marx's Conception of Man in Capitalist Society*, Cambridge: Cambridge University Press, 1971.
75 Garson, B., *All the Livelong Day: The Meaning and Demeaning of Routine Work*, New York: Penguin, 1977, p. 95.
76 Ibid., p. 88.
77 Ibid., p. 204.
78 Terkel, S., *Working*, New York: Avon, 1975, p. 2.
79 Ibid., p. 3.
80 Rubin, *Worlds of Pain*, p. 169.
81 Ibid., p. 183.
82 Jahoda, M. and Rush, H., *Work, Employment and Unemployment*, University of Sussex Science Policy Research Unit Occasional Paper, no. 12, Brighton: University of Sussex, 1980, pp. 15–16.
83 Kornhauser, A., *Mental Health of the Industrial Worker: A Detroit Study*, New York: Wiley, 1965, p. 270.
84 Jahoda and Rush, *Work, Employment and Unemployment*, pp. 16–17.
85 Kornhauser, *Mental Health of the Industrial Worker*, pp. 260–2.
86 Kohn, M. L. and Schooler, C., "Occupational experience and psychological functioning: An assessment of reciprocal effects," *American Sociological Review*, 38: 97–118, 1973.
87 Dalgard, O. S., "Occupational experience and mental health, with special reference to closeness of supervision," *Psychiatry and Social Science*, 1: 29–42, 1981.
88 Kasl, S. V., "Changes in mental health status associated with job loss and retirement," in Barrett, Rose and Klerman, *Stress and Mental Disorder*, pp. 179–200. The reference is to pp. 182–3.
89 Ibid.; Kasl, S. V. and Cobb, S., "Blood pressure changes in men undergoing job loss: A preliminary report," *Psychosomatic Medicine*, 22: 19–38, 1970.
90 Liem, R. and Rayman, P., "Health and social costs of unemployment: Research and policy considerations," *American Psychologist*, 37: 1116–23, 1982.
91 Little, C., "Technical-professional unemployment: Middle-class adaptability to personal crisis," *Sociological Quarterly*, 17: 262–74, 1976.
92 Eisenberg, P. and Lazarsfeld, P. F., "The psychological effects of unemployment," *Psychological Bulletin*, 35: 358–90, 1938.

93 Liem and Rayman, "Health and social costs of unemployment," p. 1120.
94 Strangle, W. G., "Job loss: A psychological study of worker reactions to a plant closing in a company town in Southern Appalachia," Doctoral dissertation, School of Industrial and Labor Relations, Cornell University, Ithaca, New York, 1977.
95 Warr, P., "Studies of psychological well-being," presented at the British Psychological Society Symposium on Unemployment, London, 1980.
96 Parnes, H. S. and King, R., "Middle-aged job loser," *Industrial Gerontology*, 4: 77–95, 1977.
97 Lahelma, E., "Unemployment and mental well-being: Elaboration of the relationship," *International Journal of Health Services*, 22: 261–74, 1992.
98 Studnicka, M., Studnicka-Benke, A., Wögerbauer, G. et al., "Psychological health, self-reported physical health and health service use: Risk differential observed after one year of unemployment," *Social Psychiatry and Psychiatric Epidemiology*, 26: 86–91, 1991.
99 Hendry, L. B., Shucksmith, J. and Love, J. G., *Lifechances: Developing Adolescent Lifestyles*, London: Routledge, 1991.
100 Warr, P., Jackson, P. and Banks, M., "Unemployment and mental health: Some British studies," *Journal of Social Issues*, 44: 47–68, 1988.
101 Kessler, R. C., Turner, J. B. and House, J. S., "Effects of unemployment on health in a community survey: Main, modifying, and mediating effects," *Journal of Social Issues*, 44: 69–85, 1988.
102 Brenner, S-E. and Starrin, B., "Unemployment and health in Sweden: Public issues and private troubles," *Journal of Social Issues*, 44: 125–40, 1988.
103 Theorell, Lind and Flodérus, "Disturbing life changes."
104 Coates, Moyer and Wellman, "The Yorklea Study."
105 Eyer, J. and Sterling, P., "Stress-related mortality;" Brenner, *Social Costs of National Economic Policy*; Henry, A. F. and Short, J. F., *Suicide and Homicide*, Glencoe, Illinois: Free Press, 1954; Vigderhous, G. and Fishman, G., "The impact of unemployment and familial integration on changing suicide rates in the U.S.A., 1920–1969," *Social Psychiatry*, 13: 239–48, 1978; Hamermesh, D. S. and Soss, N. M., "An economic theory of suicide," *Journal of Political Economy*, 82: 83–98, 1974; Ahlburg, D. A. and Shapiro, M. O., "The darker side of unemployment," *Hospital and Community Psychiatry*, 34: 389, 1983.
106 Vigderhous and Fishman, "Impact of unemployment;" Ahlburg and Shapiro, "The darker side of unemployment."
107 Dooley, D., Catalano, R., Rook, K. and Serxner, S., "Economic stress and suicide: Multilevel analyzes. Part I: Aggregate time-series analyzes of economic stress and suicide," *Suicide and Life-Threatening Behavior*, 19: 321–36, 1989.
108 Pierce, A., "The economic cycle and the social suicide rate," *American Sociological Review*, 32: 457–62, 1967.
109 Personal communication from J. P. Marshall to D. Dooley and R. Catalano, cited in Dooley, D. and Catalano, R., "Economic change as a cause of behavioral disorder," *Psychological Bulletin*, 87: 450–68, 1980, p. 455; Yang, B., "The economy and suicide: A time-series study of the U.S.A.," *American Journal of Economics and Sociology*, 51: 87–99, 1992.
110 Durkheim, E., *Suicide*, Glencoe, Illinois: Free Press, 1951, p. 243.
111 Hamermesh and Soss, "An economic theory of suicide.'
112 Powell, E., "Occupation, status and suicide: Towards a redefinition of anomie," *American Social Review*, 22: 131–9, 1958.
113 Resnik, N. L. P. and Dizmang, L. H., "Observations on suicidal behavior among American Indians," *American Journal of Psychiatry*, 127: 58–63, 1971.

114 Dublin, L. I., *Suicide: A Sociological and Statistical Study*, New York: Ronald Press, 1963, ch. 8; Hamermesh and Soss, "An economic theory of suicide."
115 Yap, R. M., "Aging and mental health in Hong Kong," in R. H. Williams (ed.), *Processes of Aging: Social and Psychological Perspectives*, vol. 2, New York: Atherton, 1963, pp. 176–91.
116 Lendrum, F. C., "A thousand cases of attempted suicide," *American Journal of Psychiatry*, 13: 479–500, 1933; Sainsbury, P., *Suicide in London: An Ecological Study*, London: Chapman & Hall, 1955; Morris, J. B., Kovacs, M., Beck, A. and Wolffe, S., "Notes towards an epidemiology of urban suicide," *Comprehensive Psychiatry*, 15: 537–47, 1974; Sanborn, D. E., Sanborn, C. J. and Cimbolic, P., "Occupation and suicide," *Diseases of the Nervous System*, 35: 7–12, 1974; Shepherd, D. M. and Barraclough, B. M., "Work and suicide: An empirical investigation," *British Journal of Psychiatry*, 136: 469–78, 1980.
117 Olsen, J. and Lajer, M., "Violent death and unemployment in two trade unions in Denmark," *Social Psychiatry*, 14: 139–45, 1979.
118 Breed, W., "Occupational mobility and suicide among white males," *American Sociological Review*, 28: 179–88, 1963; Portersfield, A. L. and Gibbs, J. P., "Occupational prestige and social mobility of suicides in New Zealand," *American Journal of Sociology*, 66: 147–52, 1960; Sanborn, Sanborn and Cimbolic, "Occupation and suicide;" Shepherd and Barraclough, "Work and suicide."
119 Platt, S., "Unemployment and suicidal behaviour: A review of the literature," *Social Science and Medicine*, 19: 93–115, 1984.
120 Tuckman, J. and Labell, M., "Study of suicide in Philadelphia," *Public Health Reports*, 73: 547–53, 1958; Shepherd and Barraclough, "Work and suicide;" Fruensgaard, K., Bejaminsen, S., Joensen, S. and Helstrup, K., "Psychosocial characteristics of a group of unemployed patients consecutively admitted to a psychiatric emergency department," *Social Psychiatry*, 18: 137–44, 1983.
121 Rogot, Fabsitz and Feinleib, "Daily variation in U.S.A. mortality;" Baldamus, W., *The Structure of Sociological Inference*, New York: Barnes & Noble, 1976, p. 94. Curiously, Baldamus presents the data on the daily frequency of suicide declining from Monday to Sunday as an example of a phenomenon which defies explanation. This, he argues, is because of "the difficulty of visualizing a characteristic quality inherent in each day of the week." His experience of the work week is clearly different from that of the average working person.
122 Brenner, M. H., *Mental Illness and the Economy*, Cambridge, Massachusetts: Harvard University Press, 1973.
123 Pollock, H. M., "The Depression and mental disease in New York State," *American Journal of Psychiatry*, 91: 736–71, 1935; Mowrer, E. R., "A study of personal disorganization," *American Sociological Review*, 4: 475–87, 1939; Dayton, N. A., *New Facts on Mental Disorders: Study of 89,190 Cases*, Springfield, Illinois: Charles C. Thomas, 1940; Dunham, H. W., *Sociological Theory and Mental Disorder*, Detroit, Michigan: Wayne State University Press, 1959; Pugh, T. F. and MacMahon, B., *Epidemiologic Findings in the United States Mental Hospital Data*, Boston: Little, Brown, 1962.
124 Brenner, *Mental Illness and the Economy*, p. 45.
125 Marshall, J. R. and Funch, D. P., "Mental illness and the economy: A critique and partial replication," *Journal of Health and Social Behavior*, 20: 282–9, 1979.
126 Dear, M., Clark, G. and Clark, S., "Economic cycles and mental health care policy: An examination of the macro-context for social service planning," *Social Science and Medicine*, 136: 43–53, 1979.

127 Ahr, P. R., Gorodezky, M. J. and Cho, D. W., "Measuring the relationship of public psychiatric admissions to rising unemployment," *Hospital and Community Psychiatry*, 32: 398–401, 1981.
128 Parker, J. J., "Community mental health center admissions and the business cycle: A longitudinal study," Doctoral dissertation, Department of Sociology, University of Colorado, Boulder, 1979.
129 Brenner, *Mental Illness and the Economy*, ch. 9.
130 Ahr, Gorodezky and Cho, "Public psychiatric admissions;" Draughon, M., "Relationship between economic decline and mental hospital admissions continues to be significant," *Psychological Reports*, 36: 882, 1975.

3 RECOVERY FROM SCHIZOPHRENIA

1 Strecker, H. P., "Insulin treatment of schizophrenia," *Journal of Mental Science*, 84: 146–55, 1938; Freyhan, F. A., "Course and outcome of schizophrenia," *American Journal of Psychiatry*, 112: 161–7, 1955; Leiberman, D. M., Hoenig, J. and Auerback, I., "The effect of insulin coma and E.C.T. on the three year prognosis of schizophrenia," *Journal of Neurology, Neurosurgery and Psychiatry*, 20: 108–13, 1957; and Ödegard, Ö., "Changes in the prognosis of functional psychoses since the days of Kraepelin," *British Journal of Psychiatry*, 113: 813–22, 1967.
2 Kelly, D. H. W. and Sargant, W., "Present treatment of schizophrenia: A controlled follow-up study," *British Medical Journal*, 2: 147–50, 1965; Holmboe, R., Noreik, K. and Astrup, C., "Follow-up of functional psychoses at two Norwegian mental hospitals," *Acta Psychiatrica Scandinavica*, 44: 298–310, 1968; Gross, G. and Huber, G., "Zur Prognose der Schizophrenien," *Psychiatrica Clinica* (Basel), 6: 1–16, 1973; Cottman, S. B. and Mezey, A. G., "Community care and the prognosis of schizophrenia," *Acta Psychiatrica Scandinavica*, 53: 95–104, 1976; and Bland, R. C., Parker, J. H. and Orn, H., "Prognosis in schizophrenia: Prognostic predictors and outcome," *Archives of General Psychiatry*, 35: 72–7, 1978.
3 Lehmann, H. E., "Schizophrenia: Clinical features," in H. I. Kaplan, A. M. Freedman and B. J. Sadock (eds.), *Comprehensive Textbook of Psychiatry-III*, Baltimore: Williams & Wilkins, 1981, p. 1187.
4 Horwitz, W. A. and Kleinman, C., "Survey of cases discharged from the Psychiatric Institute and Hospital," *Psychiatric Quarterly*, 10: 72–85, 1936; Henisz, J. "A follow-up study of schizophrenic patients," *Comprehensive Psychiatry*, 7: 524–8, 1966; Bockoven, J. S. and Solomon, H. C., "Comparison of two five-year follow-up studies: 1947 to 1952 and 1967 to 1972," *American Journal of Psychiatry*, 132: 796–801, 1975; and Harrow, M., Grinker, R. R., Silverstein, M. L. and Holzman, P., "Is modern-day schizophrenic outcome still negative?" *American Journal of Psychiatry*, 135: 1156–62, 1978.
5 Stephen, J. H., "Long-term prognosis and follow-up in schizophrenia," *Schizophrenia Bulletin*, 4: 25–47, 1978.
6 Bleuler, M., "A 23-year longitudinal study of 208 schizophrenics and impressions in regard to the nature of schizophrenia," in D. Rosenthal and S. S. Kety, *The Transmission of Schizophrenia*, Oxford: Pergamon, 1968, p. 3.
7 Ibid., p. 5.
8 Ibid., p. 6.
9 The studies included in Table 3.1 are listed in the general bibliography.
10 Kirchhof, T., *Geschichte der Psychiatrie*, Leipzig: Franz Deuticke, 1912.
11 Source of unemployment statistics: U.S., 1881–9, Eyer, J. and Sterling, P.,

"Stress-related mortality and social organization," *Review of Radical Political Economics*, 9: 1–44, 1977; 1890–1970, U.S. Bureau of the Census, *Historical Statistics of the United States: Colonial Times to 1970: Part I*, Washington, D.C.: 1975; 1970–1985, U.S. Bureau of the Census, *Statistical Abstract of the United States: 1990*, Washington, D.C.: 1990; U.K., 1881–7, Mitchell, B. R. and Deane, P., *Abstract of British Historical Statistics*, Cambridge: Cambridge University Press, 1962; 1888–1970, Mitchell, B. R., *European Historical Statistics, 1750–1970*, New York: Columbia University Press, 1978; 1970–1985, Organisation for Economic Cooperation and Development, *Labour Force Statistics*, Paris: 1992.

12 Lehmann, "Schizophrenia: Clinical features," p. 1178.
13 American Psychiatric Association, *Diagnostic and Statistical Manual of Mental Disorder*, 3rd edn. (DSM-III), Washington, D.C., 1980.

4 DEINSTITUTIONALIZATION

1 Davis, J. M., "Organic therapies," in H. I. Kaplan, A. M. Freedman and B. J. Sadock (eds.), *Comprehensive Textbook of Psychiatry-III*, Baltimore: Williams & Wilkins, 1981, pp. 2257–89. The quotation is on p. 2257.
2 Ödegard, Ö., "Pattern of discharge from Norwegian psychiatric hospitals before and after the introduction of the psychotropic drugs," *American Journal of Psychiatry*, 120: 772–8, 1964.
3 Norton, A., "Mental hospital ins and outs: A survey of patients admitted to a mental hospital in the past 30 years," *British Medical Journal*, i: 528–36, 1961.
4 Shepherd, M., Goodman, N. and Watt, D. C., "The application of hospital statistics in the evaluation of pharmacotherapy in a psychiatric population," *Comprehensive Psychiatry*, 2: 11–19, 1961.
5 Lewis, A., untitled paper, in R. B. Bradley, P. Deniker and C. Radouco-Thomas (eds.), *Neuropsychopharmacology*, vol. 1, Amsterdam: Elsevier, 1959, pp. 207–12, cited in Scull, A., *Decarceration: Community Treatment and the Deviant – A Radical View*, Englewood Cliffs, New Jersey: Prentice-Hall, 1977, p. 82.
6 Pugh, T. F. and MacMahon, B., *Epidemiologic Findings in United States Mental Hospital Data*, Boston: Little, Brown, 1962.
7 Chittick, R. A., Brooks, G. W. and Deane, W. N., *Vermont Project for the Rehabilitation of Chronic Schizophrenic Patients: Progress Report*, Vermont State Hospital, 1959, cited in Scull, *Decarceration*, p. 82.
8 Epstein, L. J., Morgan, R. D. and Reynolds, L., "An approach to the effect of ataraxic drugs on hospital release rates," *American Journal of Psychiatry*, 119: 36–45, 1962.
9 Linn, E. L., "Drug therapy, milieu change, and release from a mental hospital," *Archives of Neurology and Psychiatry*, 81: 785–94, 1959.
10 Brill, H. and Patton, R. E., "Analysis of population reduction in New York State mental hospitals during the first four years of large-scale therapy with psychotropic drugs," *American Journal of Psychiatry*, 116: 495–509, 1959, p. 495.
11 Scull, *Decarceration*, p. 83.
12 Davis, "Organic therapies," p. 2257.
13 Freudenberg, R. K., Bennet, D. H. and May, A. R., "The relative importance of physical and community methods in the treatment of schizophrenia," in *International Congress of Psychiatry, Zurich, 1957*, Fussli, 1959, pp. 157–78. Quotation is from p. 159.

14 All of the information in this paragraph is from Clark, D. H., *Social Therapy in Psychiatry*, Baltimore: Penguin, 1974, pp. 22–5; and Langsley, D. G., "Community psychiatry," in Kaplan, Freedman and Sadock, *Comprehensive Textbook of Psychiatry*, pp. 2836–53. The reference is to pp. 2839–40.
15 Jones, M., *Social Psychiatry in Practice*, Baltimore: Penguin, 1968, p. 17; Clark, *Social Therapy in Psychiatry*, p. 29.
16 Clark, *Social Therapy in Psychiatry*, pp. 25–6.
17 Ödegard, "Pattern of discharge," p. 776.
18 Rathod, N. H., "Tranquillisers and patients' environment," *Lancet*, i: 611–13, 1958.
19 The statistics in this paragraph are from Scull, *Decarceration*, p. 149.
20 Bassuk, E. L. and Gerson, S., "Deinstitutionalization and mental health services," *Scientific American*, 238(2): 46–53, February 1978, p. 50.
21 These examples are from Langsley, "Community psychiatry," p. 2847; and Lamb, H. R. and Goertzel, V., "The demise of the state hospital: A premature obituary?" *Archives of General Psychiatry*, 26: 489–95, 1972.
22 Lehman, A. F., Ward, N. C. and Linn, L. S., "Chronic mental patients: The quality of life issue," *American Journal of Psychiatry*, 139: 1271–6, 1982.
23 Lamb, H. R., "The new asylums in the community," *Archives of General Psychiatry*, 36: 129–34, 1979.
24 Van Putten, T. and Spar, J. E., "The board and care home: Does it deserve a bad press?" *Hospital and Community Psychiatry*, 30: 461–4, 1979. This reference is to pp. 461–2.
25 Bassuk and Gerson, "Deinstitutionalization," p. 49.
26 Morgan, C. H., "Service delivery models." Prepared for the Special National Workshop on Mental Health Services in Local Jails, Baltimore, Maryland, September 27–9, 1978; Gibbs, J. J., "Psychological and behavioral pathology in jails: A review of the literature," presented at the Special National Workshop on Mental Health Services in Local Jails, 1978; Olds, E., *A Study of the Homeless, Sick and Alcoholic Persons in the Baltimore City Jail*, Baltimore: Baltimore Council of Social Agencies, 1956; Arthur Bolton Associates, Report to the California State Legislature, October 1976; Swank, G. E. and Winer, D., "Occurrence of psychiatric disorder in a county jail population," *American Journal of Psychiatry*, 133: 1331–6, 1976; unidentified author, "Mental ill inmates untreated, says GAO," *Psychiatric News*, February 6, 1981, p. 1; Torrey, E. F., Stieber, J., Ezekiel, J. et al., *Criminalizing the Seriously Mentally Ill: The Abuse of Jails as Mental Hospitals*, Washington, D.C.: Public Citizens Health Research Group, 1992, pp. iv and 15.
27 Roth, L. H. and Ervin, F. R., "Psychiatric care of federal prisoners," *American Journal of Psychiatry*, 128: 424–30, 1971.
28 Rollin, H., "From patients into vagrants," *New Society*, January 15, 1970, pp. 90–3.
29 Tidmarsh, D. and Wood, S., "Psychiatric aspects of destitution: A study of the Camberwell Reception Centre," in J. K. Wing and A. M. Haily (eds.), *Evaluating a Community Psychiatric Service: The Camberwell Register 1964–1971*, London: Oxford University Press, 1972, pp. 327–40.
30 Rollin, "From patients into vagrants," p. 92; National Schizophrenia Fellowship, *Home Sweet Nothing: The Plight of Sufferers from Chronic Schizophrenia*, Surbiton: 1971; Coid, J., "How many psychiatric patients in prison?" *British Journal of Psychiatry*, 145: 78–86, 1984; Gunn, J., Maden, A. and Swinton, M., "Treatment needs of prisoners with psychiatric disorders," *British Medical Journal*, 303: 338–41, 1991.

31 Morris, B., "Recent developments in the care, treatment, and rehabilitation of the chronic mentally ill in Britain," *Hospital and Community Psychiatry*, 34: 159–63, 1983.
32 Korer, J., *Not the Same as You: The Social Situation of 190 Schizophrenics Living in the Community*, Dalston, London: Psychiatric Rehabilitation Association, 1978; Ebringer, L. and Christie-Brown, J. R. W., "Social deprivation amongst short stay psychiatric patients," *British Journal of Psychiatry*, 136: 46–52, 1980.
33 Hencke, D., "Squalor in mental homes kept secret," *Guardian*, July 20, 1983, p. 1; Hencke, D., "Hospital report reveals faults," *Guardian*, July 22, 1983, p. 3.
34 Scull, *Decarceration*, p. 152.
35 Fraser, D., *The Evolution of the British Welfare State: A History of Social Policy Since the Industrial Revolution*, New York: Harper & Row, 1973, pp. 212–16; Leiby, J., *A History of Social Welfare and Social Work in the United States*, New York: Columbia University Press, 1978, p. 289.
36 Ödegard, Ö., "Changes in the prognosis of functional psychoses since the days of Kraepelin," *British Journal of Psychiatry*, 113: 813–22, 1967, p. 819.
37 Foucault, M., *Madness and Civilization: A History of Insanity in the Age of Reason*, New York: Vintage Books, 1965, p. 49.
38 Parry-Jones, W. L., *The Trade in Lunacy: A Study of Private Madhouses in England in the Eighteenth and Nineteenth Centuries*, London: Routledge & Kegan Paul, 1972, p. 72.
39 All the material in this paragraph is taken from Sinfield, A., *What Unemployment Means*, Oxford: Martin Robertson, 1981, pp. 130–1.
40 Clark, *Social Therapy in Psychiatry*, p. 23.
41 Ödegard, "Prognosis of functional psychoses," p. 819.
42 Pugh and MacMahon, *Epidemiologic Findings*.
43 Camberwell Group prevalence study, 1965, cited in Torrey, E. F., *Schizophrenia and Civilization*, New York: Jason Aronson, 1980, p. 89.
44 McGowan, J. F. and Porter, T. L., *An Introduction to the Vocational Rehabilitation Process*, Washington, D.C.: U.S. Department of Health, Education and Welfare, Vocational Rehabilitation Administration, 1967.
45 Tizard, J. and O'Connor, N., "The employment of high-grade mental defectives. I," *American Journal of Mental Deficiency*, 54: 563–76, 1950.
46 Field, M. G. and Aronson, J., "The institutional framework of Soviet psychiatry," *Journal of Nervous and Mental Disease*, 138: 305–22, 1964; Field, M. G. and Aronson, J., "Soviet community mental health services and work therapy: A report of two visits," *Community Mental Health Journal*, 1: 81–90, 1965; Hein, G., "Social psychiatric treatment of schizophrenia in the Soviet Union," *International Journal of Psychiatry*, 6: 346–62, 1968; Gorman, M., 'Soviet psychiatry and the Russian citizen," *International Journal of Psychiatry*, 8: 841–55, 1969.
47 Maxwell Jones, personal communication.
48 Maddison, A., *Economic Growth in the West*, New York: Twentieth Century Fund, 1964, p. 220.
49 de Plato, G. and Minguzzi, G. F., "A short history of psychiatric renewal in Italy," *Psychiatry and Social Science*, 1: 71–7, 1981.
50 Donnelly, M., *The Politics of Mental Health in Italy*, London: Routledge, 1992.
51 For a fuller discussion of this analysis see Warner, R., "Mental hospital and prison use: An international comparison," *Mental Health Administration*, 10: 239–58, 1983.
52 World Health Organization, *World Health Statistics Annual 1977*, vol. III, Geneva: 1977; Maxwell Jones and Loren Mosher, personal communications.

53 Field and Aronson, "Institutional framework of Soviet psychiatry;" Field and Aronson, "Soviet community mental health;" Hein, "Soviet psychiatric treatment;" Gorman, "Soviet psychiatry;" Wing, J. R., *Reasoning About Madness*, New York: Oxford University Press, 1978.

5 MADNESS AND THE INDUSTRIAL REVOLUTION

1 Charles-Gaspard de la Rive, a Swiss doctor. Quoted in Foucault, M., *Madness and Civilization: A History of Insanity in the Age of Reason*, New York: Vintage Books, 1973, p. 242. Also quoted in Jones, K., *A History of the Mental Health Services*, London: Routledge & Kegan Paul, 1972, p. 47. According to Foucault the passage appeared in a letter to the editors of the *Bibliothèque Britannique*; according to Jones it was written in the visitors' book of the Retreat. One assumes both are correct, and that Dr. de la Rive used the same material twice.
2 Daniel Hack Tuke stated that the name Retreat was suggested by his grandmother, William Tuke's daughter-in-law, to convey the idea of a haven. Quoted by Jones, *History of Mental Health Services*, p. 47.
3 These details of moral treatment at the York Retreat are drawn from the following sources: Mora, G., "Historical and theoretical trends in psychiatry," in H. I. Kaplan, A. M. Freedman and B. J. Sadock (eds.), *Comprehensive Textbook of Psychiatry-III*, Baltimore: Williams & Wilkins, 1980, pp. 4–98. The reference is to pp. 55–7; Jones, *History of Mental Health Services*, pp. 45–54; Foucault, *Madness and Civilization*, pp. 241–55.
4 Thurnam, J., *Observations and Essays on the Statistics of Insanity*, London: Simpkin, Marshall, 1845, reprint edition New York: Arno Press, 1976. Quoted in Jones, *History of Mental Health Services*, p. 66.
5 Both passages are from Godfrey Higgins' letter to the *York Herald*, 10 January 1814. Quoted in Jones, *History of Mental Health Services*, p. 70.
6 Both quotations are from Dickens, C. and Wills, W. H., "A curious dance around a curious tree," in H. Stone (ed.), *Charles Dickens' Uncollected Writings from Household Words 1850–1859*, Bloomington: Indiana University Press, 1968, pp. 381–91. The passages quoted are on pp. 382–3.
7 Parry-Jones, W. L., *The Trade in Lunacy: A Study of Private Madhouses in England in the Eighteenth and Nineteenth Centuries*, London: Routledge & Kegan Paul, 1972, p. 289.
8 Scull, A., "Moral treatment reconsidered: Some sociological comments on an episode in the history of British psychiatry," in A. Scull (ed.), *Madhouses, Mad-doctors, and Madmen: The Social History of Psychiatry in the Victorian Era*, Philadelphia: University of Pennsylvania Press, 1981, pp. 105–18. This reference is on p. 107.
9 Foucault, *Madness and Civilization*, p. 68.
10 Ibid., pp. 74–5.
11 Ibid., pp. 68–78; Scull, "Moral treatment reconsidered," pp. 106–10.
12 Dr. de la Rive's remarks are translated from the original French which was quoted in Jones, *History of Mental Health Services*, p. 49.
13 *Regolamento dei Regi Spedali di Santa Maria Nuova de Bonifazio*. Hospital regulations prepared under the supervision of Vincenzo Chiarugi in 1793. Quoted in Mora, "Historical and theoretical trends," p. 55.
14 Daquin, J., *La Philosophie de la folie*, Chambéry, 1791, cited in Mora, "Historical and theoretical trends," p. 57.
15 Mora, "Historical and theoretical trends," p. 54.
16 Jones, *History of Mental Health Services*, p. 44.

17 Ferriar, J., *Medical Histories and Reflections* (3 vols.), London: Cadell & Davies, vol. 2, pp. 111–12. Quoted in Scull, "Moral treatment reconsidered," p. 106.
18 Mora, "Historical and theoretical trends," pp. 58–9.
19 Ibid., p. 54.
20 Hobsbaum, E. J., *The Age of Revolution 1789–1848*, New York: New American Library, p. 37.
21 Ibid., p. xv.
22 Ibid., p. 46.
23 Ibid., p. 38.
24 Ibid., pp. 40, 103.
25 Ibid., pp. 72, 77.
26 Tuma, E. H., *European Economic History: Tenth Century to the Present*, Palo Alto, California: Pacific Books, 1979, p. 202.
27 Hobsbaum, *Age of Revolution*, p. 79.
28 Inglis, B., *Poverty and the Industrial Revolution*, London: Panther Books, 1972, p. 78; Piven, F. F. and Cloward, R. A., *Regulating the Poor: The Functions of Public Welfare*, New York: Vintage Books, 1972, p. 21.
29 Ashton, T. S., *The Industrial Revolution 1760–1830*, Oxford: Oxford University Press, 1968, p. 46.
30 Ibid., p. 46.
31 Hobsbawm, *Age of Revolution*, pp. 93, 212.
32 Maidstone Poor Law authorities. Quoted in Jones, *History of Mental Health Services*, p. 18.
33 Jones, *History of Mental Health Services*, p. 18.
34 Ibid., pp. 10–12.
35 Parry-Jones, *Trade in Lunacy*, p. 30.
36 Scull, A., *Museums of Madness: The Social Organization of Insanity in Nineteenth-Century England*, London: Allen Lane (New York: St. Martin's Press), 1979, p. 39.
37 Ibid., pp. 27–34, 247; Jones, *History of Mental Health Services*, pp. 88–9.
38 Foucault, *Madness and Civilization*, p. 232.
39 Ibid., pp. 234–40.
40 Parry-Jones, *Trade in Lunacy*, p. 204.
41 Scull, *Museums of Madness*, pp. 71–3; Scull, "Moral treatment reconsidered,' pp. 112–15.
42 It had been difficult enough to maintain mentally disabled relatives at home before the Industrial Revolution, as revealed by a cottager's petition of 1681 in the Lancashire Quarter Sessions Records, quoted in Allderidge, P., "Hospitals, madhouses and asylums: Cycles in the care of the insane," *British Journal of Psychiatry*, 134: 321–34, 1979, p. 327.
43 Best, G., *Mid-Victorian Britain 1851–70*, Bungay, Suffolk: Fontana, 1979, p. 161.
44 Scull, *Museums of Madness*, pp. 224, 244.
45 Jones, *History of Mental Health Services*, pp. 48, 123.
46 Ibid., pp. 93–6.
47 Thurnam, *Statistics of Insanity*, pp. 138–9.
48 Walton, J., "The treatment of pauper lunatics in Victorian England: The case of Lancaster Asylum, 1816–1870," in Scull, *Madhouses, Mad-doctors, and Madmen*, pp. 166–97. This reference is on p. 168. Jones, *History of Mental Health Services*, pp. 114–21.
49 Walton, "Pauper lunatics in Victorian England," p. 180.

50 Ibid., pp. 186–91; Scull, *Museums of Madness*, pp. 214–18.
51 Parry-Jones, *Trade in Lunacy*, p. 290.
52 Ibid., p. 288.
53 Ibid., p. 177.
54 Ibid., p. 175.
55 Ibid., pp. 175, 185.
56 Ibid., pp. 154, 185–6.
57 Thurnam, *Statistics of Insanity*, p. 36.
58 Ibid., calculated from Table 12.
59 Tuke, D. H., *Chapters in the History of the Insane in the British Isles*, London: Kegan Paul, Trench, 1882, p. 491.
60 Walton, "Pauper lunatics in Victorian England," p. 182.
61 For a discussion of the standard of living debate see: Taylor, A. J. (ed.), *The Standard of Living in Britain in the Industrial Revolution*, London: Methuen, 1975.
62 Harrison, J. F. C., *Early Victorian Britain 1832–51*, Bungay, Suffolk: Fontana, 1979, p. 34; Hobsbawm, E. J., *Labouring Men: Studies in the History of Labour*, London: Weidenfeld & Nicolson, 1968, pp. 72–82.
63 Mayhew, H., *London Labour and the London Poor II*, p. 338. Quoted in E. P. Thompson, *The Making of the English Working Class*, New York: Vintage Books, 1966, p. 250.
64 Hobsbawm, E. J., *Industry and Empire*, Harmondsworth, Middlesex: Penguin, 1969, p. 161.
65 Church, R. A., *The Great Victorian Boom 1850–1873*, London: Macmillan, 1975, pp. 72–3.
66 Piven and Cloward, *Regulating the Poor*, pp. 32–8.
67 Flinn, M. W., *British Population Growth 1700–1850*, London: Macmillan, 1970, p. 57; Kemmerer, D. L. and Hunter, M. H., *Economic History of the United States*, Totowa, New Jersey: Littlefield, Adams, 1967, pp. 61, 65; Boorstin, D. J., *The Americans: Volume II: The National Experience*, Harmondsworth, Middlesex: Penguin, p. 46.
68 Boorstin, *The National Experience*, p. 51.
69 Hunt, E. H., *British Labour History 1815–1914*, London: Weidenfeld & Nicolson, 1981, p. 108; Tucker, R. S., "Real wages of artisans in London, 1729–1935," in Taylor, *Standard of Living in the Industrial Revolution*, p. 33.
70 Rothman, D. J., *The Discovery of the Asylum: Social Order and Disorder in the New Republic*, Boston: Little, Brown, 1971, p. 158.
71 Ibid., p. 160.
72 Ibid., pp. 160, 205.
73 Garraty, J. A., *Unemployment in History: Economic Thought and Public Policy*, New York: Harper, 1979, p. 109.
74 This material on the corporate asylums is drawn from Scull, A., "The discovery of the asylum revisited: Lunacy reform in the new American republic," in Scull, *Madhouses, Mad-doctors, and Madmen*, pp. 144–65; and Rothman, *Discovery of the Asylum*, pp. 130–54.
75 For example, see Caplan, R. B., *Psychiatry and the Community in Nineteenth-Century America*, New York: Basic Books, 1969, p. 4.
76 Mora, "Historical and theoretical trends," p. 62.
77 Rothman, *Discovery of the Asylum*, p. 277.
78 Ibid., p. 151.
79 Dain, N., *Disordered Minds: The First Century of Eastern State Hospital in Williamsburg, Virginia 1766–1866*, Williamsburg, Virginia: Colonial Williamsburg Foundation, 1971, pp. 66, 107.

80 The Boston Prison Discipline Society report. Quoted in Dain, *Disordered Minds*, p. 62.
81 Dain, *Disordered Minds*, pp. 43, 127.
82 Grob, G. N., *Mental Institutions in America: Social Policy to 1875*, New York: Free Press, 1973, p. 392.
83 Rothman, *Discovery of the Asylum*, pp. 144–51; Dain, N., *Concepts of Insanity in the United States, 1789–1865*, New Brunswick, New Jersey: Rutgers University Press, p. 128.
84 Bockoven, J. S., "Moral treatment in American psychiatry," *Journal of Nervous and Mental Disease*, 124: 167–94, 292–321, 1956. This reference is to p. 181.
85 Thurnam, *Statistics of Insanity*, Table 16.
86 Rothman, *Discovery of the Asylum*, p. 149.
87 Dickens, C., *American Notes for General Circulation*, Harmondsworth, Middlesex: Penguin, 1972, p. 97.
88 Ibid., p. 122.
89 Ibid., p. 140.
90 Dickens and Wills, "A curious dance," p. 386–91.
91 Dickens, *American Notes*, p. 141.
92 Rothman, *Discovery of the Asylum*, p. 283.
93 Ibid., pp. 144–6.
94 Caplan, *Psychiatry and the Community*, p. 43.
95 Ibid., pp. 37–8; Grob, *Mental Institutions in America*, p. 179.
96 Hall, B., *Travels in North America in the Years 1827 and 1828*, Edinburgh: Cadell, 1829. Quoted in Bromberg, W., *From Shaman to Psychotherapist: A History of the Treatment of Mental Illness*, Chicago: Henry Regnery, 1975, p. 124; and cited in Caplan, *Psychiatry and the Community*, p. 90; and in Tourney, G., "A history of therapeutic fashions in psychiatry, 1800–1966," *American Journal of Psychiatry*, 124: 784–96, 1967. According to Scull in "Discovery of the asylum revisited," p. 164. E. S. Abdy made similar remarks in his *Journal of a Residence and Tour in the United States of North America*, London: Murray, 1835.
97 Bromberg, *Shaman to Psychotherapist*, p. 125.
98 Quoted in Bromberg, *Shaman to Psychotherapist*, p. 125.
99 Deutsch, A., *The Mentally Ill in America*, New York: Columbia University Press, 1949, ch. 11.
100 See Caplan, *Psychiatry and the Community*, pp. 90–1 for a detailed list of the flaws in the recovery statistics.
101 Bromberg, *Shaman to Psychotherapist*, p. 124; Parry-Jones, *Trade in Lunacy*, pp. 202–5.
102 Thurnam, *Statistics of Insanity*, p. 57.
103 Ibid., Table 6.
104 Pliny Earle published his views on the curability of insanity as an article in 1876, and later in book form: *The Curability of Insanity: A Series of Studies*, Philadelphia: Lippincott, 1887. See Rothman, *Discovery of the Asylum*, p. 268; Caplan, *Psychiatry and the Community*, p. 93; Bromberg, *Shaman to Psychotherapist*, p. 126.
105 Bockoven, J. S., *Moral Treatment in Community Mental Health*, New York: Springer, 1972, ch. 5.
106 Rothman, *Discovery of the Asylum*, p. 357.
107 Bockoven, *Moral Treatment*, p. 67.
108 An exception would be Grob, *Mental Institutions in America*, pp. 184–5. After

reviewing Dr. Park's follow-up study of Dr. Woodward's patients, Grob concludes that it indicates "a record that compares quite favorably with mid-twentieth century discharge rates from mental hospitals."
109 Ray, I., *American Journal of Insanity*, 16: 1–2, 1861–2. Quoted in Caplan, *Psychiatry and the Community*, pp. 73–4.
110 Rothman, *Discovery of the Asylum*, p. 266.
111 Ibid., p. 281; Scull, "Discovery of the asylum revisited," pp. 157–9.
112 Scull, "Discovery of the asylum revisited," p. 159.
113 Mora, "Historical and theoretical trends," p. 73.
114 "The German asylum tradition issued more from the prison than the monastery, and this is, according to Kirchhof, the reason for their tremendous use of coercive measures." Ellenburger, H. F., "Psychiatry from ancient to modern times," in S. Arieti (ed.), *American Handbook of Psychiatry*, vol. I, New York: Basic Books, 1974, pp. 3–27. This reference is on p. 22.

6 LABOR, POVERTY AND SCHIZOPHRENIA

1 Brenner, M. H., *Mental Illness and the Economy*, Cambridge, Massachusetts: Harvard University Press, 1973, p. 207.
2 Scull, A. T., *Decarceration: Community Treatment and the Deviant – A Radical View*, Englewood Cliffs, New Jersey: Prentice-Hall, 1977, p. 157; Sharfstein, S. S. and Nafziger, J. C., "Community care: Costs and benefits for a chronic patient," *Hospital and Community Psychiatry*, 27: 170–3, 1976; Murphy, J. G. and Datel, W. E., "A cost-benefit analysis of community versus institutional living," *Hospital and Community Psychiatry*, 27: 165–70, 1976.
3 All quotations in this paragraph are drawn from Marsden, D. and Duff, E., *Workless: Some Unemployed Men and Their Families*, Baltimore: Penguin, 1975, pp. 191–202.
4 Eisenberg, P. and Lazarsfeld, P. F., "The psychological effects of unemployment," *Psychological Bulletin*, 35: 358–90, 1938; The Pilgrim Trust, *Men Without Work*, New York: Greenwood Press, 1968, p. 143 *et seq.*
5 Bemporad, J. R. and Pinsker, H., "Schizophrenia: The manifest symptomatology," in S. Arieti and E. B. Brody (eds.), *American Handbook of Psychiatry*, vol. III, New York: Basic Books, 1974, pp. 525–50. The quotation is on p. 540.
6 Marsden and Duff, *Workless*, p. 211.
7 Israeli, N., "Distress in the outlook of Lancashire and Scottish unemployed," *Journal of Applied Psychology*, 19: 67–9, 1935.
8 Ibid., p. 67.
9 Brenner, *Mental Illness and the Economy*, pp. 38, 56, 169.
10 Brown, G. W., Birley, J. L. T. and Wing, J. K., "Influence of family life on the course of schizophrenic disorders: A replication," *British Journal of Psychiatry*, 121: 241–58, 1972; Vaughn, C. E. and Leff, J. P., "The influence of family and social factors on the course of psychiatric illness," *British Journal of Psychiatry*, 129: 125–37, 1976.
11 Leff, J., "Preventing relapse in schizophrenia," presented at the World Psychiatric Association Regional Meeting, New York City, October 30–November 3, 1981.
12 Brown, G. W., Bone, M., Dalison, B. *et al.*, *Schizophrenia and Social Care*, London: Oxford University Press, 1966.
13 Wing, J. K. and Brown, G. W., *Institutionalism and Schizophrenia*, London: Cambridge University Press, 1970.

14 Huessy, H. R., "Discussion," *Schizophrenia Bulletin*, 7: 178–80, 1981.
15 Brown, G. W. and Birley, J. L. T., "Crises and life changes and the onset of schizophrenia," *Journal of Health and Social Behavior*, 9: 203–14, 1968.
16 Engels, F., *The Condition of the Working Class in England*, London: Granada, 1969, p. 117. First published in Leipzig in 1845.
17 Marx, K., *Capital*, vol. I, New York: International Publishers, 1967; reproduction of the English edition of 1887, p. 632.
18 Ibid., p. 643.
19 Ibid., pp. 743–4.
20 Ibid., p. 644.
21 Braverman, H., *Labor and Monopoly Capital: The Degradation of Work in the Twentieth Century*, New York: Monthly Review Press, 1974, pp. 386–401.
22 Anderson, C. H., *The Political Economy of Class*, Englewood Cliffs, New Jersey: Prentice-Hall, 1974, p. 149.
23 Silk, L., "Stocks jump as jobs slump: So what's next?," *New York Times*, October 10, 1982, p. E1; Pear, R., "Ranks of U.S. poor reach 35.7 million, the most since '64," *New York Times*, September 4, 1992, pp. A1 and A10; Bovee, T., "More American workers holding low-paying jobs," Associated Press report in *Boulder Daily Camera*, May 12, 1992, p. 5A.
24 Mora, G., "Historical and theoretical trends in psychiatry," in H. I. Kaplan, A. M. Freedman and B. J. Sadock (eds.), *Comprehensive Textbook of Psychiatry-III*, Baltimore: Williams & Wilkins, 1980, pp. 4–98. The material in this paragraph is from pp. 73–91.
25 Scull, A. T., *Museums of Madness: The Social Organization of Insanity in Nineteenth Century England*, London: Allen Lane (New York: St. Martin's Press), 1979, pp. 196–9.
26 Clark, D. H., *Social Therapy in Psychiatry*, Baltimore: Penguin, 1974, p. 23.
27 Mora, "Historical and theoretical trends," pp. 80, 90.
28 Among those making an ideological switch in tune with the economy was psychiatrist Werner Mendel, nationally recognized in the 1970s for his advocacy of community treatment of schizophrenia. Appearing for the City and County of Denver, the defendants in the case, Dr. Mendel modified his earlier views and testified that community care and vocational rehabilitation for schizophrenic people just do not work. In his deposition of May 7, 1983, for the Probate Court (case number 81-MH-270) and the District Court (civil action number 81-CV-6961) of the City and County of Denver, he claimed that it would be just as well for schizophrenic people if the whole mental health profession disappeared overnight. His pessimistic appraisal grew largely out of his own research and experience with a program treating psychotic patients in Los Angeles through a period of increasing unemployment and declining mental health funds.
29 For positive evaluations of the efficacy of psychosocial treatment and community support systems see Mosher, L. R. and Keith, S. J., "Psychosocial treatment: Individual, group, family, and community support approaches," *Schizophrenia Bulletin*, 6: 11–41, 1980; Stein, L. I. and Test, M. A., "Alternative to mental hospital treatment: I. Conceptual model, treatment program, and clinical evaluation," *Archives of General Psychiatry*, 37: 392–7, 1980; Weisbrod, B. A., Test, M. A. and Stein, L. I., "Alternative to mental hospital treatment: II. Economic benefit-cost analysis," *Archives of General Psychiatry*, 37: 400–51, 1980; Test, M. A. and Stein, L. I., "Alternative to mental hospital treatment: III. Social cost," *Archives of General Psychiatry*, 37: 409–12, 1980; Pasamanick, G., Scarpitti, F. and Dinitz, S., *Schizophrenics in the Community: An Experimental Study in the Prevention of Hospitalization*, New York: Appleton-Century-Crofts,

1967; Mosher, L. R., Menn, A. Z. and Mathews, S., "Soteria: Evaluation of a home-based treatment for schizophrenia," *American Journal of Orthopsychiatry*, 45: 455–69, 1975; Polak, P. R. and Kirby, M. W., "A model to replace psychiatric hospitals," *Journal of Nervous and Mental Disease*, 162: 13–22, 1976.
30 Aronson, E., *The Social Animal*, 2nd edn., San Francisco: W. H. Freeman, 1976, pp. 186–9.
31 Clark, *Social Therapy in Psychiatry*, ch. 2.
32 Carstairs, G. M., "Advances in psychological medicine," *Practitioner*, Symposium on Advances in Treatment, 187: 495–504, 1961. Quoted in Jones, K., *A History of the Mental Health Services*, London: Routledge & Kegan Paul, 1972, p. 292.
33 Star, S., "The public's idea of mental illness," presented at National Association for Mental Health meeting, Chicago, Illinois, November 1955; Cumming, E. and Cumming, J., *Closed Ranks: An Experiment in Mental Health Education*, Cambridge, Massachusetts: Harvard University Press, 1957; Nunally, J. C., *Popular Conceptions of Mental Health*, New York: Holt, Rinehart & Winston, 1961.
34 Lemkau, P. V. and Crocetti, G. M., "An urban population's opinion and knowledge about mental illness," *American Journal of Psychiatry*, 118: 692–700, 1962; Meyer, J. K., "Attitudes toward mental illness in a Maryland community," *Public Health Reports*, 79: 769–72, 1964.
35 D'Arcy, C. and Brockman, J., "Changing public recognition of psychiatric symptoms? Blackfoot revisited," *Journal of Health and Social Behavior*, 17: 302–10, 1976; Olmsted, D. W. and Durham, K., "Stability of mental health attitudes: A semantic differential study," *Journal of Health and Social Behavior*, 17: 35–44, 1976.
36 Jones, *History of Mental Health Services*, p. 291.
37 Ibid., pp. 283, 289–91, 304.
38 Dickens, C., *American Notes for General Circulation*, Harmondsworth, Middlesex: Penguin, 1972; first published 1842, p. 100.
39 Clark, *Social Therapy in Psychiatry*, p. 21.
40 Brenner, *Mental Illness and the Economy*, pp. 170–2.
41 Thurnam, J., *Observations and Essays on the Statistics of Insanity*, London: Simpkin, Marshall, 1845; reprint edn., New York, Arno Press, 1976, p. 27.
42 Ödegard, Ö., "Statistical study of factors influencing discharge from psychiatric hospitals," *Journal of Mental Science*, 106: 1124–33, 1960.
43 Salokangas, R. K. R., "Prognostic implications of the sex of schizophrenic patients," *British Journal of Psychiatry*, 142: 145–51, 1983.
44 Beck, J. C., "Social influences on the prognosis of schizophrenia," *Schizophrenia Bulletin*, 4: 86–101, 1978.
45 World Health Organization, *Schizophrenia: An International Follow-up Study*, Chichester: Wiley, 1979, pp. 162, 273, 278, 286; Jablensky, A., Sartorius, N., Ernberg, M. *et al.*, "Schizophrenia: Manifestations, incidence and course in different cultures: A World Health Organization ten-country study," *Psychological Medicine*, supplement 20, 1992, tables 4.16 and 4.17.
46 Brenner, *Mental Illness and the Economy*, p. 170.
47 Henry, A. F. and Short, J. F., *Suicide and Homicide*, Glencoe, Illinois: Free Press, 1954.
48 Brenner, *Mental Illness and the Economy*, p. 53.
49 Cooper, B., "Social class and prognosis in schizophrenia: Parts I and II," *Journal of Preventive and Social Medicine*, 15: 17–30, 31–41, 1961.
50 Ibid., p. 36.
51 Brooke, E. M., "Report on the Second International Congress for Psychiatry,

Zurich," vol. III, 1957, p. 52. Cited in Cooper, "Social class and prognosis in schizophrenia," p. 19.
52 Hollingshead, A. B. and Redlich, F. C., *Social Class and Mental Illness*, New York: Wiley, 1958.
53 Myers, J. K. and Bean, L. L., *A Decade Later: A Follow-up of Social Class and Mental Illness*, New York: Wiley, 1968.
54 Astrachan, B. M., Brauer, L., Harrow, M. *et al.*, "Symptomatic outcome in schizophrenia," *Archives of General Psychiatry*, 31: 155–60, 1974.
55 World Health Organization, *Schizophrenia*, p. 288.
56 Wing, J. K., Denham, J. and Munro, A. B., "Duration of stay of patients suffering from schizophrenia," *British Journal of Preventive and Social Medicine*, 13: 145–8, 1959; Carstairs, G. M., Tonge, W. L., O'Connor, N. *et al.*, *British Journal of Preventive and Social Medicine*, 9: 187 *et seq.*, 1955, cited in Cooper, "Social class and prognosis in schizophrenia," p. 19.
57 Ödegard, "Discharge from psychiatric hospital," pp. 1127–9.
58 Astrachan *et al.*, "Symptomatic outcome from schizophrenia," pp. 159–60.
59 Ciompi, L., "Catamnestic long-term study on the course of life and aging of schizophrenics," *Schizophrenia Bulletin*, 6: 606–18, 1980.
60 Mitchell, B. R., *European Historical Statistics 1750–1970*, abridged edn., New York: Columbia University Press, 1978.
61 Ciompi, "Life and aging of schizophrenics," p. 615.
62 Ellman, M., *Socialist Planning*, Cambridge: Cambridge University Press, 1979, p. 257.
63 Ibid., p. 161.
64 Barker, D., "Moscow mayor has his say on jobless," *Guardian*, July 11, 1983.
65 Wing, J. K., *Reasoning About Madness*, Oxford: Oxford University Press, 1978; Field, M. G. and Aronson, J., "Soviet community mental health services and work therapy: A report of two visits," *Community Mental Health Journal*, 1: 81–90, 1965; Hein, G., "Social psychiatric treatment of schizophrenia in the Soviet Union," *International Journal of Psychiatry*, 6: 346–62, 1968.
66 World Health Organization, *Schizophrenia*, p. 160.

7 SCHIZOPHRENIA IN THE THIRD WORLD

1 Gunderson, J. G. and Mosher, L. R., "The cost of schizophrenia," *American Journal of Psychiatry*, 132: 901–6, 1975.
2 Collomb, H., "Bouffées délirantes en psychiatrie Africaine," *Transcultural Psychiatric Research*, 3: 29–34, 1966. This reference is to p. 29.
3 Schwartz, R., "Beschreibung einer ambulanten psychiatrischen Patientenpopulation in der Grossen-Kabylie (Nordalgerien): Epidemiologische und Klinische Aspekte," *Social Psychiatry* (West Germany), 12: 207–18, 1977.
4 Smartt, C. G. F., "Mental maladjustment in the East African," *Journal of Mental Science*, 102: 441–66, 1956.
5 Opler, M. K., "The social and cultural nature of mental illness and its treatment," in S. Lesse (ed.), *An Evaluation of the Results of the Psychotherapies*, Springfield, Illinois: C. C. Thomas, 1968, pp. 280–91.
6 Tewfik, G. I., "Psychoses in Africa," in *Mental Disorders and Mental Health in Africa South of the Sahara*, CCTA/CSA-WFMH-WHO meeting of specialists on mental health, Bukavu, London: 1958.
7 Field, M. J., *Search for Security: An Ethno-psychiatric Study of Rural Ghana*, Chicago: Northwestern University Press, 1962.
8 Fortes, M. and Mayer, D. Y., "Psychosis and social change among the Tallensi

of northern Ghana," in S. H. Foulkes and G. S. Prince (eds.), *Psychiatry in a Changing Society*, London: Tavistock, 1969, pp. 33–73.
9 Berne, E., "Some oriental mental hospitals," *American Journal of Psychiatry*, 106: 376–83, 1949; Seligman, C. G., "Temperament, conflict and psychosis in a stone-age population," *British Journal of Medical Psychology*, 9: 187–202, 1029; Jilek, W.G. and Jilek-Aall, L., "Transient psychoses in Africans," *Psychiatrica Clinica* (Basel), 3: 337–64, 1970.
10 Murphy, H. B. M., "Cultural factors in the genesis of schizophrenia," in D. Rosenthal and S. S. Kety (eds.), *The Transmission of Schizophrenia*, Oxford: Pergamon, 1968, p. 138.
11 American Psychiatric Association, *Diagnostic and Statistical Manual of Mental Disorders (DSM-III-R)*, Washington, D.C.: 1987.
12 Wintrob, R. M., "Malaria and the acute psychotic episode," *Journal of Nervous and Mental Disease*, 156: 306–17, 1973.
13 Rin, H. and Lin, T., "Mental illness among Formosan aborigines as compared with the Chinese in Taiwan," *Journal of Mental Science*, 108: 134–46, 1962.
14 De Wet, J. S. Du T., "Evaluation of a common method of convulsion therapy in Bantu schizophrenics," *Journal of Mental Science*, 103: 739–57, 1957. This reference is to p. 745.
15 Laubscher, B. J. F., *Sex, Custom and Psychopathology: A Study of South African Pagan Natives*, London: Routledge & Kegan Paul, 1937; Simons, H. J., "Mental disease in Africans: Racial determinism," *Journal of Mental Science*, 104: 371–88, 1958.
16 Westermeyer, J., "Psychosis in a peasant society: Social outcomes," *American Journal of Psychiatry*, 137: 390–4, 1980. This reference is to p. 393.
17 Ibid.
18 Westermeyer, J. and Wintrob, R., "'Folk' criteria for diagnosis of mental illness in rural Laos: On being insane in sane places," *American Journal of Psychiatry*, 136: 755–61, 1979, p. 755.
19 Westermeyer, J., "Dr. Westermeyer replies," *American Journal of Psychiatry*, 138: 699, 1981.
20 Brown, G. W., Bone, M., Dalison, B. and Wing, J. K., *Schizophrenia and Social Care*, London: Oxford University Press, 1966.
21 Kulhara, P. and Wig, N. N., "The chronicity of schizophrenia in North West India: Results of a follow-up study," *British Journal of Psychiatry*, 132: 186–90, 1978.
22 Murphy, H. B. M. and Raman, A. C., "The chronicity of schizophrenia in indigenous tropical peoples," *British Journal of Psychiatry*, 118: 489–97, 1971.
23 Waxler, N. E., "Is outcome for schizophrenia better in nonindustrial societies? The case of Sri Lanka," *Journal of Nervous and Mental Disease*, 167: 144–58, 1979.
24 Lo, W. H. and Lo, T., "A ten-year follow-up study of Chinese schizophrenics in Hong Kong," *British Journal of Psychiatry*, 131: 63–6, 1977.
25 Tsoi, W. F., Kok, L. P. and Chew, S. K., "A five-year follow-up study of schizophrenia in Singapore," *Singapore Medical Journal*, 26: 171–7, 1985.
26 Verghese, A., John, J. K., Rajkumar, S. *et al.*, "Factors associated with the course and outcome of schizophrenia in India: Results of a two-year multicentre follow-up study," *British Journal of Psychiatry*, 154: 499–503, 1989.
27 World Health Organization, *Schizophrenia: An International Follow-up Study*, Chichester, England: Wiley, 1979.
28 Jablensky, A., Sartorius, N., Ernberg, G. *et al.*, "Schizophrenia: Manifestations, incidence and course in different cultures: A World Health Organization ten-country study," *Psychological Medicine*, supplement 20, 1992, p. 97.

29 Harris, M., *Culture, Man and Nature: An Introduction to General Anthropology*, New York: Thomas Y. Crowell, 1971, p. 480.
30 Lambo, T., "The importance of cultural factors in psychiatric treatment," in I. Al-Issa and W. Dennis (eds.), *Cross-Cultural Studies of Behavior*, New York: Holt, Rinehart & Winston, 1970, pp. 548–52.
31 World Health Organization, *Schizophrenia*, p. 104.
32 Wing, J. K., "The social context of schizophrenia," *American Journal of Psychiatry*, 135: 1333–9, 1978.
33 World Health Organization, *Schizophrenia*, p. 104.
34 Sahlins, M., *Stone Age Economics*, Chicago: Aldine-Atherton, 1972, pp. 63–4; Neff, W. S., *World and Human Behavior*, Chicago: Aldine, 1968; Sharp, L., "People without politics," in V. F. Ray (ed.), *Systems of Political Control and Bureaucracy in Human Societies*, Seattle: University of Washington Press, 1958, p. 6.
35 Lee, R. E., *The !Kung San: Men, Women and Work in a Foraging Society*, New York: Cambridge University Press, 1979.
36 Richards, A. I., *Land, Labour and Diet in Northern Rhodesia*, London: Oxford University Press, 1961, appendix E; Guillard, J., "Essai de mesure de l'activité d'un paysan Africain: Le Toupouri," *L'Agronomie Tropicale*, 13: 415–28, 1958. Both works are cited in Sahlins, *Stone Age Economics*, pp. 62–4.
37 Eyer, J. and Sterling, P., "Stress-related mortality and social organization," *The Review of Radical Political Economics*, 9: 1–44, 1977. This reference is to p. 15.
38 Fei, H. and Chang, C., *Earthbound China: A Study of Rural Economy in Yunnan*, Chicago: University of Chicago Press, 1945, pp. 30–4, 145; Eyer and Sterling, "Stress-related mortality," p. 15.
39 Sahlins, *Stone Age Economics*, ch. 2.
40 Chayanov, A. V., *The Theory of Peasant Economy*, Homewood, Illinois: Richard D. Irwin, 1966, p. 77, cited in Sahlins, *Stone Age Economics*, p. 89.
41 Richards, *Land, Labour and Diet*, p. 402; Douglas, M., "Lele economy as compared with the Bushong," in G. Dalton and P. Bohannen, *Markets in Africa*, Evanston, Illinois: Northwestern University Press, 1962, p. 231, cited in Sahlins, *Stone Age Economics*, pp. 52–4.
42 Linn, J. F., *Cities in the Developing World: Policies for Their Equitable and Efficient Growth*, New York: World Bank/Oxford University Press, 1983, pp. 36–42; Squire, L., *Employment Policy in Developing Countries*, New York: World Bank/Oxford University Press, 1981, pp. 66–75, 83–90.
43 World Health Organization, *Schizophrenia*, ch. 10.
44 Doyal, L, *The Political Economy of Health*, Boston: South End Press, 1981, pp. 112–13; Fortes and Mayer, "Psychosis among the Tallensi."
45 World Health Organization, *Schizophrenia*, pp. 271, 283.
46 Squire, *Employment Policy in Developing Countries*, p. 71.
47 World Health Organization, *Schizophrenia*, p. 283.
48 Ibid., pp. 287–8.
49 McGoodwin, J. R., "No matter how we asked them, they convinced us that they suffer," *Human Organization*, 37: 378–83, 1978.
50 Paul, B. D., "Mental disorder and self-regulating processes in culture: A Guatemalan illustration," in R. Hunt (ed.), *Personalities and Cultures: Readings in Psychological Anthropology*, Garden City, New York: Natural History Press, 1967.
51 Gelfand, M., "Psychiatric disorders as recognized by the Shona," in A. Kiev (ed.), *Magic, Faith and Healing*, New York: Free Press, 1964, pp. 156–73.
52 Collomb, "Bouffées délirantes en psychiatrie Africaine," p. 30.

53 Rogler, L. H. and Hollingshead, A. B., *Trapped: Families and Schizophrenia*, New York: Wiley, 1965, p. 254.
54 Erinosho, O. A. and Ayonrinde, A., "Educational background and attitude to mental illness among the Yoruba in Nigeria," *Human Relations*, 34: 1–12, 1981.
55 D'Arcy, C. and Brockman, J., "Changing public recognition of psychiatric symptoms? Blackfoot revisited," *Journal of Health and Social Behavior*, 17: 302–10, 1976.
56 Ibid.
57 Binitie, A. O., "Attitude of educated Nigerians to psychiatric illness," *Acta Psychiatrica Scandinavica*, 46: 391–8, 1970.
58 Colson, A. C., "The perception of abnormality in a Malay village," in N. N. Wagner and E. Tan (eds.), *Psychological Problems and Treatment in Malaysia*, Kuala Lumpar: University of Malaya Press, 1971.
59 Leff, J., *Psychiatry Around the Globe: A Transcultural View*, New York: Marcel Dekker, 1981, p. 19.
60 Westermeyer and Wintrob, "'Folk' diagnosis in rural Laos;" Westermeyer, J. and Kroll, J., "Violence and mental illness in a peasant society: Characteristics of violent behaviors and 'folk' use of restraints," *British Journal of Psychiatry*, 133: 529–41, 1978.
61 Edgerton, R. B., "Conceptions of psychosis in four East African societies," *American Anthropologist*, 68: 408–25, 1966.
62 Edgerton, R. B., *The Individual in Cultural Adaption*, Berkeley: University of California Press, 1971, p. 188.
63 Edgerton, "Psychosis in four East African societies."
64 Ibid., p. 417.
65 Rin and Lin, "Mental illness among Formosan aborigines."
66 Waxler, N. E., "Is mental illness cured in traditional societies? A theoretical analysis," *Culture, Medicine and Psychiatry*, 1: 233–53, 1977. This reference is to p. 242.
67 World Health Organization, *Schizophrenia*, p. 105.
68 Levy, J. E., Neutra, R. and Parker, D., "Life careers of Navajo epileptics and convulsive hysterics," *Social Science and Medicine*, 13: 53–66, 1979.
69 Sontag, S., *Illness as Metaphor*, New York: Vintage Books, 1979.
70 Eliade, M., *Shamanism: Archaic Techniques of Ecstasy*, Princeton: Princeton University Press/Bollingen Paperback, 1972; Black Elk, *The Sacred Pipe*, Baltimore: Penguin, 1971.
71 Rogler and Hollingshead, *Trapped: Families and Schizophrenia*, p. 254.
72 Ozturk, O. M., "Folk treatment of mental illness in Turkey," in Kieva, *Magic, Faith and Healing*, p. 349.
73 Benedict, R., *Patterns of Culture*, Boston: Houghton-Mifflin, 1934, pp. 267–8.
74 Ackernecht, E. H., "Psychopathology, primitive medicine and primitive culture," *Bulletin of the History of Medicine*, 14: 30–67, 1943; and Silverman, J., "Shamans and acute schizophrenia," *American Anthropologist*, 69: 21–31, 1967.
75 Torrey, E. F., *The Mind Game: Witchdoctors and Psychiatrists*, New York: Emerson Hall, 1972; Torrey, E. F., *Schizophrenia and Civilization*, New York: Jason Aronson, 1980.
76 Silverman, "Shamans and acute schizophrenia," p. 29.
77 Linton, R., *Culture and Mental Disorders*, Springfield, Illinois: Charles C. Thomas, 1956.
78 Mischel, W. and Mischel, F., "Psychological aspects of spirit possession," *American Anthropologist*, 60: 249–60, 1958.

79 Prince, R., "Indigenous Yoruba psychiatry," in Kiev, *Magic, Faith and Healing*, pp. 84–120.
80 Messing, S. D., "Group therapy and social status in the Zar cult of Ethiopia," in J. Middleton (ed.), *Magic, Witchcraft and Curing*, Garden City, New York: Natural History Press, 1967, pp. 285–93.
81 Fox, J. R., "Witchcraft and clanship in Cochiti therapy," in Middleton, *Magic, Witchcraft and Curing*, pp. 255–84.
82 Dawson, J., "Urbanization and mental health in a West African community," in Kiev, *Magic, Faith and Healing*, pp. 305–42.
83 Benedict, *Patterns of Culture*, p. 72.
84 Kaplan, B. and Johnson, D., "The social meaning of Navajo psychopathology and psychotherapy," in Kiev, *Magic, Faith and Healing*, pp. 203–29; Leighton, A. H. and Leighton, D. C., "Elements of psychotherapy in Navaho religion," *Psychiatry*, 4: 515–23, 1941.
85 Waxler, "Is mental illness cured in traditional societies?," p. 241.
86 World Health Organization, *Schizophrenia*, p. 288; Jablensky et al., "Schizophrenia: Manifestations, incidence and course in different cultures," Table 4.17.
87 Hare, E. H., "Mental illness and social conditions in Bristol," *Journal of Mental Science*, 103: 349–57, 1956; Stein, L., "'Social class' gradient in schizophrenia," *British Journal of Preventive and Social Medicine*, 11: 181–95, 1957; Cooper, B., "Social class and prognosis in schizophrenia: Part I," *British Journal of Preventive and Social Medicine*, 15: 17–30, 1961; Jaco, E. G., "The social isolation hypothesis and schizophrenia," *American Sociological Review*, 19: 567–77, 1954.
88 Lévi-Strauss, C., *Structural Anthropology*, Harmondsworth, Middlesex: Penguin, 1972, p. 180.
89 Warner, W. L., *A Black Civilization*, New York: Harper, 1937, pp. 241–2.
90 Beiser, M. and Collomb, H., "Mastering change: Epidemiological and case studies in Senegal, West Africa," *American Journal of Psychiatry*, 138: 455–9, 1981.
91 El-Islam, M. F., "A better outlook for schizophrenics living in extended families," *British Journal of Psychiatry*, 135: 343–7, 1979.
92 Wig, N. N., Menon, D. K. and Bedi, H., "Coping with schizophrenic patients in developing countries: A study of expressed emotions in the relatives," presented at the Seventh World Congress of Psychiatry, Vienna, July 11–16, 1983; Leff, *Psychiatry Around the Globe*, p. 157.

8 THE SCHIZOPHRENIC PERSON IN WESTERN SOCIETY

1 Kraft, S. and Shulins, N., "Cardboard is home for box people," Associated Press release in the *Boulder Daily Camera*, January 17, 1982, p. 5.
2 Hopper, K., Baxter, E. and Cox, S., "Not making it crazy: The young homeless patients in New York City," *New Directions for Mental Health Services*, no. 14: 33–42, 1982.
3 U.S. Department of Health and Human Services, *Toward a National Plan for the Chronically Mentally Ill*, Report to the Secretary by the Steering Committee on the Chronically Mentally Ill, Washington, D.C.: Department of Health and Human Services Publication Number (ADM) 81–1077, 1981, part 2, p. 11.
4 Reich, R. and Siegel, L., "The emergence of the Bowery as a psychiatric dumping ground," *Psychiatric Quarterly*, 50: 191–201, 1978; Reich, R. and Siegel, L., "The chronically mentally ill shuffle to oblivion," *Psychiatric Annals*, 3: 35–55, 1973.

5 Spitzer, R. L., Cohen, G., Miller, D. J. and Endicott, J., "The psychiatric status of 100 men on Skid Row," *International Journal of Social Psychiatry*, 15: 230–4, 1969.
6 Baxter, E., and Hopper, K., "The new mendicancy: Homeless in New York City," *American Journal of Orthopsychiatry*, 52: 393–408, 1982. This reference is to p. 398.
7 Ibid., pp. 398–400.
8 Hopper, Baxter and Cox, "Not making it crazy," p. 34.
9 Priest, R. G., "A U.S.A.–U.K. comparison," *Proceedings of the Royal Society of Medicine*, 63: 441–5, 1970.
10 Bogue, D. J., *Skid Row in American Cities*, Chicago: Community and Family Study Center, University of Chicago, 1963, p. 208.
11 Farr, R., unpublished mimeograph, 1983.
12 Torrey, E. F., "The real twilight zone," *Washington Post*, August 26, 1983.
13 Morse, G. and Calsyn, R., "Mentally disturbed homeless people in St. Louis: Needy, willing, but underserved," *Journal of Mental Health*, 14: 74–94, 1986.
14 Colorado Bar Association, Report concerning the implementation of the Colorado Act for the Care and Treatment of the Mentally Ill, submitted to the Board of Governors of the Colorado Bar Association by the Disability Law Committee on July 31, 1981, p. 22.
15 Interagency Council on the Homeless, *Outcasts on Main Street*, Washington, D.C., 1992, p. x.
16 Freeman, S. J. J., Formo, A., Alumpur, A. G. and Sommers, A. F., "Psychiatric disorder in a Skid-Row mission population," *Comprehensive Psychiatry*, 20: 454–62, 1979.
17 Edwards, G., Williamson, V., Hawker, A. *et al.*, "Census of a Reception Centre," *British Journal of Psychiatry*, 114: 1031–9, 1968.
18 Tidmarsh, D. and Wood, S., "Psychiatric aspects of destitution: A study of the Camberwell Reception Centre," in J. K. Wing and A. M. Hailey (eds.), *Evaluating a Community Psychiatric Service: The Camberwell Register 1964–1971*, London: Oxford University Press, 1972.
19 Patch, I. C. L., "Homeless men," *Proceedings of the Royal Society of Medicine*, 63: 437–41, 1970.
20 Priest, R. G., "The Edinburgh homeless: A psychiatric survey," *American Journal of Psychotherapy*, 25: 191–213, 1971.
21 Stark, C., Scott, J., Hill, M. *et al.*, *A Survey of the "Long-Stay" Users of DSS Resettlement Units: A Research Report*, London: Department of Social Security.
22 Her Majesty's Stationery Office, *Homeless Single Persons*, London: 1966.
23 Rollin, J., "From patients to vagrants," *New Society*, January 15, 1970, pp. 90–3.
24 Lim, M. H., "A psychiatric emergency clinic: A study of attendances over six months," *British Journal of Psychiatry*, 143: 460–1, 1983.
25 Torrey, E. F., Stieber, J., Ezekiel, J. *et al.*, *Criminalizing the Seriously Mentally Ill: The Abuse of Jails as Mental Hospitals*, Public Citizens' Health Research Group and the National Alliance for the Mentally Ill, Washington D.C., 1992, p. 15; Swank, G. E. and Winer, D., "Occurrence of psychiatric disorder in a county jail population," *American Journal of Psychiatry*, 133: 1331–3, 1976; Petrich, J., "Rate of psychiatric morbidity in a metropolitan county jail population," *American Journal of Psychiatry*, 133: 1439–44, 1976; Lamb, H. R. and Grant, R. W., "The mentally ill in an urban county jail," *Archives of General Psychiatry*, 39: 17–22, 1982.
26 Warner, R., "Psychotics in jail," presented at the Mental Health Center of

Boulder County Symposium on Controversial Issues in Community Care, Boulder, Colorado, March 27, 1981.
27 Torrey et al., Criminalizing the Seriously Mentally Ill, pp. 1–3.
28 Ibid., p. 4.
29 Cherry, A. L., "On jailing the mentally ill," *Health and Social Work*, 3: 189–92, 1978.
30 Roth, L. H. and Ervin, F. R., "Psychiatric care of federal prisoners," *American Journal of Psychiatry*, 128: 424–30, 1971; Kaufman, E., "The violation of psychiatric standards of care in prisons," *American Journal of Psychiatry*, 137: 566–70, 1980.
31 James, J. F., Gregory, D., Jones, R. K. and Rundell, O. H., "Psychiatric morbidity in prisons," *Hospital and Community Psychiatry*, 31: 674–7, 1980.
32 Unpublished data from the Division of Community Psychiatry, University of Washington, 1988, cited in Jemelka, R., Trupin, E. and Chiles, J. A., "The mentally ill in prisons: A review," *Hospital and Community Psychiatry*, 40: 481–5, 1989.
33 Neighbors, H. W., "The prevalence of mental disorder in Michigan prisons," *DIS Newsletter*, Department of Psychiatry, University of Washington, St. Louis, 7: 8–11, 1987.
34 Jemelka, R. et al., "The mentally ill in prisons."
35 Stelovich, S., "From the hospital to the prison: A step forward in deinstitutionalization?" *Hospital and Community Psychiatry*, 31: 674–7, 1980.
36 Torrey, et al., *Criminalizing the Seriously Mentally Ill*, p. i.
37 Goldfarb, R., *Jails: The Ultimate Ghetto*, Garden City, New York: Anchor Press, 1975, p. 89.
38 Ibid.
39 Ibid.
40 Kaufman, "Violation of psychiatric standards," p. 567.
41 Ibid., p. 568.
42 Velde, R. W., associate administrator of the Law Enforcement Assistance Administration of the U.S. Department of Justice, writing in *The Correctional Trainer*, Newsletter for Illinois Correctional Staff Training, Fall 1979, p. 109.
43 Goldfarb, *Jails*; Kaufman, "Violation of psychiatric standards."
44 Waldron, R. J. and Pospichal, T. J., "The relationship between unemployment rates and prison incarceration rates," NCJRS microfiche, 1980; Jankovic, I., "Labor market and imprisonment," *Crime and Social Justice*, 8: 17–31, 1977; Carlson, K., Evans, P. and Flanagan, J., *American Prisons and Jails: Volume II: Population Trends and Projections*, Washington, D.C.: U.S. Department of Justice, National Institute of Justice, 1980; Greenberg, D. G., "The dynamics of oscillatory punishment processes," *Journal of Criminal Law and Criminology*, 68: 643–51, 1977; Brenner, M. H., *Estimating the Social Costs of National Economic Policy: Implications for Mental and Physical Health and Criminal Aggression*, Washington, D.C.: U.S. Government Printing Office, 1976; Nagel, J. H., "Crime and incarceration: A reanalysis," NCJRS microfiche, 1977; Nagel, W. G., "A statement on behalf of a moratorium on prison construction," proceedings of the 106th Annual Congress of the American Correctional Association, Denver, August 1976, pp. 79–87.
45 Warner, R., "The effect of the labor market on mental hospital and prison use: An international comparison," *Administration in Mental Health*, 10: 239–58, 1983.
46 U.S. DHHS, *Toward a National Plan*, part 2, p. 20.
47 A study of the chronically mentally ill in Los Angeles board and care homes

found two-thirds to be schizophrenic: see Lehman, A. F., Ward, A. C. and Linn, L. S., "Chronic mental patients: The quality of life issue," *American Journal of Psychiatry*, 139: 1271–6, 1982.
48 U.S. DHHS, *Toward a National Plan*, Part 2, p. 19. Minkoff, K., "A map of the chronic mental patient," in J. A. Talbott (ed.), *The Chronic Mental Patient*, Washington, D.C.: American Psychiatric Association, 1978, pp. 18–19.
49 Gunderson, J. G. and Mosher, L. R., "The cost of schizophrenia," *American Journal of Psychiatry*, 132: 901–5, 1975; Minkoff, "Map of the chronic mental patient," p. 13.
50 Minkoff ("Map of the chronic mental patient," p. 13) calculates that there were about 1.1 million schizophrenic patients in treatment in 1977–8. The figure is derived from the prevalence statistic in the Monroe County case register of 4.78 per 1,000 of the general population. The commonly cited figure of 2 million Americans with schizophrenia is a crude *lifetime* prevalence estimate. Here we are concerned with *active* cases of schizophrenia and the lower point-prevalence rate is the appropriate figure.

The estimate of 1.1 million schizophrenic patients refers to patients *in treatment* in the course of a year. As we have seen, however, close to 200,000 schizophrenic people may be on Skid Row or in jail. To account for these persons we should adjust the number of American schizophrenic people upwards to 1.25 million.
51 Binder, R. L., "The use of seclusion on an inpatient crisis intervention unit," *Hospital and Community Psychiatry*, 30: 266–9, 1979.
52 Wadeson, J. and Carpenter, W. T., "The impact of the seclusion room experience," *Journal of Nervous and Mental Disease*, 163: 318–28, 1976.
53 Telintelo, S., Kuhlman, T. L. and Winget, C., "A study of the use of restraint in a psychiatric emergency room," *Hospital and Community Psychiatry*, 34: 164–5, 1983.
54 Sologg, P. H., "Behavioral precipitants of restraint in the modern milieu," *Comprehensive Psychiatry*, 19: 179–84, 1978. This reference is to p. 182.
55 Mattson, M. R. and Sacks, M. H., "Seclusion: Uses and complications," *American Journal of Psychiatry*, 135: 1210–13, 1978. This reference is to p. 1211.
56 Colorado Bar Association Report, pp. 9–10. Subsequently, conditions at the two Colorado State Hospitals have substantially improved.
57 "In Your Community," radio program in the series "Breakdown," produced at Seven Oaks Productions, Boulder, Colorado, by R. Warner and K. Kindle.
58 Anonymous, "On being diagnosed schizophrenic," *Schizophrenia Bulletin*, 3: 4, 1977.
59 Star, S., "The public's idea about mental illness," presented at the National Association for Mental Health meeting, Chicago, Illinois, November 1955.
60 Cumming, E. and Cumming, J., *Closed Ranks: An Experiment in Mental Health Education*, Cambridge, Massachusetts: Harvard University Press, 1957.
61 Nunally, J. C., *Popular Conceptions of Mental Health: Their Development and Change*, New York: Holt, Rinehart & Winston, 1961, p. 46.
62 Ibid., p. 51.
63 Ibid., p. 233.
64 Lemkau, P. V. and Crocetti, G. M., "An urban population's opinions and knowledge about mental illness," *American Journal of Psychiatry*, 118: 692–700, 1962; Meyer, J. K., "Attitudes toward mental illness in a Maryland community," *Public Health Reports*, 79: 769–72, 1964; Bentz, W. K., Edgerton, J. W. and Kherlopian, M., "Perceptions of mental illness among people in a rural area," *Mental Hygiene*, 53: 459–65, 1969; Crocetti, G., Spiro, J. R. and Siassi, I., "Are

the ranks closed? Attitudinal social distance and mental illness," *American Journal of Psychiatry*, 127: 1121–7, 1971.
65 Cockerham, W. C., *Sociology of Mental Disorder*, Englewood Cliffs, New Jersey: Prentice-Hall, 1981, pp. 295–9.
66 Olmsted, D. W. and Durham, K., "Stability of mental health attitudes: A semantic differential study," *Journal of Health and Social Behavior*, 17: 35–44, 1976.
67 D'Arcy, C. and Brockman, J., "Changing public recognition of psychiatric symptoms? Blackfoot revisited," *Journal of Health and Social Behavior*, 17: 302–10, 1976.
68 Miller, D. and Dawson, W. H., "Effects of stigma on re-employment of ex-mental patients," *Mental Hygiene*, 49: 281–7, 1965.
69 Aviram, U. and Segal, S. P., "Exclusion of the mentally ill: Reflection of an old problem in a new context," *Archives of General Psychiatry*, 29: 126–31, 1973.
70 Tringo, J. L., "The hierarchy of preference toward disability groups," *Journal of Special Education*, 4: 295–306, 1970.
71 Lamy, R. E., "Social consequences of mental illness," *Journal of Consulting Psychology*, 30: 450–5, 1966.
72 Lamb, H. R., "Roots of neglect of the long-term mentally ill," *Psychiatry*, 42: 201–7, 1979.
73 Munoz, R. A. and Morrison, J. R., "650 private psychiatric patients," *Journal of Clinical Psychiatry*, 40: 114–16, 1979.
74 Page, S., "Social responsiveness toward mental patients: The general public and others," *Canadian Journal of Psychiatry*, 25: 242–6, 1980.
75 Scheper-Hughes, N., *Saints, Scholars and Schizophrenics: Mental Illness in Rural Ireland*, Berkeley: University of California Press, 1979, p. 89.
76 Giovannoni, J. M. and Ullman, L. P., "Conceptions of mental health held by psychiatric patients," *Journal of Clinical Psychology*, 19: 398–400, 1963; Manis, M., Houts, P. S. and Blake, J. B., "Beliefs about mental illness as a function of psychiatric status and psychiatric hospitalization," *Journal of Abnormal and Social Psychology*, 67: 226–33, 1963; Crumpton, E., Weinstein, A. D., Acker, C. W. and Annis, A. P., "How patients and normals see the mental patient," *Journal of Clinical Psychology*, 23: 46–9, 1967.
77 Bentinck, C., "Opinions about mental illness held by patients and relatives," *Family Process*, 6: 193–207, 1967; Swanson, R. M. and Spitzer, S. P., "Stigma and the psychiatric patient career," *Journal of Health and Social Behavior*, 11: 44–51, 1970.
78 Scheff, T. J., *Being Mentally Ill: A Sociological Theory*, Chicago: Aldine, 1966.
79 Phillips, D. L., "Public identification and acceptance of the mentally ill," *American Journal of Public Health*, 56: 755–63, 1966.
80 Rosenhan, D. L., "On being sane in insane places," *Science*, 179: 250–8, 1973.
81 Gove, W. R., "Labeling and mental illness," in W. R. Gove (ed.), *The Labeling of Deviance: Evaluating a Perspective*, New York: Halsted, 1975.
82 Strauss, J. S. and Carpenter, W. T., *Schizophrenia*, New York: Plenum, 1981, p. 128.
83 Festinger, L., *A Theory of Cognitive Dissonance*, Stanford, California: Stanford University Press, 1957; Festinger, L. and Carlsmith, J. M., "Cognitive consequences of forced compliance," *Journal of Abnormal and Social Psychology*, 58: 203–10, 1959.
84 Van Putten, J., Crumpton, E. and Yale, C., "Drug refusal in schizophrenia and the wish to be crazy," *Archives of General Psychiatry*, 33: 1443–6, 1976.

85 Lamb, H. R. and Goertzel, V., "Discharged mental patients – Are they really in the community?" *Archives of General Psychiatry*, 24: 29–34, 1971; Wing, J. K., "The social context of schizophrenia," *American Journal of Psychiatry*, 135: 1333–9, 1978.
86 Doherty, E. G., "Labeling effects in psychiatric hospitalization: A study of diverging patterns of inpatient self-labeling processes," *Archives of General Psychiatry*, 32: 562–8, 1975.
87 Warner, R., Taylor, D., Powers, M. and Hyman, J., "Acceptance of the mental illness label by psychotic patients: Effects on functioning," *American Journal of Orthopsychiatry*, 59: 398–409, 1989.
88 Pattison, E. M., DeFrancisco, D., Wood, P. et al., "A psychosocial kinship model for family therapy," *American Journal of Psychiatry*, 132: 1246–51, 1975; Cohen, C. I. and Sokolovsky, J., "Schizophrenia and social networks: Ex-patients in the inner city," *Schizophrenia Bulletin*, 4: 546–60, 1978; Pattison, E. M. and Pattison, M. L., "Analysis of a schizophrenic psychosocial network," *Schizophrenia Bulletin*, 7: 135–43, 1981; Lipton, F. R., Cohen, C. I., Fischer, E. and Katz, S. E., "Schizophrenia: A network crisis," *Schizophrenia Bulletin*, 7: 144–51, 1981; Minkoff, "Map of the chronic mental patient," p. 25.
89 Lipton et al., "A network crisis."
90 Westermeyer, J. and Pattison, E. M., "Social networks and mental illness in a peasant society," *Schizophrenia Bulletin*, 7: 125–34, 1981.
91 Cohen and Sokolovsky, "Schizophrenia and social networks."
92 Yarrow, M., Clausen, J. and Robbins, P., "The social meaning of mental illness," *Journal of Social Issues*, 11: 33–48, 1955.
93 Kreisman, D. E. and Joy, V. D., "Family response to the mental illness of a relative: A review of the literature," *Schizophrenia Bulletin*, issue 10: 34–57, 1974.
94 Hatfield, A., "Psychosocial costs of schizophrenia to the family," *Social Work*, 23: 355–9, 1978. This reference is to p. 358.
95 Creer, C., "Living with schizophrenia," *Social Work Today*, 6: 2–7, 1975.
96 Grinspoon, L., Courtney, P. H. and Bergen, H. M., "The usefulness of a structured parents' group in rehabilitation," in M. Greenblatt, D. J. Levinson and G. L. Klerman, *Mental Patients in Transition: Steps in Hospital–Community Rehabilitation*, Springfield, Illinois: Charles C. Thomas, 1961, p. 245.
97 Maddox, S., "Profiles: Tom Hansen," *Boulder Monthly*, January 1979, p. 19.
98 Brown, G. W., Birley, J. L. T. and Wing, J. K., "Influence of family life on the course of schizophrenic disorders: A replication," *British Journal of Psychiatry*, 121: 241–58, 1972; Vaughn, C. E. and Leff, J. P., "The influence of family and social factors on the course of psychiatric illness," *British Journal of Psychiatry*, 129: 125–37, 1976.
99 Marx, K., *The Economic and Philosophic Manuscripts of 1844*, New York: International Publishers, 1964; Novack, G., "The problem of alienation," in E. Mandel and G. Novack, *The Marxist Theory of Alienation*, New York: Pathfinder Press, 1973, pp. 53–94; Ollman, B., *Alienation: Marx's Conception of Man in Capitalist Society*, Cambridge: Cambridge University Press, 1971.
100 Robinson, J. P. and Shaver, P. R., *Measures of Social Psychological Attitudes*, Ann Arbor, Michigan: Institute for Social Research, 1969, p. 249.
101 Fromkin, K. R., "Gender differences among chronic schizophrenics in the perceived helpfulness of community-based treatment programs," unpublished doctoral dissertation, Department of Psychology, University of Colorado, 1985.

102 Robinson and Shaver, *Measures of Social Psychological Attitudes*, p. 271.
103 Safer, D. J., "Substance abuse by young adult chronic patients," *Hospital and Community Psychiatry*, 38: 853–858, 1985; Atkinson, R. M., "Importance of alcohol and drug abuse in psychiatric emergencies," *California Medicine*, 118: 1–4, 1973.
104 Warner, R., Taylor, D., Wright, J. *et al.*, "Substance use among the mentally ill: Prevalence, reasons for use and effects on illness," *American Journal of Orthopsychiatry*, in press.
105 Henry, J., *Culture Against Man*, New York: Random House, 1964.
106 Berreman, G. D., "Structure and function of caste systems," in G. DeVos and H. Wagatsuma, *Japan's Invisible Race: Caste in Culture and Personality*, Berkeley, California: University of California Press, 1972, pp. 277–307. The reference is to p. 288.
107 Harris, M., *Culture, Man, and Nature*, New York: Thomas Y. Crowell, 1971, ch. 18.

9 THE INCIDENCE OF SCHIZOPHRENIA

1 Barker, D. J. P., "Rise and fall of Western diseases," *Nature*, 338: 371–2, 1989.
2 Barker, D. J. P. and Phillips, D. I. W., *Lancet*, ii: 567–70, 1984, cited in Barker, "Rise and fall of Western diseases."
3 Kraepelin, E., *Dementia Praecox and Paraphrenia*, Edinburgh: Livingstone, 1927, p. 1145.
4 Babigian, H. M., "Schizophrenia: Epidemiology," in H. I. Kaplan, A. M. Freedman and B. J. Sadock (eds.), *Comprehensive Textbook of Psychiatry – III*, Baltimore: Williams & Wilkins, 1980, pp. 1113–21. The reference is to p. 1115; Wing, J. K., "Epidemiology of schizophrenia," *British Journal of Psychiatry*, 9: 25–31, 1975.
5 Warner, R. and de Girolamo, G., *Epidemiology of Mental Health and Psychosocial Problems: Epidemiology of Schizophrenia*, Geneva: World Health Organization, in press, Table 3.
6 Torrey, E. F., *Schizophrenia and Civilization*, New York: Jason Aronson, 1980.
7 Jeste, D. V., Carman, R., Lohr, J. B. and Wyatt, R. J., "Did schizophrenia exist before the eighteenth century?," *Comprehensive Psychiatry*, 26: 493–503, 1985; Ellard, J., "Did schizophrenia exist before the eighteenth century?," *Australia and New Zealand Journal of Psychiatry*, 21: 306–14, 1987.
8 Jeste *et al.*, "Schizophrenia before the eighteenth century."
9 Ellard, "Schizophrenia before the eighteenth century."
10 Hare, E., "Was insanity on the increase?," *British Journal of Psychiatry*, 142: 439–5, 1983.
11 Scull, A., *Museums of Madness: The Social Organization of Insanity in Nineteenth-Century England*, London: Allen Lane, 1979, p. 225.
12 Tuke, D. H., "Increase in insanity in Ireland," *Journal of Mental Science*, 40: 549–58, 1894.
13 Hare, "Was insanity on the increase?'
14 Hare, E., "Schizophrenia as a recent disease," *British Journal of Psychiatry*, 153: 521–31, 1988.
15 Jablensky, A., "Epidemiology of schizophrenia: A European perspective," *Schizophrenia Bulletin*, 12: 52–73, 1986.
16 Bamrah, J. S., Freeman, H. L. and Goldberg, D. P., "Epidemiology in Salford, 1974–84: Changes in an urban community over ten years," *British*

Journal of Psychiatry, 159: 802–10, 1991; Castle, D., Wessely, S., Der, G. and Murray, R. M., "The incidence of operationally defined schizophrenia in Camberwell, 1965–84," *British Journal of Psychiatry*, 159: 790–4, 1991; de Alarcon, J., Seagroatt, V. and Goldacre, M., "Trends in schizophrenia (letter)," *Lancet*, 335: 852–3, 1990; Der, G., Gupta, S. and Murray, R. M., "Is schizophrenia disappearing?" *Lancet*, 335: 513–16, 1990; Dickson, W. E. and Kendell, R. E., "Does maintenance lithium therapy prevent recurrences of mania under ordinary clinical conditions?," *Psychological Medicine*, 16: 521–30, 1986; Eagles, J. M., Hunter, D. and McCance, C., "Decline in the diagnosis of schizophrenia among first contacts with psychiatric services in north-east Scotland, 1969–1984," *British Journal of Psychiatry*, 152: 793–8, 1988; Eagles, J. M. and Whalley, L. J., "Decline in the diagnosis of schizophrenia among first admissions to Scottish mental hospitals from 1969–78," *British Journal of Psychiatry*, 146: 151–4, 1985; Folnegović, Z., Folnegović-Šmalc, V. and Kulčar, Ž., "The incidence of schizophrenia in Croatia," *British Journal of Psychiatry*, 156: 363–5, 1990; Häfner, H. and an der Heiden, W., "The Mannheim case register: The long-stay population," in G. H. M. M. ten Horn, R. Giel, W. H. Gulbinat and J. H. Henderson (eds.), *Psychiatric Case Registers in Public Health*, Amsterdam: Elsevier, 1986, pp. 28–38; Harrison, G., Cooper, J. E. and Gancarczyk, R., "Changes in the administrative incidence of schizophrenia," *British Journal of Psychiatry*, 159: 811–16, 1991; Joyce, P. R., "Changing trends in first admissions and readmissions for mania and schizophrenia in New Zealand," *Australian and New Zealand Journal of Psychiatry*, 21: 82–6, 1987; Munk-Jørgensen, P., "Decreasing first-admission rates of schizophrenia among males in Denmark from 1970 to 1984," *Acta Psychiatrica Scandinavica*, 73: 645–50, 1986; Munk-Jørgensen, P. and Jørgensen, P., "Decreasing rates of first-admission diagnoses of schizophrenia among females in Denmark from 1970 to 1984," *Acta Psychiatrica Scandinavia*, 74: 379–83, 1986; Munk-Jørgensen, P. and Mortensen, P. B., "Incidence and other aspects of the epidemiology of schizophrenia in Denmark, 1971–1987," *Journal of Psychiatry*, 1992 (in press); Parker, G., O'Donnell, M. and Walter, S., "Changes in the diagnoses of the functional psychoses associated with the introduction of lithium," *British Journal of Psychiatry*, 146: 377–82, 1985.

17 Strömgren, E., "Changes in the incidence of schizophrenia," *British Journal of Psychiatry*, 150: 1–7, 1967; Crow, T. J., "Trends in schizophrenia" (letter), *Lancet*, 335: 851, 1990.

18 Parker *et al.*, "Changes in the diagnoses of the functional psychoses."

19 Dickson and Kendell, "Does maintenance lithium therapy prevent recurrences of mania?"; Eagles *et al.*, "Decline in the diagnosis of schizophrenia."

20 Kendell, R. E., Malcolm, D. E. and Adams, W., "The problem of detecting changes in the incidence of schizophrenia," *British Journal of Psychiatry*, 162: 212–18, 1993.

21 Crow, "Trends in schizophrenia;" Munk-Jørgensen and Mortensen, "Incidence and other aspects of the epidemiology of schizophrenia in Denmark."

22 Graham, P. M., "Trends in schizophrenia" (letter), *Lancet*, 335: 1214, 1990; de Alarcon, J. *et al.*, "Trends in schizophrenia."

23 Cooper, J. E., Goodhead, D., Craig, T. *et al.*, "The incidence of schizophrenia in Nottingham," *British Journal of Psychiatry*, 151: 619–26, 1987.

24 Gottesman, I. I., *Schizophrenia Genesis: The Origins of Madness*, New York: W. W. Freeman, 1991, p. 102.

25 Barker, "Rise and fall of Western diseases."

26 Gupta, S. and Murray, R. M., "The changing incidence of schizophrenia: Fact or artefact?" *Directions in Psychiatry*, 11:1–8, 1991.

27 Rose, A. M., "The prevalence of mental disorders in Italy," *International Journal of Social Psychiatry*, 10: 87–100, 1964.
28 Rao, S., "Caste and mental disorders in Bihar," *American Journal of Psychiatry*, 122: 1045–55, 1966.
29 Nandi, D. N., Mukherjee, S. P., Boral, G. C. et al., "Socio-economic status and mental morbidity in certain tribes and castes in India: A cross-cultural study," *British Journal of Psychiatry*, 136: 73–85, 1980.
30 Dube, K. C. and Kumar, N., "Epidemiological study of schizophrenia," *Journal of Biosocial Science*, 4: 187–95, 1972.
31 Elnagar, M. N., Maitra, P. and Rao, M. N., "Mental health in an Indian rural community," *British Journal of Psychiatry*, 118: 499–503, 1971.
32 Lin, T., "A study of the incidence of mental disorder in Chinese and other cultures," *Psychiatry*, 16: 313–36, 1953, pp. 326–7; Lin, T., Rin, H., Yeh, E. et al., "Mental disorders in Taiwan, fifteen years later: A preliminary report," in W. Candill and T. Lin (eds.), *Mental Health Research in Asia and the Pacific*, Honolulu: East–West Center Press, 1969, pp. 66–91.
33 McNeil, T. F., "Perinatal influences in the development of schizophrenia," in H. Helmchen and F. A. Henn, *Biological Perspectives of Schizophrenia*, New York: John Wiley, 1987, pp. 125–38.
34 Goodman, R., "Are complications of pregnancy and birth causes of schizophrenia?," *Developmental Medicine and Child Neurology*, 30: 391–5, 1988.
35 Wilcox, J. A. and Nasrallah, H. A., "Perinatal insult as a risk factor in paranoid and non-paranoid schizophrenia," *Psychopathology*, 20: 285–7, 1987; Schwarzkopf, S. B., Nasrallah, H. A., Olson, S'C. et al., "Perinatal complications and genetic loading in schizophrenia; Preliminary findings," *Psychiatry Research*, 27: 233–9, 1989.
36 Cannon, T. D., Mednick, S. A. and Parnas, J., "Genetic and perinatal determinants of structural brain deficits in schizophrenia," *Archives of General Psychiatry*, 46: 883–9, 1989; Fish, B., Marcus, J., Hans, J. L. et al., "Infants at risk of schizophrenia: Sequelae of a genetic neurointegrative defect," *Archives of General Psychiatry*, 49: 221–35, 1992.
37 North, A. F. and MacDonald, H. M., "Why are neonatal mortality rates lower in small black infants of similar birth weights?," *Journal of Pediatrics*, 90: 809–10, 1977.
38 Cannon et al., "Genetic and perinatal determinants."
39 Lane, E. and Albee, G. W., "Comparative birthweights of schizophrenics and their siblings," *Journal of Psychiatry*, 64: 227–31, 1966; Stabenau, J. R. and Pollin, W., "Early characteristics of MZ twins discordant for schizophrenia," *Archives of General Psychiatry*, 17: 723–34, 1967.
40 Gupta and Murray, "The changing incidence of schizophrenia."
41 Eagles, J. M., "Is schizophrenia disappearing?," *British Journal of Psychiatry*, 158: 834–5, 1991.
42 Arieti, S., *The Interpretation of Schizophrenia*, New York: Basic Books, 1974, p. 494; Leff, J., *Psychiatry Around the Globe: A Transcultural View*, Second edition, London: Gaskell, 1988, p. 163.
43 U.S. Department of Health, Education and Welfare, *Vital Statistics of the United States*, Washington, D.C.: U.S. Government Printing Office, 1923; Malzberg, B., "A statistical study of mental diseases among natives of foreign white parentage in New York State," *Psychiatric Quarterly*, 10: 127–42, 1936; Malzberg, B., *Social and Biological Aspects of Mental Disease*, Utica, New York: State Hospital Press, 1940; Malzberg, B., "Are immigrants psychologically

disturbed?," in S. C. Plog and R. B. Edgerton (eds.), *Changing Perspectives in Mental Illness*, New York: Holt, Rinehart & Winston, 1969, pp. 395–421.
44 Eitinger, L., "The incidence of mental disease among refugees in Norway," *Journal of Mental Science*, 105: 326–38, 1959.
45 Hemsi, L. K., "Psychiatric morbidity of West Indian immigrants," *Social Psychiatry*, 2: 95–100, 1967.
46 Bagley, C., "The social aetiology of schizophrenia in immigrant groups," *International Journal of Social Psychiatry*, 17: 292–304, 1971; Giggs, J., "High rates of schizophrenia among immigrants in Nottingham," *Nursing Times*, 69: 1210–12, 1973; Rwegellera, G. G. C., "Psychiatric morbidity among West Africans and West Indians living in London," *Psychological Medicine*, 7: 317–29, 1977; Carpenter, L. and Brockington, I. F., "A study of mental illness in Asians, West Indians, and Africans living in Manchester," *British Journal of Psychiatry*, 137: 201–5, 1980; Bebbington, P. E., Hurry, J. and Tennant, C., "Psychiatric disorders in selected immigrant groups in Camberwell," *Social Psychiatry*, 16: 43–51, 1981; Dean, G., Walsh, D., Downing, H. and Shelley, E., "First admissions of native born and immigrants to psychiatric hospitals in South East England, 1976," *British Journal of Psychiatry*, 139: 506–12, 1981; Harrison, G., Owens, D., Holton, T. et al., "A prospective study of severe mental disorder in Afro-Caribbean patients," *Psychological Medicine*, 18: 643–57, 1988.
47 Cochrane, R., "Mental illness in immigrants to England and Wales: An analysis of mental hospital admissions, 1971," *Social Psychiatry*, 12: 25–35, 1977; Cochrane, R. and Bal, S. S., "Migration and schizophrenia: An examination of five hypotheses," *Social Psychiatry*, 22: 181–91, 1987; Glover, G. R., "The pattern of psychiatric admissions of Caribbean-born immigrants in London," *Social Psychiatry and Psychiatric Epidemiology*, 24: 49–56, 1989.
48 Cade, J. F. J. and Krupinski, J., "Incidence of psychiatric disorders in Victoria in relation to country of birth," *Medical Journal of Australia*, 49: 400–4, 1962.
49 Halevi, H. S., "Frequency of mental illness among Jews in Israel," *International Journal of Social Psychiatry*, 9: 268–82, 1963.
50 Cochrane, "Mental illness in immigrants to England and Wales."
51 Malzberg, "Are immigrants psychologically disturbed?," pp. 416–17.
52 Bland, R. C. and Orn, H., "Schizophrenia: Sociocultural factors," *Canadian Journal of Psychiatry*, 26: 186–8, 1981.
53 Bagley, C. and Binitie, A., "Alcoholism and schizophrenia in Irishmen in London," *British Journal of Addiction*, 65: 3–7, 1970; Clare, A. W., "Alcoholism and schizophrenia in Irishmen in London: A reassessment," *British Journal of Addiction*, 69: 207–12, 1974.
54 Arieti, *The Interpretation of Schizophrenia*, pp. 499–501.
55 Ödegard, Ö., "Emigration and insanity," *Acta Psychiatrica et Neurologica Scandinavica*, supplement 4, 1932.
56 Royes, K., "The incidence and features of psychoses in a Caribbean community," *Proceedings of the 3rd World Congress of Psychiatry*, 2: 1121–5, 1962; Burke, A. W., "First admissions and planning in Jamaica," *Social Psychiatry*, 9: 39–45, 1974.
57 Clare, "Alcoholism and schizophrenia in Irishmen;" Walsh, D., O'Hare, A., Blake, B. et al., "The treated prevalence of mental illness in the Republic of Ireland – The three county register study," *Psychological Medicine*, 10: 465–70, 1980.
58 Adelstein, A. M. and Marmot, M. G., "The health of migrants in England and Wales: Causes of death," in J. K. Cruickshank and D. G. Beevers (eds.), *Ethnic Factors in Health and Disease*, Kent, England: Wright, 1989.

59 Lumb, K. M., Congdon, P. G. and Lealman, G. T., "A comparative review of Asian and British born maternity patients in Bradford, 1974–8," *Journal of Epidemiology and Community Health*, 35: 106–9, 1981.
60 Terry, P. B., Condie, R. G., Bissenden, J. G. and Keridge, D. F., "Ethnic differences in incidence of very low birthweight and neonatal deaths among normally formed infants," *Archives of Disease of Childhood*, 62: 709–11, 1987; Griffiths, R., White, M. and Stonehouse, M., "Ethnic differences in birth statistics from central Birmingham," *British Medical Journal*, 298: 94–5, 1989.
61 Tuck, S. M., Cardozo, L. D., Studd, J. W. W. *et al.*, "Obstetric characteristics in different social groups," *British Journal of Obstetrics and Gynaecology*, 90: 892–7, 1983.
62 World Health Organization, "Deliveries and complications of pregnancy, childbirth and the puerperium," *World Health Statistics Report*, 21: 468–71, 1968.
63 Terry, P. B., Condie, R. G., Settatree, R. S., "Analysis of ethnic differences in perinatal statistics," *British Medical Journal*, 281: 1307–8, 1980.
64 Terry *et al.*, "Incidence of very low birthweight and neonatal deaths;" Griffiths *et al.*, "Ethnic differences in birth statistics."
65 Harrison *et al.*, "Severe mental disorder in Afro-Caribbean patients."
66 McGovern, D. and Cope, R. V., "First psychiatric admission rate of first and second generation Afro-Caribbeans," *Social Psychiatry*, 22: 139–49, 1987.
67 Wessely, S., Castle, D., Der, G. and Murray, R., "Schizophrenia and Afro-Caribbeans: A case-control study," *British Journal of Psychiatry*, 159: 795–801, 1991.
68 Thomas, C. S., Stone, K., Osborne, M. *et al.*, "Psychiatric morbidity and compulsory admission among U.K.-born Europeans, Afro-Caribbeans and Asians in Central Manchester," *British Journal of Psychiatry*, 163: 91–9, 1993.
69 Harrison, G., "Searching for the causes of schizophrenia: The role of migrant studies," *Schizophrenia Bulletin*, 16: 663–671, 1990; Eagles, J. M., "The relationship between schizophrenia and immigration: Are there alternatives to psychosocial hypotheses?," *British Journal of Psychiatry*, 159: 783–9, 1991.
70 Wing, J. K., "Schizophrenic psychoses: Causal factors and risks," in P. Williams, G. Wilkinson and K. Rawnsley (eds.), *The Scope of Epidemiological Psychiatry*, London: Routledge & Kegan Paul, 1989, pp. 225–39.
71 Harrison, "Searching for the causes of schizophrenia."
72 Warner and de Girolamo, *Epidemiology of Schizophrenia*, section 3.2.2.
73 Jablensky, A., Sartorius, N., Ernberg, G. *et al.*, "Schizophrenia: Manifestations, incidence and course in different cultures: A World Health Organization ten-country study," *Psychological Medicine*, supplement 20, 1992.
74 ni Nuallain, M., O'Hare, A. and Walsh, W., "Incidence of schizophrenia in Ireland," *Psychological Medicine*, 17: 943–8, 1987.
75 Häfner, H. and Gattaz, W. F., "Is schizophrenia disappearing?," *European Archives of Psychiatry and Clinical Neuroscience*, 240: 374–6, 1991.
76 "Relationships between aging and schizophrenia now being studied," *Clinical Psychiatry News*, September, 1982, pp. 1, 24; Strauss, J. S. and Carpenter, W. T., *Schizophrenia*, New York: Plenum, 1981, p. 73.
77 U.S. Bureau of the Census, *Historical Statistics of the United States: Colonial Times to 1970*, Washington, D.C.: 1975, Series D 29–41, p. 131 and Series D 87–101, p. 135.
78 U.S. Bureau of the Census, *Social Indicators 1976*, Washington, D.C.: 1977, Table 8/5, pp. 372–3.

参考文献 *385*

10 ANTIPSYCHOTIC DRUGS: USE, ABUSE AND NON-USE

1 Davis, J. M., "Antipsychotic drugs," in H. I. Kaplan, A. M. Freedman and B. J. Sadock (eds.), *Comprehensive Textbook of Psychiatry – III*, Baltimore: Williams & Wilkins, 1981, p. 2257.
2 Gardos, G. and Cole, J. O., "Maintenance antipsychotic therapy: Is the cure worse than the disease?" *American Journal of Psychiatry*, 133: 32–6, 1976.
3 Rogers *v.* Okin, Federal District Court, Boston, Civil Action 75–1610–T (D. Mass. 1979); Rennie *v.* Klein, 462 F. Supp. 1131 (D. N.J. 1978); Goedecke *v.* State of Colorado, Supreme Court of Colorado, Civil Action 28179, 1979.
4 Past president of the American Psychiatric Association, Alan Stone, speaking at the 1978 Annual Meeting of the Southern Psychiatric Association. Quoted in Ford, M. D., "The psychiatrist's double bind: The right to refuse medication," *American Journal of Psychiatry*, 137, 332–9, 1980. This reference is to p. 332.
5 Gutheil, T. G., "In search of true freedom: Drug refusal, involuntary medication, and 'rotting with your rights on,'" *American Journal of Psychiatry*, 137: 327–8, 1980.
6 Chouinard, G., Annable, L., Ross-Chouinard, A. and Nestoros, J. N., "Factors related to tardive dyskinesia," *American Journal of Psychiatry*, 136: 79–83, 1979; Fann, W. E., Davis, J. M. and Janowsky, D. S., "The prevalence of tardive dyskinesia in mental hospital patients," *Diseases of the Nervous System*, 33: 182–6, 1972; Smith, J. M., Kucharski, L. T., Oswald, W. T. and Waterman, L. J., "A systematic investigation of tardive dyskinesia in inpatients," *American Journal of Psychiatry*, 136: 918–22, 1979.
7 Chouinard *et al.*, "Factors related to tardive dyskinesia," p. 79.
8 Singh, M. M. and Kay, S. R., "Dysphoric response to neuroleptic treatment in schizophrenia: Its relationship to autonomic arousal and prognosis," *Biological Psychiatry*, 14: 277–94, 1979; Van Putten, T., May, P. R. A. and Marder, S. R., "The hospital and optimal chemotherapy in schizophrenia," *Hospital and Community Psychiatry*, 30: 114–17, 1979.
9 Leff, J. P. and Wing, J. K., "Trial of maintenance therapy in schizophrenia," *British Medical Journal*, 3: 559–604, 1971.
10 Cole, J. O., Goldberg, S. C. and Klerman, G. L., "Phenothiazine treatment in acute schizophrenia," *Archives of General Psychiatry*, 10: 246–61, 1964.
11 Pasamanick, B., Scarpetti, F. and Cinitz, S., *Schizophrenics in the Community: An Experimental Study in the Prevention of Rehospitalization*, New York: Appleton-Century-Crofts, 1967; Goldberg, S. C., Schooler, N. R., Hogarty, G. E. and Roper, M., "Prediction of relapse in schizophrenic outpatients treated by drug and sociotherapy," *Archives of General Psychiatry*, 34: 171–84, 1977; Hogarty, G. E. and Ulrich, R. F., "Temporal effects of drug and placebo in delaying relapse in schizophrenic outpatients," *Archives of General Psychiatry*, 34: 297–307, 1977.
12 For thorough reviews of research on the dopamine hypothesis of schizophrenia see Meltzer, H. Y. and Stahl, S. M., "The dopamine hypothesis of schizophrenia: A review," *Schizophrenia Bulletin*, 2: 19–76, 1976; and Haracz, J. L., "The dopamine hypothesis: An overview of studies with schizophrenic patients," *Schizophrenia Bulletin*, 8: 438–69, 1982.
13 Smythies, J. R. and Adey, W. T., *The Neurological Foundation of Psychiatry*, New York: Academic Press, 1966, pp. 150–7.
14 Melamud, N., "Psychiatric disorder with intracranial disorders of the limbic system," *Archives of Neurology* (Chicago), 17: 113–24, 1967; Horowitz, M. J. and Adams, J. E., "Hallucinations on brain stimulation: Evidence for revision of the Penfield hypothesis," in W. Keup (ed.), *Origins and Mechanisms of*

Hallucinations, New York: Plenum Publishing, 1970, pp. 13–22; Torrey, E. F. and Peterson, M. R., "Schizophrenia and the limbic system," *Lancet*, 2: 942–6, 1974.

15 Meltzer and Stahl list nine studies on this topic, the large majority of which show that HVA (homovanillic acid) and 5HIAA (5-hydroxyindolacetic acid) are not elevated in the cerebrospinal fluid of schizophrenic people.

16 Bowers, M. B., "Central dopamine turnover in schizophrenic syndromes," *Archives of General Psychiatry*, 31: 50–4, 1974.

17 Three groups of researchers have found elevated dopamine binding capacity in the limbic system of both drug-treated and drug-free schizophrenic people; the elevation is greater in the drug-treated patients. These studies are: Owen, F., Cross, A. J., Crow, T. J. *et al.*, "Increased dopamine receptor sensitivity in schizophrenia," *Lancet*, 2: 223–6, 1978; Lee, T. and Seeman, P., "Elevation of brain neuroleptic/dopamine receptors in schizophrenia," *American Journal of Psychiatry*, 137: 191–7, 1980; and Reisine, T. D., Rossor, M., Spokes, E. *et al.*, "Opiate and neuroleptic receptor alterations in human schizophrenic brain tissue," *Advances in Biochemical Psychopharmacology*, 21: 443–50, 1980. Studies from two other laboratories show elevation of dopamine binding capacity in drug-treated schizophrenic patients only. These studies include: Reynolds, G. P., Riederer, P., Jellinger, K. and Gabriel, E., "Dopamine receptors and schizophrenia: The neuroleptic drug problem," *Neuropharmacology*, 20: 1319–20, 1981; and Mackay, A. V. P., Iverson, L. L., Rossor, M. *et al.*, "Increased brain dopamine and dopamine receptors in schizophrenia," *Archives of General Psychiatry*, 39: 991–7, 1982.

18 Goldberg, M. E. and Salama, A. I., "Tolerance to drug stress and its relationship to dopamine turnover," *European Journal of Pharmacology*, 17: 202–7, 1972.

19 Bowers, "Central dopamine turnover."

20 Burt, D. R., Creese, I. and Snyder, S. H., "Antischizophrenic drugs: Chronic treatment elevates dopamine receptor binding in brain," *Science*, 196: 326–8, 1977; Muller, P. and Seeman, P., "Brain neurotransmitter receptors after long-term haloperidol: Dopamine, acetylcholine, serotonin, α-noradrenergic and naloxone receptors," *Life Sciences*, 21: 1751–8, 1977.

21 See footnote 17 in this chapter.

22 Rosen, B., Engelhardt, D. M., Freedman, N. *et al.*, "The hospitalization proneness scale as a predictor of response to phenothiazine treatment. I: Prevention of psychiatric hospitalization," *Journal of Nervous and Mental Disease*, 146: 476–80, 1968.

23 Rosen, B., Engelhardt, D. M., Freedman, N *et al.*, "The hospital proneness scale as a predictor of response to phenothiazine treatment. II: Delay of psychiatric hospitalization," *Journal of Nervous and Mental Disease*, 152: 405–11, 1971.

24 Goldstein, M. J., "Premorbid adjustment, paranoid status, and patterns of response to phenothiazine in acute schizophrenia," *Schizophrenia Bulletin*, 3: 24–37, 1970; Evans, J. R., Rodnick, E. H., Goldstein, M. J. and Judd, L. L., "Premorbid adjustment, phenothiazine treatment, and remission in acute schizophrenics," *Archives of General Psychiatry*, 27: 486–90, 1972.

25 Judd, L. L., Goldstein, M. J., Rodnick, E. H. and Jackson, N. L. P., "Phenothiazine effects in good premorbid schizophrenics divided into paranoid non-paranoid status," *Archives of General Psychiatry*, 29: 207–11, 1973.

26 Goldstein, M. J., Rodnick, E. H., Evans, J. R. *et al.*, "Drug and family therapy in the aftercare of acute schizophrenics," *Archives of General Psychiatry*, 35: 1169–77, 1978.

27 Rappaport, L. M., Hopkins, H. K., Hall, K. et al. "Are there schizophrenics for whom drugs may be unnecessary or contra-indicated?," *International Pharmacopsychiatry*, 13: 100–11, 1978, p. 107.
28 Carpenter, W. T., McGlashan, T. H. and Strauss, J. S., "The treatment of acute schizophrenia without drugs: An investigation of some current assumptions," *American Journal of Psychiatry*, 134: 14–20, 1977, p. 19.
29 Klein, D. G. and Rosen, B., "Premorbid asocial adjustment and response to phenothiazine treatment among schizophrenic inpatients," *Archives of General Psychiatry*, 29: 480–5, 1973.
30 Goldberg et al., "Prediction of relapse," p. 171.
31 May, P. R. A., Tuma, A. H. and Dixon, W. J., "Schizophrenia – A follow-up study of results of treatment. I: Design and other problems," *Archives of General Psychiatry*, 33: 474–8, 1976; May, P. R. A., Tuma, A. H. and Dixon, W. J., "Schizophrenia: A follow-up study of the results of five forms of treatment," *Archives of General Psychiatry*, 38: 776–84, 1981.
32 Schooler, N. R., Goldberg, S. C., Boothe, H. and Cole, J. O., "One year after discharge: Community adjustment of schizophrenic patients," *American Journal of Psychiatry*, 123: 986–95, 1967.
33 Pasamanick et al., *Schizophrenics in the Community*.
34 National Institute of Mental Health Psychopharmacology Service Center Collaborative Study Group, "Phenothiazine treatment in acute schizophrenia," *Archives of General Psychiatry*, 10: 246–61, 1964.
35 Mosher, L. R. and Menn, A. Z., "Community residential treatment for schizophrenia: Two-year follow-up," *Hospital and Community Psychiatry*, 29: 715–23, 1978. This reference is to p. 722.
36 Matthews, S. M., Roper, M. T., Mosher, L. R. and Menn, A. Z., "A nonneuroleptic treatment for schizophrenia: Analysis of the two-year postdischarge risk of relapse," *Schizophrenia Bulletin*, 5: 322–33, 1979.
37 Ciompi, L., Dauwalder, H-P., Maier, C. et al., "The pilot project 'Soteria Berne:'" Clinical experiences and results," *British Journal of Psychiatry*, 161, supplement 18: 145–53, 1992; Ciompi, L., Dauwalder, H-P., Aebi, E. et al., "A new approach to acute schizophrenia: Further results of the pilot project 'Soteria Berne,'" lecture given at the tenth International Symposium on the Psychotherapy of Schizophrenia, Stockholm, Sweden, August 11–15, 1991.
38 Davis, J., "Overview: Maintenance therapy in psychiatry. 1: Schizophrenia," *American Journal of Psychiatry*, 132: 1237–45, 1975.
39 Brown, G. W. and Birley, J. L. T., "Crises and life changes and the onset of schizophrenia," *Journal of Health and Social Behavior*, 9: 203–14, 1968; Birley, J. L. T. and Brown, G. W., "Crises and life changes preceding the onset or relapse of acute schizophrenia: Clinical aspects," *British Journal of Psychiatry*, 116: 327–33, 1970; Strahilevitz, M., "Possible interaction of environmental and biological factors in the etiology of schizophrenia," *Canadian Psychiatric Association Journal*, 19: 207–17, 1974; Jacobs, S. C. and Myers, J., "Recent life events and acute schizophrenic psychosis: A controlled study," *Journal of Nervous and Mental Disease*, 162: 75–87, 1976; Leff, J. P. and Vaughn, C. E., "The interaction of life events and relatives' expressed emotion in schizophrenia and depressive neurosis," *British Journal of Psychiatry*, 136: 146–53, 1980; Dohrenwend, B. P. and Egri, G., "Recent stressful life events and episodes of schizophrenia," *Schizophrenia Bulletin*, 7: 12–23, 1981; Spring, B., "Stress and schizophrenia: Some definitional issues," *Schizophrenia Bulletin*, 7: 24–33, 1981.
40 Wing, J. K., "The social context of schizophrenia," *American Journal of Psychiatry*, 135: 1333–9, 1978. This reference is to p. 1335.

41 Brown, G. W., Birley, J. L. T. and Wing, J. K., "Influence of family life on the course of schizophrenic disorders: A replication," *British Journal of Psychiatry*, 121: 241–58, 1972; Vaughn, C. E. and Leff, J. P., "The influence of family and social factors on the course of psychiatric illness: A comparison of schizophrenic and depressed neurotic patients," *British Journal of Psychiatry*, 129: 125–37, 1976.
42 Leff, J. P. and Vaughn, C. E., "The role of maintenance therapy and relatives' expressed emotion in relapse of schizophrenia: A two-year follow-up," *British Journal of Psychiatry*, 139: 40–5, 1981.
43 Leff and Vaughn, "Interaction of life events and expressed emotion."
44 Sturgeon, D., Kuipers, L., Berkowitz, R. *et al.*, "Psychophysiological responses of schizophrenic patients to high and low expressed emotion relatives," *British Journal of Psychiatry*, 138: 40–5, 1981.
45 Tarrier, N., Vaughn, C. E., Lader, M. H. and Leff, J. P., "Bodily reaction to people and events in schizophrenics," *Archives of General Psychiatry*, 36: 311–15, 1979.
46 Paul, G. L., Tobias, L. L. and Holly, B. L., "Maintenance psychotropic drugs in the presence of active treatment programs: A 'triple-blind' withdrawal study with long-term mental patients," *Archives of General Psychiatry*, 27: 106–15, 1972.
47 Ibid.
48 Paul, G. L. and Lentz, R. J., *Psychosocial Treatment of Chronic Mental Patients: Milieu versus Social Learning Programs*, Cambridge, Massachusetts: Harvard University Press, 1977.
49 Goldberg *et al.*, "Prediction of relapse."
50 Hogarty, G. E., Goldberg, S. C., Schooler, N. R. and the Collaborative Study Group, "Drug and sociotherapy in the aftercare of schizophrenic patients. III: Adjustment of nonrelapsed patients," *Archives of General Psychiatry*, 31: 609–18, 1974.
51 Hogarty, G. E., Goldberg, S. C., Schooler, N. R. *et al.*, "Drug and sociotherapy in the aftercare of schizophrenic patients. II: Two-year relapse rates," *Archives of General Psychiatry*, 31: 603–8, 1974.
52 Goldberg *et al.*, "Prediction of relapse," p. 171.
53 Leff, J. P., "Preventing relapse in schizophrenia," presented at the World Psychiatric Association Regional Meeting, New York, October 30–November 3, 1981; Berkowitz, R., Kuipers, L., Eberlein-Fries, R. and Leff, J. P., "Lowering expressed emotion in relatives of schizophrenics," *New Direction in Mental Health Services*, 12: 27–48, 1981.
54 Falloon, I. R. H., Boyd, J. L., McGill, C. W. *et al.*, "Family management in the prevention of exacerbations of schizophrenia: A controlled study," *New England Journal of Medicine*, 306: 1437–40, 1982.
55 Schmidt, L. J., Reinhardt, A. M., Kane, R. L. and Olsen, D. M., "The mentally ill in nursing homes: New back wards in the community," *Archives of General Psychiatry*, 34: 687–91, 1977.
56 Sheehan, S., "A reporter at large," *New Yorker*, May 25, June 1, June 8, June 15, 1981.
57 *In the interest of Edmiston*, Civil Action 80 MH 378 (Denver Probate Court, December 17, 1980).
58 Jick, H., "Reserpine and breast cancer: A perspective," *Journal of the American Medical Association*, 233: 896, 1975; Schyve, P. M., Smithline, F. and Meltzer, H. Y., "Neuroleptic-induced prolactin level elevation and breast cancer: An emerging clinical issue," *Archives of General Psychiatry*, 35: 1291–1301, 1978;

Gulbinat, W., Dupoint, A., Jablensky, A. *et al.*, "Cancer incidence of schizophrenic patients," *British Journal of Psychiatry*, 161, supplement 18: 75–85, 1992.
59 Quitkin, F., Rifkin, A. and Klein, D. F., "Very high dosage versus standard dosage fluphenazine in schizophrenia," *Archives of General Psychiatry*, 32: 1276–81, 1975; McGlashan, T. H. and Carpenter, W. T., "Postpsychotic depression in schizophrenia," *Archives of General Psychiatry*, 33: 231–9, 1976; Van Putten, T. and May, P. R. A., "'Akinetic depression' in schizophrenia," *Archives of General Psychiatry*, 35: 1101–7, 1978; Hogarty, G. E., Schooler, N. R., Ulrich, R. *et al.*, "Fluphenazine and social therapy in the aftercare of schizophrenic patients: Relapse analyzes of a two-year controlled study of fluphenazine decanoate and fluphenazine hydrochloride," *Archives of General Psychiatry*, 36: 1283–94, 1979; Goldstein *et al.*, "Drug and family therapy."
60 Hirsh, S., "Do neuroleptics cause depression in the schizophrenias?" presented at the World Psychiatric Association Regional Meeting, New York, October 30–November 3, 1981; Moller, H. and von Zerssen, G., "Depressive states occurring during clinical treatment of 280 schizophrenic inpatients," presented at the World Psychiatric Association Regional Meeting, New York, October 30–November 3, 1981.
61 Hartlage, L. C., "Effects of chlorpromazine on learning," *Psychological Bulletin*, 64: 235–45, 1965; Bruening, S. E., Davis, V. J., Matson, J. L. and Ferguson, D. G., "Effects of thioridazine and withdrawal dyskinesias on workshop performance of mentally retarded young adults," *American Journal of Psychiatry*, 139: 1447–54, 1982.
62 *Physicians' Desk Reference*, 47th Edition, Montvale, New Jersey: Medical Economics Data, 1993, pp. 2093–7.
63 Taylor, D. P., Riblet, L. A., Stanton, H. C. *et al.*, "Dopamine and anti-anxiety activity," *Pharmacology, Biochemistry and Behavior*, vol. 17, supplement 1, pp. 25–35, 1982; Haefely, W. E., "Behavioral and neuropharmacological aspects of drugs used in anxiety and related states," in M. A. Lipton, A. DiMascio and K. F. Killam (eds.), *Psychopharmacology: A Generation of Progress*, New York: Raven Press, 1978; Nestoros, J. N., "Benzodiazepines in schizophrenia: A need for a reassessment," *International Pharmacopsychiatry*, 15: 171–9, 1980; Bunney, G. S. and Aghajanian, G. K., "The effect of antipsychotic drugs on the firing of dopaminergic neurons: A reappraisal," in G. Sedvall, G. Uvnäs and Y. Zotterman, *Antipsychotic Drugs: Pharmacodynamics and Pharmacokinetics*, New York: Pergamon, 1976.
64 Feldman, P. E., "An analysis of the efficacy of diazepam," *Journal of Neuropsychiatry*, 3, supplement 1: S62–S67, 1962; Pignatoro, F. P., "Experience with chemotherapy in refractory psychiatric disorders," *Current Therapeutic Research*, 4: 389–98, 1962; Maculans, G. A., "Comparison of diazepam, chlorprothixene and chlorpromazine in chronic schizophrenic patients," *Diseases of the Nervous System*, 25: 164–8, 1964; Kramer, J. C., "Treatment of chronic hallucinations with diazepam and phenothiazines," *Diseases of the Nervous System*, 28: 593–4, 1967; Irvine, B. M. and Schaecter, F., "'Valium' in the treatment of schizophrenia," *Medical Journal of Australia*, i: 1387, 1969; Trabucchi, M. and Ba, G., "Are benzodiazepines an antipsychotic agent?," *Southern Medical Journal*, 72: 636, 1979; Ansari, J. M. A., "Lorazepam in the control of acute psychotic symptoms and its comparison with flupenthixol," in E. Usdin, H. Eckert and I. N. Forrest (eds.), *Phenothiazines and Structurally Related Drugs*, New York: Elsevier/North-Holland, 1980; Beckman, H. and Haas, S., "High-dose diazepam in schizophrenia," *Psychopharmacology*, 71:

70–82, 1980; Lingjaerde, O., "Effect of the benzodiazepine derivative estazolam in patients with auditory hallucinations: A multicentre double-blind cross-over study," *Acta Psychiatrica Scandinavica*, 65: 339–54, 1982; "Diazepam shown to reduce many schizophrenic symptoms," *Psychiatric News*, August 20, 1982; Haas, S., Emrich, H. M. and Beckmann, H., "Analgesic and euphoric effects of high-dose diazepam in schizophrenia," *Neuropsychobiology*, 8: 123–8, 1982. Several similar studies are listed in the review article – Nestoros, "Benzodiazepines in schizophrenia," – which draws the conclusion that benzodiazepines have generally positive effects in schizophrenia.
65 The following studies yield equivocal results: Hollister, L. E., Bennett, J. L., Kimbell, I. et al., "Diazepam in newly admitted schizophrenics," *Diseases of the Nervous System*, 24: 746–50, 1963; Kellner, R., Wilson, R. M., Muldawer, M. D. and Pathak, D., "Anxiety in schizophrenia: The responses to chlordiazepoxide in an intensive design study," *Archives of General Psychiatry*, 32: 1246–54, 1975; Jimerson, D. C., Van Kammen, D. P., Post, R. M. et al., "Diazepam in schizophrenia: A preliminary double-blind trial," *American Journal of Psychiatry*, 139: 489–91, 1982. Clearly negative results are reported in: Lehmann, H. E. and Ban, T. A., "Notes from the log-book of a psychopharmacological research unit II," *Canadian Psychiatric Association Journal*, 9: 111–13, 1964; Weizman, A., Weizman, S., Tyano, S. et al., "The biphasic effect of gradually increased doses of diazepam on prolactin secretion in acute schizophrenic patients," *Israeli Annals of Psychiatry*, 17: 233–40, 1979; Ruskin, P., Averbukh, I., Belmaker, R. H. and Dasberg, H., "Benzodiazepiones in chronic schizophrenia," *Biological Psychiatry*, 14: 557–8, 1979; Karson, C. N., Weinberger, D. R., Bidelow, L. and Wyatt, R. J., "Clonazepam treatment of chronic schizophrenia: Negative results in a double-blind, placebo-controlled trial," *American Journal of Psychiatry*, 139: 1627–8, 1982. For a generally negative review of the value of the benzodiazepines in schizophrenia, see Greenblatt, D. J. and Shader, R. I., *Benzodiazepines in Clinical Practice*, New York: Raven Press, 1974, ch. 4.
66 Beckman and Haas, "High-dose diazepam in schizophrenia;" Feldman, "The efficacy of diazepam;" Maculan, "Diazepam in chronic schizophrenic patients;" and "Diazepam shown to reduce many schizophrenic symptoms," *Psychiatric News*, August 20, 1982.
67 Gardos and Cole, "Maintenance antipsychotic therapy."
68 Phillips, L., "Case history data and prognosis in schizophrenia," *Journal of Nervous and Mental Disease*, 117: 515–25, 1953; Stephens, J. H., Astrup, C. and Mangrum, J. C., "Prognostic factors in recovered and deteriorated schizophrenics," *American Journal of Psychiatry*, 122: 1116–21, 1966; Marder, S. R., van Kammen, D. P., Docherty, J. P. et al., "Predicting drug-free improvement in schizophrenic psychosis," *Archives of General Psychiatry*, 36: 1080–5, 1979.
69 Bromet, E., Harrow, M. and Kasl, S., "Premorbid functioning and outcome in schizophrenics and nonschizophrenics," *Archives of General Psychiatry*, 30: 203–7, 1974; Strauss, J. S. and Carpenter, W. T., "The prognosis of schizophrenia: Rationale for a multidimensional concept," *Schizophrenia Bulletin*, 4: 56–77, 1978; Bland, R. C., Parker, J. H. and Orn, H., "Prognosis in schizophrenia: Prognostic predictors and outcome," *Archives of General Psychiatry*, 35: 72–7, 1978.
70 Harrow, M., Bromet, E. and Quinlan, D., "Predictors of post-hospital adjustment in schizophrenia: Thought disorders and schizophrenic diagnosis," *Journal of Nervous and Mental Disease*, 158: 25–32, 1974; Strauss, J. S. and Carpenter, W. T., "Characteristic symptoms and outcome in schizophrenia," *Archives of*

General Psychiatry, 30: 429–34, 1974; Carpenter, W. T., Barko, J. J., Strauss, J. S. and Hawk, A. B., "Signs and symptoms as predictors of outcome: A report from the International Pilot Study of Schizophrenia," *American Journal of Psychiatry*, 135: 940–5, 1978.
71 Strauss, J. S. and Carpenter, W. T., "The prediction of outcome in schizophrenia. I: Characteristics of outcome," *Archives of General Psychiatry*, 27: 739–46, 1972; Hawk, A. B., Carpenter, W. T. and Strauss, J. S., "Diagnostic criteria and five-year outcome in schizophrenia: A report from the International Pilot Study of Schizophrenia," *Archives of General Psychiatry*, 32: 343–7, 1975.
72 Strauss, J. S. and Carpenter, W. T., "The prediction of outcome in schizophrenia. II: Relationships between predictor and outcome variables: A report from the WHO International Pilot Study of Schizophrenia," *Archives of General Psychiatry*, 31: 37–42, 1974; Strauss, J. S. and Carpenter, W. T., "Prediction of outcome in schizophrenia. III: Five-year outcome and its predictors," *Archives of General Psychiatry*, 34: 159–63, 1977; Mintz, J., O'Brien, C. P. and Luborsky, L., "Predicting the outcome of psychotherapy for schizophrenics: Relative contributions of patient, therapist, and treatment characteristics," *Archives of General Psychiatry*, 33: 1183–6, 1976.
73 Kant, O., "The incidence of psychoses and other mental abnormalities in the families of recovered and deteriorated schizophrenic patients," *Psychiatric Quarterly*, 16: 176–86, 1942; Vaillant, G. E., "Prospective prediction of schizophrenic remission," Archives of General Psychiatry, 11: 509–18, 1964; Welner, J. and Strömgen, E., "Clinical and genetic studies on benign schizophreniform psychoses based on a follow-up," *Acta Psychiatrica Scandinavica*, 33: 377–99, 1958; McCabe, M. S., Fowler, R. C., Cadoret, R. J. and Winokur, G., "Familial differences in schizophrenia with good and poor prognosis", *Psychological Medicine*, 1: 326–32, 1971; Fowler, R. D., McCabe, M. S., Cadoret, R. J. and Winokur, G., "The validity of good prognosis schizophrenia," *Archives of General Psychiatry*, 26: 182–5, 1972; Taylor, M. A. and Abrams, R., "Manic-depressive illness and good prognosis schizophrenia," *American Journal of Psychiatry*, 132: 741–2, 1975.
74 Fowler *et al.*, "The validity of good prognosis schizophrenia," p. 182.
75 Ibid., p. 183; McCabe, "Familial differences in schizophrenia," pp. 327, 331.
76 Taylor and Abrams, "Manic-depressive illness and good prognosis schizophrenia," p. 742.
77 Hirschowitz, J., Casper, R., Garver, D. L. and Chang, S., "Lithium response in good prognosis schizophrenia," *American Journal of Psychiatry*, 137: 916–20, 1980.
78 Mosher, L. R., Menn, A. and Matthews, S. M., "Soteria: Evaluation of a home-based treatment for schizophrenia," *American Journal of Orthopsychiatry*, 45: 455–67, 1975. This reference is to p. 458.
79 Ibid., pp. 460–1.
80 Ibid., p. 458.

11 WORK

1 Tuke, S., *Description of the Retreat*, London: Dawson, 1964, facsimile of 1813 edn. Quoted in Scull, A. T., *Museums of Madness: The Social Organization of Insanity in Nineteenth-Century England*, London: Allen Lane (New York: St. Martin's Press), 1979, p. 69.
2 Ellis, W. C., *A Treatise on the Nature, Symptoms, Causes, and Treatment of Insanity*, London: Samuel Holdsworth, 1838, p. 197.

3 Todd, E., unpublished letter in the Institute of Living archives, Hartford, Connecticut, 1830. Quoted in Braceland, F. J., "Rehabilitation," in S. Arieti (ed.), *American Handbook of Psychiatry*, 2nd edn., vol. 5, New York: Basic Books, 1975, pp. 683–700. The quotation is on p. 684.
4 Browne, W. A. F., *What Asylums Were, Are, and Ought to Be: Being the Substance of Five Lectures Delivered before the Managers of the Montrose Royal Lunatic Asylum*, Edinburgh: Black, 1837, pp. 229–31. Quoted in Scull, *Museums of Madness*, pp. 105–6.
5 Carlyle, T., "Inaugural address at Edinburgh University, 1866," in M. Strauss (ed.), *Familiar Medical Quotations*, Boston: Little, Brown, 1968.
6 Freud, S., "Civilization and Its Discontents," in J. Strachey (ed.), *Standard Edition of the Complete Psychological Works of Sigmund Freud*, vol. 21, London: Hogarth Press, 1953–1966. First published in 1930.
7 Wansbrough, N. and Cooper, O., *Open Employment after Mental Illness*, London: Tavistock, 1980, pp. 2–4; Fairweather, G. W., Sanders, D. H., Maynard, H. et al., *Community Life for the Mentally Ill*, Chicago: Aldine, 1969, pp. 13–14; Patterson, C. H., "Evaluation of the rehabilitation potential of the mentally ill patient," in L. P. Blum and R. K. Kujoth (eds.), *Job Placement of the Emotionally Disturbed*, Metuchen, New Jersey: Scarecrow Press, 1972, pp. 188–215. The reference is to pp. 189–91.
8 Stringham, J. A., "Rehabilitating chronic neuropsychiatric patients," *American Journal of Psychiatry*, 108: 924–8, 1952.
9 Cohen, L., "Vocational planning and mental illness," *Personnel and Guidance Journal*, 34: 28–32, 1955.
10 Brown, G. W., Carstairs, G. M. and Topping, G., "Post-hospital adjustment of chronic mental patients," *Lancet*, ii: 685–9, 1958.
11 Freeman, H. E. and Simmons, O. G., *The Mental Patient Comes Home*, New York: Wiley, 1963, ch. 4.
12 Fairweather et al., *Community Life for the Mentally Ill*, ch. 12.
13 Walker, R., Winick, W., Frost, E. S. and Lieberman, J. M., "Social restoration of hospitalized psychiatric patients through a program of special employment in industry," *Rehabilitation Literature*, 30: 297–303, 1969.
14 Anthony, W. A., Buell, G. W., Sharatt, S. and Althoff, M. D., "The efficacy of psychiatric rehabilitation," *Psychological Bulletin*, 78: 447–56, 1972.
15 Barbee, M. S., Berry, K. L. and Micek, L. A., "Relationship of work therapy to psychiatric length of stay and readmission," *Journal of Consulting and Clinical Psychology*, 33: 735–8, 1969.
16 Wing, J. K. and Brown, G. W., *Institutionalism and Schizophrenia: A Comparative Study of Three Mental Hospitals 1960–68*, Cambridge: Cambridge University Press, 1970; Peffer, P. A., "Money: A rehabilitation incentive for mental patients," *American Journal of Psychiatry*, 110: 84–92, 1953. Two similar examples are given in Linn, L., "Occupational therapy and other activities," in H. I. Kaplan, A. M. Freedman and B. J. Sadock (eds.), *Comprehensive Textbook of Psychiatry – III*, Baltimore: Williams & Wilkins, 1980, pp. 2382–90. The reference is to pp. 2385–6.
17 Johnson, R. F. and Lee, H., "Rehabilitation of chronic schizophrenics: Major results of a three-year program," *Archives of General Psychiatry*, 12: 237–40, 1965.
18 Kunce, J. T., "Is work therapy really therapeutic?," *Rehabilitation Literature*, 31: 297–9, 320, 1970.
19 Miles, A., "Long-stay schizophrenic patients in hospital workshops: A comparative study of an industrial unit and an occupational therapy department,"

British Journal of Psychiatry, 119: 611–20, 1971; Miles, A., "The development of interpersonal relationships among long-stay patients in two hospital workshops," *British Journal of Medical Psychology*, 45: 105–14, 1972.
20 Poindexter, W. R., "Screening ex-patients for employability," in Blum and Kujoth, *Job Placement of the Emotionally Disturbed*, pp. 152–7. The quotation is on pp. 155–6.
21 Lowe, C. M., "Prediction of posthospital work adjustment by the use of psychological tests," in Blum and Kujoth, *Job Placement of the Emotionally Disturbed*, pp. 239–48; Patterson, "Evaluation of rehabilitation potential," p. 196; Freeman and Simmons, *The Mental Patient Comes Home*, p. 61; Brown, Carstairs and Topping, "Post-hospital adjustment of chronic mental patients."
22 For a full discussion of this issue see Chapter 11 of the first edition of Warner, R., *Recovery from Schizophrenia: Psychiatry and Political Economy*, London: Routledge & Kegan Paul, 1985. Also see Hawkins, K., *Unemployment: Facts, Figures and Possible Solutions for Britain*, Harmondsworth, Middlesex: Penguin, 1979; Scott, M. and Laslett, R. A., *Can We Get Back to Full Employment?*, New York: Holmes & Meier, 1979; Samuelson, P. A., *Economics*, 11th edn., New York: McGraw-Hill, 1980; Thurow, L. C., *The Zero-Sum Society: Distribution and the Possibilities for Economic Change*, Harmondsworth, Middlesex: Penguin, 1980, ch. 7; Friedman, M., "The role of monetary policy," *American Economic Review*, 58: 1–17, 1968; Phelps, E. S., "Phillips curve, expectations of inflation, and optimal unemployment over time," *Economica*, 34: 254–81, 1967; Jay, P., *A General Hypothesis of Employment, Inflation and Politics*, London: Institute of Economic Affairs, Occasional Paper 46, 1976; Bluestone, B. and Harrison, B., *The Deindustrialization of America*, New York: Basic Books, 1982, ch. 8.
23 Anthony, W. A. and Blanch, A., "Supported employment for persons who are psychiatrically disabled: An historical and conceptual perspective," *Psychosocial Rehabilitation Journal*, 11: 5–23, 1987. This reference is to p. 6; Farkas, M., Rogers, S. and Thurer, S., "Rehabilitation outcome for the recently deinstitutionalized psychiatric patient," *Hospital and Community Psychiatry*, 38: 864–70, 1987.
24 Glasscote, R. M., Cumming, E., Rutman, I. *et al.*, *Rehabilitating the Mentally Ill in the Community*, Washington, D.C.: Joint Information Service of the American Psychiatric Association and the National Association for Mental Health, 1971, p. 200; U.S. Department of Labor, *Sheltered Workshop Study, Volume II: Study of Handicapped Clients in Sheltered Workshops and Recommendations of the Secretary*, Washington, D.C.: 1979, p. 31.
25 Wansbrough and Cooper, *Open Employment after Mental Illness*, p. 38.
26 Black, B., *Industrial Therapy for the Mentally Ill in Western Europe*, New York: Altro Service Bureau, 1966.
27 Wansbrough and Cooper, *Open Employment after Mental Illness*, p. 38.
28 Ibid., pp. 36–8.
29 Fairweather *et al.*, *Community Life for the Mentally Ill*.
30 Backer, T. E. and Glaser, E. M. (eds.), *Case Studies of Fairweather Hospital–Community Treatment Program*, Los Angeles: Human Interaction Research Institute, 1979.
31 Information about Italian and Swiss cooperatives reported throughout this chapter was gathered by the author during a series of visits in 1991. Further information is available on the Pordenone cooperatives in Conte, S. and Comis, S., "Social enterprise in Italy," presented at the Third Congress of the World Association for Psychosocial Rehabilitation, October 13–16, 1991; and

on the Trieste cooperatives in Dell'Acqua, P. and Dezza, M. G. C., "The end of the mental hospital: A review of the psychiatric experience in Trieste," *Acta Psychiatrica Scandinavica*, supplement 316: 45–69, 1985; De Leonardis, O., Mauri, D., Rotelli, F., "Deinstitutionalization, another way: The Italian mental health reform," *Health Promotion*, 1: 151–64, 1986.
32 Stastny, P., Gelman, R. and Mayo, H., "The European experience with social firms in the rehabilitation of persons with psychiatric disabilities," unpublished report of a study visit to Germany and Austria, May, 1992.
33 Boyles, P., "Mentally ill gain a foothold in working world," *Boston Sunday Globe*, June 5, 1988.
34 Backer and Glaser, *Case Studies of Fairweather Programs*, pp. 58, 90.
35 Wansbrough and Cooper, *Open Employment after Mental Illness*, p. 37.
36 Fairweather *et al.*, *Community Life for the Mentally Ill*, pp. 140–1.
37 Wansbrough and Cooper, *Open Employment after Mental Illness*, pp. 53–4.
38 Warner, R. and Polak, P., "An economic development approach to the mentally ill in the community," Concept paper written under contract to the National Institute of Mental Health, Rockville, Maryland, January 16, 1993, p. 24.
39 Wansbrough and Cooper, *Open Employment after Mental Illness*, pp. 53–4.
40 Ibid., p. 37.
41 Warner and Polak, "An economic development approach."
42 Polak, P., Warner, R. and Mosher, L. R., "Final report: Feasibility study on the development of a consumer-oriented system of pharmacies for the seriously mentally ill." Prepared for the Robert Wood Johnson Foundation, Princeton, New Jersey, January 15, 1992.
43 Warner and Polak, "An economic development approach," pp. 18–19.
44 Details of the Boulder supported employment program, and other material in this chapter, were provided by Ruth Arnold, Coordinator of Vocational Services at the Mental Health Center of Boulder County, Colorado. An overview of supported employment in the United States is available in Anthony and Blanch, "Supported employment for persons who are psychiatrically disabled."
45 Glasscote *et al.*, *Rehabilitating the Mentally Ill*, p. 55.
46 Personal communication, Jerry Dincin, 1988.
47 Wansbrough and Cooper, *Open Employment after Mental Illness*, p. 47.
48 Glasscote *et al.*, *Rehabilitating the Mentally Ill*, pp. 55, 134.
49 Warner and Polak, "An economic development approach," p. 12.
50 Ibid., p. 12.
51 Ibid., p. 13.
52 Berndt, E. R., *The Practice of Econometrics: Classic and Contemporary*, Reading, Massachusetts: Addison-Wesley, 1990, ch. 11, pp. 593–651.
53 Warner and Polak, "An economic development approach," p. 13.
54 Sancton, T., "How to get America off the dole," *Time*, May 25: p. 44–7, 1992. The reference is to p. 47.
55 Haskins, R., "Congress writes a law: Research and welfare reform," *Journal of Policy Analysis and Management*, 10: 616–32, 1991. This reference is to p. 620; Sancton, "How to get America off the dole," p. 46.
56 Ellwood, D., *Poor Support*, New York: Basic Books, 1988.
57 Kaus, M., "The work ethic state," *New Republic*, July 7: 22–33, 1986.
58 Scheffler, R., "Financing mental health services," presented at NIMH workshop on Organizing and Financing Services for People with Severe Mental Disorders, Park City, Utah, December 9–11, 1992.
59 Jacobs, H. E., Wissusik, M. A., Collier, R. *et al.*, "Correlations between

psychiatric disabilities and vocational outcome," *Hospital and Community Psychiatry*, 43: 365–9, 1992. This reference is to p. 368.
60 Roberts, J. D. and Ward, I. M., *Commensurate Wage Determination for Service Contracts*, Columbus, Ohio: Ohio Industries for the Handicapped, 1987.
61 Warner and Polak, "An economic development approach," p. 8.
62 Ellis, R. H. and Young, C., "Cost savings associated with sheltered workshop employment," Brief Report no. 2, Colorado Division of Mental Health Evaluation Services, February 25, 1983.

12 DESEGREGATING SCHIZOPHRENIA

1 The Mental Health Center of Boulder, County, Inc., is a comprehensive community mental health center which offers a full range of psychiatric services to the 225,000 residents of the mixed urban and rural region of Boulder County, Colorado. Clients' fees are on a sliding scale and services for the indigent are free. The Center sees more than 6,300 clients a year; over 2,100 cases are active at any one time and about 650 of these suffer from functional psychoses.
  The Center employs 340 part-time and full-time staff (280 full-time equivalent employees). Around two-thirds of the full-time equivalent employees provide clinical services and one-third have administrative and clerical duties.
  The Center's budget for 1991–2 was $11.1 million (£7.4 million). The sources of revenue were as follows:

Federal government	$481,000
State government	$304,000
Local government (cities and county)	$2,234,000
Fees and health insurance (including Medicaid)	$5,500,000
Other sources	$2,589,000

2 Turner, J. C. and Tenhoor, W. J., "The NIMH community support program: Pilot approach to a needed social reform," *Schizophrenia Bulletin*, 4: 319–48, 1978.
3 Warner, R., "Jail services and community care for the mentally ill in Boulder County, Colorado," in H. J. Steadman, D. W. McCarty and J. P. Morrisey, *The Mentally Ill in Jail: Planning for Essential Services*, New York: Guilford Press, 1989, pp. 198–213.
4 Ibid.
5 Warner, R., Wollesen, C. et al., "Cedar House: A non-coercive hospital alternative in Boulder, Colorado," in R. Warner (ed.), *Alternatives to Hospital for Acute Psychiatric Treatment*, Washington, D.C.: American Psychiatric Press, in press, ch. 1.
6 Polak, P. R., Kirby, M. W. and Deitchman, W. S., "Treating acutely ill psychotic patients in private homes," in R. Warner, *Alternatives to Hospital for Acute Psychiatric Treatment*, ch. 12; Brook, B. D., Cortes, M., March, R. and Sundberg-Stirling, M., "Community families: An alternative to psychiatric hospital intensive care," *Hospital and Community Psychiatry*, 27: 195–7, 1976.
7 Bennett, R., "The crisis home program of Dane County," in Warner, *Alternatives to Hospital for Acute Psychiatric Treatment*, ch. 13.
8 Stein, L. I. and Test, M. A., "Alternative to mental hospital treatment: I. Conceptual model, treatment program, and clinical evaluation," *Archives of General Psychiatry*, 37: 392–7, 1980.
9 Stein, L. I. and Test, M. A., "Alternative to mental hospital treatment: III. Social cost," *Archives of General Psychiatry*, 37: 409–12, 1980.
10 Warner, R. and Huxley, P., "Psychopathology and quality of life among mentally ill patients in the community: British and U.S. samples compared," *British Journal of Psychiatry*, in press.

11 Ibid.
12 To this number we should add about 20 psychotic patients who have been placed in the forensic unit of the state hospital by the Boulder County criminal courts. Other psychotic patients from Boulder County receive inpatient and outpatient care in the private sector. It is not possible to say how many of these patients would be in hospital treatment if they were under the care of the mental health center. One may safely assume, however, that virtually none of the people in treatment with the private sector for psychosis is a candidate for long-term hospital care – such patients rapidly pass the point of being able to pay for private hospital treatment, the limited provisions of their health insurance having been exhausted.
13 Podvoll, E. M., *The Seduction of Madness: Revolutionary Insights into the World of Psychosis and a Compassionate Approach to Recovery at Home*, New York: HarperCollins Publishers, 1990.
14 Sandall, H., Hawley, T. T. and Gordon, G. C., "The St. Louis community homes program: Graduated support for long-term care," *American Journal of Psychiatry*, 132: 617–22, 1975.
15 Morris, B., "Residential units," in J. K. Wing and B. Morris (eds.), *Handbook of Psychiatric Rehabilitation Practice*, Oxford: Oxford University Press, 1981, pp. 99–121. The reference is to p. 109.
16 Personal communication, Ellen Baxter and Ezra Susser; Warner, R., "Creative Programming," in S. Ramon (ed.), *Beyond Community Care*, Basingstoke, Hampshire: Macmillan, 1991, pp. 114–35.
17 Mandiberg, J., "Can interdependent mutual support function as an alternative to hospitalization?," in Warner, *Alternatives to Hospital for Acute Psychiatric Treatment*, ch. 11.
18 Morris, "Residential units," p. 106.
19 Barker, R. G., *Ecological Psychology: Concepts and Methods for Studying the Environment of Human Behavior*, Stanford: Stanford University Press, 1968, ch. 7.
20 Ibid.
21 Davis, M. and Thompson, B., *Cooperative Housing: A Development Primer*, Washington, D.C.: National Cooperative Business Association, 1992.
22 Ibid.
23 Ibid.
24 City of New York *v.* Bowen.
25 Leonard Rubenstein, personal communication.
26 Kathy Burns, personal communication.
27 Laurie Flynn, personal communication.
28 Sartorius, N., de Girolamo, G., Andrews, G. *et al.* (eds.), *Treatment of Mental Disorders: A Review of Effectiveness*, Washington, D.C.: American Psychiatric Press, 1993.
29 Rosenhan, D. L., "On being sane in insane places," *Science*, 179: 250–8, 1973.
30 Mosher, L. R. and Keith, S. J., "Research on the psychosocial treatment of schizophrenia: A summary report," *American Journal of Psychiatry*, 136: 623–31, 1979.
31 Kavanagh, D. J., "Recent developments in expressed emotion and schizophrenia," *British Journal of Psychiatry*, 160: 601–20, 1992.
32 Goldstein, M. J., Rodnick, E. H., Evans, J. R. *et al.*, "Drug and family therapy in the aftercare treatment of acute schizophrenia," *Archives of General Psychiatry*, 35: 169–77, 1978; Leff, J. P., Kuipers, L., Berkowitz, R. *et al.*, "A controlled trial of intervention in the families of schizophrenic patients," *British Journal*

of Psychiatry, 141: 121–34, 1982; Falloon, I. R. H., Boyd, J. L., McGill, C. W. *et al.*, "Family management in the prevention of exacerbations of schizophrenia," 306: 1437–40, 1982; Hogarty, G. E., Anderson, C. M., Reiss, D. J. *et al.*, "Family psychoeducation, social skills training, and maintenance chemotherapy in the aftercare treatment of schizophrenia: I. One-year effects of a controlled study of relapse and expressed emotion," *Archives of General Psychiatry*, 43: 633–42, 1986.
33 Leff *et al.*, "A controlled trial of intervention in the families of schizophrenic patients."
34 Mosher and Keith, "Research on the psychosocial treatment of schizophrenia."
35 Pyke-Lees, P., "The National Schizophrenia Fellowship," in Wing and Morris, *Handbook of Psychiatric Rehabilitation*, pp. 126–9.
36 Jones, L., *A Matter of Community II*, Denver, Colorado: Capitol Hill Action and Recreation Group.
37 Warner, "Creative Programming."
38 Sherman, P. S. and Porter, R., "Mental health consumers as case management aides," *Hospital and Community Psychiatry*, 42: 494–8, 1991.
39 Warner, R. and Polak, P., "An economic development approach to the mentally ill in the community," Washington, D.C.: NIMH Community Support Program document, 1993.
40 Ibid.
41 Ekdawi, M. K., "The role of day units in rehabilitation," in Wing and Morris, *Handbook of Psychiatric Rehabilitation*, pp. 95–8. The quotation is from p. 98.
42 Beard, J. H., Propst, R. and Malamud, T. J., "The Fountain House Model of Psychiatric Rehabilitation," *Psychosocial Rehabilitation Journal*, 5: 47–53, 1982.
43 Hasher, R., "Spiritmenders: A client-operated community center," presented at American Psychiatric Association annual meeting, San Francisco, May 6–11, 1989.
44 Scheper-Hughes, N. and Lovell, A. M., *Psychiatry Inside Out: Selected Writings of Franco Basaglia*, New York: Columbia University Press, 1987, p. xvii.
45 Donelly, M., *The Politics of Mental Health in Italy*, London: Routledge, 1992.
46 Ibid., p.67.
47 *Breakdown*, a series of eight, 15–minute programs produced at Seven Oak Productions, Boulder, by Richard Warner and Konnie Kindle.

表3.1の参考文献

STUDIES OF THE OUTCOME OF SCHIZOPHRENIA IN
TABLE 3.1

Ackner, B. and Oldham, A. J., "Insulin treatment of schizophrenia: A three-year follow-up of a controlled study," *Lancet*, i: 504–6, 1962.
Astrup, C., Fossum, A. and Holmboe, R., *Prognosis in Functional Psychoses*, Springfield, Illinois: Charles C. Thomas, 1963.
Astrup, C. and Noreik, K., *Functional Psychoses: Diagnostic and Prognostic Models*, Springfield, Illinois: Charles C. Thomas, 1966.
Beck, M. N., "Twenty-five and thirty-five year follow up of first admissions to mental hospitals," *Canadian Psychiatric Association Journal*, 13: 219–29, 1968.
Biehl, H., Maurer, K., Schubart, B. *et al.*, "Prediction of outcome and utilization of medical services in a prospective study of first onset schizophrenics: Results of a prospective 5-year follow-up study," *European Archives of Psychiatry and Neurological Sciences*, 236: 139–47, 1986.
Bland, R. C. and Orn, H., "Fourteen-year outcome in early schizophrenia," *Acta Psychiatrica Scandinavica*, 58: 327–38, 1978.
Bland, R. C., Parker, J. H. and Orn, H., "Prognosis in schizophrenia," *Archives of General Psychiatry*, 35: 72–7, 1978.
Bleuler, E., *Dementia Praecox, or the Group of Schizophrenias*, New York: International Universities Press, 1950.
Bleuler, M., *The Schizophrenic Disorders: Long-term Patient and Family Studies*, New Haven: Yale University Press, 1978.
Bond, E. D., "Results in 251 cases five years after admission to a hospital for mental diseases," *Archives of Neurology and Psychiatry*, 6: 429–39, 1921.
Bond, E. D. and Braceland, F. J., "Prognosis in mental disease," *American Journal of Psychiatry*, 94: 263–74, 1937.
Braatöy, T., "The prognosis in schizophrenia, with some remarks regarding diagnosis and therapy," *Acta Psychiatrica et Neurologica Scandinavica*, 11: 63–102, 1936.
Breier, A., Schreiber, J., Dyer, J. and Pickar, D., "National Institute of Mental Health longitudinal study of chronic schizophrenia: Prognosis and predictors of outcome," *Archives of General Psychiatry*, 48: 239–46, 1991.
Briner, O., *Zentralblatt für die gesamte Neurologie und Psychiatrie*, 162: 582, cited in E. Guttman, W. Mayer-Gross and E. Slater, "Short-distance prognosis of schizophrenia," *Journal of Neurological Psychiatry*, 2: 25–34, 1939.
Brown, G. W., Bone, M., Dalison, B. and Wing, J. K., *Schizophrenia and Social Care*, London: Oxford University Press, 1966.

表3.1の参考文献　*399*

Carter, A. B., "The prognostic factors of adolescent psychosis," *Journal of Mental Science*, 88: 31–81, 1942.
Cheney, C. O. and Drewry, P. H., "Results of non-specific treatment in dementia praecox," *American Journal of Psychiatry*, 95: 203–17, 1938.
Cole, N. J., Brewer, D. L. and Branch, C. H. H., "Socioeconomic adjustment of a sample of schizophrenic patients," *American Journal of Psychiatry*, 95: 203–17, 1938.
Coryell, W. and Tsuang, M. T., "Outcome after 40 years in DSM III schizophreniform disorder," *Archives of General Psychiatry*, 43: 324–28, 1986.
Cottman, S. B. and Mezey, S. B., "Community care and the prognosis of schizophrenia," *Acta Psychiatrica Scandinavica*, 53: 95–104, 1976.
Eitinger, L., Laane, C. L. and Langfeldt, G., "The prognostic value of the clinical picture and the therapeutic value of physical treatment in schizophrenia and the schizophreniform states," *Acta Psychiatrica et Neurologica Scandinavica*, 33: 33–53, 1958.
Engelhardt, D. M., Rosen, B., Feldman, J. *et al.*, "A 15-year follow-up of 646 schizophrenic outpatients," *Schizophrenia Bulletin*, 8: 493–503, 1982.
Errera, P. A., "Sixteen-year follow-up of schizophrenic patients seen in an outpatient clinic," *Archives of Neurology and Psychiatry*, 78: 84–8, 1957.
Evensen, H., *Dementia Praecox*, Oslo: Kristiania, 1904.
Freyhan, F. A., "Course and outcome of schizophrenia," *American Journal of Psychiatry*, 112: 161–7, 1955.
Fröshaug, H. and Ytrehus, A., "The problems of prognosis in schizophrenia," *Acta Psychiatrica Scandinavica*, supplement 169: 176–87, 1963.
Fromenty, L., "Les remissions dans la schizophrénie statistique sur leur fréquence et leur durée avant l'insulinthérapie," *Encephale*, 1: 275–86, 1937.
Gerloff, W., "Über Verlauf und Prognose der Schizophrenie," *Archiv für Psychiatrie und Nervenkrankheiten*, 106: 585–98, 1936.
Guttman, E., Mayer-Gross, W. and Slater, E., "Short-distance prognosis of schizophrenia," *Journal of Neurological Psychiatry*, 2: 25–34, 1939.
Hall, J. C., Smith, K. and Shimkunas, A., "Employment problems of schizophrenic patients," *American Journal of Psychiatry*, 123: 536–40, 1966.
Harris, A., Linker, I., Norris, V. and Shepherd, M., "Schizophrenia: A prognostic and social study," *British Journal of Social and Preventive Medicine*, 10: 107–14, 1956.
Harrow, M., Grinker, R. R., Silverstein, M. L. and Holzman, P., "Is modern-day schizophrenia outcome still negative?," *American Journal of Psychiatry*, 135: 1156–62, 1978.
Hastings, D. W., "Follow-up results in psychiatric illness," *American Journal of Psychiatry*, 114: 1057–65, 1958.
Helgason, L., "Twenty years' follow-up of first psychiatric presentation for schizophrenia: What could have been prevented?," *Acta Psychiatrica Scandinavica*, 81: 231–5, 1990.
Henisz, J., "A follow-up study of schizophrenic patients," *Comprehensive Psychiatry*, 7: 524–8, 1966.
Hoenig, J. and Hamilton, M. W., "Schizophrenia in an extramural service," *Comprehensive Psychiatry*, 7: 81–9, 1966.
Holmboe, R. and Astrup, C., "A follow-up study of 255 patients with acute schizophrenia and schizophreniform psychoses," *Acta Psychiatrica et Neurologica Scandinavica*, supplement 125, 1957.
Holmboe, R., Noreik, K. and Astrup, C., "Follow-up of functional psychoses at two Norwegian mental hospitals," *Acta Psychiatrica Scandinavica*, 44: 298–310, 1968.

Horwitz, W. A. and Kleiman, C., "Survey of cases of dementia praecox discharged from the Psychiatric Institute and Hospital," *Psychiatric Quarterly*, 10: 72–85, 1936.

Huber, G., Gross, G. and Schuttler, R., "A long-term follow-up study of schizophrenia: Psychiatric course of illness and prognosis," *Acta Psychiatrica Scandinavica*, 52: 49–57, 1975.

Hunt, R. C., Feldman, H. and Fiero, R. P., "Spontaneous remission in dementia praecox," *Psychiatric Quarterly*, 12: 414–25, 1938.

Jablensky, A., Sartorius, N., Ernberg, G. et al., "Schizophrenia: manifestations, incidence and course in different cultures. A World Health Organization ten-country study," *Psychological Medicine*, monograph supplement 20, 1991, p. 97.

Johanson, E., "A study of schizophrenia in the male: A psychiatric and social study based on 138 cases with follow-up," *Acta Psychiatrica et Neurologica Scandinavica*, supplement 125, 1958.

Johnstone, E. C., Frith, D. C., Gold, A. and Stevens, M., "The outcome of severe acute schizophrenia illness after one year," *British Journal of Psychiatry*, 134: 28–33, 1979.

Jönnson, S. A. T. and Jönnson, H., "Outcome in untreated schizophrenia: A search for symptoms and traits with prognostic meaning in patients admitted to a mental hospital in the pre-neuroleptic era," *Acta Psychiatrica Scandinavica*, 85: 313–20, 1992.

Kelly, D. H. W. and Sargant, W., "Present treatment of schizophrenia," *British Medical Journal*, 1: 147–50, 1965.

Kraepelin, E., *Dementia Praecox and Paraphrenia*, Edinburgh: Livingstone, 1919.

Langfeldt, G., "The prognosis in schizophrenia and factors influencing the course of the disease," *Acta Psychiatrica et Neurologica Scandinavica*, supplement 13, 1939.

Leiberman, D. M., Hoenig, J. and Auerbach, I., "The effect of insulin coma and E.C.T. on the 3 year prognosis of schizophrenia," *Journal of Neurology, Neurosurgery and Psychiatry*, 20: 108–13, 1957.

Lemke, R., "Untersuchungen über die soziale Prognose der Schizophrenie unter besonders Beruchsicktigung des encephalographischen Befundes," *Archive für Psychiatrie und Nervenkrankheiten*, 104: 89–136, 1935.

Levenstien, S., Klein, D. F. and Pollack, M., "Follow-up study of formerly hospitalized voluntary psychiatric patients: The first two years," *American Journal of Psychiatry*, 122: 1102–9, 1966.

Leyberg, J. T., "A follow-up study on some schizophrenic patients," *British Journal of Psychiatry*, 111: 617–24, 1965.

Malamud, W. and Render, I. N., "Course and prognosis in schizophrenia," *American Journal of Psychiatry*, 95: 1039–57, 1939.

Mandelbrote, B. M. and Folkard, S., "Some factors related to outcome and social adjustment in schizophrenia," *Acta Psychiatrica Scandinavica*, 37: 223–35, 1961.

Marengo, J., Harrow, M., Sands, J. and Galloway, C., "European versus U.S. data on the course of schizophrenia," *American Journal of Psychiatry*, 148: 606–11, 1991.

Marneros, A., Deister, A. and Rohde, A., "Comparison of long-term outcome of schizophrenic, affective and schizoaffective disorders," *British Journal of Psychiatry*, 161, supplement 18: 44–51, 1992.

Masterson, J. F., "Prognosis in adolescent disorders: Schizophrenia," *Journal of Nervous and Mental Disease*, 124: 219–32, 1956.

Mayer-Gross, W., "Die schizophrenie," in O. Bumke (ed.), *Handbuch der Geisteskrankheiten*, vol. 9, Berlin: Springer, 1932, p. 534.

表3.1の参考文献　401

Möller, H-J., von Zerssen, D., Werner-Eilert, K. and Wüschner-Stockheim, M., "Outcome in schizophrenic and similar paranoid psychoses," *Schizophrenia Bulletin*, 8: 99–108, 1982.
Müller, V., "Katamnestische Erhebungen über den Spontanverlauf der Schizophrenie," *Monatsschrift für Psychiatrie und Neurologie*, 122: 257–76, 1951.
Munk-Jørgensen, P. and Mortensen, P. B., "Social outcome in schizophrenia: A 13-year follow-up," *Social Psychiatry and Psychiatric Epidemiology*, 27: 129–34, 1992.
Murdoch, J. H., "Crime in schizophrenic reaction types," *Journal of Mental Science*, 79: 286–97, 1933.
Niskanen, P. and Achté, K. A., "Prognosis in schizophrenia: A comparative follow-up study of first admissions for schizophrenic and paranoid psychoses in Helsinki in 1950, 1960 and 1965," *Psychiatria Fennica Year Book 1971*, 1971, pp. 117–26.
Norton, A., "Mental hospital ins and outs: A survey of patients admitted to a mental hospital in the past 30 years," *British Medical Journal*, 1: 528–36, 1961.
Otto-Martiensen, J., *Zeitschrift für Psychiatrie*, 77: 295 et seq., 1921, cited in R. Lemke, "Untersuchungen über die soziale Prognose der Schizophrenie unter besonders Beruchsichtigung des encephalographischen Befundes," *Archives für Psychiatrie und Nervenkrankheiten*, 104: 89–136, 1935.
Prudo, R. and Blum, H. M., "Five-year outcome and prognosis in schizophrenia: A report from the London field research centre of the International Pilot Study of Schizophrenia," *British Journal of Psychiatry*, 150: 345–54, 1987.
Rennie, T. A. C., "Follow-up study of 500 patients with schizophrenia admitted to the hospital from 1913–1923," *Archives of Neurology and Psychiatry*, 42: 877–91, 1939.
Romano, J. and Ebaugh, F. G., "Prognosis in schizophrenia," *American Journal of Psychiatry*, 95: 583–96, 1938.
Rosanoff, A. J., "A statistical study of prognosis in insanity," *Journal of the American Medical Association*, 62: 3–6, 1914.
Rupp, C. and Fletcher, E. K., "A five to ten year follow-up study of 641 schizophrenic cases," *American Journal of Psychiatry*, 96: 877–88, 1940.
Salokangas, R. K. R., "Prognostic implications of the sex of schizophrenic patients," *British Journal of Psychiatry*, 142: 145– 51, 1983.
Scottish Schizophrenia Research Group, "The Scottish first episode schizophrenia study: VIII. Five-year follow-up: Clinical and psychosocial findings," *British Journal of Psychiatry*, 161: 496–500, 1992.
Shepherd, M., Watt, D., Falloon, I. and Smeeton, N., "The natural history of schizophrenia: A five-year follow-up study of outcome and prediction in a representative sample of schizophrenics," *Psychological Medicine*, monograph supplement 15: 1–46, 1989.
Stalker, H., "The prognosis in schizophrenia," *Journal of Mental Science*, 85: 1224–40, 1939.
Stearns, A. W., "The prognosis in dementia praecox," *Boston Medical and Surgical Journal*, 167: 158–60, 1912.
Stephens, J. H., "Long-term course and prognosis in schizophrenia," *Seminars in Psychiatry*, 2: 464–85, 1970.
Stone, M. H., "Exploratory psychotherapy in schizophrenia-spectrum patients: A reevaluation in the light of long-term follow-up of schizophrenic and borderline patients," *Bulletin of the Menninger Clinic*, 50: 287–306, 1986.
Strecker, E. A. and Willey, G. F., "Prognosis in schizophrenia," *Journal of Mental Science*, 73: 9–39, 1927.

Tsuang, M. T., Woolson, R. F. and Fleming, J. A., "Long-term outcome of major psychoses: I. Schizophrenia and affective disorders compared with psychiatrically symptom-free surgical conditions," *Archives of General Psychiatry*, 36: 1295–301, 1979.

Vaillant, G. E. and Funkenstein, D. H., "Long-term follow-up (10–15 years) of schizophrenic patients with Funkenstein (adrenalin-mecholyl) tests," in P. H. Hoch and J. Zubin (eds.), *Psychopathology of Schizophrenia*, New York: Grune & Stratton, 1966.

Vaillant, G. E., Semrad, E. V. and Ewalt, J. R., "Current therapeutic results in schizophrenia," *New England Journal of Medicine*, 271: 280–3, 1964.

Wirt, R. D. and Simon, W., *Differential Treatment and Prognosis in Schizophrenia*, Springfield, Illinois: Charles C. Thomas, 1959.

Wootton, L. H., Armstrong, R. W. and Lilly, D., "An investigation into the after-histories of discharged mental patients," *Journal of Mental Science*, 81: 168–72, 1935.

World Health Organization, *Schizophrenia: An International Follow-Up Study*, Chichester, England: Wiley, 1979.

解　題

　本書はRichard Warner：Recovery from Schizophrenia—Psychiatry and Political Economy, 2nd edition, Routledge, London, 1994の全訳である。

　まず各章の内容の要約は次のとおりである。

　第1章は「統合失調症とは何か」という題で，その定義の歴史を語る。クレペリンが予後不良を特徴にあげたのに対して，ブロイラーは予後のよい場合が多いと訂正した。これは彼の治療の質のよさにもとづくものであったけれども，大勢はクレペリンのほうに靡いた。スカンディナビアの精神医学では予後不良という特徴を採用して，その結果，統合失調症の範囲が狭くなった。これに対してロシア，アメリカの精神医学は他国に比べて格段に広い範囲をとったが，アメリカは1980年以後，スカンディナビア式の定義に変更した。実際には，統合失調症の経過は多様で幅が広く，産業社会では約半数の予後がよい。本症は世界全体に分布し，各地の有病率には差があるが，中心値は0.5％くらいである。統合失調症発症の脆弱性（なりやすさ）は遺伝学的因子だけでは決まらず，多数の生物学的・社会的因子の相互作用によって成立する。発病の家族因説は証明されないが，再発には家族内ストレスが関与する強い証拠がある。以上の著者の叙述は常識的であるが，社会（政治）経済的因子も本症の経過を左右する重要因子だというのが著者の主張したいところである。

　第2章は「健康・病気・経済」である。労働者階級の生活はストレスが多く，ストレス関連の心身の疾患はその有病率も死亡率も高い。統合失調症は産業社会では低所得階級に多く，第三世界では上層カーストや上流階級に多いという事実は社会因的にしか説明できない。都市産業化地域では社会因と社会階層移動とが相まって下層階級ほど有病率が多い。大都市では経済変動

に応じて社会生活も心理的症状も変動するが，農村地帯では低所得と経済変動による悪影響は少ないようにみえる。好況の際には，乳幼児死亡率も含めて社会病理が増大するが，自殺だけは不況の際に増加するとされてきた。なるほど失業者増加と社会病理との関係は遅れて効果を発揮するという説を過信したためにしばしば混乱してきたが，けっきょく失業をはじめ労働問題と経済的ストレスは重要な自殺の引き金因子である。労働年齢者の精神科病院入院も不況の際に増加する。

　第3章はその名も本書の題名と同じ「統合失調症からの回復」で，20世紀初頭の欧米の予後に関する追跡調査研究85種から結論すれば，回復率は第二次大戦直後および1900年から1920年までの期間と，抗精神病薬の導入以後の入院者では変わっていないが，その中間の1920年から1940年までの大恐慌期間の回復率は格段に低い。この期間以外では完全回復は20－25％，社会的回復は40－45％である。なお，20世紀をつうじて時とともに追跡調査時の在院率は抗精神病薬導入以前すでに劇的に低下している。この結果は診断基準の変化や患者選択の相違による人工産物ではない。

　第4章は「脱施設化」という長い章である。抗精神病薬導入以前すでにアメリカの人口比入院者数は低下し始めており，北欧における病院改革と地域精神医療も始まっていた。しかし，アメリカでは地域精神医療の到来が遅れたために，薬物療法が地域精神医療の鍵だと誤解され，薬物の大量投与下に脱施設化が行われて，結局，患者の大多数は不良な環境に起居するようになってしまった。英国では精神科患者の地域ケアは1960年代に停滞した。脱施設化を社会（政）経済的に推進させた力は実は公費を節約しようとすることだった。北欧ではこれに加えて戦後の労働力不足があった。1965年になり欧米産業化国における，精神科病床数と失業率とには相関があったが，その10年後には労働市場の需要供給関係でなく国の健康福祉政策の動向に左右されるようになった。

　第5章では「狂気と産業革命」であって，「モラルトリートメント」論である。これは，精神病患者を人間的・非拘束的に管理しようとする方策である。「モラルトリートメント」は18世紀の狂気獣性説に対する反論として西欧各地にほぼ同時に登場したが，その底には啓蒙思潮，産業革命，フランス

革命，人口と労働の急激な変化，そして資本主義的生産様式の登場があった。患者の治療は精神病院の発達と密接に関連しており，入院中の労働不能患者の収容費節約と，労働可能患者への外来援助の節減という二つの社会政策を実施する方法でもあった。英国では1850年代から60年代の好況期以外にはモラルトリートメントは公立施設ではほとんど行われなかった。他方，私費治療を行う私立病院患者は格段に優遇され，回復率もよかった。このように19世紀全体をつうじて失業率が高い英国では貧困患者の社会復帰に冷淡だった。逆に労働力不足であった19世紀前半のアメリカでは公立病院でも社会復帰に熱心で，回復率も特に急性例で高かった。後の時代の米国精神医学者はこのモラルトリートメントによる過去の好回復率を隠蔽しようとした。

　第6章は「労働，貧困，統合失調症」である。不況期には入院治療の費用が増大する。一般に社会復帰，社会再加入をめざす努力は景気変動と連動するので，予後にも影響しているだろう。完全雇用社会の予後はそれ以外の産業化国家よりもよさそうである。

　第7章は「第三世界の統合失調症」で，本症の予後は第三世界のほうが西欧よりもよく，またペレストロイカ以前のソ連の比較的産業化された地域では予後は中間的であった。第三世界には本症と臨床上区別できない短期精神病が多い。第三世界では教育程度が高いほど予後が悪いが，これは彼らの労働市場のストレスが高いためであろう。つまり高学歴者の就職する地位が少なくて競争がはげしく，また地位そのものが不安定である。暴力と人格崩壊がなければ第三世界では狂気と診断されず，精神病者もスティグマを付されず，地位が向上することさえある。残虐な扱いもあるが，大多数は治癒を目指す明るい処遇を受けている。大規模な治療儀式が行われて，精神病患者の社会への再統合をしやすくしていることもある。家族関係も有利である。

　第8章は「西洋社会の統合失調症者」で，アメリカの本症患者の半数はボーディングホーム，ナーシングホーム，病院，ドヤ街，拘置所，刑務所にいる。依然としてスティグマは大きく，予後の悪さは社会的差別のレッテルを貼られるというラベリング説と両面のうち片一方（たいていはよい面）を切り捨てて一面化しようとする心理傾向すなわち認知的不協和の理論によって説明できる。患者の持ち合わせる社会的ネットワークは狭く，家族もろとも社会

から疎外されがちである。疎外の根源は分業と賃金労働の発展にある。

第9章は「統合失調症の発現率」で，本症は，結核と同じく，産業化の初期には富裕階級に多く，後には貧困階級に多い。産業革命は本症を増加させたと思われるが，最近年は少なくなってきたようである。このような変化は栄養，出産時障害，新生児のケアの改善によるものであろう。本症発症のリスクが最大なのは貧困国から富裕国に移住した児童である。労働市場のストレスは本症発症の時期（年齢）を左右するが発病率には関係しない。

第10章は「抗精神病薬：使用・乱用・不使用」である。著者は抗精神病薬患者の一部には不要であり，有害でさえあるという。それは，抗精神病薬のノンリスポンダー（治療抵抗性群）と予後良好患者である。長期使用によってドーパミンD2受容体の過感受性を来たし，化学的欠陥を起すという。また，服薬中止によるリバウンド現象があり，これがその直後の新薬の効果を過大評価させてしまう。ストレスの少ない環境ならば薬物はあまり要らない。回転ドア現象は薬物投与だけで心理社会的ニーズを顧慮しない治療の場合に生じたものである。ユーザー・フレンドリーな処方戦略は抗精神病薬の少量使用を推奨する。ただし，一部の「予後良好患者」は実際には躁うつ病である。薬物不使用治療の原則は少量薬物治療の原則と同じである。

第11章は「働くこと」である。働いている患者は失業患者よりも長期間病院外にいるが，雇用によって患者の機能が向上するとまでいえない。また雇用が症状を改善するという証拠はない。けれども，作業療法は患者の利益となるようであり，長期にわたる保護（福祉）工場労働が多くの患者には必要である。しかし，保護（福祉）工場も患者経営のビジネスも不況には弱い。患者経営のビジネスは公的機関あるいは患者グループよりの発注を受けるようにするのがよい。

第12章は，「統合失調症にかんする差別の廃止」である。このことには著者の主張に基づく実践結果が中心となっている。急性期の治療は小規模の家庭的・非高圧的な場で行うのがよい。これはモラルトリートメントの精神に沿ったものである。さらに地域社会においては十分な臨床医学的・心理的サポートを保証して見守り，患者の独立性を重んじつつその社会的順応を図るべきである。同時に家族のケアをも十分評価し，支援し，家族教育と家族相

談をも行うべきである。またストレスが少なく求められる項目が多すぎない訓練と職業とを提供するべきである。経済的なインセンティブがあるとよい。患者が参加するビジネス，住居，サーヴィスをとおして患者の社会経済的進歩を支持するべきである。目標は全面的社会参加であり，これを指して患者とその家族の権利のために闘い，メディアをつうじて問題を公衆に対して明らかにするべきである。抗精神病薬は，これらをしやすくするために使用するべきで，その代用品になってはいけない。

　日本の戦前の精神医療はどうであったか。たしかに精神科医になる医者は僅かであった。精神科医には家族の反対を押し切って，不幸な運命の人の傍らにいてあげようという気持ちで精神科を選んだ人が多かったはずである。薬物はないも同然で，ブローム（臭素）剤くらい，1940年代に電気ショック療法が導入されたくらいだった。退院は自然治癒者に限られていたから，大部分は生涯を精神病院で終えた。よい病院では農作業や養豚，庭作りの作業が行われていた。日本なりのモラルトリートメントであった。

　大開放が行われる前の欧米のような数千床から一万床を越える巨大な公立病院が作られることはなかった。都道府県ごとに一つの公立病院を置く決まりであったが，現在まで実現したことはなかった。日本の精神科病院は一般に数百床の病棟で，千床を越えるのは稀であった。

　日本の貧しさゆえに都立松沢病院などは患者のための古着集めに苦心しているが，欧米と違って個性を奪う制服を着せる習慣がなかったのはかえってよかった面があるだろう。

　パヴィヨン式といって，自然の中に比較的小さな病棟を散在させていたのは，京大病院精神科病棟や都立松沢病院であった。他方，一室に数十人，数百人を集めるのは関西の病院の一部の特徴で，戦後も作られている。これはおそらく，欧米のどこかの病院を模倣したのであろう。欧米で監視が重視された時期のなごりであろう。戦後の一時期にも円形の病棟がいくつか作られた。

　大戦前には裕福な人たちのための小規模の私立精神科病院と，庶民のための公立病院があるという欧米同様のパターンであったらしい。公立病院には

自傷他害の虞がある患者の他にも経済的理由での公費患者がいたらしいが，その基準はわからない。高村光太郎の妻である智恵子の小規模私立病院の入院生活は現在でも得難いものである。やはり欧米と同じく，農漁山村に転地療養する場合もけっこうあり，家族や召使，看護者付きのことも少なくなかった。精神科医を交代で泊まらせていた裕福な家族の物語も今に伝えられている。承知の上の配偶者を選んで子をなさしめたなどの例もある。

私宅監置も1949年まで届出をすれば認められていた。本当に心のこもった温かい部屋から牛馬小屋以下のところまで大きな差があったと先輩は語った。

温泉や滝の傍に小屋がけして治療している人もけっこうあり，患者の世話で生計を立てている山村もあった。村人の談話として先輩が聞いた話では，滝の傍に家族が一緒に住むとか熱心に通う人は治ることが多く，村人にあずけ放しでは治りにくかったとか，村人がこの制度が廃止されてから，患者のその後を知ろうと密かに精神科病院を偵察したら自分たちのほうがよく「患者様」に尽くしていたと語っていたそうである。

第二次世界大戦の戦時中，日本ではドイツと違って「不治」と認めた患者を粛清することはなかったが，入院患者の半数は結核と食料不足のために死去しており，戦後の患者は異常に若かった。精神科医も軍医として招集され，東大の精神科さえ敗戦直前の医師は3人であった。

敗戦時の精神科医は現在の10分の1以下であった。1945年に入ると本土決戦に備えて軍の病院として接収され，入院患者は追い出された。全病院を国営化する寸前で戦争は終った。

戦後，高度成長期の開始に当たって，精神病患者の「野放し」を警告するジャーナリズムのキャンペーンがあった。入院は健康保険，生活保護の普及とともに庶民に手の届くものとなった。その結果，日本の精神科病院は20年間に5倍となった。その間に，いくつかの不祥事が起こった。医師も看護者も，そのトレーニングは不十分で，ほとんど受けていないに等しい者も少なくなかった。戦後日本の精神医療を長く観察してきた林宗義氏の名は本文にも出てくるが，氏がかつて中井に語ったところでは，「問題は建物ばかり建てて精神科医療のチームを形成する人材の養成が遅れた点である」（文責中井）のは確かにそのとおりである。

氏はカナダで「ヴァンクーヴァー・モデル」といわれる救急・開放・短期入院・地域精神医療を実行し，わが国でも見学者が後を絶たなかった。しかし，ある時，中井は氏に質問した。「このようなシステムはアメリカとカナダでいくつあるのでしょう？」。先生は少し考えて「サンマテオ郡（サンフランシスコ南郊外）かな」「他は？」「後はない」。そのうちレーガン政権時代に全米の精神保健センター（治療をも行う）が廃止された。

林氏は，1963年のケネディ改革の際に意見を求められたそうである。「いい計画だが20年計画で実施することでしょうね」「いや3年でやる」「それは無理でしょう」。しかし，大統領の任期は4年である。アメリカの改革が急激で短期間であることを，私たちは何に限らず念頭に置く必要がある。結局，カーター大統領夫人が1977年の「世界精神保健連盟」の特別講演で失敗を認めた。彼女は，精神保健担当者が国民に信用されていないことが原因だと述べたが，それだけではないであろう。今，アメリカの精神医療は，もはや精神医学でも反精神医学でもなく「企業精神医学」だという見解に一理がある状態のようである。企業とは主に製薬会社に加えて治療内容と治療機関選択にまで規定する保険会社である。多くの精神障害者がホームレスか服役者だという現実を指摘する人もいる。アメリカの医療に光と影の対照が強いのは精神科だけではない。

本書成立後に社会情勢が大きく変ったところがある。特に旧ソ連崩壊後のロシア，東欧であり，また第三世界の失政国家すなわち国家の態をなさない国家である。そういうところで精神医療がどのように変化したか，想像の外である。

しかし，本書は今わが国の精神医療が後を追おうとしているかにみえるモデル，すなわち20世紀後半のアングロサクソン精神医療をその社会経済的関連性において描き出したものとして独自の価値を失わないであろう。

リチャード・ワーナー（ウォーナー）については，出版社が著者より2004年夏に得た回答の全文は次のとおりである。

「リチャード・ワーナーはコロラド州ボールダー郡精神保健センターの医学主任であり，またコロラド大学精神医学臨床教授，同大学人類学非常勤教

授である。彼は『統合失調症の環境 Environment of Schizophrenia, (Brunner-Routledge, 2000)』をはじめ，地域医療と統合失調症の疫学に関する刊行物の著者である。研究の焦点は主に精神の病の経過を左右する社会経済因子である。最近の著者は，統合失調症のスティグマと闘う世界精神医学会のグローバル・キャンペーンの支援を行ってきた」。

　他の著作名として，Alternatives to the Hospital for Acute Psychiatric Treatment, American Psychiatric Publishers, 1995があることがわかった。

　さらに，メディケードによって統合失調症の転帰がどう変わったかについての調査を行い，これでは1年間の観察ではマイナスとなる証拠はなく，治療資源の効果的使用になっているという示唆を得ている。

　ハーヴァード大学のホームページ Harvard Medical School's Consumer Health Information（2003年2月14日）には，薬物が効果を示さない統合失調症に対する認知療法の効果についての記事があり，その中で治療を阻む最大因子はスティグマであるとして，先に述べた欧州，南北アメリカ，アジアにおけるスティグマの減少のための世界精神医学会による世界的規模の社会的広報活動の成功度に関してワーナーの報告を待つとして，そこでワーナーのことを「英国の精神科医である」と紹介している。彼が英国で医学教育を受け，おそらく今も英国国籍を保持していることがわかるが，依然として年齢，生年月日，その他の経歴は不明である。著者がこの種のことを好まない人かもしれない。

　ボールダーといえば，アメリカ的距離感覚ではラス・ヴェガスに近いところであるが，ロサンゼルスなどに水を供給する巨大なボールダー・ダムで知られ，最近はスポーツ選手の低酸素状態における強化合宿地に選ばれるロッキー山脈中の高地である。そのような僻地を本書のような視野を獲得し維持するために著者は選んだのであろうか。

　出版社 Routledge は，最近特に合併・離合集散の甚だしい欧米出版界において200年以上の歴史を持つ Taylor & Francis 社の傘下に入ったとはいえ，それ自体が150年の歴史を誇る英国の名門学術出版社であり，学問の世界で広く知られている。特に社会科学，人間科学の出版に優れ，大陸ヨーロッパの学問を翻訳によって英米に知らしめた歴史を持っている。本書の出版も

社の見識によるものであろう。

　本書は，中井久夫，西野直樹監訳であり，その分担は西野直樹（1章），杉林稔（2章），塩山晃彦（3章），九鬼克俊（4章），田中究（5・6章），岩井圭司（7・8章），北村登（9章），白川治（10章），小林俊三（11章），柿木達也（12章）である。
　本書の作成は以外に手間取り，最初に賛成された岩崎学術出版社の西田信策氏（2004年夏退職）から実務は早く唐沢礼子さんに引き継がれ，唐沢さんの多大な努力と激励によって完成の運びとなったものである。ここに改めて感謝の意を表します。

2005年2月

西野　直樹
中井　久夫

人名索引

Abrams, Richard (エイブラムズ, リチャード)　283
Achté, K. A.　74, 76
Ackner, B.　74
Adler, Alfred (アドラー, アルフレート)　158
Alarcon, J. de　232
d'Alembert, Jean Le Roud (ダランベール)　115
Anderson, Charles (アンダーソン, チャールズ)　154
Anthony, William (アンソニー, ウィリアム)　293
Arieti, Silvano (アリエティ, シルバーノ)　242
Ashton, T. S. (アシュトン)　117
Astrup, C.　74
Awl, William (オール, ウィリアム)　136

Bamrah, J. S.　232
Barker, Roger (バーカー, ロジャー)　331
Basaglia, Franco (バサーリア, フランコ)　104
Bassuk, Ellen (バサク, エレン)　96
Bateson, Gregory (ベートソン, グレゴリー)　30
Beans, L. L. (ビーンズ)　165
Beck, James (ベック, ジェームズ)　164
Beck, M. N.　72
Bell, George (ベル, ジョージ)　92
Benedict, Ruth (ベネディクト, ルース)　193
Biehl, H.　76
Bland, R. C.　76
Bleuler, Eugen (ブロイラー, オイゲン)　9—12, 17, 19, 33, 72, 84
Bleuler, Manfred (ブロイラー, マンフレート)　68, 74
Bluestone, Barry (ブルーストン, バリー)　58

Blum, H. M.　76
Bockoven, Sanbourne (ボッコーヴン, サンボーン)　139—141
Bogue, Donald (ボーグ, ドナルド)　202
Bond, E. D.　72
Boorstin, Daniel (ブーアスティン, ダニエル)　126
Bowers, Malcolm (バワーズ, マルコム)　258
Braatöy, T.　72
Braceland, F. J.　72
Breier, A.　76
Brenner, Harvey (ブレナー, ハーヴィー)　45—47, 49, 50, 61, 63, 145, 148, 152, 163, 164
Bridgham, Amariah (ブリガム, アマリア)　136
Brill, Henry (ブリル, ヘンリー)　90
Briner, O.　72
Brown, G. W. (ブラウン, ジョージ)　74, 292
Browne, W. A. F. (ブラウン)　289
Bunn, Alfred (バン, アルフレッド)　47, 48
Burrows, George (バロウズ, ジョージ)　137

Cabanis, Georges (カバニス, ジョルジュ)　114
Cancro, Robert (キャンクロー, ロバート)　40
Carlyle, Thomas (カーライル, トーマス)　290
Carpenter, William (カーペンター, ウィリアム)　20, 40, 213, 264, 265, 272, 273
Carstairs, Morris (カーステアズ, モーリス)　159
Carter, A. B.　72
Castle, D.　232
Catalano, Ralph (カタラーノ, ラルフ)

43, 45
Cheney, C. P. 72
Chew, S. K. (チュウ) 176
Chiarugi, Vicenzo (キアルジ, ヴィセンツォ) 114, 116
Ciompi, Luc (チオンビ, ルツ) 17, 167, 268, 273
Clark, David (クラーク, デイヴィッド) 102, 162
Clark, Robert (クラーク, ロバート) 38
Clinton, William (クリントン, ウィリアム) 307
Cobb, Sidney (カブ, シドニー) 57
Cockerham, William (コッカラム, ウィリアム) 211
Cohen, Leon (コーエン, レオン) 291
Cole, N. J. 74
Conolly, John (コノリー, ジョン) 121
Cooper, B. (クーパー) 165
Cooper, David (クーパー, デイヴィッド) 29
Cooper, Philip (クーパー, フィリップ) 296
Coryell, W. 74
Cottman, S. B. 76
Cumming, Elaine (カミング, エレイン) 210
Cumming, John (カミング, ジョン) 210

Dain, Norman (デイン, ノーマン) 129
Daquin, Joseph (ダカン, ジョゼフ) 114
Davis, John (デイヴィス, ジョン) 87, 90, 91
Der, G. 232
Diamond, Ron (ダイアモンド, ロン) 321
Dickens, Charles (ディケンズ, チャールズ) 112, 113, 132, 133, 136, 161
Dickson, W. E. 232
Diderot, Denis (ディドロ, デニス) 115
Dix, Dorothea (ディックス, ドロシー) 136
Doherty, Edmund (ドハーティ, エドムンド)
218
Donelly, Michael (ドネリー, マイケル) 344
Dooley, David (ドゥーリー, デイヴィッド) 43, 45
Drewry, P. H. 72
Dube, K. C. 236
Dunham, Warren (ダンハム, ウォーレン) 37
Durkheim, Emile (デュルケーム, エミール) 59

Eagles, J. M. 232
Earle, Pliny (アール, プリニー) 139—141
Eaton, William (イートン, ウィリアム) 38
Ebaugh, F. G. 72
Edgerton, Robert (エジャートン, ロバート) 190
Edmiston, Kathy (エドミストン, キャシー) 276
Eitinger, L. 74
Ekdawi, Mounir (エクダウィ, ムーニア) 342
Ellis, William (エリス, ウィリアム) 289
Ellwood, David (エルウッド, デイヴィッド) 307, 309
Elnagar, M. N. 236
Engelhardt, D. M. 74, 261, 265
Engels, Friedrich (エンゲルス, フリードリッヒ) 153
Epstein, Leon (エプスタイン, レオン) 90
Errera, P. A. 74
Esterton, Aaron (エスタートン, アーロン) 30
Evensen, H. 72
Eyer, Joseph (アイヤー, ジョセフ) 46, 48

Fairweather, George (フェアウェザー, ジョージ) 292, 297, 298, 300
Falloon, Ian (ファルーン, アイアン) 274

人名索引　*415*

Faris, Robert（ファリス，ロバート）　*37*
Ferriar, John（フェリア，ジョン）　*114*
Fletcher, E. K.　*72*
Folkard, S.　*74*
Folnegović, Z.　*232*
Foucault, Michel（フーコー，ミシェル）　*113*
Fowler, Richard（ファウラー，リチャード）　*283*
Fox, Robin（フォックス，ロビン）　*195*
Freeman, Howard（フリーマン，ハワード）　*292*
Freud, Sigmund（フロイト，ジクムント）　*29*
Freyhan, F. A.　*72, 74*
Fromenty, L.　*72*
Fromm-Reichmann, Frieda（フロム-ライヒマン，フリーダ）　*29*
Fröshaug, H.　*72 74*
Frumkin, Sylvia（フラムキン，シルビア）　*275*
Funch, Donna（ファンチ，ドナ）　*62*
Funkenstein, D. H.　*74*

Galt, John（ガルト，ジョン）　*136*
Garson, Barbara（ガーソン，バーバラ）　*54*
George Ⅲ（ジョージ三世）　*113*
Gerloff, W.　*72*
Gerson, Samuel（ガーソン，サミュエル）　*96*
Goldberg, Solomon（ゴールドバーグ，ソロモン）　*266, 273, 274*
Goldstein, Michael（ゴールドスタイン，マイケル）　*263, 265*
Good, Saxtby（グッド，サクスバイ）　*92*
Gore, Susan（ゴア，スーザン）　*44*
Gottesman, Irving（ゴッテスマン，アービング）　*21, 23*
Grob, Gerald（グラブ，ジェラルド）　*129, 132*
Guttman, E.　*72*

Häfner, H.　*232*
Hall, Capt. Basil（ホール，バジル）　*136*
Hall, J. C.　*76*
Hamilton, M. W.　*74*
Hare, Edward（ヘア，エドワード）　*230*
Harris, A.　*74*
Harrison, G.　*232*
Harrow, M.　*76*
Hastings, D. W.　*74*
Hatfield, Agnes（ハットフィールド，アグネス）　*220*
Heiden, W. an der　*232*
Helgason, L.　*76*
Henisz, J.　*74*
Henry, Jules（ヘンリー，ジュールズ）　*223*
Hill, Robert Gardiner（ヒル，ロバート・ガーディナー）　*121*
Hirschowitz, Jack（ヒルショビッツ，ジャック）　*283*
Hobsbawm, Eric（ホブスボーム，エリック）　*115*
Hoenig, J.　*74*
Hollingshead, August（ホリンシェッド，オーガスト）　*38, 165, 193*
Holmboe, R.　*74*
Horowitz, W. A.　*72*
Huber, G.　*74*
Huessy, Hans（ハッシィ，ハンス）　*153*
Hunt, R. C.　*72*

Jablensky, A.　*76, 231*
Jahoda, Marie（ジャホダ，マリー）　*56*
Johanson, E.　*74*
Johnstone, E. C.　*76*
Jones, Kathleen（ジョーンズ，キャサリン）　*117, 160*
Jones, Maxwell（ジョーンズ，マクスウェル）　*93, 104*
Jönsson, H.　*72*
Jönsson, S. A. T.　*72*
Joyce, P. R.　*232*

Jung, Carl (ユング，カール)　157

Kasl, Stanislav (カズル，スタニスラフ)　46, 56—58
Kaufman, Edward (カウフマン，エドワード)　205
Kaus, Mickey (カウス，ミッキー)　307
Kelly, D. H. W.　74, 76
Kendell, R. E.　232
Kleiman, C.　72
Klein, Donald (クライン，ドナルド)　265
Kohn, Melvin (コーン，メルヴィン)　39
Kok, L. P.　176
Kornhauser, Arthur (コーンホーザー，アーサー)　55, 56
Kraepelin, Emil (クレペリン，エミール)　6—13, 17, 33, 67, 72, 78, 80, 157, 180, 226, 231, 283
Kulhara, P.　175
Kumar, Narendra (クマール)　236

Laing, R. D. (レイン)　30
Lambo, Adeoye (ランボー)　181
Langfeldt, G. (ラングフェルト)　13, 19, 72
Lawrence, D. H. (ローレンス)　29
Leff, Julian (レフ，ジュリアン)　7, 270, 271, 274, 337
Lehmann, Heinz (レーマン，ハインツ)　67
Leiberman, D. M.　74
Leighton, Dorothea (レイトン，ドロシー)　38, 41
Lemke, R.　72
Leopold of Tuscany, Grand Duke Peter (ペーテル・レオポルド大公)　114, 116
Levenstein, S.　74
Levi-Strauss, Claude (レヴィ＝ストロース，クロード)　196, 197
Lévy, Jerrold (レヴィー，ジェロルド)　192
Leyberg, J. T.　74

Liem, Ramsay (レイム，ラムゼー)　57, 58
Lin, Tsung-Yi (林宗義)　172, 174, 191, 236
Linn, Erwin (リン，アーウィン)　90
Linton, Ralph (リントン，ラルフ)　195
Little, Craig (リトル，クレイグ)　57
Lo, T. (ロー)　176
Lo, W. H. (ロー)　176

McGoodwin, Russell (マックグッドウィン，ラッセル)　186
Main, Tom (メイン，トム)　92, 93
Malamud, W.　72
Mandelbrote, B. M.　74
Mandiberg, James (マンディバーグ，ジェイムズ)　303
Marengo, J.　76
Marneros, A.　76
Marshall, James (マーシャル，ジェイムズ)　62
Marx, Karl (マルクス，カール)　54, 153, 154, 222
Masterson, J. F.　74
May, Philip (メイ，フィリップ)　266
Mayer, Doris (マイヤー，ドリス)　171
Mayer-Gross, W.　72
Mayhew, Henry (メイヒュー，ヘンリー)　125
Menn, Alma (メン，アルマ)　267, 268
Meyer, Adolf (マイヤー，アドルフ)　157
Mezey, S. B.　76
Mills, Hannah (ミルズ，ハナ)　111, 112
Möller, H. -J.　76
Mora, George (モーラ，ジョージ)　114, 128
Mortensen, P. B.　76
Mosher, Loren (モシャー，ローレン)　ii, 267, 268, 273, 285, 303
Müller, V.　72
Munk-Jørgensen, P.　76, 232
Murdoch, J. H.　72
Murphy, H.B.M. (マーフィー)　171, 175

人名索引 *417*

Myers, Jerome（マイヤーズ, ジェローム） 165

Nandi, D. N.（ナンディ） 236
Napier, Richard（ナピア, リチャード） 230
Niskanen, P. 72, 74, 76
Noreik, K. 74
Norton, A.（ノートン） 72, 74, 89
Nunally, J. C.（ナナリー） 210, 211

Ödegard, Örnulv（エゼゴール, エルヌルフ） 38, 88, 94, 99, 102, 166
Ogburn, William（オグバーン, ウィリアム） 42
Oldham, A. J. 74
Orn, H. 76
Otto-Martiensen, J. 72
Ozturk, Orhan（オズテュルク, オルハン） 193

Park, John（パーク, ジョン） 139—141
Parker, Gordon（パーカー, ゴートン） 2, 32, 233
Parry-Jones, William（パリー＝ジョーンズ, ウィリアム） 113, 122
Pasamanick, Benjamin（パサマニック, ベンジャミン） 266
Patterson, Carol（パターソン, キャロル） 341
Patton, Robert（パットン, ロバート） 90
Paul, Benjamin（ポール, ベンジャミン） 186
Paul, Gordon（ポール, ゴードン） 272, 273
Pavlov, Ivan（パブロフ, イワン） 158
Phillips, Derek（フィリップス, デレク） 213
Phillips, Leslie（フィリップス, レスリー） 263
Pierce, Albert（ピアス, アルバート） 59
Pinel, Philippe（ピネル, フィリップ） 111, 114, 116
Poindexter, Ray（ポインデクスター, レイ） 295
Polak, Paul（ポラック, ポール） 302, 303, 305, 320
Pomryn, Ben（ポムリン, ベン） 93
Priest, Robert（プリースト, ロバート） 202, 203
Prudo, R. 76
Putten, Theodore Van（パッテン, セオドア・ヴァン） 97

Raman, A. C.（ラーマン） 175
Rao, Sharadamba（ラオ, シャラダンバ） 235
Rappaport, Maurice（ラパポート, モーリス） 263, 265
Rathod, N. H. 94
Ray, Isaac（レイ, アイザック） 131, 141, 142
Rayman, Paula（レイマン, ポーラ） 57, 58
Redlich, Frederick（レドリック, フレデリック） 38, 165
Render, I. N. 72
Rennle, T. A. C. 72
Rin, Hsin（林憲） 172, 174, 191
Robbins, Lionel（ロビンズ, ライオネル） 102
Rogler, Lloyd（ログラー, ロイド） 193
Romano, J. 72
Rosanoff, A. J. 72
Rosen, Bernard（ローゼン, バーナード） 261, 265
Rosenhan, David（ローゼナン, デイヴィッド） 213, 334
Rothman, David（ロスマン, デイヴィッド） 129, 131, 140
Rousseau, J.-J.（ルソー） 186
Rubin, Lillian Breslow（ルビン, リリアン・ブレスラウ） 55
Rupp, C. 72

Rush, Harold (ラッシュ, ハロルド)　56
Rutherford, Dr. (ラザフォード)　92

Salokangas, R. K. R.　76
Sargant, W.　74, 76
Scheff, Thomas (シェフ, トーマス)　212, 213
Schooler, Nina (スクーラー, ニナ)　266
Scull, Andrew (スカル, アンドルー)　90, 99, 100, 113, 117
Shepherd, Michael (シェパード, マイケル)　76, 89
Silverman, Julian (シルバーマン, ジュリアン)　194
Simmons, Ozzie (シモンズ, オジー)　292
Simon, Herman (ジーモン, ヘルマン)　162
Simon, S.　74
Spar, James (スパー, ジェイムズ)　97
Srole, Leo (スロール, レオ)　38
Stalker, H.　72
Star, Shirley (スター, シャーリー)　210
Stearns, A. W.　72
Stein, Leonard (スタイン, レナード)　321
Stein, Lilli (スタイン, リリー)　38
Stephens, J. H.　67, 74
Stone, M. H.　76
Strauss, John (ストロース, ジョン)　20, 40, 213, 246
Strecker, E. A.　72
Stringham, Jame (ストリンガム, ジェイムズ)　291
Szasz, Thomas (サス, トーマス)　4

Taylor, Michael (テーラー, マイケル)　283
Test, Mary Ann (テスト, メアリ・アン)　321
Thomas, Dorothy (トーマス, ドロシー)　42, 43
Thurnam, John (サーナム, ジョン)　121, 123, 131, 132, 134, 135, 137, 164

Todd, Eli (トッド, エリ)　289
Torrey, Fuller (トリー, フラー)　194, 229
Tsoi, W. F. (ツォイ)　176
Tsuang, M. T.　72
Tuke, Daniel Hack (テューク, ダニエル・ハック)　125, 230
Tuke, Samuel (テューク, サミュエル)　120, 289
Tuke, William (テューク, ウィリアム)　111, 114

Vaillant, G. E.　74
Vaughn, Christine (ヴォーン, クリスティーン)　270, 271
Verghese, Dr (ヴェルゲーゼ)　177

Wade, Judge (ウェード判事)　276
Walker, Robert (ウォーカー, ロバート)　293
Wansbrough, Nancy (ワンズブロー, ナンシー)　296
Warner, Lloyd (ウォーナー, ロイド)　197
Waxler, Nancy (ワクスラー, ナンシー)　175, 196
Weiner, Herbert (ワイナー, ハーバート)　40
Westermeyer, Joseph (ウィスターマイヤー, ジョゼフ)　173, 174, 189, 190
Wet, J. De (ウェット)　172, 173, 174
Whalley, L. J.　232
Wig, N. N. (ウィグ)　175, 198
Willey, G. F.　72
Wing, John (ウィング, ジョン)　181, 270, 275
Wirt, R. D.　74
Woodward, Samuel (ウッドワード, サミュエル)　136, 139, 140
Wootton, L. H.　72

Ytrehus, A.　72, 74

(カタカナ表記のないものは, 本文で原綴り表記のみを使用している。)

事項索引

あ行

アイルランド　245
アウトリーチ　158
アグラ　177, 179, 185, 236
アフリカ系カリブ人　241—243
　　——の統合失調症発病率　241
　　第一次——　244
　　南ロンドンの——　243
アボリジニ　197
アムステルダム　92
アメリカ革命（1776—83）　115
アメリカ国立精神保健研究所（NIMH）　194, 264, 266, 267, 273, 314
　　——グループ　266
アメリカ食品・医薬品局（FDA）　16
アメリカ精神医学総合教科書　291
アラバマ　204
アルコール依存症　58, 60
アルコール乱用　222
アンカラ　193
アンフェタミン　257
泉の家 fountain house　305
委託介護　330
遺伝　21, 24, 26
　　統合失調症発症脆弱性の——　24
遺伝的因子　24
遺伝的脆弱性　24
遺伝的素因　21, 22
イバダン　177, 179
移民　240—244
　　——の子ども　240
　　——の人口　240
　　——の第一世代　248
　　——の第二世代　243
　　——の第二世代における統合失調症の発病率上昇　248
　　——の統合失調症発病率　242
　　——の乳児たち　242
　　ニューヨークのイタリア系——　242
　　ニューヨーク州に来たイギリス生れの——　241
　　ミネソタのノルウェー——　242
イリノイ　205, 210, 211
医療刑務所　98
一卵性双生児　23, 24
　　——研究　26
院外扶助 outdoor relief　99, 118, 119, 126
　　——の制限　122
イングランド　147, 234, 241, 242
インスリン昏睡療法　67, 78, 92
陰性症状　27, 151, 153
陰税 implicit tax　305, 306, 309
インド　229, 235—237
ヴァージニア　128, 131
ヴァーモント　134
　　——州立病院　90
ヴィクトリア大恐慌　156
ヴィクトリア大景気　42, 51, 126
ヴィクトリア朝時代　230
ヴェロール　177
ヴォロコラムスク　183
ウェールズ　147, 234, 241, 242, 297
ウガンダ　170
うつ病　58
ウティカ　133
雲南省　183
影響観念　8, 20
英国州立精神病院法　118
エジンバラ　203, 233
エンパワメント　330, 339, 342
オールフス　168, 177, 179, 245
オクラホマ　204
オックスフォードのリトルモア病院　92, 93
オンタリオ州立精神病院　62

か行

カースト　223, 225, 235—238, 248

ガーナ　19, 170
階級
　　イギリスの中産——　115
　　上流——　36, 226, 235, 236, 238—240
　　中流（中産）——　58, 59, 120, 142
　　低層——　35, 40
　　労働者——　35, 36, 54, 55, 125
解錠運動Open Door Movement　92, 102
階層　3, 4
回転ドア　97, 275, 315, 322, 323,
回復率　11, 19, 134, 137, 139—141, 148—150, 156, 160, 161, 165, 168, 170, 174, 181, 197, 229, 230
　　アメリカの急性期患者の——　137
　　精神病の——　141
　　男性患者の——　138
　　統合失調症患者の社会的——　176
開放処遇　104
隔離　112, 122, 190, 205, 208, 209, 287, 317
隔離室　205, 209
家政domestic economy　3
家族　29—31, 93, 176, 198, 287, 315, 320, 327, 333, 335, 338
　　——間のコミュニケーション　21, 22
　　——間の相互作用　31
　　——教育　338
　　——構成の多様性　4
　　——支援　314
　　——調整　337
　　——によって癒される患者　274
　　——のケア　12
　　——の人間関係　55
　　——への介入　337
　　患者の——　93, 322
　　干渉しすぎる——　270, 273
　　批判的で過干渉な——　337
家族会　337, 339
家族環境　337
家族研究　31, 274, 287
家族団体　338
家族療法　336—338

カタール　198
カメルーン　182
カリ　177—179, 184, 192
カリフォルニア　209, 302
　　——のアグニュー州立病院　96, 263
　　——のカマリロ州立病院　263
　　——のソテリア　269
　　——のロッジ・プロジェクト　300
カリフォルニア州立病院　90
環境療法　91, 103
カンザスシティ　43, 44
患者教室　134
患者自治　318
感情の両価性ambivalence　10
感染　244
　　——因子　234
　　梅毒——　226
感染症　22, 26, 35, 36, 50
　　ウイルス——　27, 234
　　消化管——　51
　　妊娠中の——　225
　　幼児期の——　225
冠動脈疾患　47, 226, 235,
　　——による死亡率　48, 53
　　——の危険因子についてのフラミンガム研究　53
カンバ族　191, 197
奇異な行動　170, 171
期間有病率　228
喫煙　214
キャンバーウェル　242
急性混乱　170
急性精神病エピソード　279
休息治療　330
救貧院　99, 117—121, 124, 135
　　ヴィクトリア期の——　101
救貧法適用者　122—125
救貧法の施設　123
協同所有住宅　331
居住型治療　318, 319,
居住型治療プログラム　319, 324
緊張病　6, 280

——患者　7
　　——症状　7
　　——状態　10
グアテマラ　186, 191
クェーカー教徒　128
グループホーム　98, 99, 314, 328
クロザピン　256, 277, 278
クロルプロマジン　87, 89, 91, 262—265
　　——の導入以前　93
クワキウトル族　196
クング・ブッシュマン　3, 182
ケアホーム　96, 207
景気循環　4, 41—43, 45, 46, 49, 125, 156, 165
景気変動　4, 42, 43
経済変動　35, 42—45, 59, 62
　　——が精神障害に与える影響　41
　　——に左右される社会現象　43
　　失業と——　43
　　短期の——　42
刑務所　97, 98, 161, 204—208
　　——の精神科病棟　205, 206
啓蒙思潮　115
ケース・マネジメント　321, 329, 341
ゲットー　315
幻覚　4, 8, 10, 170, 171, 189, 193, 194, 254
幻視　8
ケンタッキー　128, 129, 204
幻聴　8, 213
　　——体験　5
　　統合失調症の——　5
抗うつ薬　278
公営避難所（シェルター）　200
高プロラクチン血症　277
甲状腺中毒症　226, 235
抗精神病薬　12, 13, 31, 32, 67, 78—81, 83, 85, 87—89, 91, 93—95, 103, 108, 149, 161, 180, 206, 215, 233, 253, 254, 256, 258—267, 269—282, 284, 286, 316, 319, 336, 337
　　——による治療　255, 264, 269, 272

　　——による錐体外路系の副作用　255
　　——による動作緩慢（無動）　277
　　——抜きの治療　324
　　——の強制服用　254
　　——の血中濃度　278
　　——の効果　260, 278, 279
　　——の作用機序　256
　　——の長期投与のリスク　277
　　——の長期服用　259
　　——の低用量投与　280
　　——の導入　88, 98, 103, 156, 160, 253
　　——の導入以前　103, 281
　　——の投与量　278, 279
　　——の必要性　272
　　——の副作用　260, 279
　　——の薬理作用　258
　　——の有効性　253
　　——療法　82
　「新世代」の——　277
　持効型筋肉内注射（デポ）——　322
　従来型——　277
　大量の——　279
　低用量の——　263, 268, 285
拘束　111, 112, 129, 205, 208, 209, 287, 317
　機械的——　12, 122, 123
拘束具　209
拘置所　203—208, 314—316, 325
　アメリカの——　204
　地方——　207
抗てんかん薬　278
コーホート　85
　　——分析　47
国民健康保健法　161
国民総生産（GNP）　106, 170
コネチカット　127
雇用　56, 62, 106, 118, 126, 153, 155, 161, 165, 197, 289, 290, 292—299, 306, 309, 311, 341, 344
　　——形態　4
　　——支援　304, 305, 310
　　——需要の低下　63

────の支援プログラム　305
過渡的────　304
完全────　78, 108, 147, 155, 163, 167, 168, 181, 290, 295, 310, 312
継続的────　305
自由競争────　295, 297
終身────　304
障害者────　162
パートタイム────　311
母親たちの────　51
フルタイム────　310
雇用統計　102
ゴリツィア　106
コロラド　207, 209, 303
────医療財団　209
────州立病院　209
コロンビア大学地域社会サービス　329

さ行

罪業感　8
再統合　156
　社会集団への────　21
再発　141, 152, 184, 319, 334
　────のリスク　269, 337
　────防止プログラム　339
　精神病の────　321
再発率　31, 150, 265, 337
サヴォイ　114
サウス・ダコダ　188
サウスカロライナ　129
作業所　162
作業療法　12, 91, 108, 142, 162, 294
サスカチュワン　210, 211
里子養育　320
里親家族　320, 330
里親治療　330
サリー州ケインヒル病院　94
産科的合併症　39, 238-242
　────と乳児の脳障害　52
　────のリスク　48
産業化　180, 237-240
　────以前の中国　60

────後の西洋社会　238
────社会　7, 200
────の初期段階　239
産業革命　3, 42, 116, 117, 120, 125, 231
産業療法　93
サン・ファン　187
サンフランシスコ精神保健クライアント・ネットワーク　343
サンフランシスコ湾岸部　297
シカゴ　37, 202
────居住者　38
────の「入り口」　305, 342
────のスラム街　37
思考　5
────過程　25
────転移　8
────途絶　8
────の貧困　8
不合理な────　5
滅裂────　8
自己価値観　21, 315
────の低下　217
統合失調症者の────　334
自己統御感 sense of mastery　218
────の喪失　218
自己評価　44, 56, 59, 61, 183, 198, 218, 290, 293, 306, 311
　低い────　5, 37
自殺　43, 59-61
　────の促進因子　60
自助グループ　338
施設ケア　22, 120
施設症　153, 157, 223, 327
　慢性的────　165
施設神経症　223
自然寛解　284
失業　4, 7, 36, 45-48, 57-61, 63, 71, 125, 149, 150, 152, 153, 155, 156, 160-163, 178, 181, 185, 197, 207, 215, 222, 224, 225, 244-246, 290, 319
　────した患者　63
　────と自殺との関連　61

事項索引　423

　　――と精神的不健康　58
　　――と抑うつ気分　45
　　――予備軍　153, 207
　　長期――　150
時点有病率　228, 229
自閉autism　9, 10
司法精神病院　325
死亡率　42, 47, 135, 138, 230, 231, 245
　　周産期――　243
　　心疾患による――　47
　　低階級層の――　36
　　統合失調症患者の――　229
　　乳（幼）児――　35, 42, 43, 48―52, 106, 108, 239
資本主義　42, 46, 153
　　――経済システム固有の要素　46
　　――的生産様式　154
シャーマン　193, 194, 196
社会階級　35―38, 41, 44, 56, 163, 165, 166, 225, 235, 236, 240
　　――と精神障害との結びつき　41
　　――と統合失調症　40
　　――と平均余命　36
　　――による傾斜　38, 41
　　――による影響　41
　　　高血圧と――　36
社会環境療法　94
社会経済political economy　3, 33
　　――の諸力　32
社会事業social enterprises　298, 299
　　ドイツの――　299
社会政策　308, 312
社会精神医学　――の登場　158
社会精神医学革命　11, 91, 98, 100, 110, 120, 159,
社会的回復度　149
社会的機能　291
社会的孤立　22
社会的統合　314
社会福祉事業法　98
社会復帰（リハビリテーション）　99, 119, 127, 134, 135, 141―143, 155, 157, 160, 161, 196, 210, 290, 312, 342
　　――プログラム　96
　　――機関　305
　　――事業　301
　　――努力　155, 156
　　精神病患者の――　155, 156
　　貧しい精神病者の――　125
社会復帰運動　126
社会保障障害者保険　308
社会流動（落ち込み）　40, 41
社会流動（仮）説　39
　　――の変形　41
社会療法　91, 93, 95, 273
住宅　332, 333
　　――協同組合　331―333, 340
　　――探し　341
　　――信託　332, 333
集団療法　91, 336
集中的地域治療　322, 324
18世紀の土地の囲い込み　117
州立精神病院　100
授産施設　295
ジュネーヴ　298, 300
障害年金　308, 310, 311
生涯有病率　228, 229
焦燥　279
小児自閉症　244
消費者　297, 301, 303, 304, 339―343
　　――運営事業　297, 298, 300
　　――運営プログラム　342
　　――運動　339
　　――教育　303
　　――協同組合　310
　　――協同組合事業　303
　　――協同組合薬局　299, 302, 303
　　――グループ　302, 303
　　――雇用事業　299, 301―303
　　――志向薬局　311
　　――市場　302
　　――団体　339
　　――の管理能力　303
　　――の雇用　303

精神保健―― *304*
　　精神保健サービスの―― *219*, *339*, *341*
初回入院　*233*
初回入院数　*230*
初回入院率　*243*
　　統合失調症の―― *38*, *234*, *235*, *241*, *246*, *266*
職業訓練　*158*
　　――プログラム　*307*
職業指導　*314*
ジョン・ベラーズ有限会社　*300*, *301*
シンガポール　*171*, *177*
人格障害　*93*
神経伝達物質　*25*, *256*
神経発達　*237*
　　――の異常　*238*
進行麻痺　*226*
シンシナティ　*209*
振戦せん妄　*5*, *138*
身体拘束　*114*, *132*, *190*
身体的治療　*157*
身体療法　*92*
ジンバブエ　*182*, *187*
シンハリ族　*192*
心理社会療法　*272*, *273*
スー族　*188*
スコットランド　*152*
スティグマ　*22*, *151*, *166*, *192*, *196*, *197*, *210*―*212*, *214*, *215*, *221*, *222*, *311*, *335*, *338*, *345*
　　精神障害に対する―― *338*
ストレス　*21*, *32*, *37*, *103*, *149*, *152*, *164*, *185*, *186*, *225*, *244*, *246*, *247*, *258*, *270*―*272*, *274*, *281*, *286*, *335*, *337*
　　――関連疾患　*53*
　　――と病理現象の出現との時差　*47*
　　――による発症・再燃　*258*
　　――に対する急性の反応　*6*
　　――に対する個人の反応　*26*
　　――に対する脆弱性　*59*
　　――の軽減　*335*
　　――社会　*47*

　　移住や異文化に住むことの―― *240*
　　階級関連―― *42*
　　階級特異的な―― *235*
　　家庭内―― *31*, *271*
　　環境―― *36*, *269*, *274*
　　急性の―― *25*, *153*
　　経済的―― *44*, *48*, *60*, *63*
　　結実―― *21*
　　恒常的な―― *220*
　　仕事上の―― *54*, *59*
　　失業の―― *52*, *152*, *153*
　　疾病産出的―― *47*
　　社会経済的―― *225*, *248*
　　社会心理的―― *21*
　　職場の―― *53*
　　心理的―― *53*
　　生活の―― *36*, *39*, *247*, *328*
　　生物学的―― *21*
　　低階級層の生活の―― *20*, *39*
　　慢性的な―― *153*, *185*
　　労働の―― *52*―*54*, *153*
　　労働市場の―― *245*, *246*, *248*
ストレス耐性　*223*
ストレス徴候　*43*, *44*
ストレス度
　　――の高い家庭　*270*
　　――の低い家庭　*270*
ストレスフルな人生の出来事　*22*, *32*, *36*, *53*, *153*
ズニ族　*195*
スリランカ　*175*, *176*, *196*
性差　*163*, *164*, *246*
世界保健機関（WHO）　*15*, *177*, *179*, *181*, *184*
　　――9カ国研究　*32*
　　――の2つの転帰研究　*196*
　　――の研究　*185*
　　――の多国研究　*19*
　　――の統合失調症パイロット・スタディ　*181*―*184*
　　――プロジェクト　*15*
　　――の10カ国調査　*172*

生活協同組合　298, 299
生活神経症　223, 344
生活の質（QOL）　278, 308, 312, 323, 346,
生活保護　305
　　──受給者　307
精神外科　67, 78, 157
精神障害者の診断と統計の手引き第3版改訂版 DSM-Ⅲ-R　4, 171
精神障害者保護収容所madhouse　118, 123
精神遅滞　6, 137, 211
　　──の就職率　103
精神病psychosis　4, 157
　　──エピソード　25, 172, 186, 187, 194, 282
　　──からの回復　160, 165
　　──患者の福祉　101
　　──の概念　143
　　──の自然経過　141
　　──の治療　12, 87
　　──発現の環境因　142
　　──への態度　190
　　──罹患犯罪者　98
　　アンフェタミン──　5
　　過程──　68
　　器質性──　173, 208
　　機能性──　4, 141, 152, 173, 202
　　急性──　171, 257
　　急性挿間性──　170
　　急性非定型──　180
　　恐怖罪業──　170
　　驚愕──　189
　　心因性──　6
　　退行期──　62
　　短期──　171, 190
　　短期統合失調症様──　170
　　短期反応性──　16
　　統合失調症様──　173
　　二大機能性──　5
　　非定型──　16
　　文化結合性──　189
　　マラリア──　172
　　慢性──　96, 137, 158
　　薬物惹起性──　5, 172
　　老人性器質性──　108
精神病院　93, 96, 99, 101, 104, 119, 124, 125, 127, 131─133, 137, 142, 152, 157, 161, 164, 204, 209
　　──入院患者　103
　　──入院患者絶対数　88
　　──のケアの質　131
　　──の使用法　88
　　──の実質的な病床数　106
　　──の入院患者数　87, 88, 95, 106
　　──の入院治療の適用範囲　107
　　──の病床利用率　148
　　──の利用　106, 107
　　──の利用と失業率との関係　106
　　──治療の増加　119
　　──への財政支出　147
　　──への助成金　206
　　──への入院　145, 164
　　──への入院率　164
　　アメリカの──　138
　　アメリカの公立──　131
　　イギリスの──　162
　　イギリスの州立──　131
　　コロラド──　146
　　公的──　120, 134, 156, 137
　　私立──　212
　　州立，郡立の──　96
　　州立──　120, 124, 200
　　初期の──　121
　　ノルウェーの──　164
精神病患者
　　──の機能回復　142
　　アメリカの貧困な──　131
　　機能性──　145, 164
　　慢性──　135, 212
精神病後抑うつ　264, 277
精神病性抑うつ　317
精神分析理論　14
　　カール・ユングの──　10
精神保健サービスへの財政支出　146

精神療法　91, 265, 266, 333, 334
　　個人――　336
　　集団――　336
　　統合失調症における――　333
セネガル　170
セペイ族　191, 197
セロトニン　257
全国精神障害者同盟　333, 338, 339
全国精神保健消費者協会　339
全国統合失調症者団体　339
戦争神経症患者　93
前頭前野　29
前頭葉の脳血流量　29
セントルイス　202
躁うつ病　5, 6, 14, 16, 17, 81, 84, 254, 277, 282―284
　　――と統合失調症の鑑別診断　15
　　統合失調症と――　14
双極性障害　323
相互作用モデル　20
双生児研究　24
早発性痴呆　6, 7, 9, 10, 67, 143, 231, 283
　　――概念　7
　　――の特徴　8, 9
疎外　54―56, 196, 222―224
　　――された職業　57
　　職場での――　54
　　労働者の――　55
疎外感　311
即時振分け研究immediate assignment studies　260, 266, 267, 269
ソテリア　267, 268, 285
ソテリア・ハウスSoteria House　267, 273, 285
ソテリア（治療）プロジェクト　267, 269
ソテリア・ベルンSoteria Berne　268, 269, 272

た行

第一次世界大戦　157
退役軍人病院　292―294
大カビリア地方・　170
大恐慌　47, 48, 81, 85, 99, 103, 145, 146, 148, 162, 290
　　19世紀後半の長期――　42
　　20世紀の――　145, 157
　　――時の雇用促進局（WPA）　307
大恐慌時代　126, 151
第三世界　4, 7, 168, 170―172, 178, 179, 181, 184, 185, 190―192, 198, 219, 228, 229, 231, 236, 245, 302
　　――における短期精神病　171
　　――における統合失調症の予後良好　185
　　――で精神病を病む人たち　174
　　――に生きる精神病者の生活　191
　　――の患者の転帰　179
　　――の郡部　245
　　――の小作農社会　173
　　――の症例　180
　　――の精神病　194, 195, 219
　　――の村落　219, 331
　　――の都市に住む統合失調症者の親族　31
　　――の都市スラム街　184
　　――の統合失調症の転帰　290
　　――の統合失調症の病像　181
　　――の統合失調症患者　180, 185
第二次世界大戦　7, 68, 78, 83, 89, 99, 101, 103, 120, 146―148, 150, 158, 234
　　――後の北欧　11
　　――直後の時期　126
大脳辺縁系　26, 29
　　――の機能異常　28
　　統合失調症者の――　28
台北　177, 178
台湾　236
　　――原住民　172
脱施設化　80, 81, 87, 90, 91, 98―102, 106, 108, 120, 156, 159, 275, 344
　　――の過程　95
　　――の最終段階　159
　　――を進める動機　101
　　――運動　81, 99, 103, 104, 147

アメリカの―― 95, 148
タナラ族 195
多発性硬化症 244
ダブリン 179
多文化間精神医学 171
タレンシ 171
炭酸リチウム 15, 16, 84, 279, 282, 283, 323
地域医療 91, 103, 108,
地域ケア 87, 100, 108, 148, 157, 161,
地域共同体プログラム 292
地域支援システム 314
地域社会 273, 315, 316, 321, 323―327, 344
　　――での治療 319
　　――の援助機構 325
　　――の家庭 320
　　――への受け入れ 12
　　――ケア 158
　　――医療 342
　　――支援 315
地域精神医療 98
地域精神保健サービス 206
地域精神保健センター 95, 158, 159, 267, 268, 285
地域精神保健プログラム 341
地域治療プログラム 317
遅発性ジスキネジア 255, 259, 265, 277, 280, 281
痴呆 124, 137
チャンディガル 31, 179, 198
　　――医学研究・教育大学院精神科 175
中間施設 317, 328
昼間施設day facility 98
中脳辺縁系 257, 259
長期予後研究 263
治療共同体 therapeutic communities 92, 93, 285, 318, 327
　　――的アプローチ 344
治療反応性 263
賃金 308―311
　　――補助 310―312

最低―― 306―310
低栄養 35, 36, 238
低階級層 35, 40, 235
　　――における統合失調症のリスク 239
　　――の女性たち 239
デイケア 342
デイホスピタル 98
デーン郡精神保健センター 320
デトロイトの工場労働者 56
てんかん 137
電気けいれん療法（ECT） 67, 78, 92, 93, 173, 266, 318
癲狂院（asylum） 205, 230, 231
　　ヴィクトリア朝の―― 230
デンバー 97, 202, 276, 330
　　――フォート・ローガン精神保健センター 209, 293
　　――の消費者活動グループ 340
　　――地域精神保健サービス 320
デンバー精神保健センター 62
統合失調症 27, 225, 246
　　――エピソード 22, 244, 248
　　――概念 6, 7, 16, 81, 84, 157
　　――からの回復 67, 69, 81, 168, 344
　　――症状の発現を説明する生化学的理論 25
　　――診断基準 16, 230, 283
　　――素因 22
　　――における脳の解剖学的変化 26
　　――に対する脆弱性 21, 225
　　――の遺伝素因 238
　　――の階級傾斜 39
　　――の経過 7, 13―15, 17, 19, 32, 33, 63, 108, 162, 163, 166, 167, 169, 172, 181, 224, 225, 246, 295, 331, 336,
　　――の国際パイロット研究 14, 17, 20
　　――の回復率 19, 160, 174
　　――の狭い定義 13
　　――の再発予防 270
　　――の再発率 152
　　――の時点有病率 228
　　――の自然経過 11, 13, 68

——の社会移動　*40*
——の社会階級による傾斜的分布　*38, 41*
——の生涯リスク　*23*
——の正味の退院率　*89*
——の諸型　*5*
——の診断　*11, 15, 177, 233*
——の診断方式　*14*
——の生殖能力　*234*
——の退院率　*90*
——の長期経過　*18*
——の長期追跡調査研究　*67, 69*
——の長期予後　*259, 265, 277*
——の転帰　*18, 19, 71, 79, 80, 170, 173, 176, 184, 196, 208, 217, 222, 253, 269, 275, 290*
——の転帰研究　*81, 85, 86*
——の転帰良好の基準　*198*
——の年間発病率　*228*
——の年齢別発病率　*246*
——の発症　*30, 196, 225, 229, 231*
——の発症，経過および転帰　*17*
——の発症年齢　*246*
——の発病　*20, 234, 238, 239, 245, 248*
——の発病の時期　*244*
——の発病率　*52, 233—236, 240—246, 248*
——の発病率が移民で上昇する　*244*
——の有病率　*16, 19, 38, 41, 228, 229, 234, 236, 242, 245*
——の予後　*10, 12, 69, 148, 163, 164, 166, 168, 169*
——の力動的理論　*157*
——のリスク　*26, 243*
——のリハビリテーション（社会復帰）　*103, 182, 193*
——のWHO国際追跡研究　*164, 166*
——発症のリスク　*24*
——発症脆弱性　*4, 22, 26, 28, 30—32, 41*
——様エピソード　*16*
——様障害　*16*
——様精神病　*13*
「——をつくる家族」という概念　*221*
アフリカ人の——　*173*
階段型——　*13*
過程——　*13, 19*
偽神経症性——　*14*
急性——　*177*
緊張型——　*7*
周期型——　*13*
重症——　*68*
第三世界の——　*172, 174*
単純型——　*188, 213*
地域社会に住む——　*150*
低滞型——　*13*
反応性——　*13, 19*
慢性——　*68, 150, 170, 171, 177*
妄想型——　*188*
予後不良の——　*262*
予後良好な——　*262, 266, 269, 278, 282—284*
統合失調症患者　*264, 267*
——診断概念　*168*
——にみられる高い覚醒水準　*271*
——の覚醒水準　*272*
——の家族　*21, 23, 28, 30, 220*
——の喫煙　*29*
——の再発率　*270, 337*
——の社会的回復　*81, 145, 168*
——の社会的孤立　*219*
——の人間関係　*219*
——の追跡研究　*166*
——の転帰　*175, 294, 295*
——の剖検脳研究　*25*
アメリカ人の——　*210*
大家族で生活する——　*198*
収監されている——　*204*
初回入院の——　*152*
西洋の——　*219*
予後不良の——　*260*
予後良好な——　*19, 260, 263, 285, 286*
ロンドンの——　*152*

頭部外傷　225
ドーパミン　225, 258, 266, 277, 280
　　――の過活動　258
　　――の代謝物質　257
　　――代謝回転　258
ドーパミンニューロン　25
ドーパミン仮説　25, 257
ドーパミン受容体　257, 258
　　――過感受性　258, 259, 265, 269
　　――結合能　258
都市化　180, 237
トリエステ　106, 298, 300, 301, 309, 311, 344, 345
ドロップイン・センター drop-in center　339, 340
トロント　36, 202

な行

ナーシングホーム　95, 96, 100, 107, 120, 207, 208, 275, 276, 298, 315, 316, 326, 327, 330
ナイジェリア　170, 185, 188, 189
　　――の農村共同体　181
ナヴァホ族　192, 195
長崎　179
ナロパ研究所　327
ニコチン　29
　　――依存　4
　　――受容体　29
二重拘束説 double-bind theory　30
入院率　62
　　――と景気との関係　62
　　再――　264
　　精神病院への――　61, 262
　　大恐慌の期間の――　61
ニューイングランド　127, 213
乳癌　277
ニューサウスウェールズ　233
ニューヨーク　14, 36, 37, 96, 127, 128, 131, 133, 134, 200, 201, 219
　　――の精神保健法プロジェクト　332
　　――の聖ローレンス病院　92

　　――の「泉の家」　342
ニューヨーク州立精神医学センター　202
ニューヨーク州立精神病院　90
二卵性双生児　23
認知的不協和　336
認知的不協和理論　214, 215, 217
脳
　　――外傷　239
　　――形態の異常　25
　　――の障害　225, 238, 239
　　――の発達　225
　　死後――　258
　　統合失調症者の――　25
脳室拡大　26, 27
脳実質梅毒（進行麻痺）　6
脳障害　器質性――　25
脳損傷　26, 27, 234
　　子宮内胎児――　27
　　胎児――　27
　　幼少期――　26, 27
　　幼少期の非特異的――　26
脳病　226
ノッティンガム　233, 243, 245
ノルエピネフィリン　257

は行

ハーガスタウン　44
パートタイム労働者　305
バーミンガムのノースフィールド病院　93
破瓜病　6
パターナリズム　287, 339
発病率　228, 229, 231
パプア　171
パラノイア　8
反精神医学　29
バンツー族　173
　　――の統合失調症者　172
ピア・カウンセラー　341, 343
ピーター・ベドフォード・トラスト　300
ヒステリー　7, 254, 279
費用対効果比　125, 148, 157, 158, 255
ヒルサイド病院　265

ビハール　235
フィラデルフィア　127, 202
フェアハム　327
プエブロ・インディアン　195
副作用　276—279
　　早期に見られる──　276
福祉　4, 319
福祉依存　307
　　慢性的な──　307
物質乱用　222, 326
プラハ　168, 177, 179
フランス革命　114
ブリストル　121, 165
ブレナーの遅延概念　46
フレンド協会（俗称クェーカー）　111
フローレンス　114
ベニン　189
へへ族　191, 197
ペンシルヴァニア　127
ベンゾジアゼピン誘導体　280
暴力　8
ボーディングハウス　158, 327
ボーディングホーム　96, 207, 275, 315, 330, 340
　　典型的な──　97
ホームレス　200—203, 233, 314, 323
ボールダー　218, 222, 302, 303, 305, 306, 308, 310, 311, 316, 322, 323, 325, 326, 328, 343, 345
　　──の監督付アパート　328
　　──の監督付生活プログラム　328
　　──の精神保健センター　296, 299, 301, 304, 312, 314, 316, 327, 338
保護収容　123
保護作業所sheltered workshops　93, 295—297, 300, 301, 310—312
ポコット族　191, 197
ホステル　98, 99, 179, 245
補足的所得保障（SSI）　306, 308—310
ボルティモア　205
ポリオ　234, 235
　　──ウィルス　234

ポルデノーネ　298, 300, 301, 310, 311
香港　176

ま行

マイナー・トランキライザー　279, 280, 281, 286
マサチューセッツ　127, 134, 204
　　──州の精神病院　89
　　──精神保健センター　221
マザトラン　186
マディソン　327
　　──集中的地域ケアプログラム　321
マディソン・モデル　322
マドラス　177
マラヤ人　189
マンチェスター　243, 323
　　──精神病院　118
マンハッタン　36
ミシガン　204
ミズーリ州立精神保健医療施設　62
ミドルセックス　122, 124
メディケイドMedicaid　100, 107, 302, 303, 307, 312, 316
メディケアMedicare　100
メランコリー　6, 230
メリーランド　302, 303
メリーランド州ハーガスタウン　43
免疫学的防御　231
免疫力　234
妄想　4, 5, 8, 10, 19, 171, 193
　　──型痴呆　6
　　誇大──　8
　　統合失調症の──　5
モーズレイ病院　203
モーリシャス島　175, 176
モスクワ　13, 15, 168, 177—179
モスクワ学派　13
モラルトリートメント　110—113, 115, 118—122, 125, 127—129, 131, 142, 143, 156, 158, 287, 289, 317, 327, 334
　　──時代　139—141, 156
　　──時代の終焉　11

事項索引　431

　　──の起源　114
　　──の全盛期　126
　　──の歴史　159
　　イギリスにおける──　123
　　公的な精神病院の──　122
モンタナ　204
モンロー　246

や行

役割モデル　335
役割演技　337
役割療法　273, 274
薬物維持療法　67, 260
薬物治療　──への反応性　27
薬物中断　273
薬物中断研究　269, 272, 281
薬物療法　20, 21, 68, 89—93, 95, 96, 254, 255, 262, 265, 266, 270, 272, 276, 285, 324, 326, 334, 335, 337,
　　──の恩恵　266
　　──の時代　275
有病率　229, 231
　　──の概算　228
　　期間──　174
　　生涯──　174
　　時点──　245
　　真の──　228
ユタ　275, 312
　　──州の消費者団体ユー・キャン・ドゥー　339
ヨークシャー　121
ヨーク療養所　110—112, 114, 115, 118, 120, 121, 287, 318
　　テューク家の──　128
養子研究　24
　　フィンランドの──　30
陽性症状　27, 319
ヨーロッパ系ユダヤ人　241
ヨルバ族　188, 195

ら・わ・ん行

ラオス　173, 174, 189, 190

ラオ族　190
ラクナウ　177
ラツィオ州　235
ラベリング（レッテル貼り）理論　212, 213
ランカシャー　152
ランカスター　121
力動精神療法　284, 286
理性の時代 the age of reason　115
リハビリテーション（社会復帰）　78, 93, 103, 108, 119, 156, 157, 161, 162, 181, 215, 291, 292, 296, 298—300, 309, 312, 327
　　──運動　104
　　社会的役割──　22
　　職業──　181, 291, 295, 341
　　心理社会的──　314
　　精神科──　104
　　精神病の効果的な──　102
　　地域社会──　12
　　統合失調症者の──　167
リハビリテーション・モデル　297
療養所　110, 113
レンプロイ　297, 300, 301
労働　289, 291, 307—309
　　──能力　292, 294
　　──予備軍　295
　　完全賃金──　299
　　保護──　305
労働環境　304
労働者　299, 309
　　──協同組合　309, 311
　　障害をもつ──　311
　　生産性の低い──　310, 311
　　フルタイム──　306, 310
　　補助を受ける──　311
労働療法　293, 294, 326
　　院内──　293
労働力　296, 308
ローマ　229
路上生活者　201, 202, 325
ロサンジェルス　96, 202

ロチェスター　　179, 198
ロンドン　　14, 168, 177, 198, 202
　　──近郊にあるネザン病院　　91
　　──の聖ルーク精神病院　　118
　　──の7カ所の精神病院　　292
　　──のベツレム精神病院　　118
ワシントン特別区　　96, 168, 177, 202, 220
　　──のセント・エリザベス病院　　90
　　──の精神科医　　15
ンジャエイ秘密結社　　195

AFDC　　309
CATEGOシステム　　177
SSDI　　309, 310

（長音記号は発音がア・イ・ウ・エ・オのい
　ずれかで，その音を表す仮名と同じとした）

監訳者略歴

西野直樹（にしの　なおき）
1948年　大阪府に生まれる
1986年　神戸大学大学院医学研究科修了
現　在　医療法人社団内海慈仁会姫路北病院院長
著　書　分裂病脳における受容体：三田達雄，西野直樹，花田進「続分裂病とはなにか―慢性化の機構―（稲永和豊，融道男編）」（東京大学出版会），セロトニン受容体：花田進，西野直樹「精神分裂病―基礎と臨床―（木村敏，松下正明，岸本英爾編集）」（朝倉書店），受容体-情報伝達系研究から見た精神分裂病の成因と治療（生物学的精神医学 Vol.14），「脳シグナルカスケードと精神疾患（三國雅彦，樋口輝彦編）」日本生物学的精神医学会
担当章　第1章

中井久夫（なかい　ひさお）
1934年　奈良県に生まれる
1959年　京都大学医学部卒業
現　在　神戸大学名誉教授
著　書　中井久夫著作集6巻別巻2，全8巻（岩崎学術出版社），分裂病と人類（東京大学出版会），精神科治療の覚書（日本評論社），思春期の精神病理と治療（山中康裕と共編，岩崎学術出版社），治療文化論（岩波書店），西欧精神医学背景史，徴候／記憶／外傷（みすず書房）など
訳　書（共訳を含む）　コンラート：分裂病のはじまり（山口直彦と共訳，岩崎学術出版社），シュルテ：精神療法研究（岩崎学術出版社），サリバン：現代精神医学の概念，精神医学の臨床研究，精神医学的面接，分裂病は人間の過程である，ハーマン：心的外傷と回復，パトナム：解離，ヤング：PTSDの医療人類学，カーディナー：戦争ストレスと神経症（以上，みすず書房），エレンベルガー：無意識の発見上・下（弘文堂），カヴァフィス全詩集，ヴァレリー：若きパルク／魅惑（以上，みすず書房）

訳者略歴（五十音順）

岩井圭司（いわい　けいじ）
1961年　大阪に生まれる
1986年　神戸大学医学部卒業
現　在　兵庫教育大学教授
担当章　第7，8章

柿木達也（かきぎ　たつや）
1956年　広島県に生まれる
1983年　山口大学医学部卒業
現　職　医療法人俊仁会大植病院院長
担当章　第12章

北村　登（きたむら　のぼる）
1957年　大阪に生まれる
1983年　神戸大学医学部卒業
現　職　神戸市立中央市民病院精神神経科医長
担当章　第9章

九鬼克俊（くき　かつとし）
1964年　神戸に生まれる
1989年　大阪大学医学部卒業
現　在　加古川市民病院精神神経科医長
担当章　第4章

小林俊三（こばやし　しゅんぞう）
1957年　岡山に生まれる
1983年　山口大学医学部卒業
現　在　神戸大学保健管理センター助教授
担当章　第11章

塩山晃彦（しおやま　あきひこ）
1960年　大阪に生まれる
1985年　神戸大学医学部卒業
現　在　塩山心療内科
担当章　第3章

白川　治（しらかわ　おさむ）
1954年　高知に生まれる
1980年　神戸大学医学部卒業
現　在　神戸大学大学院医学系研究科精神神経科学分野助教授
担当章　第10章

杉林　稔（すぎばやし　みのる）
1962年　大阪に生まれる
1988年　京都府立医科大学医学部卒業
現　在　愛仁会高槻病院精神神経科医長
担当章　第2章

田中　究（たなか　きわむ）
1956年　神戸生まれ
1984年　徳島大学医学部卒業
現　在　神戸大学大学院医学系研究科精神神経科学分野講師
担当章　第5，6章

統合失調症からの回復

ISBN4-7533-0502-3

監訳
西野直樹／中井久夫

第1刷　2005年4月23日

印刷　新協印刷／製本　河上製本
発行所　㈱岩崎学術出版社　〒112-0005　東京都文京区水道1-9-2
発行者　村上　学
電話　03-5805-6623　FAX　03-3816-5123
2005ⓒ　岩崎学術出版社
乱丁・落丁本はおとりかえいたします。検印省略

中井久夫著作集・精神医学の経験
全6巻・別巻2巻

第Ⅰ期（1巻～3巻）は，最初期から1983年までの諸論文を，続いて第Ⅱ期（4巻～6巻）は，それ以後1991年までの諸論文を収録。別巻1は「風景構成法」の理論と実践を11人の共同討議により深めたものを，別巻2は精神医学の臨床の理論的な仕事を共同研究者とともにまとめた。

第1巻　**分　裂　病**
　「精神分裂病状況からの寛解過程」をはじめ，分裂病という難解な病気に迫る具体的糸口，ヒントに満ちた分裂病論文集

第2巻　**治　　　療**
　分裂病をはじめ，神経症，うつ病などの諸精神病について，多くの実際例をもとに病者の内界に迫り，その治療を考える。

第3巻　**社会・文化**
　幅広く奥深い教養から湧き出す卓抜な着想による社会・文化論。新鮮な視点と知的刺激に満ちた領域を超えた著作集。

第4巻　**治療と治療関係**
　2巻に続き，分裂病を中心に諸治療の実際，治療における患者，医者，看護者の相互関係，コミュニケーションを考察。

第5巻　**病者と社会**
　「世に棲む患者」「患者とその治療者」「医療と世間」など，患者の社会復帰，医療における医師・患者の人間関係を論ず。

第6巻　**個人とその家族**
　3巻に続き，現代における家族論，児童期から老年期までのそれぞれの精神病理，治療文化を社会の変化と合わせ考察。

別巻1　**風景構成法**　山中康裕編
別巻2　**中井久夫共著論文集**　山口直彦編

多重人格性障害　　F・W・パトナム／安克昌・中井久夫訳

分裂病のはじまり　K・コンラート／山口直彦・安克昌・中井久夫訳

分析臨床での発見
○転移・解釈・罪悪感
　　　　　　　　　　　　　　　　　松木　邦裕　著

改訂　錯覚と脱錯覚
○ウィニコットの臨床感覚
　　　　　　　　　　　　　　　　　北山　修　著

精神分析という営み
○生きた空間をもとめて
　　　　　　　　　　　　　　　　　藤山　直樹　著

間主観的感性
○現代精神分析の最先端
　　　　　　　　　　　　　　　　　丸田　俊彦　著

中立性と現実
○新しい精神分析理論 2
　　　　　　　　　　　　　　　　　岡野憲一郎　著

間主観的アプローチ臨床入門
○意味了解の共同作業
　　　　　　　　　　　　　　　　　P. バースキー他　著
　　　　　　　　　　　　　　　　　丸田　俊彦　監訳

タスティン入門
○自閉症の精神分析的探究
　　　　　　　　　　　　　　　　　S. スペンスリー　著
　　　　　　　　　　　　　　　　　井原　成男他　訳

早期関係性障害
○乳幼児期の成り立ちとその変遷を探る
　　　　　　　　　　　　　　　　　A. J. ザメロフ, R. N. エムディ　編
　　　　　　　　　　　　　　　　　小此木啓吾　監修
　　　　　　　　　　　　　　　　　井上　果子他訳

あやまちから学ぶ
○精神分析と心理療法での教義を超えて
　　　　　　　　　　　　　　　　　P. ケースメント　著
　　　　　　　　　　　　　　　　　松木　邦裕　監訳

精神分析事典

●編集委員会
代表　小此木啓吾
幹事　北山　修

委員　牛島定信／狩野力八郎／衣笠隆幸／藤山直樹／松木邦裕／妙木浩之

☆編集顧問　土居健郎／西園昌久／小倉清／岩崎徹也
☆編集協力　相田信男／大野裕／岡野憲一郎／小川豊昭／笠井仁／川谷大治／斎藤久美子／鑢幹八郎／舘哲朗／馬場謙一／馬場禮子／福井敏／丸田俊彦／満岡義敬

●精神分析事典の特色
　百年余の歴史をもつ精神分析学の古典と現代にわたる重要な知見を，学派，文化，言語に偏ることなく，臨床を中心にわが国の独創的概念や国際的貢献も厳しく精選，1,147項目に収録。
　精神分析だけでなく，その応用領域に至るまで，わが国の第一人者たちによる最新の成果や知見を駆使しての執筆。
　参考文献は著作者順に整理され文献総覧として活用でき，和文・欧文・人名の詳細な索引はあらゆる分野からの使用に役立つよう工夫された。

●刊行の意図と背景
・国際的にみて，いずれも特定の立場と学派に基づいている。それだけに，それぞれ独自の視点が明らかでそれなりの深い含蓄を持っているが，精神分析全体を展望するものとは言い難い。わが国の精神分析の輸入文化的な特質をも生かすことによって，世界で最も幅広いしかも総合的な見地からの精神分析事典を編集したい。
・わが国の精神分析研究もすでに戦後50年の積み重ねを経て，精神分析のそれぞれの分野の主題や各概念について膨大な知識の蓄積が行なわれ，成熟を遂げて現在にいたっている。その成果を集大成する時代を迎えている。
・またフロイトの諸概念の訳語をめぐる新たな研究の国際的動向や，わが国の日本語臨床，翻訳問題の研究が，本事典の編集作業を促進した。　　（編集委員会）

・B5判横組　712頁

山中康裕著作集
全6巻
編集　岸本寛史

ひたすら・たましいの叫びに耳を傾け，たましいに深く触れ，たましいの癒しにかかわってきた，著者30年の広く深い精神世界の所産の集大成。精神医学，臨床心理学，教育，福祉，哲学，宗教に関心のあるすべての方に。

①巻　たましいの窓──児童・思春期の臨床1

②巻　たましいの視点──児童・思春期の臨床2

③巻　たましいと癒し──心理臨床の探究1

④巻　たましいの深み──心理臨床の探究2

⑤巻　たましいの形──芸術・表現療法1

⑥巻たましいの顕現──芸術・表現療法2

A5判　上製　平均300頁

■思春期青年期ケース研究

編集・思春期青年期ケース研究編集委員会

本シリーズは思春期青年期全般，精神医学，臨床心理学の領域で，多様なケースを詳細に取り上げ，臨床に携わる方々に若者の心の臨床を生の姿で伝えるものである。

第1巻 **摂食障害**
　小倉清・狩野力八郎責任編集

第2巻 **境界例**――パーソナリティの病理と治療
　牛島定信・舘直彦責任編集

第3巻 **不登校と適応障害**
　齊藤万比古・生地新責任編集

第4巻 **感情障害とリズム障害**
　樋口輝彦・神庭重信責任編集

第5巻 **女性と思春期**
　中村留貴子・渋沢田鶴子・小倉清責任編集

第6巻 **身体化障害**
　成田善弘・若林愼一郎責任編集

第7巻 **学校カウンセリング**
　井上洋一・清水將之責任編集

第8巻 **虐待と思春期**
　本間博彰・岩田泰子責任編集

第9巻 **暴力と思春期**
　中村伸一・生島浩責任編集

第10巻 **初期分裂病**
　中安信夫・村上靖彦責任編集

■思春期青年期ケース研究編集委員

小倉　清				
乾　吉佑	井上　洋一	岩田　泰子	牛島　定信	生地　新
笠原　敏彦	狩野力八郎	川谷　大治	神庭　重信	北西　憲二
齊藤万比古	坂口　正道	渋沢田鶴子	清水　將之	生島　浩
高橋　俊彦	舘　哲	舘　直彦	堤　啓	中村　伸一
中村留貴子	中安　信夫	成田　善弘	樋口　輝彦	本間　博彰
溝口　純二	村上　靖彦	守屋　直樹	若林愼一郎	